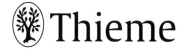

Fallbuch Physiologie

Kerstin Walter

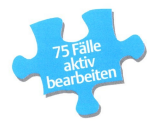

Georg Thieme Verlag
Stuttgart · New York

Dr. med. Kerstin Walter
Albert-Ludwigs-Universität Freiburg
Institut für Humangenetik und Anthropologie
Breisacher Str. 33
79106 Freiburg

Bibliografische Information Der Deutschen Bibliothek

Die Deutsche Bibliothek verzeichnet diese Publikation in der Deutschen Nationalbibliografie; detaillierte bibliografische Daten sind im Internet über http://dnb.ddb.de abrufbar.

Wichtiger Hinweis: Wie jede Wissenschaft ist die Medizin ständigen Entwicklungen unterworfen. Forschung und klinische Erfahrung erweitern unsere Erkenntnisse, insbesondere was Behandlung und medikamentöse Therapie anbelangt. Soweit in diesem Werk eine Dosierung oder eine Applikation erwähnt wird, darf der Leser zwar darauf vertrauen, dass Autoren, Herausgeber und Verlag große Sorgfalt darauf verwandt haben, dass diese Angabe **dem Wissensstand bei Fertigstellung des Werkes** entspricht.

Für Angaben über Dosierungsanweisungen und Applikationsformen kann vom Verlag jedoch keine Gewähr übernommen werden. **Jeder Benutzer ist angehalten,** durch sorgfältige Prüfung der Beipackzettel der verwendeten Präparate und gegebenenfalls nach Konsultation eines Spezialisten festzustellen, ob die dort gegebene Empfehlung für Dosierungen oder die Beachtung von Kontraindikationen gegenüber der Angabe in diesem Buch abweicht. Eine solche Prüfung ist besonders wichtig bei selten verwendeten Präparaten oder solchen, die neu auf den Markt gebracht worden sind. **Jede Dosierung oder Applikation erfolgt auf eigene Gefahr des Benutzers.** Autoren und Verlag appellieren an jeden Benutzer, ihm etwa auffallende Ungenauigkeiten dem Verlag mitzuteilen.

© 2006 Georg Thieme Verlag KG
Rüdigerstraße 14
D-70469 Stuttgart
Unsere Homepage: http://www.thieme.de

Printed in Germany

Umschlaggestaltung: Thieme Verlagsgruppe
Grafiken: Studio Nordbahnhof, Stuttgart
Umschlagfoto: Thieme Verlagsgruppe
Satz: Druckhaus Götz GmbH, Ludwigsburg,
  gesetzt auf CCS Textline
Druck: Grafisches Centrum Cuno GmbH & Co. KG,
  Calbe

ISBN 3-13-140431-0   1 2 3 4 5 6

Geschützte Warennamen (Warenzeichen) werden **nicht** besonders kenntlich gemacht. Aus dem Fehlen eines solchen Hinweises kann also nicht geschlossen werden, dass es sich um einen freien Warennamen handelt.

Das Werk, einschließlich aller seiner Teile, ist urheberrechtlich geschützt. Jede Verwertung außerhalb der engen Grenzen des Urheberrechtsgesetzes ist ohne Zustimmung des Verlages unzulässig und strafbar. Das gilt insbesondere für Vervielfältigungen, Übersetzungen, Mikroverfilmungen und die Einspeicherung und Verarbeitung in elektronischen Systemen.

Vorwort

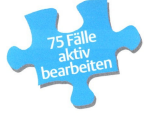

„Wozu muss man das denn lernen? Das ist doch reine Schikane!" Dieses Gefühl haben viele Medizinstudenten, wenn sie in der Vorklinik trockene Fakten ohne jeglichen Bezug zu klinischen Fragestellungen pauken müssen. Dabei lassen sich solche Fakten nicht nur mit mehr Spaß lernen, sondern auch viel besser merken, wenn man weiß, welche praktische Bedeutung sie im klinischen Alltag haben. In diesem Buch wird daher jedes physiologische Thema in ein klinisches Fallbeispiel eingebunden, um die Frage nach dem „Wozu brauch' ich das?" zu beantworten.

Während das Medizinstudium bisher – insbesondere im vorklinischen Abschnitt – sehr stark theoretisch ausgerichtet war, wird im Rahmen der neuen Approbationsordnung nun ein stärkerer Praxisbezug gefordert. Das bedeutet aber auch, dass Prüfungen schon in der Vorklinik stärker an klinischen Fragestellungen orientiert sein werden und die Kenntnis einiger pathophysiologischer Zusammenhänge verlangt werden wird.

Sowohl dem Wunsch nach „Spaß am Lernen" als auch der Forderung nach stärkerem Praxisbezug versucht dieses Buch gerecht zu werden, indem die Physiologie einmal aus einem anderen Blickwinkel, nämlich dem des Arztes, betrachtet wird. In den Fragen werden dabei nicht nur die reinen physiologischen Fakten, sondern auch fallbezogen die Anwendung dieses Wissen abgefragt. Ziel ist dabei nicht nur eine optimale Prüfungsvorbereitung, sondern auch eine sinnvolle Vorbereitung auf den klinischen Studienabschnitt.

Inhaltlich ist das Fallbuch am Gegenstandskatalog der Ärztlichen Vorprüfung angelehnt. Es erhebt aber für sich nicht den Anspruch, ein vollständiges Lehrbuch zu sein. Aus diesem Grund sei für Detailwissen auf entsprechend ausführliche Lehrbücher nicht nur der Physiologie, sondern auch der Anatomie und Biochemie verwiesen.

Bedanken möchte ich mich bei Frau Dr. Petra Fode, die mich ermuntert hat, dieses Buch zu schreiben, und den übrigen Mitarbeitern des Georg Thieme Verlags, die an der Entstehung und Herstellung dieses Buches beteiligt waren. Mein ganz besonderer Dank gilt dabei Frau Dr. Lydia Bothe für ihre aufmunternden Worte, die guten Ideen und die konstruktive Kritik. Durch ihr außergewöhnliches Engagement hat sie wesentlich zum Gelingen dieses Buches beigetragen, und es hat immer großen Spaß gemacht, mit ihr zusammen zu arbeiten. Auch bei meinen Freunden und Verwandten möchte ich mich für ihre Unterstützung und ihre Geduld bedanken, die für dieses doch recht zeitaufwendige Projekt nötig waren.

Ich wünsche allen Lesern viel Spaß und Erfolg beim Lernen mit diesem Buch!

Freiburg, im Juli 2005   Kerstin Walter

Inhaltsverzeichnis

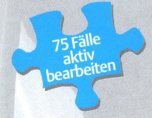
75 Fälle aktiv bearbeiten

Fall 1	Seite 2	Schwangere mit Blutdruckabfall durch Vena-cava-Kompressionssyndrom
Fall 2	Seite 3	14-jähriger Junge mit grippalem Infekt und Fieber
Fall 3	Seite 4	37-jähriger Mann mit Asthma bronchiale und veränderten Atemgrößen
Fall 4	Seite 5	73-Jährige mit Leistungsschwäche und Anämie
Fall 5	Seite 6	16-Jährige ohne Regelblutung bei Anorexia nervosa
Fall 6	Seite 7	57-jähriger Patient mit Sehstörungen bei Glaukomanfall
Fall 7	Seite 8	45-jährige Frau mit Gallensteinen und Koliken
Fall 8	Seite 9	26-Jährige mit erhöhter Serumosmolalität und V. a. auf Diabetes insipidus
!!! Fall 9	Seite 10	Patient mit Bewegungs- und Empfindungsstörungen bei Brown-Séquard-Syndrom
Fall 10	Seite 11	37-jährige Frau mit Muskelschwäche bei Myasthenia gravis
Fall 11	Seite 12	5-Jährige mit erweiterten Pupillen und Tachykardie bei Atropinvergiftung
!!! Fall 12	Seite 13	Bewusstloser Patient mit Schädel-Hirn-Trauma nach Verkehrsunfall
Fall 13	Seite 14	43-jähriger übergewichtiger Patient auf Diät
Fall 14	Seite 15	Frühgeborenes mit Herzgeräusch bei offenem Ductus arteriosus Botalli
Fall 15	Seite 16	43-jähriger Patient mit Ausfall des Geruchsinns
Fall 16	Seite 17	67-jähriger Patient mit EKG-Veränderungen bei Mitralklappenstenose
Fall 17	Seite 18	53-Jähriger mit Schwäche und Gewichtsabnahme bei Nebenniereninsuffizienz

!!! *Schwierige Fälle*

Fall 18	Seite 19	4-Jährige mit Wassereinlagerung im Gewebe bei nephrotischem Syndrom	
!!! Fall 19	Seite 20	Sohn eines Patienten mit Bewegungsstörung bei Chorea Huntington	
Fall 20	Seite 21	37-jähriger Patient mit Ohrenschmerzen und Hörstörung	
Fall 21	Seite 22	Kind mit auffälligem Schweißtest bei Mukoviszidose	
Fall 22	Seite 23	Junger Mann mit Kopfschmerzen und Atemnot bei Wanderung im Himalaya	
Fall 23	Seite 24	18-jähriger Mann mit „Rot-Grün-Blindheit"	
Fall 24	Seite 25	Junge mit wiederholten Infektionen bei septischer Granulomatose	
Fall 25	Seite 26	Praktikant mit Versagen der Kreislaufregulation im OP	
Fall 26	Seite 27	54-jähriger Mann mit Gesichtsfeldausfall bei Tumor der Hypophyse	
Fall 27	Seite 28	Patient mit Tonuserhöhung der Halsmuskulatur bei Torticollis spasmodicus	
Fall 28	Seite 29	33-jährige Frau mit Schwindel und Fallneigung bei Neuritis vestibularis	
Fall 29	Seite 30	14-jähriges Mädchen mit Hyperventilationstetanie	
Fall 30	Seite 31	23-jähriger Leistungssportler bei der Trainingskontrolle	
Fall 31	Seite 32	68-jähriger Mann mit Durchfall und Fettstühlen bei Kurzdarmsyndrom	
Fall 32	Seite 33	23-jährige Patientin mit Bluthochdruck bei Nierenarterienstenose	
Fall 33	Seite 34	5-jähriger Junge nach Elektrounfall	
Fall 34	Seite 35	Patientin mit gestörter Oberflächensensibilität durch Verbrennungen	
Fall 35	Seite 36	23-Jährige mit Kinderwunsch und unzureichender Immunität gegen Röteln	
Fall 36	Seite 37	78-jähriger Patient mit Aphasie nach Schlaganfall	
Fall 37	Seite 38	Blutdruckmessung bei Kind und Mutter	
Fall 38	Seite 39	16-Jährige mit fehlender Schambehaarung und männlichem Chromosomensatz	
Fall 39	Seite 40	Patient mit akut aufgetretener krampfartiger Gesichtslähmung bei Tetanus	
Fall 40	Seite 41	43-jähriger Mann mit Kohlenmonoxidvergiftung	
Fall 41	Seite 42	Beurteilung der Nierenfunktion bei einem 68-jährigen Mann	
Fall 42	Seite 43	Arbeitsschutzuntersuchung mit Überprüfung von Lautstärke und Schalldruck	
Fall 43	Seite 44	20-jährige Frau mit Epilepsie	

!!! – *Schwierige Fälle*

Fall 44	Seite 45	Wöchnerin mit fehlendem Milcheinschuss nach Komplikationen bei der Geburt
Fall 45	Seite 46	23-jährige Schwangere mit Rhesus-Inkompatibilität
Fall 46	Seite 47	55-jähriger Patient mit abnehmender Urinausscheidung bei Perikarderguss
Fall 47	Seite 48	38-jährige Patientin mit Nachtblindheit bei Retinitis pigmentosa
Fall 48	Seite 49	53-Jähriger mit Gang- und Sensibilitätsstörungen bei Neurosyphilis
Fall 49	Seite 50	67-Jährige mit Magenschmerzen nach Einnahme von Schmerzmitteln
Fall 50	Seite 51	59-Jähriger mit gestauten Halsvenen bei konstriktiver Perikarditis
Fall 51	Seite 52	19-jähriger komatöser Patient mit erhöhten Blutglukosewerten
Fall 52	Seite 53	Angehender Sportstudent mit Interesse für Leistungsphysiologie
Fall 53	Seite 54	12-Jährige mit Nierensteinen infolge gestörter tubulärer Resorption
Fall 54	Seite 55	65-jähriger Patient mit Schmerzen im linken Arm bei Herzinfarkt
Fall 55	Seite 56	32-jähriger Patient mit Atemnot bei Pneumothorax
!!! Fall 56	Seite 57	53-jährige Patientin mit Atemnot nach Schilddrüsen-Operation
Fall 57	Seite 58	53-jähriger Patient mit Erektionsstörung
Fall 58	Seite 59	11 Monate alter Junge mit vielen Hämatomen bei Hämophilie A
Fall 59	Seite 60	Patient mit Herzschmerzen bei körperlicher Belastung
Fall 60	Seite 61	6-jähriges kurzsichtiges Mädchen
Fall 61	Seite 62	54-jähriger Patient mit Nierenkolik bei primärem Hyperparathyreoidismus
Fall 62	Seite 63	64-jährige Patientin mit arteriovenösem Shunt
Fall 63	Seite 64	36-jähriger Patient mit akuter Pankreatitis
Fall 64	Seite 65	38-jähriger Mann mit Schwerhörigkeit und Tinnitus bei Morbus Ménière
Fall 65	Seite 66	Frau mit reduzierter Nervenleitgeschwindigkeit bei Multipler Sklerose
Fall 66	Seite 67	61-jähriger Patient mit Hyponatriämie bei ektoper ADH-Produktion
Fall 67	Seite 68	2 Kleinkinder mit Durchfall, Erbrechen und Exsikkose bei Cholera
Fall 68	Seite 69	73-jährige Patientin mit Vorhofflimmern
Fall 69	Seite 70	40-jähriger Patient mit reduzierter T-Lymphozytenzahl bei AIDS

!!! – Schwierige Fälle

Fall 70	Seite 71	51-jährige Patientin mit vermindertem Gasaustausch bei Lungenembolie
Fall 71	Seite 72	Frau mit Nervosität und Gewichtsabnahme bei Schilddrüsenüberfunktion
Fall 72	Seite 73	57-Jähriger mit belastungsabhängigen Beinschmerzen bei pAVK
Fall 73	Seite 74	29-jährige stillende Mutter im Wochenbett
!!! Fall 74	Seite 75	Schwangere mit medikamentöser Wehenhemmung wegen vorzeitiger Wehen
Fall 75	Seite 76	11-Jährige mit Erbrechen und Bewegungsstörungen bei Kleinhirntumor

Anhang	Seite 247	
	Seite 248	Quellenverzeichnis der Abbildungen
	Seite 249	Normwerte und Referenzbereiche
	Seite 250	Sachverzeichnis

!!! – *Schwierige Fälle*

Inhaltsverzeichnis
nach Themen

Allgemeine Physiologie
Fall 21 S. 22   Fall 43 S. 44   Fall 67 S. 68

Blut und Immunsystem
Fall 4 S. 5   Fall 35 S. 36   Fall 58 S. 59   Fall 69 S. 70
Fall 24 S. 25   Fall 45 S. 46

Herz
Fall 1 S. 2   Fall 33 S. 34   Fall 59 S. 60   Fall 68 S. 69
Fall 16 S. 17   Fall 46 S. 47

Kreislauf
Fall 14 S. 15   Fall 37 S. 38   Fall 62 S. 63   Fall 72 S. 73
Fall 25 S. 26   Fall 50 S. 51

Atmung
Fall 3 S. 4   Fall 29 S. 30   Fall 55 S. 56   Fall 70 S. 71
Fall 22 S. 23   Fall 40 S. 41

Arbeits- und Leistungsphysiologie
Fall 30 S. 31   Fall 52 S. 53

Ernährung und Verdauung
Fall 7 S. 8   Fall 31 S. 32   Fall 49 S. 50   Fall 63 S. 64

Energie- und Wärmehaushalt
Fall 2 S. 3   Fall 13 S. 14

Inhaltsverzeichnis nach Themen

Wasser- und Elektrolythaushalt
Fall 8 S. 9

Niere
Fall 18 S. 19 | Fall 32 S. 33 | Fall 53 S. 54 | Fall 66 S. 67

Hormone
Fall 17 S. 18 | Fall 44 S. 45 | Fall 61 S. 62 | Fall 71 S. 72
Fall 26 S. 27 | Fall 51 S. 52

Sexual- und Reproduktionsphysiologie
Fall 5 S. 6 | Fall 38 S. 39 | Fall 73 S. 74

Neurophysiologie
Fall 27 S. 28 | Fall 65 S. 66

Muskel
Fall 10 S. 11 | Fall 39 S. 40 | Fall 57 S. 58

Vegetatives Nervensystem
Fall 11 S. 12 | Fall 74 S. 75

Motorik
Fall 19 S. 20 | Fall 48 S. 49 | Fall 75 S. 76

Somatoviszerale Sensorik
Fall 9 S. 10 | Fall 34 S. 35 | Fall 54 S. 55

Auge
Fall 6 S. 7 | Fall 23 S. 24 | Fall 47 S. 48 | Fall 60 S. 61

Ohr
Fall 20 S. 21 | Fall 42 S. 43 | Fall 56 S. 57 | Fall 64 S. 65

Gleichgewicht
Fall 28 S. 29

Geruch und Geschmack
Fall 15 S. 16

Integrative Leistungen des ZNS
Fall 12 S. 13 | Fall 36 S. 37

XI

Inhaltsverzeichnis
Antworten und Kommentare

Fall 1	Seite 78	Frank-Starling-Mechanismus
Fall 2	Seite 79	Wärmehaushalt
Fall 3	Seite 82	Atemgrößen
Fall 4	Seite 85	Erythrozyten
Fall 5	Seite 87	Menstruationszyklus
Fall 6	Seite 90	Signalverarbeitung in der Retina
Fall 7	Seite 94	Leber, Galle, enterohepatischer Kreislauf
Fall 8	Seite 97	Wasser- und Elektrolythaushalt
Fall 9	Seite 99	Sensible Bahnsysteme im ZNS
Fall 10	Seite 101	Aufbau und Kontraktionsablauf der Skelettmuskulatur
Fall 11	Seite 104	Vegetatives Nervensystem (VNS)
Fall 12	Seite 107	Bewusstsein, EEG-Diagnostik, Schlafen
Fall 13	Seite 111	Energiehaushalt
Fall 14	Seite 113	Fetaler Blutkreislauf
Fall 15	Seite 115	Geruch
Fall 16	Seite 117	Elektrokardiogramm (EKG)
Fall 17	Seite 120	Glukokortikoide
Fall 18	Seite 122	Glomeruläre Filtration
Fall 19	Seite 124	Basalganglien

Fall 20	Seite 125	Hörtests
Fall 21	Seite 128	Stofftransport über Membranen
Fall 22	Seite 130	Lungenperfusion und Lungenventilation
Fall 23	Seite 131	Farbensehen
Fall 24	Seite 133	Unspezifische Abwehr
Fall 25	Seite 135	Kreislaufregulation bei Orthostase
Fall 26	Seite 137	Somatotropin/Sehbahn
Fall 27	Seite 139	Interzelluläre Signaltransduktion über Synapsen
Fall 28	Seite 142	Vestibuläres System
Fall 29	Seite 144	Säure-Base-Haushalt
Fall 30	Seite 146	Training
Fall 31	Seite 148	Resorption von Nahrungsbestandteilen
Fall 32	Seite 151	Nierendurchblutung, Renin-Angiotensin-Aldosteron-System (RAAS)
Fall 33	Seite 152	Elektrische Erregung des Herzens
Fall 34	Seite 155	Oberflächensensibilität
Fall 35	Seite 157	Spezifische humorale Abwehr
Fall 36	Seite 160	Sprachverarbeitung
Fall 37	Seite 162	Puls und Blutdruck
Fall 38	Seite 165	Männliche Sexualhormone (Androgene)
Fall 39	Seite 166	Kontraktionsformen des Skelettmuskels
Fall 40	Seite 168	Atemgastransport
Fall 41	Seite 171	Beurteilung der Nierenfunktion mittels Clearance
Fall 42	Seite 173	Hörphysik
Fall 43	Seite 175	Membranpotenzial
Fall 44	Seite 177	Neuroendokriner Regelkreis
Fall 45	Seite 179	Blutgruppen
Fall 46	Seite 181	Arbeitsdiagramm des Herzens
Fall 47	Seite 184	Hell-Dunkeladaptation

Fall 48	Seite 185	Tiefensensibilität, Reflexe
Fall 49	Seite 189	Magen
Fall 50	Seite 191	Niederdrucksystem
Fall 51	Seite 194	Regulation des Blutglukosespiegels
Fall 52	Seite 196	Umstellungsvorgänge des Körpers bei körperlicher Leistung
Fall 53	Seite 197	Tubulärer Transport
Fall 54	Seite 199	Nozizeption und Schmerz
Fall 55	Seite 201	Atemmechanik, Atemapparat
Fall 56	Seite 204	Stimme und Sprechen
Fall 57	Seite 206	Glatte Muskulatur
Fall 58	Seite 208	Hämostase und Fibrinolyse
Fall 59	Seite 211	Durchblutung des Herzens
Fall 60	Seite 212	Dioptrischer Apparat
Fall 61	Seite 214	Kalziumhaushalt
Fall 62	Seite 217	Funktionelle Gliederung des Kreislaufsystems, Organdurchblutung
Fall 63	Seite 219	Exokriner Pankreas
Fall 64	Seite 221	Aufbau und Funktion des Innenohrs
Fall 65	Seite 223	Erregungsentstehung und Erregungsleitung in Nervenzellen
Fall 66	Seite 226	Steuerung der Harnzusammensetzung durch Hormone
Fall 67	Seite 228	Interzelluläre und intrazelluläre Signaltransduktion
Fall 68	Seite 231	Herzaktion und Herzrhythmus
Fall 69	Seite 234	Spezifische zelluläre Abwehr (T-Lymphozyten)
Fall 70	Seite 236	Gasaustausch in der Lunge
Fall 71	Seite 238	Schilddrüsenhormone
Fall 72	Seite 240	Physikalische Grundlagen des Kreislauf
Fall 73	Seite 242	Laktation
Fall 74	Seite 243	Pharmakologische Beeinflussung des vegetativen Nervensystems
Fall 75	Seite 245	Motorisches System, Kleinhirn

Glossar

Anamnese	Vorgeschichte einer Erkrankung nach Angaben des Patienten
Arterielle Hypertonie	Bluthochdruck ($>$ 140/90mmHg)
Arterielle Hypotonie	Erniedrigter Blutdruck (systolisch $<$ 100mmHg)
Aszites	Ansammlung von freier Flüssigkeit in der Bauchhöhle
Auskultation	Abhören von Körpergeräuschen (v. a. von Herz, Lunge) meist mit dem Stethoskop
Basolateral	Bei Zellen, die einen Hohlraum (Lumen) auskleiden: an der zum Interstitium oder zu Nachbarzellen gerichteten Seite
Biopsie	Gewebeprobe
Bradykardie	Langsame Herzfrequenz ($<$ 60/min)
Chylomikronen	Lipoproteine, die mit der Nahrung aufgenommene Triglyzeride transportieren
Diarrhoe	Durchfall
Elektromyographie (EMG)	Aufzeichnung des Verlaufs der Aktionsströme von Muskeln
Embolus	Mit dem Blutstrom verschleppter Fremdkörper (z. B. Blutgerinnsel, Fetttropfen, Luftblase), der ein Gefäß verstopft
Endozytose	Aufnahme von Makromolekülen/Partikeln in die Zelle durch Einschnürung von Membranvesikeln
Exozytose	Ausschleusung von Makromolekülen/Partikeln aus der Zelle mittels Verschmelzung von Membranvesikeln mit der Zellmembran
Exspiration	Ausatmung
Gastroskopie	Magenspiegelung
Hämolyse	Zerfall von Erythrozyten mit Austritt von Hämoglobin
Herzinsuffizienz	Herzmuskelschwäche mit unzureichender Funktionsleistung des Herzens
Infarkt	Absterben von Gewebe nach Unterbrechung der Blutzufuhr
Inspiration	Einatmung
Interstitium	Zwischenraum zwischen Zellen oder Organen, enthält extrazelluläre Matrix
Ischämie	Verminderung oder Unterbrechung der Blutversorgung von Organen oder Organteilen
Koloskopie	Darmspiegelung
Lungenödem	Ansammlung von Flüssigkeit im Lungengewebe
Mizellen	Gruppe von Molekülen mit hydrophoben und hydrophilen Anteilen, wobei die hydrophilen Anteile die hydrophoben umschließen
Nekrose	Absterben von Zellen, Zellverbänden, Gewebe, Organen
Ödem	Flüssigkeitsansammlung im Gewebe
Osmolalität	Menge aller in einer Lösung osmotisch wirksamen Moleküle pro Kilogramm Wasser (Einheit: osmol/kg)

Osmolarität	Menge aller in einer Lösung osmotisch wirksamen Moleküle pro Liter Wasser (Einheit: osmol/l)
Palpation	Organuntersuchung durch Abtasten der Körperoberfläche
Parazellulär	An den Zellen vorbei
Perkussion	Organuntersuchung durch Beklopfen der Körperoberfläche
Pleuraerguss	Flüssigkeitsansammlung im Pleuraspalt
Pneumothorax	Luftansammlung im Pleuraspalt
Solvent Drag	Mitreißen gelöster Stoffe durch einen osmotisch bedingten Wasserstrom
Stenose	Verengung
Tachykardie	Erhöhte Herzfrequenz (>80/min)
Transzellulär	Durch eine Zelle hindurch
Vasodilatation	Erweiterung von Blutgefäßen infolge Erschlaffung der Gefäßmuskulatur
Vasokonstriktion	Verengung von Blutgefäßen infolge Kontraktion der Gefäßmuskulatur
Zyanose	Bläuliche Verfärbung der Haut und Schleimhäute bei vermindertem Sauerstoffgehalt des Blutes

Abkürzungen

ACE	Angiotension Converting Enzyme	HCO_3^-	Bikarbonat
ACh	Acetylcholin	HDL	High density lipoprotein
ADP	Adenosindiphosphat	IP_3	Inositoltriphosphat
ATP	Adenosintriphosphat	K^+	Kaliumion
Ca^{2+}	Kalziumion	LDL	Low density lipoprotein
cAMP	Zyklisches Adenosinmonophosphat	Na^+	Natriumion
cGMP	Zyklisches Guanosinmonophosphat	NO	Stickstoffmonoxid
Cl^-	Chloridion	O_2	Sauerstoff
CO_2	Kohlendioxid	$paCO_2$	Arterieller Kohlendioxidpartialdruck
CO	Kohlenmonoxid	paO_2	Arterieller Sauerstoffpartialdruck
DAG	Diacylglycerin	pCO_2	Kohlendioxidpartialdruck
EEG	Elektroenzephalogramm	pO_2	Sauerstoffpartialdruck
EKG	Elektrokardiogramm	VLDL	Very low density lipoprotein
Fe^{2+}	Zweiwertiges Eisenion	ZNS	Zentralnervensystem
Fe^{3+}	Dreiwertiges Eisenion	ZVD	Zentraler Venendruck
H^+	Wasserstoffion		

Fälle

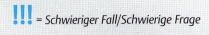 = Schwieriger Fall/Schwierige Frage

Fall 1

Schwangere mit Blutdruckabfall durch Vena-cava-Kompressionssyndrom

In Ihrer Praxis liegt eine 32-jährige Schwangere in der 37. Schwangerschaftswoche auf einer Liege, um ein routinemäßiges CTG (Cardiotokogramm, simultane Erfassung der Herztöne des Kindes und der Wehen) im Rahmen der Schwangerschaftsvorsorge schreiben zu lassen. Plötzlich ruft Sie Ihre Arzthelferin, weil sich die Frau nicht wohl fühlt und die Herzfrequenz des Kindes immer mehr abfällt. Sie betreten den CTG-Raum und finden die Frau auf dem Rücken liegend vor, der Puls beträgt 120/min, der Blutdruck 80/50 mmHg. Als wahrscheinlichste Ursache für die Beschwerden nehmen Sie an, dass der schwere Uterus auf die Vena cava drückt und so den venösen Rückstrom zum Herzen behindert. Daher bitten Sie die Frau, sich auf die Seite zu drehen, und schon nach wenigen Augenblicken geht es ihr deutlich besser. Auch die Herztöne des Kindes erholen sich rasch und bewegen sich wieder im Bereich zwischen 140–160/min (Norm 120–160/min).

1.1 Erklären Sie die Begriffe „Vorlast" und „Nachlast"!

1.2 Was versteht man unter dem „Frank-Starling-Mechanismus"? Welche Aufgabe hat er?

1.3 Erläutern Sie die Auswirkungen, die die Zunahme der Vor- oder Nachlast auf die Herzarbeit hat, anhand des Druck-Volumen-Arbeitsdiagramms!

1.4 Welche weitere Möglichkeit kennen Sie, die Druck-Volumen-Arbeit des Herzens zu verändern?

Antworten und Kommentar *Seite 78*

Fall 2

14-jähriger Junge mit grippalem Infekt und Fieber

Am späten Nachmittag machen Sie als Hausarzt einen Hausbesuch bei einer alten Dame, die sich den Oberschenkelhals gebrochen hat und jetzt wieder auf dem Weg der Besserung ist. Die besorgte Schwiegertochter bittet Sie, ob Sie nicht – wenn Sie doch schon da sind – auch noch kurz nach ihrem Sohn sehen könnten, der seit gestern eine schwere Erkältung mit Fieber habe. In der Nacht habe er sogar Schüttelfrost gehabt. Sie gehen zu dem Jungen und fragen die Mutter, wie hoch das Fieber denn sei. „Unverändert wie heute morgen: immer noch 38,9 °C. Soll ich ihm nicht doch Paracetamol geben, um das Fieber zu senken?!" Sie untersuchen zunächst einmal den Jungen, der über Kopf- und Halsschmerzen sowie Schnupfen klagt, aber auch meint: „…aber mir geht es schon viel besser als gestern – wenn mir nur meine Mutter nicht dauernd Kamillentee andrehen und Wärmflaschen ins Bett legen würde, mir ist sowieso schon zu warm! Am Wochenende will ich zum Fußball, das ist doch o.k., oder?" Der Junge schwitzt leicht, der Rachen ist leicht gerötet und über beiden Lungen hören Sie ein vesikuläres Atemgeräusch. Sie vermuten einen durch Viren hervorgerufenen grippalen Infekt und versuchen die Mutter zu beruhigen „…das wird schon wieder, so ein grippaler Infekt braucht einfach ein paar Tage, aber das Fieber geht schon zurück, keine Sorge."

2.1 Erläutern Sie kurz den Regelkreis der Thermoregulation!

2.2 Welche Mechanismen sind für die Wärmeabgabe des Körpers verantwortlich?

2.3 Wie wirkt sich eine Temperaturänderung auf die Hautdurchblutung aus?

2.4 Erläutern Sie den Begriff der „thermischen Neutralzone"!

2.5 Woher wissen Sie, dass das Fieber zurückgeht? Welche prognostische Bedeutung hat die Frage, ob der Junge schwitzt oder friert?

Antworten und Kommentar Seite 79

Fall 3

37-jähriger Mann mit Asthma bronchiale und veränderten Atemgrößen

In die Notaufnahme wird ein 37-jähriger Patient mit bekanntem Asthma bronchiale gebracht. Der Patient sitzt auf der Trage, stützt sich mit beiden Händen am Rand ab und ringt nach Luft. Bereits ohne Stethoskop hören Sie einen starken Stridor (pfeifendes Atemgeräusch) v. a. während des deutlich verlängerten Exspiriums (Ausatmens). Der Puls liegt bei 130/min, bei der Perkussion (Beklopfen) des Thorax stellen Sie einen Zwerchfelltiefstand und einen hypersonoren Klopfschall fest. Sie veranlassen eine Röntgenaufnahme des Thorax, welche eine vermehrt strahlentransparente, überblähte Lunge und tiefstehende Zwerchfelle zeigt, wie Sie es aufgrund des Perkussionsbefunds erwartet hatten (s. Abb.).
Im Verlauf kontrollieren Sie bei dem Patienten mehrfach mittels Spirometer die Lungenfunktion.

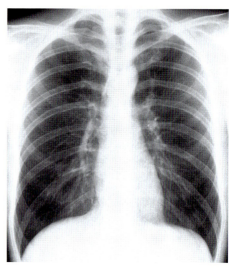

Röntgenaufnahme des Thorax: Asthmaanfall (vermehrt strahlentransparente, überblähte Lunge und tiefstehende Zwerchfelle)

3.1 Wie funktioniert ein Spirometer?

Der FEV_1-Wert des Patienten lag bei Klinikaufnahme bei 30%, nach Therapie bei 60%.

3.2 Definieren Sie die einzelnen Atemgrößen! Nennen Sie jeweils Normwerte!

Bei der Atmung unterscheidet man elastische von nichtelastischen (viskösen) Widerständen.

3.3 Erläutern Sie in diesem Zusammenhang die Begriffe „Compliance" und „Resistance"!

Das Asthma bronchiale gehört zu den obstruktiven Ventilationsstörungen.

3.4 Was verstehen Sie unter einer „obstruktiven Ventilationsstörung"? Welche Art von Ventilationsstörung kennen Sie noch?

Antworten und Kommentar *Seite 82*

Fall 4

73-Jährige mit Leistungsschwäche und Anämie

Eine 73-jährige Frau stellt sich zum alljährlichen „Routinecheck" in Ihrer Hausarztpraxis vor. Sie berichtet, dass wesentliche Beschwerden im vergangenen Jahr nicht aufgetreten seien, nur die allgemeine Belastbarkeit hätte abgenommen und manchmal würden Kribbeln und Taubheitsgefühle in den Beinen auftreten. Die körperliche Untersuchung erbringt, außer einem reduzierten Vibrationsempfinden an beiden Fußknöcheln im Stimmgabeltest, keine pathologischen Befunde. Sie führen ein Routinelabor durch und erhalten folgende pathologische Werte: Hb 10,0 g/dl, Erythrozytenzahl 2,5 bis $10^6/\mu l$, Hämatokrit 30%. Die zur weiteren Abklärung der Anämie veranlasste Diagnostik ergibt: Vitamin B_{12} im Serum 56 pg/ml (Norm 210–910 ng/ml), Folsäure im Serum 7 ng/ml (Norm 3–15 ng/ml). Es lassen sich Antikörper gegen Parietalzellen nachweisen.

4.1 Nennen Sie die Normwerte für Hämatokrit, Erythrozytenzahl und Hämoglobinkonzentration!

4.2 Was bedeuten die Erythrozytenindices MCH, MCV und MCHC? Wie werden sie berechnet? Nennen Sie die Normwerte!

4.3 Welche Anämieformen kennen Sie, und wie lassen sie sich laborchemisch unterscheiden? Nennen Sie jeweils Krankheiten, für die die jeweiligen Anämieformen typisch sind!

4.4 Berechnen Sie MCV und MCH bei der Patientin!

!!! 4.5 Um welche Form einer Anämie handelt es sich bei der Patientin? Wie erklären Sie sich die Anämie?

Antworten und Kommentar Seite 85

Fall 5

16-Jährige ohne Regelblutung bei Anorexia nervosa

Ein 16-jähriges Mädchen sucht Sie in Ihrer Frauenarztpraxis auf, weil bei ihr die Regelblutung noch immer nicht eingesetzt hat. Sonst, so betont sie, sei sie völlig gesund und fühle sich wohl. Ernsthaft krank sei sie nie gewesen. Als Kind sei sie ziemlich pummelig gewesen, habe das aber mit einer konsequenten Diät in den Griff bekommen. Jetzt treibe sie viel Sport und würde sich auch sehr gesund ernähren, vorwiegend von vegetarischer Bio-Kost. Bei der körperlichen Untersuchung fällt Ihnen auf, dass das Mädchen sehr dünn ist, bei einer Körpergröße von 172 cm wiegt es nur 47 kg. Der Blutdruck beträgt 100/70 mmHg, die Herzfrequenz 52 Schläge/min. Bei der laborchemischen Untersuchung zeigen sich deutlich erniedrigte Werte für die Hormone, die den Menstruationszyklus steuern. Sie entsprechen etwa den Normwerten für ein 7-jähriges Mädchen. Sie stellen die Verdachtsdiagnose Anorexia nervosa und überweisen die Patientin zu einem Psychotherapeuten.

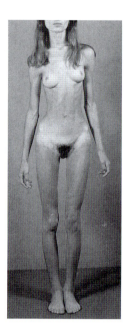

5.1 Welche Hormone sind an der Steuerung des Menstruationszyklus beteiligt? Wie beeinflussen sie sich gegenseitig?

5.2 Zählen Sie je mindestens 5 Wirkungen der weiblichen Sexualhormone auf!

5.3 Beschreiben Sie den Menstruationszyklus! Erläutern Sie auch, wie sich die Konzentrationen der verschiedenen Hormone, das Endometrium und der Zervixschleim während eines Menstruationszyklus verändern! Zeichnen Sie die Hormonkurven auf und erläutern Sie!

Ein Jahr später sucht Sie das Mädchen wieder auf. Sie hat mittlerweile Normalgewicht und der Menstruationszyklus hat eingesetzt. Zur Schwangerschaftsverhütung möchte sie von Ihnen die „Pille" verschrieben bekommen.

5.4 Wie funktionieren orale Kontrazeptiva („Mikropille")?

Antworten und Kommentar *Seite 87*

Fall 6

57-jähriger Patient mit Sehstörungen bei Glaukomanfall

Ein 57-jähriger Patient kommt mit starken Kopf- und Bauchschmerzen, Übelkeit und Erbrechen in die Notaufnahme. Sie sind der aufnehmende Arzt und erfahren, dass der Patient gerade dabei gewesen sei, eine wichtige Präsentation vorzubreiten, als er plötzlich immer schlechter gesehen und farbige Ringe um seinen Computerbildschirm wahrgenommen habe: „…als ob ich durch Nebel blicke. Ich dachte schon an Migräne, meine Frau hat das manchmal und sieht dann immer so ein Flimmern. Und dann fingen diese furchtbaren Kopfschmerzen an. Aber eigentlich hatte ich noch nie Migräne…" Sie untersuchen den Patienten.

Die körperliche und grob orientierende neurologische Untersuchung ergeben, bis auf eine Tachykardie, keine auffälligen Befunde. Erst bei Untersuchung der Hirnnerven fällt eine einseitig geweitete, entrundete und lichtstarre Pupille links auf. Beide Augen sind gerötet und beim Palpieren der Augäpfel erscheint der linke Augapfel steinhart. Der daraufhin konsiliarisch gerufene Augenarzt misst den Augeninnendruck, der 82 mmHg (Norm < 22 mmHg) beträgt. Bei der Spaltlampenuntersuchung sieht er ein Epithelödem der Hornhaut, die Vorderkammer erscheint sehr flach und der Kammerwinkel verlegt. Er stellt die Diagnose „Glaukomanfall".

6.1 Wie ist die Netzhaut aufgebaut?

6.2 Welche Photorezeptoren kennen Sie? Wie unterscheiden sie sich?

6.3 Wie funktioniert die Signaltransduktion in den Photorezeptoren?

6.4 Wie hängen Rezeptor- und Aktionspotenziale zusammen? Was ist der wesentliche Unterschied?

6.5 Was versteht man unter einem „rezeptiven Feld"? Wie unterscheiden sich große von kleinen rezeptiven Feldern?

Der Augenarzt hat das Gesichtsfeld dieses Patienten untersucht und dabei einen glaukomtypischen bogenförmigen Gesichtsfeldausfall festgestellt.

6.6 Was versteht man unter einem „Gesichtsfeld"? Wie lässt es sich ermitteln?

Antworten und Kommentar Seite 90

Fall 7

45-jährige Frau mit Gallensteinen und Koliken

Am Sonntagmorgen kommt zu Ihnen in die Notfallambulanz eine 45-jährige Frau wegen krampfartiger Schmerzen (Koliken) im rechten Oberbauch mit Ausstrahlung in die rechte Flanke und rechte Schulter und berichtet: „Meine Schwester ist gestern 50 geworden, da haben wir natürlich groß gefeiert, es gab Gans, mein Lieblingsessen – aber davon habe ich wohl doch ein bisschen zu viel gegessen. Schon in der Nacht hatte ich so ein komisches dumpfes Völlegefühl und Druck im Bauch. Und jetzt richtige Koliken. Das hatte ich schon ein paar Mal, sonst ist das immer von allein weggegangen, aber diesmal geht das schon 3 Stunden so." Bei der körperlichen Untersuchung der adipösen Patientin erheben sie einen unauffälligen Befund an Herz und Lunge. Bei der Untersuchung des Bauchraumes drücken Sie mit Ihrer Hand unter die Leber und bitten die Patientin tief einzuatmen. Als sie dies tut, hält sie plötzlich schmerzbedingt inne (positives Murphy-Zeichen: Hinweis auf Entzündung der Gallenblase [Cholezystitis] oder Gallenblasensteine [Cholezystolithiasis]). Die Enzyme, die auf einen Gallestau (Cholestase) hinweisen, zeigen folgende Werte: γ-GT 43 U/l (Norm 4–18 U/l), alkalische Phosphatase 220 U/l (Norm < 150 U/l). Ihre Verdachtsdiagnose lautet „Choledocholithiasis (Gallengangssteine) bei Cholezystolithiasis".

7.1 Aus welchen Bestandteilen setzt sich die Galle zusammen? Woher stammen sie, und was sind ihre Aufgaben?

7.2 Welche Möglichkeiten hat der Körper, Bilirubin auszuscheiden?

7.3 Was versteht man unter dem „enterohepatischen Kreislauf"?

Die Patientin möchte gern wissen, wie es zur Gallensteinbildung kommt.

!!! **7.4** Was erklären Sie der Patientin?

Bei der Patientin sind die ableitenden Gallenwege durch einen Gallenstein verschlossen (Choledocholithiasis); dies führt zu einem Gallestau (Cholestase).

!!! **7.5** Welche Laborergebnisse erwarten Sie bei der Patientin für Bilirubin und Urobilinogen im Serum? Warum?

Sie nehmen die Patientin stationär auf, am nächsten Tag sind die Konjunktiven der Patienten gelb verfärbt. Die Patienten hat einen Sklerenikterus.

!!! **7.6** Was versteht man unter einem Ikterus? Welche Formen kennen Sie?

Antworten und Kommentar *Seite 94*

Fall 8

26-Jährige mit erhöhter Serumosmolalität und V. a. auf Diabetes insipidus

Eine 26-jährige Patientin wird mit Fieber, Schwindel und zunehmender Benommenheit in die Notaufnahme gebracht. Sie sind der aufnehmende Arzt und erfahren, dass sie außerdem starken Durst verspüre und daher ständig viel trinken müsse. Etwa 6 Monate zuvor war sie an einer Meningitis (Hirnhautentzündung) erkrankt, die besorgten Eltern drängen daher auf eine rasche Abklärung des Beschwerdebildes. Bei der körperlichen Untersuchung fallen Ihnen bei der Patientin trockene Schleimhäute und stehende Hautfalten auf, die Pulsfrequenz ist erhöht. Die Laboruntersuchung liefert folgende pathologischen Werte: Hämatokrit 50%, Serumnatrium 150 mmol/l, Plasmaosmolalität 310 mosmol/kg, Urinosmolalität 230 mosmol/kg. Aufgrund der Polydipsie (vermehrtes Trinken), der erhöhten Plasmaosmolalität und der relativ zu niedrigen Urinosmolalität stellen Sie den Verdacht auf (V. a.) einen zentralen Diabetes insipidus, dessen Ursache z. B. die abgelaufene Meningitis sein könnte.

8.1 Wie viel Wasser enthält der Körper etwa, und wovon ist der Wassergehalt abhängig? Wie verteilt es sich auf die einzelnen Flüssigkeitsräume?

8.2 Wie lässt sich der Wassergehalt verschiedener Körperkompartimente experimentell ermitteln? Nennen Sie mindestens 2 Beispiele!

Stellen Sie sich vor, man würde der 60 kg schweren Patientin zur Bestimmung des Plasmavolumens 1000 Bq radioaktiv markierte Erythrozyten infundieren und in einer 15 Minuten später entnommenen Blutprobe eine Aktivität von 0,2 Bq/ml bestimmen.

8.3 Wie groß würden Sie dann das Plasmavolumen der Patientin schätzen?

8.4 Welche Störung des Wasser- und Elektrolythaushaltes liegt bei der Patientin vor?

8.5 Welche weiteren Störungen des Wasser- und Elektrolythaushaltes kennen Sie? Nennen Sie mindestens 3 Beispiele mit jeweils einer möglichen Ursache für eine solche Störung!

Antworten und Kommentar Seite 97

Fall 9

Patient mit Bewegungs- und Empfindungsstörungen bei Brown-Séquard-Syndrom

Sie sind der diensthabende Arzt in einer Notaufnahme, als ein 27-jähriger Patient nach einer Messerstecherei in die Notaufnahme eingeliefert wird. Ein Einstich liegt direkt neben der Wirbelsäule kurz über dem unteren Rippenbogen. Der Patient gibt starke Schmerzen an. Bei der neurologischen Untersuchung kann der Patient das rechte Bein nicht bewegen, die Eigenreflexe lassen sich nicht auslösen, das Vibrationsempfinden ist erloschen. Insgesamt erscheint das rechte Bein aufgrund einer starken Durchblutung warm und rosig, der Patient kann mit dem rechten Bein Temperaturunterschiede wahrnehmen und reagiert empfindlich auf Schmerzreize. Das linke Bein kann der Patient bewegen, auch das Vibrationsempfinden ist erhalten, Schmerz- und Temperaturreize sind jedoch nicht wahrnehmbar. Sie veranlassen eine Computertomographie (CT). Mittels CT können Sie feststellen, dass etwa die Hälfte des Rückenmarks durchtrennt ist.

9.1 Über welche Bahnsysteme gelangen somatosensorische Informationen in den somatosensorischen Kortex? Geben Sie grob ihren Verlauf an!

9.2 Wie erklären Sie sich die Symptomatik des Patienten? Auf welcher Seite vermuten Sie die Läsion?

9.3 Was versteht man unter „somatotoper Gliederung"?

9.4 Was ist das „ARAS"?

9.5 Warum wird das rechte Bein so stark durchblutet?

Antworten und Kommentar *Seite 99*

Fall 10

37-jährige Frau mit Muskelschwäche bei Myasthenia gravis

Eine 37-jährige Frau sucht Sie wegen Doppelbilder und belastungsabhängiger generalisierter Muskelschwäche in Ihrer Arztpraxis auf. Sie berichtet: „Schmerzen habe ich keine. Morgens geht's mir eigentlich gut, aber über den Tag wird es immer schlimmer. Manchmal bin ich so schwach, dass ich kaum die Augen offen halten oder mich bewegen kann. Wenn ich mich dann kurz ausruhe, geht es für ein paar Minuten schnell wieder besser. Beim Essen muss ich immer wieder Pausen machen, sonst verschlucke ich mich dauernd." Bei der körperlichen Untersuchung fällt Ihnen eine leichte beidseitige Ptosis (hängende Augenlider) auf, die sich verstärkt, als Sie die Patientin bitten, länger nach oben zu blicken (Simpson-Test). Auch als sie die Augen mehrmals hintereinander fest zusammenzukneifen und wieder öffnen soll, fällt ihr das zunehmend schwerer. Die Sprache klingt etwas näselnd, dies verstärkt sich im Verlauf des Gesprächs. Sie vermuten eine Myasthenia gravis, eine Autoimmunerkrankung, bei der Antikörper gegen nikotinerge Acetylcholinrezeptoren der motorischen Endplatten gebildet werden, und führen zur weiteren Diagnostik eine Elektromyographie (EMG) und einen Tensilontest durch: Bei der repetitiven Nervenstimulation (5–10 schnell aufeinanderfolgende Einzelreize) fallen die Amplituden der Muskelsummenaktionspotenziale im EMG rasch ab (s. Abb.). Nach der Injektion von 2 mg Tensilon (Acetylcholinesterasehemmer) bessern sich die Symptome nach einigen Sekunden rasch. Auch im EMG zeigen sich nach der Tensilongabe normale Amplituden.

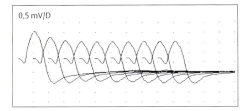

Typischer EMG-Befund bei Myasthenia gravis: Abfall der Amplituden des Muskelsummenaktionspotenzials bei wiederholter Nervenstimulation

10.1 Wie ist eine Skelettmuskelfaser aufgebaut?

10.2 Beschreiben Sie die Signaltransduktion an der motorischen Endplatte und die Auslösung einer Muskelkontraktion!

10.3 Erläutern Sie den Gleitfilamentmechanismus!

!!! 10.4 Warum bessert sich die Symptomatik der Patientin nach Gabe des Acetylcholinesterasehemmers Tensilon?

Antworten und Kommentar *Seite 101*

Fall 11

5-Jährige mit erweiterten Pupillen und Tachykardie bei Atropinvergiftung

Eine Mutter kommt aufgeregt mit ihrer 5-jährigen Tochter in die Notaufnahme. Sie sind der aufnehmende Arzt und erfahren, dass das Kind beim Spielen im Garten „Mittagessen" für sich und seine Puppen aus Beeren zubereitet habe. Das Kind reagiert nicht mehr adäquat auf Ansprache, sondern hängt nur noch somnolent (schläfrig) in den Armen seiner Mutter. Die Herzfrequenz ist erhöht, die Haut trocken und warm, und die Pupillen sind weit. Die Mutter hat einige Beeren mitgebracht. Sie vermuten, dass es sich um Tollkirschen handelt und diagnostizieren eine Atropinvergiftung

11.1 Erläutern Sie den Aufbau des vegetativen Nervensystems (Funktion, Anatomie, Transmitter, Rezeptoren)!

11.2 Wie unterscheiden sich nikotinerge, muskarinerge und adrenerge Rezeptoren? Erläutern Sie die Funktionsprinzipien!

11.3 Wie ist die Wirkung des Atropins bei dem Kind zu erklären?

11.4 Wie können Sie die Wirkung des Atropins aufheben? Erläutern Sie!

11.5 Was passiert, wenn Sie die Dosis des „Atropinantagonisten" zu hoch wählen?

Antworten und Kommentar *Seite 104*

Fall 12

Bewusstloser Patient mit Schädel-Hirn-Trauma nach Verkehrsunfall

Sie werden als Notarzt zu einem Verkehrsunfall gerufen: Ein Autofahrer hatte an einer Kreuzung den von rechts kommenden Fahrradfahrer übersehen. Durch den Zusammenprall wurde der Fahrradfahrer etwa 5 m durch die Luft geschleudert. Als Sie am Unfallort eintreffen, liegt der Mann mit geschlossenen Augen am Boden, ohne sich zu bewegen. Aus dem rechten Ohr sehen Sie etwas Blut sickern. Sie versuchen Kontakt zu dem Mann aufzunehmen: „Hallo, können Sie mich hören? Machen Sie mal die Augen auf! Hallo?!" Mühsam öffnet der Mann die Augen, schließt sie aber gleich wieder. „Morgen spielt Freiburg gegen Hannover. Aber mein Kühlschrank ist ganz neu…" murmelt er. „Geben Sie mir mal Ihre Hand!" fordern Sie ihn auf, doch er reagiert nicht. „Heben Sie mal die Hand hoch!" probieren Sie es noch einmal. Erst als Sie einen Schmerzreiz setzen, in dem sie ihm mit den Fingerknöcheln fest über das Brustbein reiben, versucht er, Ihre Hand wegzudrücken. So schnell wie möglich transportieren Sie den Verletzten in die Klinik. Dort angekommen, hat sich sein Bewusstseinszustand noch weiter verschlechtert: Er reagiert nun gar nicht mehr auf Ansprache, sondern gibt nur noch unverständliche Laute von sich. Als Sie ihn kräftig über das Brustbein reiben, bewegt er nur ungezielt den Arm und öffnet kurz die Augen, um sie gleich wieder zu schließen.

12.1 Welche Bewusstseinsstadien kennen Sie? Welches Stadium lag bei dem Patienten vor Klinikaufnahme und welches bei Klinikaufnahme vor?

12.2 Wie lässt sich der Schweregrad eines Schädel-Hirn-Traumas bestimmen? Welcher Schweregrad lag bei dem Patienten vor Klinikaufnahme und welcher bei Klinikaufnahme vor?

Neben einer Computertomographie des Kopfes wird in der Klinik ein Elektroenzephalogramm (EEG) bei dem Patienten durchgeführt.

12.3 Beschreiben Sie das Funktionsprinzip des EEG!

12.4 Welche Grundrhythmen lassen sich im EEG nachweisen? Wann lassen sie sich jeweils ableiten?

12.5 Welche verschiedenen Schlafstadien kennen Sie? Wie lassen sie sich mittels EEG differenzieren?

Antworten und Kommentar Seite 107

Fall 13

43-jähriger übergewichtiger Patient auf Diät

Ein 43-jähriger Mann begibt sich wegen Übergewichts (Körpergröße 1,81 m, Körpergewicht 117 kg) in ärztliche Behandlung. Im Rahmen eines Kuraufenthalts will er nun nicht nur Gewicht verlieren, sondern auch beginnen, seine Lebensweise umzustellen. Die Kurklinik, in der er die nächsten 4 Wochen verbringen wird, bietet den Patienten verschiedene Seminare, Kochkurse und ein vielfältiges Sportprogramm an. Sie sind hier Kurarzt und betreuen den Patienten und informieren ihn: „Eigentlich ist es ganz einfach: Ob wir zu- oder abnehmen hängt davon ab, wie unsere Energiebilanz aussieht.

Wenn unser Herz schlägt, wir spazieren gehen oder Rock'n'roll tanzen, verbrauchen wir ständig Energie, die wir vorher über die Nahrung aufgenommen haben. Wenn wir mehr Energie aufnehmen, als wir verbrauchen, nehmen wir zu. Wenn wir mehr Energie verbrauchen, als wir aufnehmen, nehmen wir ab. Hier sollen Sie sowohl weniger Energie aufnehmen, dafür sorgt unser Koch – und Sie werden sehen, dass das trotzdem schmecken kann – als auch mehr Energie verbrauchen, dafür sollte jeder täglich insgesamt 2 Stunden an unserem Aktivitätsprogramm teilnehmen."

13.1 Berechnen Sie den Bodymass-Index (BMI) des Patienten!

13.2 Was ist das „Kalorische Äquivalent"?

13.3 Definieren Sie den Begriff „Respiratorischer Quotient"!

Damit die Patienten eine Vorstellung davon bekommen, wie viel Energie während eines halbstündigen Sportprogramms verbraucht wird, wird für jeden der Energieumsatz während 30-minütigen Strampelns auf einem Fahrradergometer ermittelt. Die CO_2-Abgabe des 43-jährigen Mannes beträgt in dieser Zeit 100 Liter.

!!! **13.4** Wie hoch ist der Energieumsatz des Patienten?

13.5 Mit welchen Methoden können Sie bei dem Patienten den aktuellen Energieumsatz messen? Erläutern Sie jeweils kurz das Prinzip!

Antworten und Kommentar *Seite 111*

Fall 14

Frühgeborenes mit Herzgeräusch bei offenem Ductus arteriosus Botalli

Ein frühgeborenes Mädchen, das im Alter von 33 + 5 SSW (33 Schwangerschaftswochen + 5 Tage) zur Welt gekommen ist, entwickelt am 3. Lebenstag eine zunehmende Atemnot und eine Tachykardie. Die Hände und Füße sind relativ kalt, die Palpation des Abdomens (Abtasten des Bauchraumes) deutet auf eine Hepatosplenomegalie (Vergrößerung von Leber und Milz) hin. Bei der Auskultation hört man ein lautes systolisches Crescendo- und diastolisches Decrescendogeräusch („Maschinengeräusch"), das von einem fühlbaren Schwirren begleitet ist. Bei der Palpation der Pulse fühlt man einen ‚Pulsus celer et altus' (schneller Puls mit hoher Blutdruckamplitude). Das Röntgenbild zeigt eine vermehrte Lungengefäßzeichnung und eine Linksverbreiterung des Herzens. In der Farbdoppleruntersuchung lässt sich ein Blutfluss zwischen Aorta und Lungengefäßen nachweisen. Dies bestätigt Ihre Verdachtsdiagnose eines persistierenden Ductus arteriosus Botalli. Um den Ductus arteriosus Botalli zu verschließen, leiten Sie eine Therapie mit Indometacin, einem Prostaglandinsynthesehemmer, ein. Bereits am nächsten Tag atmet das Kind wieder viel ruhiger, der Puls beträgt 135 Schläge/min (Norm für Neugeborene 70 – 170 Schläge/min), und bei der Auskultation hört man nur noch ein schwaches systolisches Herzgeräusch.

14.1 Wie unterscheidet sich der Kreislauf eines noch ungeborenen Kindes von dem eines Erwachsenen?

14.2 Welche Umstellungsvorgänge laufen nach der Geburt ab?

14.3 Fließt in den Nabelschnurarterien sauerstoffreiches oder sauerstoffarmes Blut? Erläutern Sie!

!!! 14.4 Was passiert, wenn sich der Ductus arteriosus Botalli – wie bei dem Frühgeborenen – nicht verschließt?

Antworten und Kommentar **Seite 113**

Fall 15

43-jähriger Patient mit Ausfall des Geruchsinns

Bei einer Schlägerei ein halbes Jahr zuvor ist einem 43-jährigen Mann die Nase gebrochen worden. Seitdem klagt er, dass er nichts mehr riechen könne. Jetzt strebt er eine Schadensersatzklage an, und für den Prozess sollen Sie ein ärztliches Gutachten über den Schweregrad der Schädigung erstellen. Sie erfahren von dem Patienten: „Meine Lebensqualität hat stark nachgelassen, seitdem dieser Mensch mich geschlagen hat! Morgens Kaffeetrinken, können Sie sich ja vorstellen, das schmeckt nicht mehr! Der hockt in seiner Villa und lässt sich von seiner Haushälterin bedienen und unsereins hat nicht mal mehr Freude an einer Tasse Kaffee! Da soll er wenigstens für zahlen, auch wenn ich trotzdem der Leidtragende bin!"

Nach einer gründlichen neurologischen Untersuchung führen Sie bei dem Patienten Riechtests durch. Der Patient muss mit verbundenen Augen verschiedene Testsubstanzen erkennen. Der Patient kann weder Kaffee noch Lavendel oder Zitrone erkennen. Selbst als ihm Ammoniak als Geruchprobe vorgehalten wird, antwortet er „Herr Doktor, nix! Ich riech' überhaupt nichts! Für mich könnt' die Dose, die Sie mir vor die Nase halten, leer sein!"

15.1 Beschreiben Sie den Aufbau der Riechschleimhaut!

15.2 Erläutern Sie den Unterschied zwischen primären und sekundären Sinneszellen! Handelt es sich bei den Riechsinneszellen um primäre oder sekundäre Sinneszellen?

15.3 Was passiert, wenn ein Geruchstoff auf eine Riechsinneszelle trifft?

15.4 Erläutern Sie den Verlauf der Riechbahn!

!!! **15.5** Welche Erklärung halten Sie für die Symptomatik des Patienten am wahrscheinlichsten?

Antworten und Kommentar *Seite 115*

Fall 16

67-jähriger Patient mit EKG-Veränderungen bei Mitralklappenstenose

Ein 67-jähriger Patient stellt sich erstmals wegen schon länger bestehender Leistungsminderung und Luftnot schon bei leichter körperlicher Belastung in Ihrer Hausarztpraxis vor. Bei der Auskultation des Herzens hören Sie einen paukenden 1. Herzton und einen Mitralöffnungston, dem sich ein diastolisches Decrescendogeräusch anschließt, der Puls ist unregelmäßig mit ca. 88 Schlägen/min, der Blutdruck liegt bei 150/80 mmHg. Auf dem Röntgenbild des Thorax erkennen Sie eine Vergrößerung des linken Vorhofs und des rechten Ventrikels. Zur weiteren Abklärung veranlassen Sie eine Diagnostik mittels Herzkatheter. Sie erhalten folgenden Befund: Die Mitralklappe ist in ihrer Bewegung stark eingeschränkt, zudem ist ihre Öffnungsfläche verkleinert. Es wird die Diagnose Mitralklappenstenose gestellt.

16.1 Welche verschiedenen Formen der EKG-Ableitung kennen Sie? Erläutern Sie jeweils Elektrodenanlage und -ableitung!

16.2 Erläutern Sie die EKG-Kurve! Welchen Vorgängen im Herzen entsprechen die einzelnen Zacken, Wellen und Strecken jeweils?

Sie hatten bei Ihrer Diagnostik auch ein EKG bei dem Patienten geschrieben (s. Abb.).

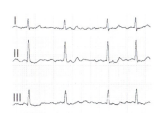

EKG: Einthoven-Ableitungen I–III

16.3 Um was für einen Lagetyp handelt es sich bei diesem Patienten?

!!! 16.4 Was fällt Ihnen im EKG noch auf?

16.5 Was für Ausschläge würden Sie in den Goldberger-Ableitungen erwarten?

Antworten und Kommentar *Seite 117*

Fall 17

53-Jähriger mit Schwäche und Gewichtsabnahme bei Nebenniereninsuffizienz

In Ihrer Hausarztpraxis sucht Sie ein 53-jähriger Patient auf. Auf den ersten Blick sieht er gesund und braungebrannt aus, so als ob er gerade aus dem Urlaub käme. Sie erfahren jedoch von dem Patienten, dass er unter einem zunehmenden Schwächegefühl und rascher Ermüdbarkeit leide. Weder im Urlaub noch im Solarium sei er in letzter Zeit gewesen. Seit Monaten fühle er sich ständig erschöpft, den Appetit habe er auch verloren und im letzten halben Jahr 9 kg Gewicht abgenommen. Außerdem berichtet er über vermehrten Schwindel, gerade beim Aufstehen werde ihm neuerdings manchmal schwarz vor Augen. Bei der körperlichen Untersuchung fällt Ihnen die verstärkte Pigmentierung am gesamten Körper auf, selbst Handinnenflächen und Mundschleimhaut sind auffällig dunkel. Der Blutdruck beträgt 90/65 mmHg. Sie veranlassen eine Laboruntersuchung und erhalten folgende pathologische Werte: Natrium 130 mmol/l, Kalium 5,5 mmol/l, Serumkortisol ↓. Aufgrund von Anamnese und Befunden stellen Sie die Verdachtsdiagnose „Nebenniereninsuffizienz".

17.1 Erläutern Sie den Regelkreis der Glukokortikoidfreisetzung!

17.2 Nennen Sie mindestens 5 Wirkungen des Kortisols!

17.3 Wie funktioniert die Signaltransduktion der Glukokortikoide?

!!! **17.4** Wie erklären Sie sich die Hyperpigmentierung (starke Braunfärbung) des Patienten?

!!! **17.5** Was ist der Unterschied zwischen einer primären und einer sekundären Nebenniereninsuffizienz? Wie kann man zwischen beiden Formen unterscheiden? Welche Form liegt bei dem Patienten vor?

Antworten und Kommentar *Seite 120*

Fall 18

4-Jährige mit Wassereinlagerung im Gewebe bei nephrotischem Syndrom

In Ihrer Kinderarztpraxis wird Ihnen ein 4-jähriges Mädchen (s. Abb.) von ihrer Mutter vorgestellt. Sie erfahren, dass das Mädchen innerhalb der letzten 5 Tage 3 kg Gewicht zugenommen habe. Die Knöchel seien so stark geschwollen, dass sie kaum noch in ihre Schuhe passe. Außerdem sind ihre Augenlider morgens stark geschwollen, die Schwellung bilde sich erst im Laufe des Tages langsam zurück. Bei der körperlichen Untersuchung finden Sie generalisierte Ödeme. In der Urinuntersuchung findet sich eine stark erhöhte Eiweißausscheidung (Proteinurie), der Serumalbuminspiegel ist erniedrigt. Sie stellen die Verdachtsdiagnose „Nephrotisches Syndrom" und überweisen die kleine Patientin in eine Kinderklinik.

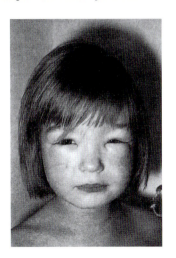

18.1 Wie viel Blut fließt pro Zeiteinheit durch die Nieren? Welcher Anteil davon wird filtriert, welcher Anteil wieder rückresorbiert?

18.2 Welche Aufgabe hat der glomeruläre Filter? Wie ist er aufgebaut?

18.3 Von welchen Einflussgrößen ist die Filtration im Glomerulus abhängig?

!!! 18.4 Wie erklären Sie sich die ausgeprägten Ödeme der Patientin?

Antworten und Kommentar Seite 122

Fall 19

Sohn eines Patienten mit Bewegungsstörung bei Chorea Huntington

Ein 22-jähriger Mann kommt in Ihre Praxis für Humangenetik und wünscht eine genetische Beratung, weil sein Vater an Chorea Huntington erkrankt ist. Diese Krankheit wird autosomal-dominant mit hoher Penetranz vererbt. Er beschreibt Ihnen kurz den Krankheitsverlauf seines jetzt 47-jährigen Vaters: Der genaue Symptombeginn lässt sich im Nachhinein nur schwer sagen, da zunächst niemand die Veränderungen des Vaters mit einer möglichen Erkrankung in Zusammenhang gebracht habe. Wohl etwa 10 Jahre zuvor habe es damit begonnen, dass sein Vater zunehmend gereizt, man könne fast schon sagen, streitsüchtig geworden sei. Etwa 2–3 Jahre später sei es dann zunehmend zu einer Bewegungsunruhe und Zuckungen in verschiedenen Körperbereichen, v. a. im Gesicht gekommen. Mittlerweile leide der Vater unter massiven Bewegungsstörungen, die abrupt in verschiedenen Muskelgruppen einsetzen und sich in weit ausholenden Bewegungen oder kurzen Zuckungen äußern. Durch die mangelnde Kontrolle der Beine sei es für ihn kaum noch möglich alleine zu gehen, durch die Mitbeteiligung der Zunge sind auch Sprechen und Schlucken deutlich erschwert. Nur im Schlaf könne er noch ruhig daliegen. Der junge Mann zeigt selbst keine Symptome, hat aber in Erfahrung gebracht, dass sich die Erkrankung häufig erst zwischen dem 35.–55. Lebensjahr manifestiert und befürchtet nun, selbst Anlageträger für Chorea Huntington zu sein.

Bei der Chorea Huntington sind die Basalganglien geschädigt.

19.1 Welche Kerngebiete zählen zu den Basalganglien?

19.2 Welche Transmitter sind in den Basalganglien zu finden?

19.3 Über welche Struktur erreichen Informationen die Basalganglien, über welche verlassen sie sie?

19.4 Zählen Sie die 3 Funktionsschleifen der Basalganglien auf, und nennen Sie jeweils deren wichtigste Funktion!

19.5 Wie groß ist die Wahrscheinlichkeit, dass der junge Mann Träger des mutierten Gens ist?

Antworten und Kommentar Seite 124

Fall 20

37-jähriger Patient mit Ohrenschmerzen und Hörstörung

Ein 37-jähriger Mann sucht Sie in Ihrer Praxis für Hals-Nasen-Ohrenheilkunde auf, da er seit 3 Tagen zunehmende Ohrenschmerzen links habe. Nun habe er das Gefühl, auch nichts mehr mit diesem Ohr zu hören, was ihn sehr ängstige.

Bei der Otoskopie (Untersuchung des äußeren Gehörgangs und Trommelfells) sehen Sie ein gerötetes, pulsierendes und verdicktes Trommelfell links. Sie stellen die Diagnose akute Mittelohrentzündung (akute Otitis media) links.

20.1 Welche Formen der Schwerhörigkeit kennen Sie?

Sie führen bei dem Patienten eine einfache Hörprüfung durch, um zwischen diesen Formen der Schwerhörigkeit zu unterscheiden.

20.2 Welche einfachen Tests können Sie einsetzen? Erläutern Sie diese!

20.3 Welche Ergebnisse erwarten Sie bei diesen Tests bei dem Patienten mit linksseitiger Mittelohrentzündung?

20.4 Zählen Sie mindestens 3 weitere Tests zur Überprüfung des Gehörs auf, und erläutern Sie diese!

Antworten und Kommentar Seite 125

Fall 21

Kind mit auffälligem Schweißtest bei Mukoviszidose

Bei einem Jungen wird im Alter von 14 Tagen die Diagnose Zystische Fibrose (Mukoviszidose), eine autosomal-rezessiv erbliche Ionenkanalstörung, gestellt. Nach der Geburt war bei dem Jungen ein Mekoniumileus (Darmverschluss durch „Kindspech") festgestellt worden. Bei einem daraufhin durchgeführten Schweißtest fanden sich nach Stimulation der Schweißsekretion durch Pilocarpin pathologisch hohe Werte für Natrium- und Chloridionen im Schweiß. Durch den Nachweis der Mutation ΔF508 im CFTR-Gen in homozygotem Zustand kann die Diagnose auch molekulargenetisch bestätigt werden.
Die Mutter erwartet von Ihnen als behandelnder Kinderarzt nun Aufklärung über die Erkrankung. Da sie Biologin ist, können Sie ihr auch die pathophysiologischen Mechanismen der Erkrankung erklären: Durch die Mutation des CFTR-Gens ist ein Chloridkanal in der Zellmembran verändert. Dadurch kommt es zu Störungen oder zum Ausfall des Chloridtransportes über die Zellmembran. Es werden vermindert Chloridionen sezerniert und in der Folge auch weniger Natriumionen. Der Wasserausstrom aus der Zelle ist zu gering, und es entsteht ein zäher Schleim, der die Ausführungsgänge der Drüsen verstopft. Es kommt zu Funktionsbeeinträchtigungen von Organen mit exkretorischer Funktion (v. a. Atemwege, Darm, Pankreas, Gallenwege). Die zähen mukösen Sekrete in der Lunge sind ein idealer Nährboden für Bakterien, so dass die Kinder häufig unter Infekten leiden. Durch die Gangobstruktion im Pankreas wird die Bauchspeicheldrüse geschädigt, neben der exokrinen Pankreasinsuffizienz kann auch eine endokrine Pankreasinsuffizienz (Diabetes mellitus) auftreten.

21.1 Warum kommt es durch die verminderte Natrium- und Chloridsekretion aus der Zelle zu einem verminderten Wasserausstrom aus der Zelle?

21.2 Erläutern Sie in den Begriff Osmose!

21.3 Definieren Sie die Begriffe „onkotischer Druck", „Osmolalität" und „Osmolarität"!

Beim Gesunden wird Chlorid aktiv aus der exokrinen Drüsenzelle transportiert.

21.4 Erläutern Sie die Unterschiede zwischen passivem und aktivem Transport! Nennen Sie jeweils ein Beispiel für die einzelnen Transportprozesse!

Antworten und Kommentar *Seite 128*

Fall 22

Junger Mann mit Kopfschmerzen und Atemnot bei Wanderung im Himalaya

Sie sind mit Freunden unterwegs in Nepal, um im Himalaya zu wandern. Ihre Wanderung beginnt auf einer Höhe von 3400 m und schon am 3. Tag erreichen Sie eine Höhe von 4300 m. Einer Ihrer Freunde fühlt sich an diesem Tag zunehmend unwohl. Er hat Kopfschmerzen, leichten Schwindel und etwas Atemnot, auch hat er Mühe mitzuhalten. Sie sind besorgt, aber er wiegelt nur ab: „Ich hätte vorgestern doch nicht mit nassen Haaren loslaufen sollen, wahrscheinlich habe ich mir doch eine leichte Erkältung geholt. Aber das wird schon wieder. Los, laufen wir weiter! Das bisschen Husten. Bis zur Hütte sind's nur noch 2 Stunden, da ruh' ich mich dann aus." Etwa eine Stunde später stürzt er zu Boden und keucht mühsam zwischen einzelnen Hustenanfällen. Mit bloßem Ohr hören Sie bei jedem Atemzug laute Rasselgeräusche. Sie sind sehr besorgt und schicken zwei Ihrer Freunde zur Hütte vor, um Hilfe zu holen.

22.1 Wie verhält sich der Blutdruck in den Lungengefäßen in Ruhe beim stehenden Menschen?

22.2 Erläutern Sie den Euler-Liljestrand-Mechanismus!

22.3 Wovon hängt das Ventilations-Perfusions-Verhältnis ab?

Ein Jahr später, Sie studieren mittlerweile im 4. Semester Medizin, wissen Sie, dass Ihr Freund damals an einer sog. Höhenkrankheit gelitten hat. Ihr Freund fragt Sie nun, wie es damals zu der Wasseransammlung in seiner Lunge (Lungenödem) habe kommen können.

!!! 22.4 Wie erklären Sie ihm die Entstehung eines Lungenödems bei der Höhenkrankheit?

Antworten und Kommentar Seite 130

Fall 23

18-jähriger Mann mit „Rot-Grün-Blindheit"

Ein 18-jähriger Mann sucht Sie in Ihrer Augenarztpraxis auf und berichtet, er habe im Rahmen einer Bootsführerschein-Prüfung an einem Sehtest teilgenommen. Dabei sei festgestellt worden, dass er eine Farbsehschwäche habe. Subjektiv sei ihm das bisher nie bewusst geworden, er könne die meisten Farben auch unterscheiden. „Allerdings hat meine Freundin schon öfter darüber gemeckert, dass ich mich unmöglich anziehen würde und meine Hose gar nicht zum Pulli passen würde – für mich hatten die genau die gleiche Farbe! Aber bisher dachte ich immer ‚Typisch Frau'."
Bei der Prüfung mit Isihara-Farbtafeln kann der Patient Zahlen, die aus roten zwischen grünen Punkten zusammengesetzt sind, nicht unterscheiden. Auch als er im Anomaloskop (Farbenmischapparat) den vorgegebenen Gelbton mischen soll, zeigt sich ein deutlich zu hoher Grünanteil.

23.1 Erläutern Sie das Spektrum sichtbarer und nichtsichtbarer Wellenlängen!

23.2 Wie unterscheiden sich die einzelnen Sehsinneszellen in ihren Absorptionseigenschaften?

23.3 Erläutern Sie die Theorie des trichromatischen Farbensehens!

23.4 Wie kommen Farbsehschwäche und Farbenblindheit zustande? Welche unterschiedlichen Formen gibt es?

!!! 23.5 Was versteht man unter „additiver bzw. subtraktiver Farbmischung"?

Antworten und Kommentar *Seite 131*

Fall 24

Junge mit wiederholten Infektionen bei septischer Granulomatose

Ein 13 Monate alter Junge wird wegen hohen Fiebers bei einem Atemwegsinfekt stationär in einem Kreiskrankenhaus behandelt. Da sich sein Zustand trotz antibiotischer Behandlung nicht bessert, wird er in eine Universitätskinderklinik verlegt. Hier sind Sie der aufnehmende Arzt und erfahren von der Mutter, dass der Junge sich im ersten halben Jahr zunächst völlig unauffällig entwickelt habe. Im Alter von etwa 6 Monaten sei dann ein Hautausschlag im Gesicht aufgetreten, der trotz antibiotischer Behandlung nicht endgültig ausheilte. Gleichzeitig hatte er häufig Fieber. Im Alter von etwa 9 Monaten sei ein Lymphknotenabszess am Hals festgestellt worden, der operiert werden musste. Unter der gleichzeitig durchgeführten intravenösen Antibiotikatherapie habe sich erstmals auch das Hautbild gebessert. Bei einer Ultraschalluntersuchung des Bauchs fanden sich damals auch vier Abszesse in der Leber, die operativ entfernt wurden.

Aufgrund der wiederholten Infektionen in der Anamnese des Patienten stellen Sie den Verdacht auf das Vorliegen einer septischen Granulomatose, die durch einen Bluttest (Granulozytenfunktionstest) bestätigt werden kann.

24.1 Was ist der Unterschied zwischen spezifischer und unspezifischer Abwehr?

24.2 Was versteht man unter Opsonierung?

24.3 Wie funktioniert die Phagozytose durch Granulozyten?

!!! 24.4 Durch welche Infektionen sind Patienten mit Granulozyten-Funktionsstörungen besonders gefährdet?

24.5 Was ist das Komplementsystem? Welche Aufgabe hat es, und wie läuft es ab?

Antworten und Kommentar Seite 133

Fall 25

Praktikant mit Versagen der Kreislaufregulation im OP

Sie absolvieren gerade ein Pflegepraktikum in der Orthopädie und dürfen heute im OP hospitieren. Bei einer Patientin soll ein künstliches Kniegelenk eingebaut werden. Als der Operateur beginnt, den Knochen abzusägen, fühlen Sie Übelkeit in sich aufsteigen und beginnen zu schwitzen. „Wenn es unter dieser OP-Bekleidung nur nicht so heiß wäre, ich kriege keine Luft mehr!" denken Sie keuchend. Plötzlich wird alles um Sie herum schwarz, und Sie merken gerade noch, wie Ihre Beine einknicken.

Als Sie wieder zu sich kommen, liegen Sie auf einer Liege im Aufwachraum des OP, Ihre Beine sind hochgelagert. „So, jetzt stehen Sie mal vorsichtig auf. Ihr Blutdruck ist ja ganz schön niedrig. Also lassen Sie die Beine zuerst von der Liege hängen, und dann setzen Sie sich mal in den Pausenraum und trinken einen Kaffee" sagt ein OP-Pfleger zu Ihnen.

25.1 Welche Vorgänge laufen im Körper beim Wechsel vom Liegen zum Stehen ab?

25.2 Beschreiben Sie die Gegenregulationsmechanismen und ihre Wirkungen beim Wechsel vom Liegen zum Stehen!

25.3 Warum empfiehlt Ihnen der Pfleger, vorsichtig aufzustehen?

Ihnen ist dieser Vorgang ausgesprochen peinlich, was sollen die nur von Ihnen denken?! Bestimmt dürfen Sie nie wieder zuschauen! Ein OP-Pfleger versucht Sie zu trösten: „Ach, das passiert jedem mal! Und Sie standen ja nicht direkt am Tisch. Es hätte viel schlimmer kommen können, blöd ist's, wenn man jemand aus dem offenen Bauch kratzen muss. Das nächste Mal sagen Sie halt rechtzeitig Bescheid, wenn Sie sich komisch fühlen."

!!! 25.4 Was ist die wahrscheinlichste Ursache für Ihr Umfallen?

Antworten und Kommentar Seite 135

Fall 26

54-jähriger Mann mit Gesichtsfeldausfall bei Tumor der Hypophyse

Ein 54-jähriger Patient kommt in Ihre Sprechstunde und berichtet, er leide seit längerem unter Kopf- und Gelenkschmerzen. Die Ursache dafür habe sein Hausarzt nicht gefunden, sondern ihm nur Tabletten gegen Bluthochdruck verschrieben und ihm empfohlen, Diät zu halten, weil der Blutzucker auch etwas erhöht sei. Während Sie sich mit dem Patienten unterhalten, fallen Ihnen die markanten Gesichtszüge auf, die Haut wirkt verdickt und die Behaarung ist sehr ausgeprägt. Auf Ihre Frage, ob ihm seine Schuhe noch passen, reagiert der Patient zunächst etwas überrascht, antwortet aber dann: Jetzt, wo Sie mich fragen... Die alten haben gedrückt, da hab' ich mir die neuen eben eine Nummer größer gekauft." Bei der körperlichen Untersuchung scheinen Ihnen auch die inneren Organe und die Zunge vergrößert. Die Werte für Serum-Somatotropin im Tagesprofil sind erhöht, auch nach oraler Glukosebelastung lassen sie sich nicht supprimieren. Das Schädel-MRT zeigt einen Tumor im Bereich der Hypophyse. Anhand der erhobenen Befunde stellen Sie die Diagnose „Akromegalie aufgrund eines somatotropen Hypophysenadenoms".

26.1 Erläutern Sie den neuroendokrinen Regelkreis des Somatotropins!

26.2 Zählen Sie mindestens 6 Wirkungen des Somatotropins auf!

26.3 Welche klinischen Auswirkungen erwarten Sie bei einem Somatotropinüberschuss, welche bei einem Somatotropinmangel?

26.4 Zeichnen Sie die Sehbahn auf, benennen Sie die einzelnen relevanten Strukturen!

Bei der Perimetrie wird folgender Befund erhoben:

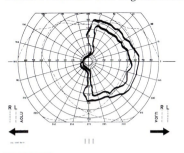
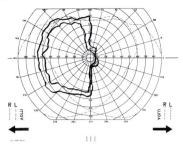

26.5 Welche Diagnose stellen Sie? Was ist die wahrscheinlichste Ursache?

26.6 Welche charakteristischen Gesichtsfeldausfälle ergeben sich durch Läsionen an verschiedenen Abschnitten der Sehbahn?

Antworten und Kommentar Seite 137

Fall 27

Patient mit Tonuserhöhung der Halsmuskulatur bei Torticollis spasmodicus

Ein 47-jähriger Patient kommt zu Ihnen in die Klinik für Neurologie wegen eines seit Jahren bestehenden idiopathischen Torticollis spasmodicus. Bei diesem Krankheitsbild kommt es zu einer unwillkürlichen Kontraktion der Hals- und Nackenmuskulatur mit einem krampfartigen Verdrehen des Kopfes. Der Patient fühlt sich dadurch stark in der Ausübung seines Berufes als Informatiker eingeschränkt. Außerdem berichtet er: „Alle schauen mich so komisch an, als sei ich geistig behindert. Dabei kann ich gegen die Bewegung einfach nichts tun. Ich versuche schon immer mit der linken Hand gegen mein Kinn zu drücken, das hilft manchmal." Die tonische Drehbewegung tritt in unregelmäßiger Folge, in Stresssituationen jedoch gehäuft auf. Ein halbes Jahr zuvor wurde zum ersten Mal ein Therapieversuch mit Botulinumtoxin unternommen. Dabei wird Botulinumtoxin in die hyperaktiven Muskeln gespritzt und diese dadurch gelähmt. Der Patient verspürte initial eine deutliche Besserung der Symptomatik, etwa 4 Monate nach der Therapie begann die Wirkung des Botulinumtoxins nachzulassen. Nun soll eine erneute Injektionstherapie erfolgen, da der Patient gut auf die Behandlung angesprochen hatte.

27.1 Wie erfolgt der Informationsfluss an elektrischen und chemischen Synapsen?

27.2 Was passiert in einer chemischen Synapse, wenn ein Aktionspotenzial eintrifft?

27.3 Was besagt die „Alles-oder-Nichts-Regel", und wofür gilt sie?

27.4 Erläutern Sie die Unterschiede zwischen einem EPSP und einem IPSP!

27.5 Zählen Sie jeweils 2 typische exzitatorische und inhibitorische Transmitter auf!

Das bei dem Patienten eingesetzte Botulinumtoxin ist ein Synapsengift.

27.6 Erläutern Sie den Wirkmechanismus von Botulinumtoxin! Nennen Sie mindestens 3 weitere Synapsengifte und deren Wirkmechanismen!

Antworten und Kommentar *Seite 139*

Fall 28

33-jährige Frau mit Schwindel und Fallneigung bei Neuritis vestibularis

Eine 33-jährige Patientin wird mit plötzlich aufgetretenem massiven Drehschwindel und heftigem Erbrechen in die Notfallambulanz eingeliefert. Sie sind der aufnehmende Neurologe und erheben folgende Befunde: Aufgrund einer starken Fallneigung zur linken Seite ist die Patientin nicht mehr in der Lage zu laufen, eine Hörstörung besteht nicht. Dem Schwindel war ein Infekt der oberen Atemwege vorausgegangen. Bei der Untersuchung zeigt sich ein deutlicher Spontannystagmus nach rechts mit rotierender Komponente. Die Vestibularisprüfung durch Spülung der Ohren mit warmem Wasser zeigt eine periphere vestibuläre Untererregbarkeit des linken Gleichgewichtsorgans. Die übrige neurologische Untersuchung und das MRT sind unauffällig. Sie vermuten eine virusbedingte Neuritis vestibularis (akuter Ausfall des Gleichgewichtsorgans) links, die zunächst symptomatisch mit Antivertiginosa (Mittel gegen Schwindel) behandelt wird.

28.1 Erläutern Sie den Aufbau des Gleichgewichtsorgans!

!!! 28.2 Was passiert in den Gleichgewichtsorganen, wenn man den Kopf nach links dreht?

28.3 Was würden Sie erwarten, wenn Sie das rechte (gesunde) Ohr mit warmem Wasser spülen?

28.4 Welche physiologischen Formen von Nystagmus kennen Sie? Unter welchen Voraussetzungen lassen sie sich beobachten?

Antworten und Kommentar Seite 142

Fall 29

14-jähriges Mädchen mit Hyperventilationstetanie

Bei einem Konzertbesuch ruft eine aufgeregte Gruppe von Jugendlichen nach einem Arzt, weil sich eines der Mädchen zunehmend unwohl fühle. Es verspüre Atemnot sowie ein starkes Kribbeln in den Händen und im Gesicht. Bei Ihrem Eintreffen finden Sie in der Nähe der Bühne die gesamte Gruppe in heller Aufregung um ein etwa 14-jähriges Mädchen. Dieses ringt mit weit aufgerissenen Augen nach Luft. Einer der Umstehenden berichtet, der Vorfall sei ganz plötzlich aufgetreten, ausgerechnet kurz bevor die Stars des Abends, eine junge Boyband, die Bühne betreten sollten. Das Mädchen atmet sehr schnell und sehr tief und hält die Hände verkrampft in einer Pfötchenstellung (Beugung der Hand im Handgelenk, Adduktion der Finger und Opposition des Daumes). Schon als Blickdiagnose erkennen Sie, dass es sich um eine Hyperventilationstetanie handelt.

29.1 Welche Auswirkung hat eine Hyperventilation (übermäßige Atmung) auf den Säure-Base-Haushalt?

29.2 Welche weiteren Störungen des Säure-Base-Haushalts kennen Sie? Nennen Sie jeweils ein Beispiel für eine mögliche Ursache! Erläutern Sie, über welchen Mechanismus der Körper versuchen kann, die jeweilige Störung zu kompensieren!

29.3 Woran erkennen Sie, um welche Art von Störung es sich handelt? Nennen Sie die zu erwartenden Befundkonstellationen im Labor!

29.4 Warum kommt es bei Hyperventilation zu tetanischen Muskelkrämpfen? Was können Sie therapeutisch tun?

Antworten und Kommentar *Seite 144*

Fall 30

23-jähriger Leistungssportler bei der Trainingskontrolle

Sie sind Sportarzt und betreuen etliche Leistungssportler. Heute untersuchen Sie einen 23-jährigen Ruderer im Rahmen der Vorbereitung auf die Deutschen Meisterschaften. Während eines 20-minütigen Trainingslaufs werden neben der erbrachten Leistung kontinuierlich Herzfrequenz und Sauerstoffaufnahme ermittelt. Außerdem lassen Sie durch Ihre Arzthelferin die Laktatkonzentration im Blut bestimmen. Dazu sticht Ihre Arzthelferin dem Ruderer alle 5 min ins Ohrläppchen, um aus dem so gewonnenen Kapillarblut die Blutlaktatkonzentration zu bestimmen. Die Herzfrequenz steigt während der Zeit kontinuierlich an und erreicht nach 20 Minuten eine Frequenz von 194 Schlägen/min. Die Laktatwerte hat Ihre Arzthelferin in einer Tabelle zusammengestellt.

Trainingsdauer (min)	Laktat (mmol/l)
5	2,5
10	4,1
15	5,3
20	6,5

30.1 Erläutern Sie den Begriff „Sauerstoffschuld"!

30.2 Was versteht man unter der „Dauerleistungsgrenze"?

30.3 Was lässt sich aus der Blutlaktatkonzentration des Leistungssportlers schließen?

30.4 Erklären Sie die wesentlichen Unterschiede zwischen Kraft- und Ausdauertraining!

30.5 Welche unterschiedlichen Arten von Skelettmuskelfasern kennen Sie? Welcher Typ wird durch das Rudertraining verstärkt ausgebildet?

Antworten und Kommentar Seite 146

Fall 31

68-jähriger Mann mit Durchfall und Fettstühlen bei Kurzdarmsyndrom

Ein 68-jähriger Mann wird wegen progredienten Gewichtsverlusts, anhaltenden Durchfällen (Diarrhoe), Fettstühlen, Blähungen (Meteorismus) und Verschlechterung des Allgemeinzustandes in die Abteilung für Innere Medizin des Städtischen Klinikums eingewiesen. Sie kennen den Patienten schon, denn ein Jahr zuvor mussten bei ihm wegen eines ausgedehnten Mesenterialinfarkts (akuter Verschluss der A. mesenterica mit Sauerstoffunterversorgung und Nekrose des Darmes) große Teile des Jejunums und Ileums operativ entfernt werden. Die Länge des Restdünndarms beträgt etwa 110 cm. Aufgrund des schlechten Allgemeinzustandes beginnen Sie eine vorübergehende hochkalorische intravenöse Ernährung. Gleichzeitig leiten Sie eine Umstellung auf fettarme Ernährung und Ersatz eines Teils der Fette durch mittelkettige Fettsäuren ein. Zusätzlich erhält der Patient Colestyramin, das Gallensäuren bindet.

31.1 Wie werden Kohlenhydrate verdaut?

31.2 Wie funktioniert die Proteinverdauung?

31.3 Welche Mangelerscheinungen drohen nach der Entfernung großer Teile des Ileums?

!!! 31.4 Wie erklären Sie sich die ausgeprägte Diarrhoe und Fettstühle bei dem Patienten?

Antworten und Kommentar *Seite 141*

Fall 32

23-jährige Patientin mit Bluthochdruck bei Nierenarterienstenose

Eine 23-jährige Patientin kommt wegen einer akuten Bronchitis zu Ihnen in die Notfallambulanz. Bei der Anamnese gibt sie an, einen massiven therapierefraktären Bluthochdruck zu haben: Obwohl ihr Hausarzt ihr bereits zwei Medikamente verordnet habe, würde der Blutdruck bei wiederholten Messungen immer noch etwa 180/120 mmHg betragen. Bisher sei noch keine Abklärung der Ursache erfolgt.
Bei der körperlichen Untersuchung fällt Ihnen ein Strömungsgeräusch paraumbilikal auf. Sie haben den Verdacht, dass dieses Geräusch auf eine Verengung (Stenose) der Nierenarterie zurückzuführen ist. Dieser Verdacht bestätigt sich bei der Dopplersonographie des Bauchraums, bei der sich der dringende Verdacht auf eine fibromuskuläre Stenose der linken A. renalis ergibt. Zur weiteren Diagnostik und ggf. gleichzeitigen Therapie empfehlen Sie der Patientin eine Katheteruntersuchung der Nierenarterie.

32.1 Wie wird die Nierendurchblutung normalerweise reguliert?

32.2 Welche Funktionen der Niere werden durch die Durchblutung direkt beeinflusst?

32.3 Wie erklären Sie sich den Bluthochdruck bei der Patientin?

32.4 Erläutern Sie den Regelkreis des Renin-Angiotensin-Aldosteron-Systems!

32.5 Welche Veränderungen des Elektrolythaushaltes erwarten Sie bei der Patientin?

Antworten und Kommentar Seite 151

Fall 33

5-jähriger Junge nach Elektrounfall

Sie helfen der Familie Ihrer großen Schwester bei Renovierungsarbeiten in ihrer neuen Wohnung. Als Sie ins Bad kommen, um Wasser zu holen, sehen Sie, wie Ihr 5-jähriger Neffe Elektriker spielt. Sie können nicht mehr verhindern, dass er einen Draht und einen Schraubenzieher in eine Steckdose steckt. Er schreit kurz auf und bricht am Boden leblos zusammen. Sie stürzen hinzu und können keinen Puls mehr fühlen. Sie schlagen dem Jungen einmal kräftig mit der Faust auf den Brustkorb. Zunächst hilft das nichts, doch nach einem zweiten Schlag können Sie wieder einen Puls tasten, und der Junge kommt zu sich. Völlig aufgelöst verständigen Sie den Notarzt, der das Kind zur Beobachtung in die Klinik mitnimmt.

33.1 Nennen Sie die wesentlichen Unterschiede zwischen den Aktionspotenzialen von Nervenzellen, Zellen des Arbeitsmyokards und Schrittmacherzellen des Herzens!

33.2 Zeichnen Sie die Aktionspotenziale von Zellen des Arbeitsmyokards und Schrittmacherzellen auf! Erläutern Sie, wie sie zustande kommen!

33.3 Wodurch unterscheiden sich Aktionspotenziale des Vorhofmyokards von denen des Ventrikelmyokards sowie Schrittmacheraktionspotenziale des Sinusknotens von denen des AV-Knotens?

Der Notarzt erklärte Ihrer Schwester, dass es durch den Stromschlag zu „kreisenden Erregungen" im Herzen gekommen sei.

33.4 Was sind „kreisende Erregungen", warum sind sie so gefährlich, und wie werden sie normalerweise verhindert?

Antworten und Kommentar Seite 152

23-Jährige mit Kinderwunsch und unzureichender Immunität gegen Röteln

Eine 23-jährige Patientin sucht Sie in Ihrer Praxis für Gynäkologie auf und teilt Ihnen mit, dass sie gerne schwanger werden möchte. Bevor sie die Pille absetzt, möchte sie sich erkundigen, […] Schwangerschaft notwendig wären. „Meine Freundin hat mir erzählt, dass man sich unbe[…]

sen?" „Das kommt darauf an, ob das damals wirklich Röteln waren," antworten Sie, „aber das können wir durch einen Bluttest einfach herausfinden".

[…] nen Wert von 1 : 8. Sie teilen der Patientin telefonisch mit, dass keine sichere Immunität ge[…]

35.1 Beschreiben Sie den Aufbau von Antikörpern!

35.2 Welche verschiedenen Immunglobulinklassen kennen Sie?

Bei der Röteln-Impfung handelt es sich um eine aktive Immunisierung.

35.3 Was ist der Unterschied zwischen passiver und aktiver Immunisierung?

35.4 Was passiert bei einer Impfung gegen Röteln?

Nach der Impfung vereinbaren Sie mit der Patientin einen Termin in 8 Wochen für die zweite Impfung.

35.5 Warum empfehlen Sie der Patientin eine zweite Impfung?

Fall 36

78-jähriger Patient mit Aphasie nach Schlaganfall

Ein 78-jähriger Patient wird mit dem Notarztwagen ins Krankenhaus gebracht. Sie sind der diensthabende Arzt in der Notfallambulanz und erfahren von der Nachbarin des Patienten, die mitgekommen ist: „2 Stunden vorher haben wir noch ganz normal telefoniert und ausgemacht, dass ich später vorbeikomme, um nach dem Rechten zu sehen und mit ihm Kaffee zu trinken. Er legt da viel Wert drauf und geht extra immer in die Konditorei gegenüber, um Himbeerkuchen zu kaufen. Und als er auf mein Klingeln nicht öffnete, kam mir das schon komisch vor, wir waren doch verabredet. Und er ist mit Terminen immer so korrekt. Ich hab' ja einen Schlüssel, weil ich auch manchmal für ihn einkaufen gehe, also bin ich rein. Ja, und dann saß er da so schief im Sessel und hat immer nur so Grunzer von sich gegeben und ganz langsam tief ein- und ausgeatmet. Da habe ich lieber gleich den Notarzt gerufen." Sie haben den Verdacht, dass der Patient einen Schlaganfall erlitten haben könnte und veranlassen eine Computertomographie (CT) des Schädels. Ihr Verdacht wird bestätigt, als sich im CT eine intrakranielle Blutung zeigt.

Einige Tage später haben Sie Dienst auf der Intensivstation, auf die der Patient verlegt wurde. Ihr Kollegen berichtet Ihnen, dass sich der Zustand des Patienten jeden Tag verbessert hätte. Der Patient könne wieder auf Aufforderungen reagieren, selbständig essen und sich anziehen. Nur beim Sprechen habe er große Probleme: Obwohl er alles gut zu verstehen scheine und Fragen mit Nicken oder Kopfschütteln beantworten kann, könne er trotz großer Anstrengung nur einzelne Wörter von sich geben.

36.1 Nennen Sie die wichtigsten Regionen der Großhirnrinde, die am Sprechen und am Sprachverständnis beteiligt sind, und ihre jeweilige Aufgabe!

36.2 Was ist eine Aphasie? Welche einzelnen Formen kennen Sie?

36.3 Um welche Form der Aphasie handelt es sich bei dem Patienten?

!!! **36.4** Wo vermuten Sie die Blutung bei dem Patienten bzw. welches Gefäß ist am wahrscheinlichsten betroffen?

Antworten und Kommentar *Seite 160*

Fall 37

Blutdruckmessung bei Kind und Mutter

Sie machen eine Famulatur in einer Kinderarztpraxis. Eine Mutter stellt Ihnen ihr 5-jähriges Kind zur routinemäßigen Kontrolle nach operativer Korrektur einer Aortenisthmusstenose vor. Sie messen bei dem Kind den Blutdruck „links 100/55 mmHg, rechts 105/55 mmHg. Alles in Ordnung", teilen Sie der Mutter mit.

37.1 Wie funktioniert die Blutdruckmessung nach Riva-Rocci?

Die Mutter meint daraufhin: „Oh, das ist schön zu hören, dass alles in Ordnung ist. Aber meine Mutter nimmt jetzt auch Blutdruckmedikamente. Könnten Sie nicht kurz auch bei mir mal den Blutdruck messen?!" „Kein Problem", antworten Sie und legen die Blutdruckmanschette der Mutter um den Arm. Während Sie sich weiter angeregt mit ihr unterhalten, messen Sie am linken Arm. Plötzlich besorgt messen Sie auch auf der anderen Seite: „Links 170/110 mmHg, rechts 160/110 mmHg. Der ist aber ganz schön hoch, den sollten Sie unbedingt abklären lassen." Als der Kinderarzt den Raum betritt, berichten Sie ihm auch von dem Ergebnis der Blutdruckmessung bei der Mutter. Der Arzt überlegt kurz und lässt sich dann genau beschreiben, wie Sie gemessen haben. Anschließend greift er selbst zu einer Blutdruckmanschette und misst den Blutdruck „125/85 mmHg – keine Sorge", beruhigt er die Frau.

37.2 Wie lassen sich die unterschiedlichen Messergebnisse erklären? Was haben Sie möglicherweise falsch gemacht?

37.3 Erläutern Sie die „Windkesselfunktion der Aorta"!

37.4 Was ist der Unterschied zwischen Strompuls und Druckpuls?

Antworten und Kommentar *Seite 162*

Fall 38

16-Jährige mit fehlender Schambehaarung und männlichem Chromosomensatz

In Ihrer Praxis für Gynäkologie sucht Sie eine große schlanke 16-Jährige auf, weil bei ihr – anders als bei allen ihren Freundinnen – noch immer keine Regelblutung eingesetzt habe. Die Brustentwicklung sei normal verlaufen, auch sonst habe sie keine Beschwerden: „…na ja, nur eins ist mir noch aufgefallen: Ich habe gar keine Schamhaare, das ist auch ein bisschen merkwürdig." Bei der allgemeinen körperlichen Untersuchung erheben Sie einen unauffälligen Befund. Als einzige Besonderheit fällt die fehlende Schambehaarung ins Auge. Beide Mammae (Brüste) sind normal entwickelt und weich. Auch das äußere Genitale ist unauffällig. Bei der vaginalen Untersuchung erscheint Ihnen die Scheide sehr kurz, und bei der Ultraschalluntersuchung lässt sich kein Uterus entdecken. Sie nehmen der Patientin Blut zur Bestimmung der Hormonkonzentrationen und für eine Chromosomenanalyse ab. Der FSH-Spiegel liegt im oberen Normbereich, LH dagegen ist deutlich erhöht. Die Spiegel für Testosteron und Dihydroandrostendion liegen im Normbereich für Män-

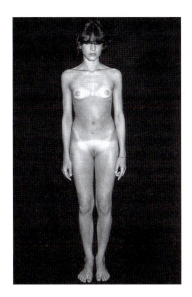

ner. Der zytogenetische Befund lautet 46,XY passend zu Ihrer Verdachtsdiagnose „testikuläre Feminisierung".

38.1 Wo werden Androgene synthetisiert?

38.2 Wie wird die Androgenproduktion gesteuert?

38.3 Nennen Sie mindestens 4 Wirkungen der Androgene!

Bei der testikulären Feminisierung handelt es sich um einen Androgenrezeptordefekt, der zu einer völligen Androgenresistenz führt.

!!! 38.4 Wie erklären Sie sich das Fehlen des Uterus und die kurze Vagina sowie die fehlende Schambehaarung bei ansonsten weiblichem Phänotyp?

Antworten und Kommentar Seite 165

Fall 39

Patient mit akut aufgetretener krampfartiger Gesichtslähmung bei Tetanus

In Ihrer Hausarztpraxis sucht Sie ein 73-jähriger Patient wegen einer plötzlich aufgetretenen krampfartigen Gesichtslähmung auf. Er wird von seiner Tochter begleitet. Wegen der Verkrampfung der Kiefermuskulatur konnte er seine Zahnprothese nicht einsetzen. Seine Tochter berichtet, dass er bisher nie ernsthaft krank gewesen sei. Im Gegenteil, er sei noch sehr aktiv und würde sich intensiv um seinen Schrebergarten kümmern. Dabei sei er 2 Wochen zuvor beim Gießen ausgerutscht und in die mit Eisenstangen befestigten Hortensien gestürzt. Die Hautwunden habe er aber selbständig versorgt und seitdem keine Beschwerden mehr geäußert. Sie fragen nach der letzten Tetanusimpfung, daran können sich weder Vater noch Tochter erinnern. Bei der körperlichen Untersuchung stellen Sie neben dem grimassenhaft verzogenen Gesicht auch eine leicht überstreckte Rumpfmuskulatur fest. Aufgrund der Verletzungsanamnese und des körperlichen Untersuchungsbefundes weisen Sie den Patienten mit Verdacht auf Tetanus sofort in ein Krankenhaus ein.

39.1 Welche verschiedenen Kontraktionsformen eines Skelettmuskels kennen Sie?

39.2 Wie ist eine motorische Einheit definiert?

39.3 Erläutern Sie die Begriffe „Einzelzuckung" und „tetanische Kontraktion"!

39.4 Wie kann die Kontraktionskraft eines Muskels dosiert werden?

!!! 39.5 Wie erklären Sie sich die Muskelkrämpfe des Patienten?

Antworten und Kommentar *Seite 166*

Fall 40

43-jähriger Mann mit Kohlenmonoxidvergiftung

„Suizidversuch mit laufendem Auto in geschlossener Garage" lautet die Alarmierungsmeldung, die Sie als Notarzt erreicht. Sie fahren mit dem Notarztwagen zum Einsatz und erfahren noch Folgendes: Ein 43-jähriger Mann hat in seiner Garage das Tor geschlossen und den Automotor angestellt. Als Sie am Unfallort eintreffen, steht eine ganze Gruppe Nachbarn und Schaulustiger um den bewusstlosen Verletzten. Einer berichtet: „…Mensch, da hab' ich den Motor laufen gehört, in der Garage! Und das Autoradio. Da ist mir eingefallen, dass dem Müller doch seine Frau weggelaufen ist. Der wird sich doch nichts antun wollen, hab' ich gedacht, und als ich das Tor aufmache, liegt er da in seinem Auto. Ich hab' ihn erst mal rausgezerrt, hab' ich mal gehört, dass man das als erstes machen soll. Und dann hab' ich die Polizei angerufen. Aber wie lang der jetzt insgesamt da drin lag, das kann ich nicht sagen. – Der wird's doch packen?! So schlecht sieht er doch eigentlich gar nicht aus."

Sie untersuchen den bewusstlosen Patienten. Er reagiert auf starke Schmerzreize mit ungerichteten Abwehrbewegungen. Die Pupillen sind geweitet, die Haut erscheint auffallend frisch und rosig. Bei einem Puls von 120/min beträgt der Blutdruck 90/55 mmHg, der Patient atmet schnell und tief.

40.1 Wie wird Sauerstoff im Blut transportiert?

40.2 Erläutern Sie die Sauerstoffbindungskurve!

40.3 Welche Ursachen für eine Rechts- bzw. Linksverschiebung der Sauerstoffbindungskurve kennen Sie, welche Auswirkungen hat dies?

!!! **40.4** Warum führt schon ein Kohlenmonoxidgehalt von 1% in der Atemluft zu schweren Vergiftungserscheinungen?

40.5 Wie wird Kohlendioxid im Blut transportiert?

40.6 Was versteht man unter dem Haldane-Effekt?

Antworten und Kommentar *Seite 168*

Fall 41

Beurteilung der Nierenfunktion bei einem 68-jährigen Mann

Ein 68-jähriger Mann wird wegen einer Nierenkolik links mit Übelkeit und Erbrechen in die Notaufnahme eingeliefert. Sie veranlassen eine Ultraschalluntersuchung der Nieren und sehen kleine Reflexe und Schallschatten; bei der Röntgenuntersuchung lassen sich aber keine Steine im Nierenbecken darstellen. Ihr Oberarzt schlägt eine Röntgenkontrastmitteldarstellung der Niere und ableitenden Harnwege (i.v.-Urographie) zur Darstellung von nichtschattengebenden Steinen (z.B. Uratsteine) vor. Vor der Kontrastmitteluntersuchung muss zunächst die Nierenfunktion abgeklärt werden.

41.1 Definieren Sie den Begriff „Clearance"! Nennen Sie die Formel, mit der sich die Clearance berechnen lässt!

41.2 Welche Funktionsgrößen der Niere lassen sich mit Hilfe von Clearancebestimmungen berechnen? Welche Eigenschaften muss eine Substanz jeweils haben, um dafür geeignet zu sein?

41.3 Wie verhalten sich Inulin, Kreatinin, Paraaminohippursäure (PAH), Glukose, Kalzium und Albumin bzgl. Filtration, Sekretion und Resorption normalerweise in der Niere?

41.4 Wie unterscheiden sich Inulin- und Kreatinin-Clearance? Warum wird in der Praxis häufig die Kreatinin- statt der Inulin-Clearance bestimmt?

Zur Bestimmung der Kreatinin-Clearance hat der Patient innerhalb von 2 Stunden 360 ml Urin gesammelt. Die Kreatinin-Konzentration im Serum beträgt 1 mg/dl, im Urin 20 mg/dl.

41.5 Wie hoch ist die Kreatinin-Clearance bei dem Patienten?

Bei der Bestimmung der Kreatinin-Clearance konnten Sie einen erniedrigten Wert feststellen, so dass Sie von einer Nierenschädigung ausgehen.

41.6 Warum reicht es zur Überprüfung der Nierenfunktion nicht aus, das Serum-Kreatinin zu bestimmen?

Der Patient hat außerdem einen schlecht eingestellten Diabetes mellitus, so dass häufig Blutglukosewerte über 200 mg/dl zu messen sind.

41.7 Wie verhält sich die Glukose-Clearance in Abhängigkeit von der Blutglukosekonzentration?

Antworten und Kommentar Seite 171

Fall 42

Arbeitsschutzuntersuchung mit Überprüfung von Lautstärke und Schalldruck

Sie sind Arbeitsmediziner und u.a. zuständig für die jährliche Begehung des Arbeitsumfeldes auf einem Flughafen. Dabei bestimmen Sie auch die Lärmbelastung am Arbeitsplatz. Dazu stellen Sie spezielle Schallpegelmesser so ein, dass die Empfindlichkeit der Geräte an die menschliche Hörschwelle angepasst ist.

42.1 Was ist der Unterschied zwischen Schalldruck und Lautstärke? Nennen Sie jeweils die zugehörige Einheit!

42.2 Was gibt der Schalldruckpegel an, und wie lässt er sich berechnen?

Zusätzlich werden alle Mitarbeiter jährlich untersucht. Um einer chronischen Lärmschädigung vorzubeugen, sind bei Arbeiten auf dem Rollfeld spezielle Hörschutzmaßnahmen vorgeschrieben. Heute kommt zu Ihnen ein 35-jähriger Flughafenmitarbeiter zur Arbeitsschutzuntersuchung. Er arbeitet als Fahrer auf dem Rollfeld und ist dort häufig Flugzeuglärm ausgesetzt, der einen Durchschnittswert von 100 dB erreicht. Zeitweise überschreitet der Lärmpegel sogar den Wert von 120 dB.

!!! **42.3** Welcher Erhöhung des Schalldrucks entspricht eine Zunahme des Schalldruckpegels um 40 dB?

42.4 Was ist eine Isophone?

!!! **42.5** Zeichnen Sie ein Hörfeld, und erläutern Sie die wichtigsten Elemente!

Antworten und Kommentar Seite 173

Fall 43

20-jährige Frau mit Epilepsie

Sie werden als Notarzt zu einem Einsatz gerufen, die Einsatzmeldung lautet: „Junge Frau mit epileptischem Anfall im Park". Bei Ihrem Eintreffen finden Sie eine verwirrt wirkende junge Frau, der ein dünner Blutfaden aus dem Mund rinnt, umringt von Passanten vor. Ein älterer Herr, der auch den Notarzt gerufen hat, berichtet Ihnen über den Vorfall: „Ich habe hier gerade die Enten gefüttert, als die junge Frau vorbeikam und sich auf die Bank gesetzt hat. Plötzlich höre ich so einen erstickten Schrei und als ich mich umdrehe, sehe ich, wie sie auf den Boden rutscht, ganz steif und verkrampft sah sie aus! Dann haben die Arme und Beine gezuckt. Ich habe versucht, sie festzuhalten, aber das hat nichts geholfen. Irgendwann hat es dann von allein aufgehört. Ich habe gleich den Notarzt gerufen. Aber die war danach noch eine ganze Weile bewusstlos! Ich habe versucht, sie zu wecken, aber sie ist erst vor ein paar Minuten wieder wach geworden." Sie vermuten einen generalisierten tonisch-klonischen Grand-mal-Anfall und fahren die Patientin zur weiteren Diagnostik in die Klinik.

43.1 Nennen Sie die wichtigsten Ionen, die für das Membranpotenzial eine Rolle spielen, und geben Sie deren ungefähre Konzentrationen im Intra- und Extrazellulärraum an!

43.2 Was versteht man unter dem „elektrochemischen Gleichgewicht"?

43.3 Wozu dient die Nernst-Gleichung, und wie lautet sie?

43.4 Berechnen Sie das Gleichgewichtspotenzial für K^+, Na^+, Ca^{2+} und Cl^- mit Hilfe der Nernst-Gleichung!

43.5 Warum liegt das Ruhemembranpotenzial so nah am K^+-Gleichgewichtspotenzial?

Antworten und Kommentar *Seite 175*

Fall 44

Wöchnerin mit fehlendem Milcheinschuss nach Komplikationen bei der Geburt

Sie sind Stationsarzt auf einer Wochenbettstation und betreuen u. a. eine 28-jährige Patientin. Bei der Geburt 9 Tage zuvor war es zu einer Plazentaretention (Plazentalösungsstörung) und einer langdauernden Nachblutung gekommen, so dass die Patientin mehrere Blutkonserven erhielt und einen Tag auf der Intensivstation lag. Jetzt geht es ihr deutlich besser, sie möchte gerne nach Hause gehen. Doch obwohl sie stillen möchte und ihr Baby auch immer wieder anlegt, ist noch kein Milcheinschuss erfolgt. Der stark erniedrigte Prolaktinwert von 0,5 ng/ml (Norm bei stillenden Frauen 50–300 ng/ml) in der Labordiagnostik deutet auf eine Hypophysenvorderlappeninsuffizienz hin. Als mögliche Ursache kommt eine ischämische Nekrose (Infarkt) des Hypophysenvorderlappens durch den großen Blutverlust bei der Geburt (Sheehan-Syndrom) in Frage.

44.1 Was ist ein neuroendokriner Regelkreis? Was bedeutet der Begriff „negative Rückkopplung"?

44.2 Nennen Sie mindestens 3 Beispiele für Hormone, die nicht über einen neuroendokrinen Regelkreis reguliert werden, und nennen Sie den wichtigsten Freisetzungsreiz!

Sie haben bei der Patientin eine weitere Labordiagnostik veranlasst und müssen nun feststellen, dass auch die Werte der anderen Hypophysenvorderlappenhormone erniedrigt sind.

44.3 Zählen Sie die Hormone auf, die bei einer Hypophysenvorderlappeninsuffizienz ausfallen! Welche Symptome erwarten Sie bei der Patientin?

Antworten und Kommentar *Seite 177*

Fall 45

23-jährige Schwangere mit Rhesus-Inkompatibilität

Eine 23-jährige Schwangere sucht Sie erstmals in der Schwangerschaft in Ihrer Praxis für Gynäkologie auf. Die letzte Periodenblutung sei etwa 5–6 Monate zuvor gewesen, Schwangerschaftsuntersuchungen seien bisher nicht erfolgt. 3 Wochen zuvor sei sie mit ihrem Mann aus Tschetschenien nach Deutschland gekommen, dort habe Sie auch ihr erstes Kind bekommen. Schwangerschaft und Geburt seien damals problemlos verlaufen. Die zweite Schwangerschaft dagegen endete mit einer späten Fehlgeburt. Anhand des Ultraschallbildes schätzen Sie das Schwangerschaftsalter auf etwa 24 Wochen, außerdem vermuten Sie beim Kind einen kleinen Pleuraerguss, wenig Aszites und Anzeichen für generalisierte Ödeme. Im Laborbefund steht die mütterliche Blutgruppe „A Rhesus-negativ". Daraufhin führen Sie einen Anti-D-Antikörpersuchtest und beim Vater eine Blutgruppenbestimmung durch, die für den Vater die Blutgruppe „B Rhesus-positiv" ergibt. Der Anti-D-Titer der Mutter beträgt 1 : 216. Sie vermuten eine „Rhesus-Inkompatibilität" und punktieren die Fruchtblase (Amniozentese), um das Fruchtwasser auf Bilirubin als Hinweis auf eine Hämolyse zu untersuchen. Da sich der Verdacht auf eine schwere Rhesus-Inkompatibilität bestätigt, führen Sie anschließend eine intrauterine Bluttransfusion über die Nabelschnurvene durch.

45.1 Was versteht man unter „Blutgruppen"? Welche Blutgruppensysteme spielen im klinischen Alltag die größte Rolle?

Bei der intrauterinen Transfusion wurde auch Blut des Kindes abgenommen und daraus die Blutgruppe „A Rhesus-positiv" bestimmt. Der Vater fragt Sie misstrauisch, ob das überhaupt sein Kind sein könne, da er doch die Blutgruppe B habe.

45.2 Wie werden Blutgruppen vererbt?

45.3 Was antworten Sie dem Vater?

45.4 Warum spielt das AB0-System bzgl. Inkompatibilitäten zwischen Mutter und Kind klinisch nur eine geringe Rolle?

45.5 Wie funktioniert eine Kreuzprobe? Wobei spielt sie eine Rolle?

Antworten und Kommentar *Seite 179*

Fall 46

55-jähriger Patient mit abnehmender Urinausscheidung bei Perikarderguss

Sie arbeiten auf einer Intensivstation und betreuen u.a. einen 55-jährigen Patienten, bei dem 2 Tage zuvor der linke Lungenunterlappen entfernt worden war. Die Operation verlief problemlos, nun beobachten Sie jedoch, dass bei dem Patienten die Urinausscheidung abnimmt. Bis auf eine erhöhte Herzfrequenz (100/min) und einen erniedrigten Blutdruck (90/60 mmHg) können Sie keine weiteren pathologischen Befunde erheben. Sie bitten einen Nephrologen um Hilfe, um die Ursache der mangelnden Urinausscheidung zu klären. Dieser führt eine Ultraschalluntersuchung des Abdomens und des Thorax durch. Dabei sieht er im Bereich des Thorax bis Oberbauch eine große, glattbegrenzte, echoarme Struktur, in deren Mitte man das Herz schlagen sehen kann. Der Nephrologe vermutet, dass es sich dabei um einen großen Perikarderguss (Flüssigkeitsansammlung im Herzbeutel) handelt und ruft einen Kardiologen hinzu, der die Diagnose bestätigt. Bei einer sofort eingeleiteten Perikardpunktion kann ein Perikarderguss von insgesamt 0,8 l abgelassen werden. Schon während des Ablassens des Perikardgusses kann man durch den Blasenkatheter sehen, wie die Urinausscheidung wieder einsetzt. Die Herzfrequenz sinkt auf 70/min ab, der Blutdruck steigt auf 130/85 mmHg.

46.1 Zeichnen Sie ein Druck-Volumen-Diagramm des linken Ventrikels! Erläutern Sie die Ruhe-Dehnungs-Kurve, und zeichnen Sie sie ein!

46.2 Wie kommen die „Kurve der isovolumetrischen Maxima" und die „Kurve der isobaren Maxima" zustande? Zeichnen Sie sie ein!

46.3 Erläutern Sie die „Kurve der Unterstützungsmaxima"! Zeichnen Sie sie ein!

46.4 Zeichnen Sie die Druck- und Volumenänderungen während eines Herzzyklus in das Diagramm ein!

!!! **46.5** Wie erklären Sie sich die Symptomatik des Patienten?

!!! **46.6** Wie würde das Arbeitsdiagramm bei dem Patienten mit Perikarderguss aussehen?

Antworten und Kommentar Seite 181

Fall 47

38-jährige Patientin mit Nachtblindheit bei Retinitis pigmentosa

Eine 38-jährige Patientin mit Retinitis pigmentosa kommt mit ihren beiden Kindern zu Ihnen zur genetischen Beratung. Sie berichtet, dass sie schon im Kindesalter in der Dämmerung praktisch nicht habe sehen können. Im Laufe der Jahre sei ihr Gesichtsfeld, also der Ausschnitt, den sie sehen könne, immer kleiner geworden. Mittlerweile sei ihr Gesichtsfeld so eingeengt, dass sie sich nicht mehr ohne Blindenstock zurechtfände. Der Bereich, den sie sehen könne, sei jedoch immer scharf geblieben; auch Farben könne sie immer noch erkennen. Eine erste ausführliche augenärztliche Untersuchung sei im Alter von 15 Jahren erfolgt, dabei seien braunschwarze knochenbälkchenartige Pigmentierungen in der Netzhautperipherie, enge Netzhautarterien und Ringskotome (Gesichtsfeldausfälle in der Netzhautperipherie) gefunden worden. Ihr 10-jähriger Sohn und ihre 8-jährige Tochter würden bisher noch normal sehen, auch ein beim Augenarzt durchgeführtes Elektroretinogramm habe bei beiden einen unauffälligen Befund ergeben. Trotzdem mache sie sich Sorgen, dass auch ihre Kinder erblinden könnten.

47.1 Welche Mechanismen tragen dazu bei, das Auge an schwache Lichtverhältnisse anzupassen?

47.2 Zeichnen Sie den zeitlichen Verlauf der Dunkeladaptation auf, und erläutern Sie ihn!

47.3 Wie lässt sich diese Kurve experimentell ermitteln?

!!! 47.4 Wie würde die Dunkeladaptationskurve für die Patientin mit Retinitis pigmentosa aussehen?

Antworten und Kommentar *Seite 184*

Fall 48

53-Jähriger mit Gang- und Sensibilitätsstörungen bei Neurosyphilis

Ein 53-jähriger Patient wird von seinem Allgemeinarzt wegen seit schon längerer Zeit bestehender Schmerzen in den Beinen und Gangstörungen zu Ihnen in die Praxis für Neurologie überwiesen. Sie erfahren von dem Patienten, dass die Schmerzen einen stechenden Charakter hätten und plötzlich einschießen würden. Auch habe er Gefühlsstörungen in den Beinen: Beim Gehen habe er das Gefühl, „wie auf Watte" zu laufen und an den Fußsohlen habe er zwei offene Stellen, die völlig schmerzlos wären, obwohl sie „ziemlich übel aussähen". Sie untersuchen den Patienten und äußern aufgrund Ihrer Untersuchungsbefunde den Verdacht auf Tabes dorsalis (Manifestationsform der Syphilis im Spätstadium mit Degeneration des Hinterstrangsystems).

Folgende Befunde, die Sie zu Ihrer Verdachtsdiagnose führten, konnten Sie u. a. erheben: Der Patient leidet an einer gestörten Tiefensensibilität. Dies macht sich in einer leichten Gangunsicherheit bemerkbar, die sich massiv verstärkt, wenn der Patient die Augen geschlossen hat.

48.1 Erklären Sie den Begriff „Tiefensensibilität"! Welche Informationen spielen hierbei eine Rolle?

Bei der weiteren Untersuchung stellten Sie fest, dass die Eigen- und Fremdreflexe bei dem Patienten erloschen sind.

48.2 Was ist der Unterschied zwischen Eigen- und Fremdreflexen? Nennen Sie jeweils mindestens 2 Beispiele für Eigen- und Fremdreflexe!

Bei dem Patienten veranlassten Sie auch eine Elektromyographie (EMG), bei der der N. tibialis über die Haut elektrisch gereizt wird.

48.3 Was passiert, wenn man einen sensomotorischen Nerv elektrisch reizt?

Nach einer reflektorischen Muskelkontraktion findet sich im EMG kurz eine Innervationsstille. Dafür sind u. a. die Entdehnung von Muskelspindeln und die Renshaw-Hemmung verantwortlich.

48.4 Erläutern Sie Aufgaben und Aufbau von Muskelspindeln!

48.5 Was versteht man unter der Renshaw-Hemmung?

Antworten und Kommentar Seite 185

Fall 49

67-Jährige mit Magenschmerzen nach Einnahme von Schmerzmitteln

Eine 67-jährige Patientin, die seit Jahren unter Arthrose leidet, sucht Sie wegen zunehmender Magenschmerzen in Ihrer Allgemeinarztpraxis auf. Ganz besonders stark seien die Schmerzen kurz nach dem Essen. „Die Gelenkschmerzen sind jetzt nicht mehr ganz so schlimm, vor allem, seit ich auch noch das Kortison nehme. Aber ist es das eine nicht, kommt das andere! Jetzt habe ich Magenschmerzen und dagegen helfen noch nicht mal die Schmerztabletten, dieses Diclofenac, das Sie mir wegen der Arthrose gegeben haben. Und dabei nehme ich schon doppelt so viel, wie Sie mir gesagt haben." Auf Ihr Nachfragen gibt die Patientin an, dass ihr Stuhlgang gelegentlich fast schwarz sei. Die Laboruntersuchung zeigt eine Anämie (MCV 78 gl, MCH 25 pg). Sie vermuten, dass die Patientin unter einem Magenulkus (Magengeschwür) leidet und empfehlen ein Gastroskopie (Magenspiegelung).

49.1 Erläutern Sie die Salzsäuresekretion im Magen!

49.2 Wie wird die Salzsäuresekretion im Magen gesteuert?

49.3 Was ist der „Intrinsic Factor", wozu wird er benötigt?

!!! **49.4** Warum erhöhen Prostaglandinsynthesehemmer wie Diclofenac oder ASS das Risiko, ein Magengeschwür zu bekommen?

!!! **49.5** Um was für eine Anämie handelt es sich bei der Patientin? Was vermuten Sie als Ursache für die Anämie?

Antworten und Kommentar *Seite 189*

Fall 50

59-Jähriger mit gestauten Halsvenen bei konstriktiver Perikarditis

Sie betreuen auf Ihrer Station einen 59-jährigen Patienten mit einer konstriktiven Perikarditis. Bei der konstrikiven Perikarditis handelt es sich um einen Zustand nach Herzbeutelentzündung, bei dem die beiden Herzblätter (Perikard) narbig miteinander verwachsen und z. T. mit Kalkspangen durchsetzt sind. Die Ventrikelfüllung ist dadurch stark behindert, so dass zu wenig Blut in den Kreislauf gepumpt werden kann. Die Patienten klagen über Leistungsschwäche schon bei geringster körperlicher Belastung (z. B. spazieren gehen). Außerdem ist die Ventrikelfüllung beeinträchtigt, so dass sich vor dem Herzen das Blut zurückstaut. Bei der körperlichen Untersuchung konnten Sie daher bei dem Patienten neben gestauten Halsvenen eine vergrößerte Leber (sog. Stauungsleber) und Beinödeme feststellen. Zur Therapie soll nun bei dem Patienten eine operative Entfernung der bindegewebigen Verwachsungen (sog. Dekortikation) erfolgen. Für die Operation soll der Patient einen zentralvenösen Katheter bekommen. Sie möchten hierzu den Venenkatheter in die linke V. jugularis interna legen. Ihr Famulant schaut Ihnen dabei über die Schulter und fragt Sie auf einmal, ob Sie da nicht eine Arterie punktieren, da das von Ihnen für die Punktion ausgewählte Gefäß doch schwach pulsiere.

50.1 Was antworten Sie dem Famulanten?

50.2 Welche Teile des Kreislaufsystems gehören zum Niederdrucksystem?

50.3 Wovon hängt der Druck im Niederdrucksystem ab?

Da es sich um einen größeren Eingriff handelt und der Patient postoperativ wahrscheinlich auf der Intensivstation überwacht werden muss, legen Sie zur Überwachung gleichzeitig auch eine Sonde zur Messung des zentralvenösen Drucks (ZVD) ein. Sobald Sie sie angeschlossen haben, sehen Sie die Venenpulskurve auf dem Monitor.

50.4 Zeichnen Sie den Verlauf der Venenpulskurve auf, und erläutern Sie, wodurch die einzelnen Schwankungen zustande kommen!

50.5 Welche Mechanismen sind am venösen Rückstrom beteiligt?

Antworten und Kommentar *Seite 191*

Fall 51

19-jähriger komatöser Patient mit erhöhten Blutglukosewerten

Ein 19-jähriger komatöser Patient wird mit dem Notarztwagen zu Ihnen in die Klinik gebracht. Seine Freundin begleitet ihn und berichtet Ihnen, dass er sich schon morgens unwohl gefühlt, dies aber für eine Magen-Darm-Grippe gehalten habe. Als sie abends von der Arbeit nach Hause gekommen sei, habe er völlig benommen auf dem Sofa gelegen und nicht mehr auf Ansprache reagiert. Sie habe sofort den Notarzt gerufen, der ihren Freund intubierte und mit Infusionen begonnen habe.

Sie nehmen dem Patient Blut ab und lassen es notfallmäßig im Labor untersuchen. Während Sie auf die Laborergebnisse warten, untersuchen Sie den Patienten und erheben u. a. folgende Befunde: trockene Haut, schlaffer Muskeltonus, Herzfrequenz 110/min, Blutdruck 100/65 mmHg. Als die Schwester Ihnen die Ergebnisse der Blutuntersuchung zeigt, fallen Ihnen folgende Laborwerte auf: Blutglukose 366 mg/dl; pH 7,15. Die zusätzliche Untersuchung des Urins ergibt: Ketone +++.

51.1 Nennen Sie mindestens 4 Hormone, die direkten Einfluss auf den Blutglukosespiegel haben!

51.2 Welches sind die wichtigsten Wirkungen von Insulin?

Aufgrund des erhöhten Blutglukosewertes beginnen Sie bei dem Patienten eine Insulintherapie.

51.3 Was müssen Sie bei der Insulintherapie unbedingt beachten?

51.4 Welche Einflüsse fördern bzw. hemmen die Insulinsekretion?

Die Freundin des Patienten berichten Ihnen außerdem, dass ihr Freund sehr schwer geatmet habe und ihr ein merkwürdiger Geruch in seiner Atemluft aufgefallen sei.

!!! 51.5 Wie erklären Sie sich die vertiefte Atmung und den auffälligen Geruch?

Antworten und Kommentar Seite 194

Fall 52

Angehender Sportstudent mit Interesse für Leistungsphysiologie

Sie studieren im 4. Semester Medizin und Ihr Freund, der Sport studieren möchte, ist zu Besuch. Er interessiert sich für den theoretischen Hintergrund zur Muskelarbeit und die Anpassungsvorgänge des Körpers bei verschiedenen körperlichen Tätigkeiten. Deshalb hat er in Ihren Fachbüchern geblättert und nun einige Fragen, die Sie ihm beantworten sollen:

52.1 Definieren Sie die Begriffe „Arbeit" und „Leistung" physikalisch! Wie lassen sie sich berechnen?

52.2 Welche Formen von Arbeit unterscheidet man in der Physiologie?

52.3 Führt statische Haltearbeit oder rhythmisch-dynamische Arbeit schneller zu Ermüdung? Erläutern Sie!

52.4 Welche Sportarten sind aus medizinischer Sicht empfehlenswert? Warum?

52.5 Welche Anpassungsreaktion des Herz-Kreislaufsystems und des respiratorischen Systems müssen im Körper ablaufen, um ihn an eine erhöhte körperliche Leistung anzupassen?

Ihr Freund erinnert sich daran, dass man immer wieder von Doping mit Erythropoetin hört. Er will wissen, was Erythropoetin ist und warum es leistungssteigernd wirkt. Außerdem möchte er wissen, warum es v. a. beim Radsport eine so große Rolle spielt, beim Weitsprung oder beim Kugelstoßen dagegen würde er davon nie etwas hören.

!!! 52.6 Was antworten Sie ihm?

Antworten und Kommentar Seite 196

Fall 53

12-Jährige mit Nierensteinen infolge gestörter tubulärer Resorption

Ein 12-jähriges Mädchen wird wegen kolikartiger Schmerzen in der Flankengegend in die Kinderklinik eingewiesen. Sie sind der aufnehmende Arzt und stellen bei der körperlichen Untersuchung fest, dass das linke Nierenlager stark klopfschmerzhaft ist. Sie vermuten, dass möglicherweise ein Nierenstein im Harnleiter Ursache der Schmerzen ist. Bei der Urinuntersuchung finden sich typische hexagonale (sechseckige) Kristalle, die ein Hinweis auf eine Zystinurie sind. Sie veranlassen eine i.v.-Pyelographie (Röntgenuntersuchung der ableitenden Harnwege mit Kontrastmittel), auf der man beidseits mehrere Nierensteine sehen kann.

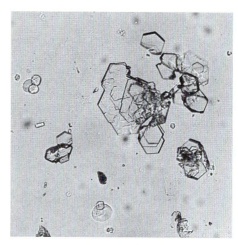

Typische hexagonale Kristalle bei Zystinurie

Bei der Zystinurie handelt es sich um einen autosomal-rezessiv erblichen Defekt des renalen Zystintransporters im proximalen Tubulus. Dadurch ist die Rückresorption von Zystin und anderen basischen Aminosäuren gestört.

53.1 Wie werden Aminosäuren in der Niere normalerweise rückresorbiert? Warum ist nicht nur der Transport von Zystin, sondern auch von anderen Aminosäuren gestört?

53.2 Benennen Sie die einzelnen Abschnitte eines Nephrons, und geben Sie ihre Hauptfunktion an!

53.3 Erläutern Sie kurz die Resorption von Na^+, Ca^{2+} und Glukose aus dem Tubulus!

Die Löslichkeit von Zystin ist bei einem pH zwischen 5 und 7 am geringsten. Daher soll der Urin mit Zitrat und Bikarbonat alkalisiert werden.

53.4 Welche tubulären Sekretionsvorgänge beeinflussen direkt den Säure-Base-Haushalt und den pH-Wert des Urins?

Antworten und Kommentar *Seite 197*

Fall 54

65-jähriger Patient mit Schmerzen im linken Arm bei Herzinfarkt

Sie betreuen einen 65-jährigen Patienten nach einem Herzinfarkt auf Ihrer internistischen Station. Bei diesem Ereignis war er gegen den gedeckten Kaffeetisch gestürzt und hatte sich den linken Oberschenkel mit heißem Kaffee verbrüht. Der Patient berichtete Ihnen, dass er bei Auftreten des Herzinfarktes nicht nur Schmerzen im Herzbereich gespürt habe, sondern dass die Schmerzen auch stark in den linken Arm ausgestrahlt hätten. Er wundere sich darüber sehr und Sie erklären ihm, wie es dazu kommt.

54.1 Erläutern Sie die Unterschiede zwischen übertragenem und projiziertem Schmerz! Handelt es sich bei der Schmerzausstrahlung bei Herzinfarkt um übertragenen oder um projizierten Schmerz?

54.2 Was versteht man unter „Head-Zonen"? Nennen Sie mindestens 2 Beispiele!

54.3 Was versteht man unter Adaptation? Wie adaptieren Nozizeptoren?

54.4 Wie unterscheiden sich Oberflächenschmerz, Tiefenschmerz und viszeraler Schmerz?

!!! 54.5 Beschreiben Sie die Bahnsysteme des nozizeptiven und des antinozizeptiven Systems!

Die Brandwunde am linken Oberschenkel ist noch leicht gerötet, verheilt aber sonst gut. Trotzdem zuckt er kurz zusammen, als seine Frau die Bettdecke über seinen Beinen zurechtzieht.

54.6 Wie nennt man dieses Phänomen? Nennen Sie ein weiteres Beispiel!

Antworten und Kommentar Seite 199

Fall 55

32-jähriger Patient mit Atemnot bei Pneumothorax

Auf einer kurvigen Straße ist ein Auto von der Fahrbahn abgekommen und zunächst gegen die Leitplanke und dann gegen einen Baum geprallt. Als Sie, der diensthabende Notarzt, am Unfallort eintreffen, haben Ersthelfer die Unfallstelle bereits gesichert und den Fahrer aus dem Auto gezogen. Er ist bewusstseinsklar und voll orientiert, klagt aber über Schmerzen im Thoraxbereich und Luftnot. Die Thoraxperkussion ergibt einen hypersonoren (laut tönenden) Klopfschall auf der rechten Seite. Bei der Auskultation können Sie rechts kein Atemgeräusch hören. Sie vermuten einen Pneumothorax.

Beim Pneumothorax werden die normalerweise herrschenden Druckverhältnisse in Lunge und Pleuraspalt aufgehoben.

55.1 Welche Drücke herrschen normalerweise in Lunge und Pleuraspalt in Ruhe?

!!! 55.2 Was ist ein Pneumothorax? Erläutern Sie den Unterschied zwischen einem offenen und einem Spannungspneumothorax! Welche Druckverhältnisse erwarten Sie bei diesen beiden Formen des Pneumothorax?

55.3 Wie verhalten sich Druck und Volumen im Verlauf eines Atemzyklus in Lunge und Pleuraspalt?

55.4 Welche Atemwiderstände muss der Körper bei der Atmung überwinden? Wovon hängen sie ab?

55.5 Erläutern Sie die Ruhe-Dehnungs-Kurve des Atemapparats! Welche Aussagen lassen sich damit über den Gesamtatemapparat sowie die Einzelkomponenten Lunge und Thorax machen?

Der Zustand des Patienten verschlechtert sich schnell: Die Atemnot nimmt zu, der Puls steigt auf 150/min, und der Patient wird zyanotisch.

!!! 55.6 Wie erklären Sie sich diese rasche Verschlechterung? Was können Sie tun, um den Zustand des Patienten rasch zu stabilisieren?

Antworten und Kommentar *Seite 201*

Fall 56

53-jährige Patientin mit Atemnot nach Schilddrüsen-Operation

Sie sind Anästhesist und werden zu einer 53-jährigen Patientin in den Aufwachraum gerufen. Bei der Patientin wurden Schilddrüse und Halslymphknoten wegen eines Schilddrüsenkarzinoms entfernt. Sie treffen auf die Patientin, die unter einer starken Atemnot leidet. Die Sauerstoffsättigung ist von 99 % auf 80 % abgefallen. Sie hören einen lauten in- und exspiratorischen Stridor (pfeifendes Atemgeräusch durch Verengung der oberen Atemwege) und führen eine Laryngoskopie (Kehlkopfspiegelung) durch. Dabei sehen Sie, dass die Stimmlippen beinahe vollständig geschlossen sind.

56.1 Wie erklären Sie sich die Symptomatik der Patientin?

56.2 Welche Funktionen erfüllt der Kehlkopf? Erläutern Sie!

56.3 Wovon hängt die Höhe eines Tones ab?

56.4 Was versteht man unter Artikulation? Wie funktioniert sie?

56.5 Was versteht man unter „Bernoulli-Schwingungen"?

Antworten und Kommentar *Seite 204*

Fall 57

53-jähriger Patient mit Erektionsstörung

Ein Patient sucht Sie wegen Erektionsstörungen in Ihrer urologischen Praxis auf. Er berichtet, bisher ein relativ befriedigendes Sexualleben gehabt zu haben, auch habe er regelmäßig morgendliche Erektionen. Jetzt habe er eine neue Freundin, die deutlich jünger sei als er. Er fühle sich dadurch etwas „unter Erfolgsdruck" gesetzt. Beim ersten Versuch, miteinander zu schlafen, habe er keine richtige Erektion gehabt, und seitdem traue er sich gar nicht mehr, sie über Nacht einzuladen. Bisher sei er nie ernsthaft krank gewesen, er habe zwei Kinder und rauche etwa 1 Päckchen Zigaretten pro Tag. Die körperliche Untersuchung ergibt einen unauffälligen Befund. Auch in der laborchemischen Untersuchung liegen alle Werte, u. a. die der Geschlechts-, Nebennieren- und Schilddrüsenhormone, im Normbereich. Sie vermuten eine psychogen-neurogene Ursache für die Erektionsstörung und verordnen dem Patienten Sildenafil (Viagra) in Reserve.

57.1 Wie kommt eine Erektion zustande?

57.2 Wo im Körper findet man glatte Muskulatur? Nennen Sie mindestens 3 Beispiele!

57.3 Nennen Sie mindestens 4 Unterschiede zwischen Skelettmuskulatur und glatter Muskulatur!

57.4 Beschreiben Sie den Kontraktionszyklus einer glatten Muskelzelle!

Sildenafil ist ein Phosphodiesterase-Hemmstoff, durch den der Abbau von cGMP gehemmt wird. Ein erhöhter cGMP-Spiegel führt zu einer verstärkten Vasodilatation.

!!! 57.5 Wie wird die Kontraktilität der Muskelfasern durch den cGMP-Spiegel beeinflusst?

Antworten und Kommentar **Seite 206**

Fall 58

11 Monate alter Junge mit vielen Hämatomen bei Hämophilie A

In Ihrer Kinderarztpraxis sucht Sie eine Mutter mit ihrem 11 Monate alten Sohn wegen eines Hämatoms am Knie auf. Sie untersuchen das Kind und stellen dabei fest, dass das Knie stark geschwollen ist, Bewegungen im Kniegelenk scheinen dem Kind starke Schmerzen zu bereiten. Außerdem fallen Ihnen noch weitere, unterschiedlich alte Hämatome am ganzen Körper auf. Auf Nachfrage berichtet die Mutter, dass ihr Sohn sehr leicht blaue Flecken bekomme. Früher sei ihr das nie so aufgefallen, aber seit er zu krabbeln begonnen habe, habe er ständig solche Verletzungen: „Ständig blutet er aus der Nase oder dem Mund oder holt sich blaue Flecken, dabei passe ich doch so auf ihn auf! Meine Nachbarin glaubt schon, ich würde mein Kind misshandeln…"

58.1 Erläutern Sie kurz den Ablauf der Blutstillung!

58.2 Erläutern Sie kurz die Gerinnungskaskade!

Sie veranlassen bei dem kleinen Jungen eine Gerinnungsdiagnostik.

58.3 Zählen Sie mindestens 3 verschiedene Tests auf, mit denen die verschiedenen an der Blutgerinnung beteiligten Systeme getestet werden können! Erläutern Sie diese!

Aufgrund der Ergebnisse der Gerinnungsdiagnostik vermuten Sie eine Hämophilie A. Um die Diagnose zu sichern, lassen sie die Faktor-VIII-Aktivität bestimmen. Diese beträgt nur 1,5 % des Normalwerts. Sie diagnostizieren daher bei dem Jungen einen isolierten Faktor-VIII-Mangel (Hämophilie A).

58.4 Welche Ergebnisse sind für PTT, Quick, Blutungszeit und Thrombozytenzahl zu erwarten?

58.5 Wie läuft die Fibrinolyse ab?

Antworten und Kommentar Seite 208

Fall 59

Patient mit Herzschmerzen bei körperlicher Belastung

Sie lernen gerade für eine Physiologieprüfung, als Ihre Oma aufgeregt anruft. Sie erfahren, dass Ihr Opa sein Fahrrad aus dem Keller geholt und damit einige Runden durch den Stadtpark gedreht habe, da das Wetter so schön sei. Nun sei er gerade zurückgekommen und sitze erschöpft im Sessel und klage über Herzschmerzen, die während des Fahrradfahrens aufgetreten seien. Sie habe ihm ja gleich gesagt, dass er es nicht übertreiben solle, wo er doch so lange nicht Fahrrad gefahren sei.

Aufgrund der Symptombeschreibung denken Sie an eine Angina pectoris (belastungsabhängige Herzschmerzen).

59.1 Was versteht man unter der „Koronarreserve"? Wie schätzen Sie diese bei Ihrem Opa ein?

Während des Telefonats mit Ihrer Oma hören Sie Ihren Opa im Hintergrund rufen, dass nun wieder alles gut sei und die Schmerzen nachgelassen hätten. Er kommt ans Telefon und berichtet, dass er auch sonst, wenn er sich körperlich belaste, Herzschmerzen verspüre. Er habe bisher nur noch nichts gesagt, weil sich doch sonst Oma so aufrege. Sie schließen daraus, dass das Herz Ihres Opas seinen Sauerstoffbedarf bei körperlicher Belastung nicht mehr decken kann, dies führt dann zu Herzschmerzen.

59.2 Wie deckt das Herz seinen erhöhten Sauerstoffbedarf bei körperlicher Belastung?

Ihr Opa erzählt Ihnen noch, dass er unmittelbar nach dem Fahrradfahren seinen Puls gezählt habe, dabei habe er 120 Schläge/min gezählt. Nun liege der Puls wieder bei 60 Schlägen/min.

59.3 Wie wirkt sich eine Verdopplung der Herzfrequenz von 60 auf 120 Schlägen/min auf die Herzdurchblutung aus?

Antworten und Kommentar **Seite 211**

Fall 60

6-jähriges kurzsichtiges Mädchen

Eine Mutter sucht Sie mit ihrer 6-jährigen Tochter in Ihrer Augenarztpraxis auf. Sie berichtet Ihnen, dass bei der Einschulungsuntersuchung aufgefallen sei, dass ihre Tochter nicht gut sehen würde. Weil das Mädchen noch nicht lesen kann, zeigen Sie dem Mädchen Tafeln mit Tieren, die es erkennen soll.

60.1 Wie setzt sich der optische Apparat des Auges zusammen?

Sie stellen fest, dass das Mädchen auf beiden Seiten kurzsichtig ist.

60.2 Was ist das Problem bei der Kurzsichtigkeit? Mit welchen Hilfsmitteln kann man sie ausgleichen?

Der Fernpunkt des Mädchens liegt bei 40 cm.

!!! **60.3** Was für eine Brille müssen Sie dem Mädchen verordnen?

Außerdem stellen Sie fest, dass das Mädchen einen leicht ausgeprägten Astigmatismus hat.

60.4 Was versteht man unter einem Astigmatismus?

Sie stellen ein Brillenrezept aus und betonen, dass es wichtig ist, die Brille regelmäßig zu tragen, damit sich der Sehsinn gut entwickeln kann. Bevor Mutter und Tochter Ihre Sprechstunde verlassen, fällt der Mutter noch ein, dass ihre eigene Mutter altersweitsichtig ist und deshalb vor kurzem eine Lesebrille bekommen habe. Sie fragt Sie daher: „Wenn meine Tochter älter wird, kann es doch passieren, dass sie auch altersweitsichtig wird. Gleicht sich das dann aus, so dass sie dann keine Brille mehr braucht?"

!!! **60.5** Wird eine Kurzsichtigkeit durch eine Alterweitsichtigkeit korrigiert? Was würden Sie der Mutter antworten?

Antworten und Kommentar Seite 212

Fall 61

54-jähriger Patient mit Nierenkolik bei primärem Hyperparathyreoidismus

Ein Patient sucht wegen plötzlich aufgetretener heftiger, kolikartiger Schmerzen im Rücken mit Übelkeit und Erbrechen die Notaufnahme auf. Sie sind der aufnehmende Arzt und erfahren, dass der Patient schon seit längerem unter Appetitlosigkeit, Übelkeit und Bauchschmerzen leidet, auch hätte er im vergangenen Jahr etwa 5 kg Gewicht verloren: „Eigentlich fühle ich mich schon seit längerem schlapp und müde, aber ich habe beruflich eben auch viel Stress." Sie untersuchen den Patienten und stellen fest, dass das rechte Nierenlager äußerst klopfschmerzhaft ist. Im Ultraschall sehen Sie ein gestautes Nierenbecken und eine rundliche Struktur. Da man diese Struktur auch in einer zusätzlich angefertigten Röntgenleeraufnahme sehen kann, vermuten Sie einen kalziumhaltigen Nierenstein im Bereich des Harnleiterabgangs als Ursache für die Beschwerden.

Bei der Laboruntersuchung erheben Sie folgende pathologische Werte: Serumkalzium 2,9 mmol/l (Norm 2,2–2,6 mmol/l), Serumphosphat 0,82 mmol/l (Norm 0,84–1,45 mmol/l), Parathormon 6,5 pmol/l (Norm 1,3–5,3 pmol/l). Als die akute Symptomatik bei dem Patienten abgeklungen ist, wird eine weitere Diagnostik zur Abklärung durchgeführt. Dabei zeigt sich eine generalisierte diffuse Osteopenie (Mangel an Knochenmasse).

Das Serumkalzium ist bei dem Patienten erhöht und bedingt dadurch verschiedene Störungen (Nierensteine, Osteopenie).

61.1 Warum ist die Aufrechterhaltung eines konstanten Kalziumspiegels so wichtig?

61.2 In welcher Form liegt Kalzium im Körper vor?

61.3 Welche Hormone sind an der Aufrechterhaltung eines konstanten Kalziumspiegels im Blut beteiligt? Nennen Sie jeweils ihre wichtigsten Funktionen!

Sie hatten neben dem Serumkalzium auch das Serumphosphat bei dem Patienten bestimmt.

!!! 61.4 Welche Rolle spielt Phosphat im Zusammenhang mit dem Kalziumspiegel?

Sie führen eine Ultraschalluntersuchung der Nebenschilddrüsen bei dem Patienten durch. Dabei stellen Sie ein deutlich vergrößertes Epithelkörperchen fest und nehmen an, dass dieses eine Überproduktion von Parathormon bedingt (primärer Hyperparathyreoidismus).

!!! 61.5 Wieso findet man beim primären Hyperparathyreoidismus gehäuft Nierensteine?

Antworten und Kommentar *Seite 214*

Fall 62

64-jährige Patientin mit arteriovenösem Shunt

Sie betreuen eine 64-jährige Patientin, deren Nierenfunktion sich über mehrere Jahre immer weiter verschlechtert hat. Mittlerweile ist die Nierenfunktion so stark eingeschränkt, dass mit einer Hämodialyse begonnen werden muss. Dazu wurde 10 Wochen zuvor an ihrem linken Unterarm zwischen der A. radialis und der V. cephalica antebrachii ein arteriovenöser Shunt (Kurzschlussverbindung zwischen arteriellem und venösem Gefäßbett) angelegt, um ein gut punktierbares Gefäß mit einem ausreichenden Durchfluss (> 200 ml/min) zu erzielen. In der Zwischenzeit ist die Operationswunde gut verheilt. „Fühlen Sie mal", fordern Sie eine Schwesternschülerin und eine Pflegepraktikantin auf, „wie fühlt sich das an?" Beide legen die Hand auf die Fistel und fühlen ein deutliches Schwirren. Außerdem hört man bei der Auskultation ein sog. Maschinengeräusch.

62.1 Vergleichen Sie den Gesamtquerschnitt, den Querschnitt der einzelnen Gefäße und die Strömungsgeschwindigkeit in der Aorta, den großen Arterien, den Kapillaren und den Venen!

62.2 Zeichnen Sie schematisch die Druckverhältnisse in den verschiedenen Kreislaufabschnitten auf!

62.3 Vergleichen Sie die Durchblutung von Niere, Herz, Skelettmuskulatur und Haut!

Bei der sonographischen Untersuchung des arteriovenösen Shunts scheint die Vene im Vergleich zur Gegenseite erweitert und ihre Wand verdickt.

!!! 62.4 Wie erklären Sie sich die Ultraschallbefunde?

Antworten und Kommentar Seite 217

Fall 63

36-jähriger Patient mit akuter Pankreatitis

In die Notaufnahme kommt ein 36-jähriger Patient wegen heftigster Oberbauchschmerzen mit Übelkeit, Erbrechen und leichtem Fieber. Sie sind der aufnehmende Arzt und erfahren, dass die Beschwerden einige Stunden zuvor plötzlich begonnen hätten. Am Tag zuvor sei er noch topfit gewesen, und er habe mit seinen Kumpels „mal wieder einen draufgemacht". Gegessen habe er in den letzten 12 Stunden außer 2 Tüten Kartoffelchips nichts, allerdings ca. $^1/_2$ l Schnaps und 3–5 Flaschen Bier getrunken. Die Labordiagnostik ergibt erhöhte Werte für die Pankreasenzyme Amylase und Lipase. Sie nehmen den Patienten mit der Verdachtsdiagnose „akute Pankreatitis" auf.

63.1 Welche Aufgaben hat das Pankreas?

63.2 Welche einzelnen histologisch-anatomischen Strukturen können Sie im Pankreas unterscheiden?

Normalerweise werden einige Pankreasenzyme in Form inaktiver Vorstufen sezerniert.

63.3 Nennen Sie Beispiele und erläutern Sie, warum das bei einigen der Fall ist, bei anderen dagegen nicht!

63.4 Wie wird die Pankreassekretion gesteuert?

Antworten und Kommentar *Seite 219*

Fall 64

38-jähriger Mann mit Schwerhörigkeit und Tinnitus bei Morbus Ménière

Ein 38-jähriger Mann mit bekanntem Morbus Ménière wird von seiner Frau wegen eines erneuten Anfalls zu Ihnen in die HNO-Klinik gebracht. Beim Morbus Ménière handelt es sich um eine Erkrankung des Innenohrs mit typischer anfallsartig auftretender Symptomtrias: Schwindel, Tinnitus und Schwerhörigkeit.

64.1 Beschreiben Sie den Aufbau des Innenohrs!

Man vermutet, dass ein Anfall bei Morbus Ménière infolge einer Permeabilitätsstörung der Perilymph-Endolymph-Schranke oder durch Ruptur der Reissner-Membran ausgelöst wird.

64.2 Erläutern Sie den Unterschied zwischen Endolymphe und Perilymphe!

Der Mann gibt auf Ihr Nachfragen an, dass er auf dem linken Ohr momentan nichts außer ein Sausen und Rauschen höre.

64.3 Was passiert normalerweise im Innenohr bei der Übersetzung von Schallwellen in elektrische Signale?

Beim Morbus Ménière werden die inneren und äußeren Haarzellen geschädigt.

64.4 Wie unterscheiden sich innere und äußere Haarzellen?

Die Schwerhörigkeit bei Morbus Ménière betrifft zuerst die tiefen Frequenzen.

64.5 Wie können im Innenohr hohe von niedrigen Frequenzen unterschieden werden?

Antworten und Kommentar *Seite 221*

Fall 65

Frau mit reduzierter Nervenleitgeschwindigkeit bei Multipler Sklerose

Eine 27-jährige Patientin wird Ihnen in die Klinik für Neurologie eingewiesen. Ihr Hausarzt hatte bei ihr Symptome, die für eine Multiple Sklerose sprechen, festgestellt: Verschlechterung der Sehkraft, diffus verteilte Sensibilitätsstörungen und motorische Störungen (Ausfall der Bauchhautreflexe, gesteigerter Patellarsehnenreflex). Nun bittet er Sie um eine Abklärung der erhobenen Befunde.

65.1 Wie funktioniert normalerweise die Erregungsleitung in Nervenfasern?

Bei der Multiplen Sklerose kommt es zu einer herdförmigen Zerstörung der Myelinscheiden.

65.2 Wie unterscheidet sich die Erregungsleitung zwischen marklosen und markhaltigen Nervenfasern?

Bei der Patientin soll eine Untersuchung der Nervenleitgeschwindigkeit durchgeführt werden. Dazu werden zunächst Rheobase und Chronaxie ermittelt.

65.3 Wovon hängt die Leitungsgeschwindigkeit einer Nervenfaser ab?

65.4 Definieren Sie die Begriffe „Rheobase" und „Chronaxie"!

!!! 65.5 Warum werden Rheobase und Chronaxie für die Untersuchung der Nervenleitgeschwindigkeit benötigt?

65.6 Erläutern Sie das Phänomen der Refraktärzeit!

Antworten und Kommentar Seite 223

Fall 66

61-jähriger Patient mit Hyponatriämie bei ektoper ADH-Produktion

Ein 61-jähriger Patient sucht Sie in Ihrer Allgemeinarztpraxis auf und klagt über seit einigen Wochen bestehende Kopfschmerzen, Unwohlsein und Appetitlosigkeit. Die Ehefrau, die ihn begleitet wirft ein, ihr Mann sei in der letzten Zeit dauernd so gereizt, so kenne sie ihn eigentlich gar nicht. Auch sein Lieblingsessen würde er jetzt oft verschmähen, er habe bestimmt schon mindestens 3 kg abgenommen, und der Husten, den er schon seit Jahren habe, sei auch schlimmer geworden: „Das kommt bestimmt vom Rauchen, schon seit Jahren predige ich ihm, dass er das lassen soll, aber er raucht immer noch 2 Päckchen am Tag. Und dann sagt er immer: ‚Was mir die letzten 40 Jahre nicht geschadet hat, macht mir auch die nächsten 20 nichts aus.'" Sie veranlassen u. a. eine Laboruntersuchung, bei der sämtliche Elektrolyte vermindert sind: Natrium 107 mmol/l (Norm 135 – 145 mmol/l), Kalium 3,3 mmol/l (Norm 3,6 – 5,0 mmol/l), Chlorid 93 mmol/l (Norm 97 – 108 mmol/l). Trotzdem ist der Wert für das Plasma-ADH erhöht. Sie veranlassen eine Röntgenaufnahme des Thorax und bemerken einen sog. Rundherd im Bereich des rechten Oberlappens der Lunge. Die Biopsie bestätigt Ihre Verdachtsdiagnose eines kleinzelligen Bronchialkarzinoms mit paraneoplastischer (als Nebeneffekt einer Tumorerkrankung) ADH-Sekretion.

66.1 Nennen Sie die 3 wichtigsten Hormone für die Steuerung der Nierenfunktion und ihre Funktion in Stichworten!

Bei dem Patienten liegt ein ADH-Überschuss trotz erhöhter Urinosmolalität und erniedrigter Plasmaosmolalität vor.

66.2 Erläutern Sie, wie die ADH-Freisetzung gesteuert wird! Welche Werte wären für ADH unter diesen Umständen normalerweise zu erwarten?

66.3 Wo wird ADH normalerweise gebildet und gespeichert? Wie wirkt es?

66.4 Wie äußert sich ein ADH-Mangel?

66.5 Nennen Sie Sekretionsreiz und Wirkungen des ANF!

Antworten und Kommentar *Seite 226*

Fall 67

2 Kleinkinder mit Durchfall, Erbrechen und Exsikkose bei Cholera

Sie arbeiten als Mitglied der Organisation „Ärzte ohne Grenzen" in Bangladesh in einem kleinen Krankenhaus, in dem sie mehrere Cholerakranke betreuen. Ihre Patienten stammen vorwiegend aus einem nahegelegenen Armenviertel und zeigen deutliche Zeichen von Unterernährung. Gerade ist eine junge Frau mit ihren beiden Kleinkindern eingetroffen. Die Kinder machen einen sehr geschwächten Eindruck, ihre Augen sind eingefallen und stehende Hautfalten deuten auf eine starke Exsikkose (Austrocknung) hin. Die Mutter berichtet, dass die Kinder seit einigen Stunden an zahlreichen dünnflüssigen und trüben Durchfällen leiden, während sie gleichzeitig wässrigen Mageninhalt erbrechen. Aufgrund der typischen Symptomatik stellen sie bei beiden Kindern die Diagnose „Cholera". Bei Cholera handelt es sich um eine bakterielle Infektion mit Vibrio cholerae, die ein Enterotoxin produzieren, das die Signaltransduktion der gastrointestinalen Mukosazellen stört.

67.1 Erläutern Sie das Funktionsprinzip der Signaltransduktion über G-Protein-gekoppelte Rezeptoren!

Das Cholera-Enterotoxin besteht aus mehreren Untereinheiten: Mit Hilfe der B-Untereinheiten bindet das Toxin an die Dünndarmmukosazelle. Die A-Untereinheiten dringen in die Zelle ein und aktivieren dort die Adenylatzyklase. Dadurch kommt es zur Enthemmung der Adenylatzyklase A.

67.2 Wie funktioniert die Signalübermittlung über die Adenylatzyklase A und die Phospholipase C?

Bei Cholera produziert die Adenylatzyklase übermäßig den second messenger cAMP. Die Folge ist eine Hypersekretion von Elektrolyten und Wasser ins Dünndarmlumen, wodurch der Körper schnell exsikkiert.

67.3 Was ist ein „second messenger"? Nennen Sie mindestens 2 weitere Beispiele!

67.4 Wie können Zellen untereinander kommunizieren? Nennen Sie mindestens 2 Beispiele!

Antworten und Kommentar *Seite 228*

Fall 68

73-jährige Patientin mit Vorhofflimmern

Zu Ihnen in die Hausarztpraxis kommt eine 73-jährige Patienten zur jährlichen Vorsorgeuntersuchung. Bei der körperlichen Untersuchung erheben Sie weitgehend einen altersentsprechenden Befund. Der Blutdruck beträgt 140/90 mmHg, der Puls ist etwas unregelmäßig.

Bei der Auskultation des Herzens der Patientin hören Sie die Herztöne, aber keine Herzgeräusche.

68.1 Was ist der Unterschied zwischen Herztönen und Herzgeräuschen?

68.2 Erläutern Sie die Herztöne!

Sie veranlassen bei der Patienten auch ein EKG und stellen fest, dass die Patientin ein Vorhofflimmern hat. Die Frequenz der Vorhöfe liegt bei > 350/min, die der Kammern bei etwa 80/min.

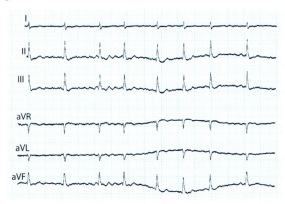

EKG mit Vorhofflimmern

68.3 Warum unterscheiden sich Vorhof- und Kammerfrequenz?

68.4 Welchen Sinn hat die Verzögerung der Erregungsleitung im AV-Knoten?

68.5 Nennen Sie weitere Herzrhythmusstörungen! Wie lassen sie sich im EKG erkennen?

68.6 Welche Rolle spielt das Nervensystem für die Erregungsentstehung und -ausbreitung im Herzen?

Antworten und Kommentar *Seite 231*

Fall 69

40-jähriger Patient mit reduzierter T-Lymphozytenzahl bei AIDS

Ein 40-jähriger Patient wird mit Fieber, Gliederschmerzen und trockenem Husten in die Notaufnahme des Krankenhauses eingewiesen. Sie sind der aufnehmende Arzt und erfahren, dass der Patient auch unter Sehstörungen des linken Auges leidet und seit 10 Jahren HIV-positiv ist: „Ich habe zwar lauter Medikamente bekommen, aber in letzter Zeit geht's mir immer schlechter. Ich habe im letzten Monat 3 kg abgenommen, kein Wunder, schließlich habe ich auch dauernd Durchfall." Obwohl der Auskultationsbefund der Lunge nahezu unauffällig ist, finden sich in der Röntgenaufnahme des Thorax Hinweise auf eine interstitielle Pneumonie (v. a. im Lungeninterstitium ablaufende Entzündung). Beim augenärztlichen Konsil findet sich eine Entzündung der Retina (Retinitis). Aufgrund der Untersuchungsbefunde (interstitielle Pneumonie, Retinitis) vermuten Sie eine Infektion mit Zytomegalievirus (CMV).

69.1 Was versteht man unter einem MHC?

Laborchemisch fällt bei dem Patienten auf: $CD4^+$-T-Lymphozyten 240/µl (Norm > 500/µl).

69.2 Welche verschiedenen T-Effektorzellen kennen Sie? Wie lassen Sie sich unterscheiden, und was ist ihre Funktion?

Sie veranlassen außerdem eine Labordiagnostik auf CMV. Obwohl der Virusnachweis positiv ist, lassen sich keine CMV-Antikörper nachweisen.

!!! 69.3 Warum sind serologische Tests (Antikörpernachweis) zur Diagnose einer Infektion bei dem Patienten nicht aussagekräftig?

69.4 Wo lernen T-Zellen zwischen Selbst und Fremd zu unterscheiden?

Antworten und Kommentar *Seite 234*

Fall 70

51-jährige Patientin mit vermindertem Gasaustausch bei Lungenembolie

Eine 51-jährige Frau wird vom Flughafen zu Ihnen in die Notaufnahme gebracht. Sie ist gerade aus Kanada zurückgekehrt, während des Fluges habe sie keinerlei Beschwerden gehabt, sondern ihn nahezu vollständig verschlafen. Bei der Gepäckausgabe trat plötzlich starke Atemnot auf, sie berichtet außerdem über Thoraxschmerzen und ein beklemmendes Gefühl. Eine von Ihnen durchgeführte Blutgasanalyse aus arteriellem Blut ergibt folgende Werte: paO_2 73 mmHg (Norm ca. 100 mmHg), $paCO_2$ 34 mmHg (Norm ca. 40 mmHg). Sie haben aufgrund der Anamnese, der körperlichen Symptome und des Laborbefundes den Verdacht auf eine Lungenembolie (Verschluss einer oder mehrerer Lungenarterien durch einen Embolus).

70.1 Was versteht man in der Atmungsphysiologie unter „Totraum"?

Man unterscheidet zwischen anatomischem und funktionellem Totraum.

70.2 Erläutern Sie die Unterschiede! Vergrößert sich bei einer Lungenembolie der anatomische oder der funktionelle Totraum?

70.3 Woraus setzt sich die Luft zusammen? Wie unterscheiden sich Alveolarluft und Raumluft?

70.4 Was versteht man unter den Begriffen „Partialdruck" und „fraktioneller Anteil"? Erhält man unterschiedliche Partialdrücke, wenn man auf Meereshöhe und auf einem Berg in 4000 m Höhe misst? Begründen Sie!

70.5 Unter welchen verschiedenen standardisierten Bedingungen lassen sich Gasvolumina messen?

70.6 Erläutern Sie das 1. Fick-Diffusionsgesetz!

Antworten und Kommentar Seite 236

Fall 71

Frau mit Nervosität und Gewichtsabnahme bei Schilddrüsenüberfunktion

Eine 37-jährige Frau sucht Sie in Ihrer Praxis für Allgemeinmedizin auf und klagt darüber, dass sie in letzter Zeit immer so nervös sei, nicht mehr richtig schlafen könne und sehr viel schwitze. Außerdem habe sie ständig Heißhunger, gleichzeitig aber auch häufig Durchfall. „Wenigstens habe ich nicht zugenommen, obwohl ich viel mehr esse als sonst. Im Gegenteil, ich wiege sogar 2 kg weniger als früher." Ihnen fällt auf, dass die Augäpfel der Patientin hervortreten (s. Abb.), und Sie tasten eine Struma (Schilddrüsenvergrößerung). Aufgrund der Anamnese und der Befunde vermuten Sie einen Morbus Basedow, eine Hyperthyreose (Schilddrüsenüberfunktion), die durch TSH-Rezeptor-Antikörper hervorgerufen wird.

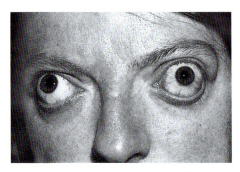

Exophthalmus (hervortretende Augäpfel bei Morbus Basedow)

71.1 Erläutern Sie den Regelkreis, über den Schilddrüsenhormone reguliert werden!

Beim Morbus Basedow stimulieren die TSH-Rezeptor-Antikörper wie TSH die TSH-Rezeptoren.

71.2 Wie werden dadurch die Hormone, die am Regelkreis beteiligt sind, beeinflusst?

Die Patientin erzählt Ihnen von ihrer Schwester, bei der auch eine Schilddrüsenvergrößerung festgestellt worden war. Sie fragen nach und erfahren, dass bei der Schwester die Schilddrüsenvergrößerung durch einen Jodmangel bedingt ist.

71.3 Welche Laborergebnisse erwarten Sie bei einem manifesten Jodmangel? Welche Hormone sind erhöht, welche erniedrigt?

71.4 Nennen Sie die wichtigsten Wirkungen der Schilddrüsenhormone!

Sie haben bei der Patientin auch die Schilddrüsenhormone T_4, T_3 und reverses T_3 (rT_3) im Blut bestimmt.

71.5 Erläutern Sie die Unterschiede zwischen T_4, T_3 und rT_3!

Antworten und Kommentar *Seite 238*

Fall 72

57-Jähriger mit belastungsabhängigen Beinschmerzen bei pAVK

Ein 65-jähriger Patient wird von seinem Hausarzt in die Gefäßchirurgie überwiesen. Sie sind der aufnehmende Arzt und erfahren, dass der Patient unter zunehmenden Schmerzen im rechten Fuß und Unterschenkel leidet. Diese Beschwerden wären am Anfang erst nach längerem Gehen aufgetreten, nun könne er aber höchstens noch 100 m gehen, dann müsse er vor Schmerzen stehen bleiben und könne erst nach einer Ruhepause weiterlaufen. Sie überprüfen den Pulsstatus des Patienten und stellen fest, dass am rechten Bein keine Pulse am Knie und Fuß tastbar sind. Sie machen ein Röntgenbild mit Kontrastmitteldarstellung der Gefäße (Angiographie) und diagnostizieren eine kurzstreckige Verengung der A. poplitea. Sie stellen die Diagnose periphere arterielle Verschlusskrankheit (pAVK).

72.1 Nennen Sie die Formeln für das Ohm-Gesetz und das Hagen-Poiseuille-Gesetz, und erläutern Sie ihre Bedeutung!

Ursache einer pAVK ist meist eine Arteriosklerose.

72.2 Wie ändert sich die Stromstärke, wenn der Gefäßradius durch Arteriosklerose um die Hälfte abnimmt?

72.3 Nennen und erläutern Sie die beiden Kirchhoff-Gesetze!

72.4 Wie unterscheiden sich turbulente und laminare Strömungen? Erläutern Sie in diesem Zusammenhang auch die Reynolds-Zahl!

Sie führen bei dem Patienten eine Operation durch, dabei wird die verengte Arterie von einem Durchmesser von 1 mm auf 4 mm erweitert.

72.5 Wie wirkt sich das auf die Stromstärke aus?

Antworten und Kommentar Seite 240

Fall 73

29-jährige stillende Mutter im Wochenbett

Sie machen eine Famulatur in der Abteilung für Geburtshilfe des Städtischen Krankenhauses und haben gerade Ihre erste Geburt gesehen. Jetzt liegt die frischgebackene Mutter glücklich mit dem Kind auf dem Arm im Bett, und die Hebamme schlägt vor: „Wollen wir den Kleinen jetzt mal anlegen?" Die Mutter nickt, und die Hebamme zeigt ihr, wie sie dazu das Kind am besten halten kann. Kurz darauf beginnt das Neugeborene an der Brustwarze zu saugen. „Oh, der hat aber Hunger…!" sagt der Vater stolz.
Als Sie mit den Hebammen wieder im Stationszimmer sitzen, haben Sie noch eine Menge Fragen. Sie erinnern sich, dass Sie gelesen haben, der Milcheinschuss würde erst nach 2–3 Tagen erfolgen.

73.1 Warum ist es trotzdem sinnvoll, das Kind direkt nach der Geburt anzulegen?

!!! 73.2 Wieso wird vor der Geburt noch keine Milch gebildet?

73.3 Erläutern Sie den Regelkreis, durch den die Laktation gesteuert wird!

Einige Tage später sollen Mutter und Kind entlassen werden. Die Mutter hat noch eine Frage an Sie: „Stimmt es, dass man, so lange man stillt, sowieso nicht schwanger werden kann, auch wenn man nicht verhütet?"

73.4 Was antworten Sie ihr?

Antworten und Kommentar *Seite 242*

Fall 74

Schwangere mit medikamentöser Wehenhemmung wegen vorzeitiger Wehen

Eine 31-jährige Schwangere wird in der 33. Schwangerschaftswoche von ihrem Frauenarzt wegen vorzeitiger Wehen ins Krankenhaus eingewiesen. Sie sind der aufnehmende Arzt und erheben folgende Befunde: Die Wehen treten etwa alle 15–20 Minuten auf, der innere Muttermund ist noch geschlossen, aber die Zervix bereits verkürzt. Die Schwangere befindet sich in einem guten Allgemeinzustand, der Blutdruck beträgt 125/80 mmHg, der Puls 70/min. Sie nehmen die Patientin stationär auf und ordnen Bettruhe an. Sie legen der Patientin zudem eine Infusion und erklären: „In dieser Flasche ist Magnesium und ein Medikament, das auf die Gebärmutter beruhigend wirken soll, damit die Wehen wieder aufhören. Es kann gut sein, dass dadurch Ihr Herz schneller schlägt. Wenn Sie sich unwohl fühlen, sagen Sie gleich der Schwester Bescheid!" Da auch unter der Therapie zunächst weitere Uteruskontraktionen festzustellen sind, die die Patientin als Wehen spürt, erhöhen Sie die Dosis des Medikaments noch etwas. Die Pulsfrequenz der Patientin steigt weiter von 95 auf 110 Schläge/min. Die Patientin gibt an, sich etwas nervös zu fühlen, toleriert die Therapie aber sonst gut.

74.1 Welche Rezeptortypen findet man im Bereich des vegetativen Nervensystems? Zählen Sie sie auf und erläutern Sie kurz, wo sie vorkommen!

74.2 Was für ein Medikament haben Sie der Patientin zur Wehenhemmung gegeben?

74.3 Wie erklären Sie sich den Herzfrequenzanstieg bei der Patientin?

74.4 Erläutern Sie das Wirkprinzip von Sympatholytika, Sympathomimetika, Parasympatholytika und Parasympathomimetika!

74.5 Zählen Sie für jeden dieser Wirkstoffe einen möglichen Einsatzbereich auf!

Antworten und Kommentar *Seite 243*

Fall 75

11-Jährige mit Erbrechen und Bewegungsstörungen bei Kleinhirntumor

Eine Mutter sucht Sie mit ihrer 11-jährigen Tochter in der Kinderarztpraxis auf, weil die Tochter seit einigen Tagen über Übelkeit klagt und sich mehrfach übergeben hat. Fieber habe sie nicht, auch seien weder sie noch ihre Geschwister in letzter Zeit erkrankt gewesen. Auf Ihr Nachfragen fällt der Mutter aber ein, dass sie in letzter Zeit häufig über Nackenschmerzen geklagt habe. „Aber ich dachte, sie will vielleicht nur nicht in die Schule gehen. Früher ist sie da immer gerne hingegangen, aber in letzter Zeit schreibt sie ganz schlampig und selbst in ihrem Lieblingsfach, Turnen, macht sie nicht mehr richtig mit. Ich weiß nicht, woran das liegt, davor hat sie immer ein Rad geschlagen oder so was, aber jetzt kriegt sie das nicht mehr hin."

Sie überweisen das Mädchen in ein Krankenhaus, wo eine Magnetresonanztomographie (MRT) durchgeführt wird. Dabei zeigt sich ein Tumor im Bereich des Kleinhirns, der als Astrozytom Grad 1 (Tumor, der häufig im Kleinhirn auftritt) interpretiert wird.

75.1 Nennen Sie mindestens 3 typische Funktionsstörungen, die bei Ausfall des Kleinhirns zu erwarten sind!

75.2 Welche Potenziale lassen sich im Zusammenhang mit einer Willkürbewegung ableiten? Wo lassen sich diese Potenziale lokalisieren?

75.3 Wie unterscheiden sich der primär- und der sekundär-motorische Kortex?

75.4 Was versteht man unter der Pyramidenbahn?

75.5 Skizzieren Sie kurz die Aufgaben der Basalganglien und des Kleinhirns!

Antworten und Kommentar *Seite 245*

Antworten und Kommentare

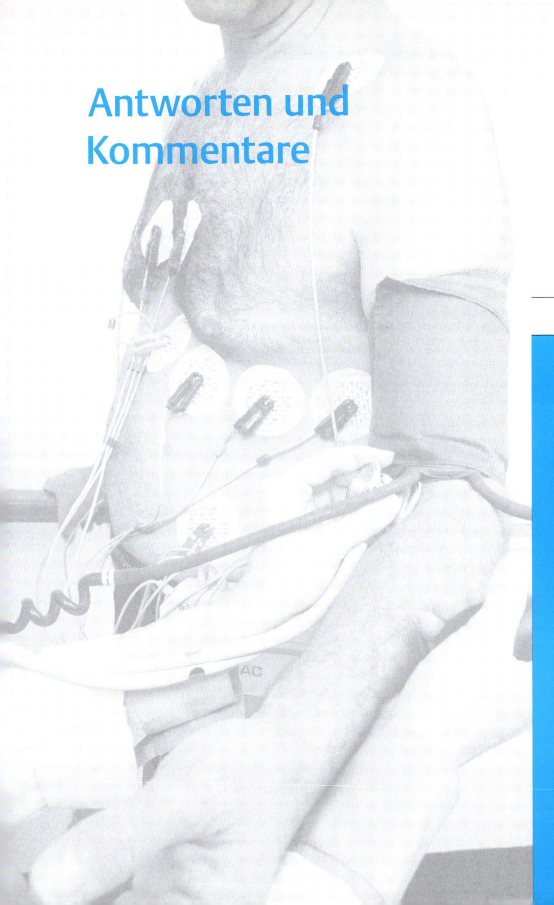

Fall 1 Frank-Starling-Mechanismus

1.1 Erklären Sie die Begriffe „Vorlast" und „Nachlast"!
- **Vorlast ("preload")**: Wandspannung des Ventrikels, die aus der enddiastolischen Füllung resultiert; die Vorlast hängt also vom venösen Füllungsdruck, vereinfacht ausgedrückt von der **Volumenbelastung** des Herzens ab
- **Nachlast ("afterload")**: Widerstand gegen den das Herz anpumpen muss, um Blut auszuwerfen; die Nachlast hängt also vom mittleren Aortendruck, vereinfacht ausgedrückt von der **Druckbelastung** des Herzens ab.

1.2 Was versteht man unter dem „Frank-Starling-Mechanismus"? Welche Aufgabe hat er?
Frank-Starling-Mechanismus: Mechanismus der automatischen Anpassung der Herztätigkeit an kurzfristig auftretende Veränderungen von Vor- oder Nachlast, also die kurzfristige Anpassung an Druck- und Volumenschwankungen. Aufgrund der Herzmechanik geschieht diese Anpassung automatisch, erfordert also keine weiteren nervalen (über das Nervensystem) oder humoralen (über das Hormonsystem) Regulationsmechanismen.

1.3 Erläutern Sie die Auswirkungen, die die Zunahme der Vor- oder Nachlast auf die Herzarbeit hat, anhand des Druck-Volumen-Arbeitsdiagramms!
- **Erhöhung der Vorlast**: Die erhöhte Füllung des Ventrikels führt zu einer Verschiebung des enddiastolischen Bezugspunktes auf der Ruhe-Dehnungs-Kurve nach rechts, die erhöhte Vorspannung des Myokards bedingt eine Erhöhung der isotonischen und isovolumetrischen Maxima (Verschiebung der „Kurve der Unterstützungsmaxima" nach rechts). In der Systole wird ein höheres Schlagvolumen erreicht: die Druck-Volumen-Arbeit hat zugenommen (s. Abb. a).
- **Erhöhung der Nachlast**: Der erhöhte Auswurfwiderstand bei Nachlasterhöhung führt dazu, dass mehr Kraft für den Druckaufbau verwendet werden muss und weniger Volumen ausgeworfen werden kann: Das Schlagvolumen sinkt, das Restvolumen ist erhöht. Zu diesem erhöhten Restvolumen kommt in der Diastole wieder wie zuvor eine Ventrikelfüllung dazu, das enddiastolische Volumen insgesamt ist also erhöht. Wie bei der Vorlasterhöhung führt die gesteigerte Wandspannung des Myokards zu einer Erhöhung der isotonischen und isovolumetrischen Maxima, das Schlagvolumen steigt

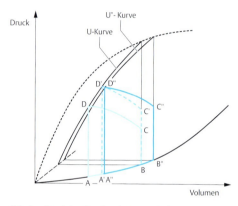

Abb. b – Frank-Starling-Mechanismus: Erhöung der Nachlast (ABCD → A' B' C' D' → A'' B'' C'' D'')

wieder an. Insgesamt ist nach 2 Herzzyklen das Schlagvolumen wieder annähernd so groß wie vorher, das Herz arbeitet aber auf einem höheren Druckniveau (s. Abb. b).

1.4 Welche weitere Möglichkeit kennen Sie, die Druck-Volumen-Arbeit des Herzens zu verändern?
Aktivierung des Sympathikus: bei gesteigerter Körperarbeit kommt es durch Aktivierung des Sympathikus zur Zunahme der Kontraktionskraft des Herzens (Zunahme der Inotropie), dies führt zu einer Steigerung der isotonischen und isovolumetrischen Maxima mit gesteigerter Herzleistung.
Frank-Starling-Mechanismus und Inotropie-Zunahme sind zwei unterschiedliche Vorgänge, die prinzipiell unabhängig voneinander ablaufen können.

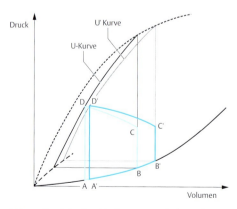

Abb. a – Frank-Starling-Mechanismus: Erhöhung der Vorlast (ABCD → A' B' C' D')

Kommentar

Funktion des Frank-Starling-Mechanismus: Der Frank-Starling-Mechanismus dient der **Anpassung der Herztätigkeit an kurzfristige Volumen- und Druckschwankungen** (Veränderungen von Vor- und Nachlast). Er läuft **automatisch** aufgrund der mechanischen Eigenschaften des Herzens ab, d.h. auch bei vollständiger Durchtrennung aller das Herz versorgenden Nervenfasern würde er weiter funktionieren. Bei längerfristigen Druck- oder Volumenveränderungen kommt es zu einer Gegenregulation über das Nerven- und Hormonsystem, z.B. durch Aktivierung des Sympathikus oder des Renin-Angiotensin-Aldosteron-Systems. Durch den Frank-Starling-Mechanismus wird sichergestellt, dass die **Pumpleistung der beiden Ventrikel zu jedem Zeitpunkt genau aufeinander abgestimmt** bleibt, denn schon geringfügige Diskrepanzen in der Förderleistung der beiden Ventrikel hätten schnell verheerende Auswirkungen: Wenn man sich vorstellt, dass der rechte Ventrikel pro Schlag nur 1 ml mehr Blut pumpen würde, als der linke Ventrikel weiterpumpen kann, entspräche das bei einer Herzfrequenz von 60 Schlägen/min bereits nach einer Minute 60 ml, die sich zusätzlich in oder vor dem linken Ventrikel befinden würden. Das Blut würde sich in die Lungenstrombahn zurückstauen, und es würde sich sehr rasch ein massives Lungenödem entwickeln. Das zu verhindern, ist Aufgabe des Frank-Starling-Mechanismus.

Veränderungen der Vor- und Nachlast: Ursprünglich wurde der Frank-Starling-Mechanismus an isolierten Hundeherzen erforscht. Bei der entsprechenden Versuchsanordnung war es daher einfach möglich, Änderungen der Vor- oder Nachlast getrennt voneinander zu untersuchen. In situ gehen Änderungen der Vorlast häufig auch mit Änderungen der Nachlast einher und umgekehrt. Natürlich funktioniert der Frank-Starling-Mechanismus „in beide Richtungen"; Verminderungen der Vorlast oder der Nachlast haben also genau den gegenteiligen Effekt wie die oben beschriebene Erhöhung der Vorlast oder Nachlast (s. Antwort zur Frage 1.3). Im Fallbeispiel bei der Frau mit dem **Vena-cava-Kompressionssyndrom** drückt der schwere Uterus so sehr auf die Vena cava, dass der venöse Rückstrom eingeschränkt ist, und das Blutangebot an das Herz, also die Vorlast, abnimmt. Durch die verringerte Vorlast sinkt das Schlagvolumen. Um das Herzminutenvolumen, das das Produkt aus Schlagvolumen und Herzfrequenz ist, aufrecht zu halten, versucht der Körper der Abnahme des Schlagvolumens durch Steigerung der Herzfrequenz entgegenzuwirken, d.h. der Puls steigt. Dies gelingt ihm jedoch nicht in ausreichendem Maße: Trotz des hohen Pulses ist das Herzminutenvolumen (und damit auch der Blutdruck) immer noch zu niedrig. Die daraus resultierende Mangeldurchblutung der Organe ist für die Symptomatik verantwortlich: Die Mangeldurchblutung des Gehirns führt zu Schwindel, die des Uterus wirkt sich auf die Versorgung des Kindes aus, dessen Herzfrequenz abfällt. Als sich die Schwangere auf die Seite dreht, kann wieder genug Blut in das Herz fließen, der venöse Rückstrom normalisiert sich, und das Schlagvolumen steigt. Dadurch normalisiert sich das Herzminutenvolumen rasch, so dass die Symptomatik schnell verschwindet.

ZUSATZTHEMEN FÜR LERNGRUPPEN
Zeitlicher Ablauf der Herzaktion (Systole, Diastole, Ventrikelfüllung, Herztöne)
Arbeitsdiagramm des Herzens
Langfristige Blutdruckregulation
Einfluss von Sympathikus und Parasympathikus auf die verschiedenen Organe

Fall 2 Wärmehaushalt

2.1 Erläutern Sie kurz den Regelkreis der Thermoregulation!

- Festlegung des **Sollwertes** der Körpertemperatur **durch das thermoregulatorische Zentrum im Hypothalamus** in Abhängigkeit vom Tagesrhythmus und anderen Faktoren (z.B. Krankheit, Psyche)
- **Registrierung und Vergleich des Istwertes** der Körpertemperatur **durch Thermorezeptoren** in der Körperschale und im Körperkern:
  - Thermorezeptoren der Körperschale (Warm- und Kaltrezeptoren): Erkennen von Temperaturänderungen im Vorfeld und Einleiten entsprechender Gegenregulation
  - Thermorezeptoren des Körperkerns (thermosensitive Rezeptoren): präzise Einhaltung der Körperkerntemperatur
- Entsprechende **Gegenregulationsmechanismen bei Abweichungen des Istwerts vom Sollwert**: verstärkte Wärmebildung (z.B. Kältezittern) oder Wärmeabgabe (z.B. verstärkte Hautdurchblutung, Schwitzen).

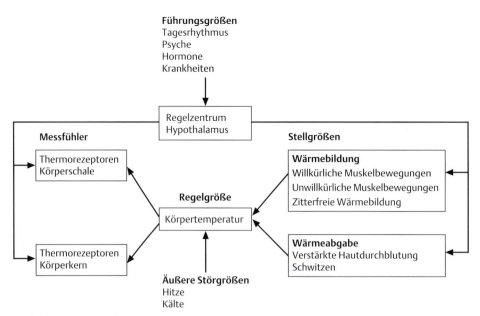

Regelkreis der Thermoregulation

2.2 Welche Mechanismen sind für die Wärmeabgabe des Körpers verantwortlich?

- **Konvektion:** Wärmetransport mit Stofftransport, d. h. bewegte Moleküle nehmen Wärme mit:
  - „Innerer Wärmestrom", z. B. Wärmetransport mit dem Blut vom Körperinneren in die Peripherie
  - „Äußerer Wärmestrom", z. B. Wärmetransport beim Schwimmen im Wasser
  - Gesteigerte Bewegung der wärmeabtransportierenden Moleküle (z. B. Wind) bedingt erhebliche Steigerung der Wärmeabgabe
- **Konduktion:** Wärmetransport ohne Stofftransport („Wärmeleitung"), d. h. Weitergabe der Wärmeenergie von Molekül zu Molekül, ohne dass dabei Materie bewegt wird; abhängig von Temperaturdifferenz und Wärmeleitfähigkeit des „wärmetransportierenden" Stoffes
- **Verdunstung (Evaporation):** Wärmeentzug durch Verdunstung von Wasser auf der Haut
- **Strahlung:** Wärmeabgabe durch vom Körper ausgehende Infrarotstrahlung.

2.3 Wie wirkt sich eine Temperaturänderung auf die Hautdurchblutung aus?

- Im Zustand der thermischen Indifferenz (s. Antwort zur Frage 2.4): Einstellung der Hautdurchblutung auf ein mittleres Niveau mit spontanen rhythmischen Schwankungen im Minutenrhythmus
- Zunehmende Wärme → zunehmender Anstieg der Hautdurchblutung durch Öffnung von arteriovenösen Anastomosen (Kurzschlussverbindungen zwischen Arterien und Venen) → Zunahme von Wärmetransport/-abgabe
- Zunehmende Kälte → zuerst Drosselung der Hautdurchblutung, später Kältevasodilatation (sog. Lewis-Reaktion) = periodische Zunahme der Hautdurchblutung (v. a. der Akren) zum Schutz vor Erfrierungen.

2.4 Erläutern Sie den Begriff der „thermischen Neutralzone"!

„Thermische Neutralzone": Temperaturbereich, der ohne Einsetzen thermoregulatorischer Prozesse als angenehm, also weder als zu kalt noch als zu warm, empfunden wird (thermische Indifferenz); etwa zwischen 20 und 30 °C; abhängig von verschiedenen Faktoren (z. B. Luftfeuchtigkeit, Wind, Bekleidung, Aktivität).

2.5 Woher wissen Sie, dass das Fieber zurückgeht? Welche prognostische Bedeutung hat die Frage, ob der Junge schwitzt oder friert?

- Der Junge schwitzt, d. h. sein Körper versucht Wärme abzugeben. Der Istwert liegt also über dem Sollwert, die Temperatur wird demnach abfallen.
- Frieren oder Schüttelfrost dagegen sind „Aufheizreaktionen" des Körpers, d. h. der Körper versucht die Körpertemperatur einem höheren Sollwert anzupassen; d. h. in einem solchen Fall, dass das Fieber wahrscheinlich noch an-

Kommentar

Säugetiere und Vögel sind homoiotherm (gleichwarm), d. h. sie halten ihre Körperkerntemperatur unabhängig von der Umgebungstemperatur auf einem bestimmten Wert konstant. Dazu müssen sie in der Lage sein, bei Bedarf zusätzlich Wärme zu erzeugen oder vermehrt Wärme abzugeben.

Thermoregulation: Regelkreis s. Antwort zur Frage 2.1. Verschiedene Faktoren beeinflussen die Körperkerntemperatur; so bewirkt z. B. das Hormon **Progesteron** einen Anstieg der Basaltemperatur von 0,5 °C. Progesteron steigt bei Frauen während des Menstruationszyklus nach der Ovulation im Serum an, d. h. dass es nach der Ovulation zu einer Erhöhung der basalen Körpertemperatur um 0,5 °C kommt. Diesen Temperaturanstieg kann man nutzen, um retrospektiv den Termin des Eisprungs (Ovulation) zu bestimmen. Bei regelmäßigem Menstruationszyklus lässt sich damit die voraussichtlich nächste Ovulation ermitteln. Bei Eintritt einer Schwangerschaft bleibt durch die persistierende Progesteronbildung die Körpertemperatur auf dem postovulatorisch erhöhtem Niveau.

Wärmebildung: Ein Großteil der Wärme entsteht im Rahmen des **Energieumsatzes** im Körper. Weitere Mechanismen sind: **willkürliche Muskelbewegungen** (körperliche Aktivität), **unwillkürliche Muskelaktivität** (Kältezittern) und **zitterfreie Wärmebildung** im braunen Fettgewebe. Letzteres spielt v. a. bei Neugeborenen eine Rolle. Da die Wärmeabgabe über die Körperoberfläche erfolgt, sind diese mit ihrem großen Oberflächen-Volumen-Verhältnis viel stärker von Auskühlung bedroht als Erwachsene. Um diesen Nachteil wenigstens teilweise auszugleichen, besitzen Neugeborene noch braunes Fettgewebe, in dem die Atmungskette physiologischerweise entkoppelt ist, so dass die Energie aus dem Fettgewebe direkt in Wärme umgewandelt werden kann.

Wärmeabgabe: Die Wärmeabgabe erfolgt fast ausschließlich über die **Körperoberfläche** und verhält sich proportional zu ihr, d. h. je größer die Körperoberfläche desto größer ist auch die Wärmeabgabe. Zu den Mechanismen der Wärmeabgabe s. Antwort zur Frage 2.2. Bei Zimmertemperatur überwiegt die Wärmeabgabe durch Strahlung (ca. 60 %), während der Anteil von Verdunstung 20 % der von Konvektion 15 % und der von Konduktion 5 % beträgt. Konvektion und Konduktion sind von der Temperaturdifferenz zwischen Körper und Umgebung abhängig. Bei Temperaturen über 37 °C findet daher keine Wärmeabgabe über diese Mechanismen mehr statt. Auch die Wärmeabgabe über Strahlung ist nur möglich, wenn nicht gleichzeitig mehr Strahlung aufgenommen als abgegeben wird (bei starker Sonneneinstrahlung dreht sich dieser Mechanismus um, und es findet netto eine Wärmeaufnahme statt). Je höher die Umgebungstemperatur, desto mehr nimmt also die Wärmeabgabe über Konvektion, Konduktion und Strahlung ab und der Anteil der Wärmeabgabe über Verdunstung zu. Die Verdunstung funktioniert um so besser, je trockener die umgebende Luft ist. Aus diesem Grund wird trockene Hitze wesentlich besser ertragen, als wenn die Luft eine sehr hohe Luftfeuchtigkeit aufweist ("schwüle Luft"). Pro Liter Wasser, das verdunstet, werden dem Körper 2400 kJ in Form von Wärme entzogen. Ursache hierfür ist, dass die Wassermoleküle Energie benötigen, um vom flüssigen Aggregatzustand in den gasförmigen überzugehen und diese dem Körper in Form von Wärme entziehen.

Perspiratio sensibilis und insensibilis: Die Verdunstung, die der Körper gezielt zur Wärmeabgabe einsetzt (Schwitzen) und über den Sympathikus steuert, bezeichnet man als Perspiratio sensibilis. Außerdem verdunstet aber auch ständig "unabsichtlich" Wasser über die Haut und Schleimhaut. Dieser unmerkliche Wasserverlust, den der Körper weder beeinflussen noch verhindern kann, wird als Perspiratio insensibilis bezeichnet.

Regulation der Körpertemperatur durch Hautdurchblutung: s. Antwort zur Frage 2.3. Wie viel Wärme an die Körperoberfläche dringt, hängt vor allem von der Hautdurchblutung ab, die über **vasokonstriktorische noradrenerge Nervenfasern** gesteuert wird. Eine Vasodilatation wird indirekt durch Nachlassen des noradrenergen Tonus oder humoral, z. B. durch Bradykinin, das bei der Stimulierung der Schweißdrüsen freigesetzt wird, erzielt.

Fieber: Bei Fieber wird der **Sollwert im Hypothalamus nach oben verschoben**. Dadurch entsteht eine Differenz zwischen Soll- und Istwert, die der Körper auszugleichen versucht. Solange der Istwert (tatsächliche Körpertemperatur, z. B. 37 °C) unter dem Sollwert (z. B. 39 °C) liegt, friert der Patient und steigert so lange die Wärmebildung (z. B. durch Muskelzittern in Form von Schüttelfrost), bis der neue Sollwert erreicht ist. Wenn das Fieber wieder abfallen soll, verschiebt sich der Sollwert wieder auf den normalen Wert von ca. 37 °C. Der durch das Fieber aufgeheizte Körper steigert so lange die Wärmeabgabe (z. B. durch Schwitzen), bis der Istwert wieder dem Sollwert entspricht.

Zu einer solchen Sollwertverstellung kommt es durch sog. **Pyrogene** (fiebererzeugende Stoffe), bei denen es sich beispielsweise um Lipopolysaccharide aus Bakterienmembranen (exogene Pyrogene) oder Mediatoren des Immunsystems wie Interleukine, Interferone, Tumornekrosefaktoren (endogene Pyrogene) handelt. Diese Pyrogene setzen eine Signalkaskade in Gang, in der Prostaglandine entstehen, die eine zentrale Rolle bei der Sollwertverstellung spielen. Medikamente wie Acetylsalicylsäure (z.B. Aspirin), die die Cyclooxygenase und damit die Entstehung von Prostaglandinen hemmen, wirken daher fiebersenkend.

ZUSATZTHEMEN FÜR LERNGRUPPEN
Messung der Körpertemperatur
Hitze- und Kälteadaptation
Körperschädigung durch Überhitzung (z. B. Sonnenstich, Hitzekollaps, Hitzschlag)
Menstruationszyklus
Biosynthese der Prostaglandine

Fall 3 Atemgrößen

3.1 Wie funktioniert ein Spirometer?
- **Aufgabe:** Messung der wechselnden Atemvolumina bei In- und Exspiration (Ein- und Ausatmung) bei konstantem Druck
- **Aufbau:** meist sog. Glockengasometer mit einer im Wasser schwebend gelagerten Glocke, deren Innenraum mit einem Schlauch mit dem Mundstück des Probanden verbunden ist; durch das Wasser wird der Innenraum gasdicht nach außen abgedichtet („geschlossenes System"), Volumenänderungen durch Ein- oder Ausatmen führen also zum Heben oder Senken der Glocke, was von einem Schreiber registriert wird.

3.2 Definieren Sie die einzelnen Atemgrößen! Nennen Sie jeweils Normwerte!
Statische Atemgrößen = Atemvolumina:
- **Atemzugvolumen:** Volumen, das bei einem Atemzug ein- bzw. ausgeatmet wird (Norm in Ruhe ca. 0,5 l)
- **Inspiratorisches Reservevolumen:** Volumen, das über den normalen Atemzug hinaus zusätzlich eingeatmet werden kann (Norm ca. 3 l)
- **Exspiratorisches Reservevolumen:** Volumen, das über den normalen Atemzug hinaus zusätzlich ausgeatmet werden kann (Norm ca. 1,7 l)
- **Residualvolumen:** Volumen, das auch nach maximaler Ausatmung in der Lunge verbleibt (Norm ca. 1,3 l)
- **Funktionelle Residualkapazität:** Volumen, das nach normaler Ausatmung in der Lunge verbleibt, also Residualvolumen + exspiratorisches Reservevolumen (Norm ca. 3 l)
- **Vitalkapazität:** maximales Volumen, das willkürlich geatmet werden kann, also Atemzugvolumen + inspiratorisches Reservevolumen + exspiratorisches Reservevolumen (Norm ca. 5,2 l)
- **Totalkapazität:** Volumen, das sich nach maximaler Einatmung in der Lunge befindet, also Vitalkapazität + Residualvolumen (Norm ca. 6,5 l)

Dynamische Atemgrößen (Volumenveränderungen in Abhängigkeit von der Zeit):
- **Atemzeitvolumen:** pro Zeiteinheit geatmetes Volumen (Norm in Ruhe ca. 7 – 8 l/min)

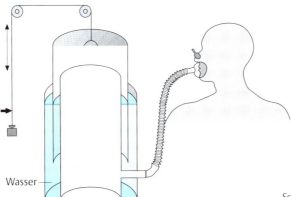

Schematische Darstellung eines Spirometers

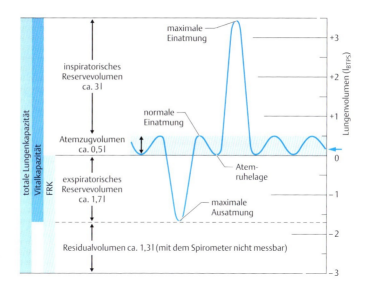

Normales Spirogramm mit Atemvolumina

- **Atemgrenzwert:** maximal willkürlich erreichbares Atemzeitvolumen (Norm 120–170 l/min)
- **Peak-flow:** maximale Atemstromstärke bei forcierter Exspiration (Norm 10 l/s)
- **Einsekundenkapazität (FEV$_1$, Tiffenau-Test):** Volumen, das innerhalb der ersten Sekunde der Exspiration maximal ausgeatmet wird („forciertes exspiratorisches Volumen in 1 s = FEV$_1$") (Norm 70–80% der Vitalkapazität).

3.3 Erläutern Sie in diesem Zusammenhang die Begriffe „Compliance" und „Resistance"!
- **Compliance („Volumendehnbarkeit"):** Maß für die Dehnbarkeit des Atemapparates (= Lunge + Thorax);
$$\text{Compliance} = \frac{\Delta V}{\Delta P} = \frac{\text{Volumenänderung}}{\text{Druckänderung}}$$
- **Resistance („Atemwegswiderstand"):** endobronchialer Strömungswiderstand, der bei der Atmung überwunden werden muss; ergibt sich aus dem Strömungswiderstand in den Atemwegen (85%) und dem Gewebewiderstand, der durch Reibung in Thorax und Abdomen entsteht (15%);
$$\text{Resistance} = \frac{\text{treibende Druckdifferenz}}{\text{Atemstromstärke}}.$$

3.4 Was verstehen Sie unter einer „obstruktiven Ventilationsstörung"? Welche Art von Ventilationsstörung kennen Sie noch? Wie sind jeweils Atemgrößen und Atmungswiderstände bei diesen beiden Erkrankungsgruppen verändert?
- **Obstruktive Ventilationsstörung** (z.B. Asthma bronchiale): erhöhter Atemwegswiderstand (erhöhte Resistance); typisch ist die Verminderung der dynamischen Atemgrößen
- **Restriktive Ventilationsstörung** (z.B. Lungenfibrose, Thoraxdeformation): verminderte Dehnbarkeit (Compliance) von Lunge und Thorax; typisch ist die Verminderung der statischen Atemgrößen.

Kommentar

Atemgrößen: s. Antwort zur Frage 3.2.

Messung von statischen Atemgrößen: Mittels Spirometer lassen sich – bis auf das Residualvolumen – die statischen Atemgrößen bestimmen (s. Antwort zur Frage 3.1). Das Residualvolumen wird mit der Heliumeinwaschmethode oder der Stickstoffauswaschmethode ermittelt.

Messung von dynamischen Atemgrößen: Der **Atemgrenzwert** bezeichnet das willkürlich maximal erreichbare Atemzeitvolumen. Bei der Messung atmet der Proband 10–15 Sekunden lang so viel wie möglich, anschließend wird das erreichte Volumen auf eine Minute hochgerechnet. *Cave:* Ließe man den Probanden eine ganze Minute so stark atmen, käme es durch die Hyperventilation zur vermehrten Abatmung von Kohlendioxid und damit zu einer respiratorischen Alkalose mit Hyperventilationstetanie (s. Fall 29). Der **Peak-flow** gibt die maximale Atemstromstärke bei forcierter Exspiration an. Er lässt sich leicht mit einem kleinen tragbaren Pneumotachographen bestimmen und eignet sich daher gut zur häuslichen Selbstkontrolle von Asthmatikern. Die **Einsekundenka-**

pazität oder auch „forciertes exspiratorisches Volumen in 1 Sekunde = FEV_1 (Tiffenau-Test)" misst das Volumen, das ein Proband innerhalb der ersten Sekunde der Exspiration maximal ausatmen kann. Der Proband wird aufgefordert, möglichst tief einzuatmen und dann möglichst schnell auszuatmen. Die Angabe der Einsekundenkapazität erfolgt meist als **relative Einsekundenkapazität**, d.h. es handelt sich um den Anteil an der Vitalkapazität, der innerhalb der ersten Sekunde ausgeatmet wird. Der Normwert beträgt 70–80%. Die Angabe in Prozent hat den Vorteil, dass dieser Wert unabhängig vom Lungenvolumen ist, d.h. bei einem gesunden großen Mann ist der Wert vergleichbar mit dem einer gesunden kleinen Frau. Die absolute Einsekundenkapazität wird dagegen absolut in Litern angegeben.

Compliance: Die Compliance („Volumendehnbarkeit") beschreibt die elastische Dehnbarkeit eines Systems, anschaulicher ausgedrückt: „Wie stark muss sich der Druck ändern, um ein bestimmtes Volumen zu verschieben?" bzw. „Zu welcher Druckänderung führt eine bestimmte Volumenänderung?" Je größer die Compliance ist, desto leichter lässt sich das System füllen. Ein Luftballon hat beispielsweise eine hohe Compliance: Auch mit relativ wenig Druck lässt sich ein relativ großes Volumen einblasen. Ein Autoreifen dagegen hat eine wesentlich niedrigere Compliance: Um dort das gleiche Volumen zusätzlich hineinzupumpen, braucht man viel mehr Druck. Die Compliance lässt sich sowohl für den Gesamtatemapparat als auch für die einzelnen Komponenten (Lunge und Thorax) getrennt betrachten und in einer **Ruhe-Dehnungs-Kurve** graphisch darstellen (s. Fall 55). Dabei entspricht die Compliance der Steigung der jeweiligen Kurven. Die Compliance der Einzelkomponenten verändert sich mit zunehmendem Volumen: Die Compliance des Thorax nimmt zu, die der Lunge ab. Die Compliance des Gesamtapparats, die sich aus diesen beiden Komponenten zusammensetzt, ist in Atemruhelage am höchsten, d.h. dass die Atemmuskulatur in diesem Bereich die geringsten Kräfte zur Überwindung der elastischen Widerstände aufbringen muss. Bei restriktiven Lungenerkrankungen ist die Compliance vermindert.

Resistance: Neben den elastischen Widerständen ergeben sich bei der Atmung auch noch nichtelastische, sog. viskose Atemwiderstände aus dem Strömungswiderstand der Luft und zu einem kleineren Teil aus den Reibungskräften der Strukturen untereinander. Messen lässt sich die Resistance mit Hilfe der **Ganzkörperplethysmographie**. Der Strömungswiderstand hängt v.a. von der Weite der Atemwege ab, durch die die Luft hindurchströmen muss. Bei obstruktiven Ventilationsstörungen ist die Resistance erhöht.

Asthma bronchiale: Das Asthma bronchiale gehört zu den obstruktiven Ventilationsstörungen, d.h. der Atemwegswiderstand ist bei dieser Erkrankung erhöht. Die Ursache der Atemwegsobstruktion beim Asthma bronchiale ist allergisch oder nichtallergisch (z.B. Kälte, Anstrengung, Infektion) bedingt. Leitsymptom ist die anfallsweise auftretende **Atemnot** (Dyspnoe), die sich bei ausgeprägter Bronchialobstruktion auch als Orthopnoe (stärkste Luftnot, die nur in aufrechter Haltung und unter Einsatz der Atemhilfsmuskulatur kompensiert werden kann; s. Fallbeispiel) äußern kann. Es ist v.a. die Exspiration (Ausatmung) behindert, hieraus resultiert das pfeifende Atemgeräusch (Stridor) bei der Exspiration. Um den erhöhten Atemwegswiderstand bei der Exspiration zu überwinden, wird forciert ausgeatmet, was die Bronchien zusätzlich komprimiert, so dass die Luft noch schlechter ausgeatmet werden kann. Es sammelt sich immer mehr Luft intrapulmonal an, was klinisch als überblähte Lungen mit hypersonorem Klopfschall in Erscheinung tritt. Radiologisch findet sich eine vermehrt strahlentransparente, überblähte Lunge und tiefstehende Zwerchfelle (s. Abb. Fallbeispiel). Um die Luft besser ausatmen zu können, kann die sog. Lippenbremse eingesetzt werden, bei der der intrapulmonale Druck durch das Spitzen der Lippen erhöht und so der Bronchialkollaps verhindert wird.

 ZUSATZTHEMEN FÜR LERNGRUPPEN

Ganzkörperplethysmographie
Ruhe-Dehnungs-Kurve des Atemapparates
Atemmuskulatur
Maschinelle Beatmung
Heliumeinwaschmethode

Fall 4 Erythrozyten

4.1 Nennen Sie die Normwerte für Hämatokrit, Erythrozytenzahl und Hämoglobinkonzentration!
- **Hämatokrit (Hkt):** relativer Volumenanteil der Blutzellen am Gesamtblutvolumen; (da Erythrozyten 99 % der Blutzellen ausmachen, Leukozyten und Thrombozyten zusammen dagegen nur ca. 1 %, entspricht der Hämatokrit weitgehend dem Anteil der Erythrozyten am Gesamtblutvolumen) Norm 37–52 %
- **Erythrozytenzahl:** 3,9–5,7 $10^6/\mu l$
- **Hämoglobinkonzentration (Hb):** Frauen 12–16 g/dl (7,6–9,5 mmol/l); Männer 14–18 g/dl (8,7–10,8 mmol/l).

4.2 Was bedeuten die Erythrozytenindices MCH, MCV und MCHC? Wie werden sie berechnet? Nennen Sie die Normwerte!
- **MCH** (mean corpuscular hemoglobin): mittlere Hämoglobinmasse pro Erythrozyt;

  $MCH = \dfrac{Hb-Konzentration}{Erythrozytenzahl}$;

  Norm ca. 28–32 pg Hb/Erythrozyt
- **MCHC** (mean corpuscular hemoglobin concentration, sog. Färbekoeffizient): Hämoglobinkonzentration pro Erythrozytenvolumen;

  $MCHC = \dfrac{Hb-Konzentration}{Hämatokrit}$;

  Norm ca. 31–37 /dl
- **MCV** (mean corpuscular volume): durchschnittliches Volumen eines Erythrozyten;

  $MCV = \dfrac{Hämatokrit}{Erythrozytenzahl}$;

  Norm ca. 82–92 fl.

4.3 Welche Anämieformen kennen Sie, und wie lassen sie sich laborchemisch unterscheiden? Nennen Sie jeweils Krankheiten, für die die jeweiligen Anämieformen typisch sind!
- **Hypochrome mikrozytäre Anämie:** MCH ↓, MCV ↓; typisch für Eisenmangel-, Tumor-, Infektanämie
- **Hyperchrome makrozytäre Anämie:** MCH ↑, MCV ↑; typisch für Vitamin-B_{12}-, Folsäuremangel
- **Normochrome normozytäre Anämie:** MCH normal, MCV normal, Hämatokrit erniedrigt; typisch für Erythrozytenbildungsstörung (z. B. bei Erythropoetinmangel, aplastischer Anämie), akuten Blutverlust, gesteigerten Erythrozytenabbau.

4.4 Berechnen Sie MCV und MCH bei der Patientin!
- $MCV = \dfrac{Hämatokrit}{Erythrozytenzahl} = \dfrac{30\%}{25 \cdot 10^6/\mu l} = 120\,fl$
- $MCH = \dfrac{Hb\text{-Konzentration}}{Erythrozytenzahl} = \dfrac{10\,g/dl}{25 \cdot 10^6/\mu l} = 40\,pg$

!!! 4.5 Um welche Form einer Anämie handelt es sich bei der Patientin? Wie erklären Sie sich die Anämie?
- **Diagnose:** MCH ↑, MCV ↑ (→ hyperchrome makrozytäre Anämie) + Vitamin-B_{12}-Spiegel ↓ (→ Anämie ist wahrscheinlich durch Vitamin-B_{12}-Mangel bedingt) + Antikörper gegen Parietalzellen; Diagnose: perniziöse Anämie
- **Pathogenese:**
  - Vitamin B_{12} ist u. a. für die Zellteilung im Knochenmark verantwortlich; ist Vitamin B_{12} nicht ausreichend vorhanden, ist die Zellteilung gestört, und es entwickelt sich eine makrozytäre hyperchrome Anämie
  - Vitamin B_{12} kann nur in Anwesenheit von Intrinsic factor, welcher von den Parietalzellen (Belegzellen) des Magens gebildet wird, im Ileum aufgenommen werden; da bei der Patientin Antikörper gegen Parietalzellen nachgewiesen werden konnten, ist ein Fehlen des Intrinsic factors als Ursache für den Vitamin-B_{12}-Mangel höchstwahrscheinlich
  - Ursache der Antikörperbildung ist eine atrophische Autoimmungastritis (Typ-A-Gastritis).

Kommentar

Funktion der Erythrozyten: Die Erythrozyten dienen dem **Atemgastransport** (O_2 und CO_2) und stellen außerdem ein wichtiges **Puffersystem** dar. Für beide Funktionen ist der rote Blutfarbstoff, das **Hämoglobin**, verantwortlich. Hämoglobin ist ein tetrameres Molekül, das aus vier Polypeptidketten („-globin") besteht. Jede Polypeptidkette besitzt ein Häm-Molekül, mit dem es ein O_2-Molekül binden kann. Ein Hämoglobinmolekül kann also bis zu vier O_2-Moleküle transportieren. Veränderungen der Hämoglobinketten haben Veränderungen der Erythrozyteneigenschaften zur Folge: Die häufigsten, auf angeborenen Veränderungen des Hämoglobins beruhenden Erkrankungen sind Sichelzellanämie und Thalassämie, die beide zu einer gesteigerten Hämolyse und damit zu hämolytischen Anämien führen.

Lebenszyklus der Erythrozyten: Für die Erythropoese (Erythrozytenbildung), die im **Knochenmark** stattfindet, werden **Folsäure** und **Vitamin B$_{12}$** benötigt. Um die Erythropoese an den Sauerstoffbedarf des Gewebes anzupassen, wird bei Sauerstoffmangel im Gewebe die **Erythropoetinbildung** in der Niere gesteigert. Erythropoetin stimuliert die Erythropoese. Die Erythropoese dauert **6–9 Tage**. Reife Erythrozyten enthalten weder einen Zellkern noch Mitochondrien, daher müssen sie ihren Energiebedarf über anaerobe Glykolyse decken. Sehr junge Erythrozyten enthalten noch RNA-Reste und werden als **Retikulozyten** bezeichnet. Ein hoher Retikulozytenanteil (> 1 %) weist auf eine gesteigerte Erythropoese, z. B. infolge vermehrten Blutverlustes, hin. Die **Lebensdauer** der Erythrozyten beträgt etwa **90–120 Tage**, danach werden sie überwiegend im Monozyten-Makrophagen-System der **Milz** abgebaut.

Erythrozytenparameter: s. Antworten zu Fragen 4.1 und 4.2.

Anämien: s. Antwort zur Frage 4.3. Als Anämie bezeichnet man eine **Verminderung der Hämoglobinkonzentration** (Hb), **des Hämatokrits** (Hkt) **oder der Erythrozytenzahl unter die Norm**. Hämoglobinkonzentration und Hämatokrit korrelieren miteinander und sind die entscheidenden Parameter für die Diagnose eine Anämie. Die Erythrozytenzahl dagegen korreliert nicht immer mit der Hämoglobinkonzentration und ist daher kein verlässlicher Parameter für die Erfassung einer Anämie. Beispielsweise kann bei einer Eisenmangelanämie die Erythrozytenzahl noch im Normbereich liegen. Da die Erythrozyten aber sehr klein sind, sind Hämoglobinkonzentration und Hämatokrit trotzdem zu niedrig.

Häufige Ursachen für Anämien sind Eisen-, Vitamin-B$_{12}$- oder Folsäuremangel. Allgemeine Anämiesymptome sind Blässe von Haut und Schleimhäuten sowie (infolge der anämiebedingten Sauerstoffmangelversorgung der Organe) Symptome wie Müdigkeit, Leistungsschwäche, Konzentrationsstörungen, Kopfschmerzen, Luftnot und Herzschmerzen (Angina pectoris).

Eisenmangelanämie: Eisen, als Bestandteil des Häm-Moleküls, wird für die Hämoglobinsynthese unbedingt benötigt. Ist zu wenig vorhanden, kommt es zu einer Hämoglobinbildungsstörung. Die Zellteilung im Knochenmark funktioniert zwar normal, die entstandenen Erythrozyten können aber nicht mit genügend Hämoglobin gefüllt werden, sie sind also zu klein (**mikrozytär**) und enthalten zu wenig Hämoglobin (**hypochrom**). Ursache für einen Eisenmangel sind neben mangelnder Zufuhr (z. B. fleischlose Ernährung) oder vermehrtem Bedarf (z. B. Schwangerschaft) v. a. Verluste durch chronische Blutungen (z. B. Blutungen im Verdauungstrakt bei Kolonkarzinom, Magenulkus). Eine ungeklärte Ursache einer Eisenmangelanämie sollte daher immer Anlass zu weiterer Diagnostik geben (z. B. Koloskopie, Gastroskopie).

Hyperchrome makrozytäre Anämien: Folsäure und Vitamin B$_{12}$ sind für die Zellteilung notwendig; bei Folsäure- oder Vitamin-B$_{12}$-Mangel können im Knochenmark nicht genügend Erythrozyten gebildet werden. Um trotzdem eine einigermaßen ausreichende Sauerstoffversorgung zu erreichen, werden die wenigen gebildeten Erythrozyten so voll wie möglich mit Hämoglobin gepackt. Die Erythrozyten sind deshalb sehr groß (**makrozytär**) und enthalten sehr viel Hämoglobin (**hyperchrom**). Ursache für einen **Folsäuremangel** können z. B. unzureichende Zufuhr bei Mangelernährung (z. B. Alkoholiker) oder erhöhter Bedarf (z. B. Schwangerschaft) sein. Die wichtigste Ursache für einen **Vitamin-B$_{12}$-Mangel** ist eine mangelnde Resorption infolge eines Intrinsic-factor-Mangels bei atrophischer Autoimmungastritis (s. Antwort zur Frage 4.4). Auch wenn die Resorption des Vitamin-B$_{12}$-Intrinsic-factor-Komplexes im Ileum beeinträchtigt wird (z. B. durch intestinale Erkrankungen, Ileumentfernung), kann es zu einem Vitamin-B$_{12}$-Mangel kommen. Allerdings hat die Leber sehr viel Vitamin B$_{12}$ gespeichert, so dass sich ein Vitamin-B$_{12}$-Mangel meist erst nach Jahren bemerkbar macht. Typisch für eine Vitamin-B$_{12}$-Mangelanämie sind neben gastrointestinalen und hämatologischen Symptomen neurologische Störungen wie Missempfindungen (Kribbeln, Taubheitsgefühle) und Störungen der Tiefensensibilität (gestörtes Vibrationsempfinden) wie im Fallbeispiel beschrieben.

Normochrome normozytäre Anämien: Läuft die Erythropoese im Knochenmark zwar normal, aber nicht an den Bedarf angepasst ab, entwickelt sich eine normochrome normozytäre Anämie: Die vorhandenen Erythrozyten sind zwar normal, aber es sind zu wenige, daher sind sowohl die Erythrozytenzahl als auch der Hämatokrit erniedrigt. Ursachen hierfür sind z. B. mangelnde Erythropoetinbildung bei schweren Nierenerkrankungen (sog. renale Anämie), Erkrankungen des Knochenmarks (z. B. aplastische Anämie) oder akute Blutverluste.

ZUSATZTHEMEN FÜR LERNGRUPPEN

Hämatopoese
Form der Erythrozyten
Blutkörpersenkungsgeschwindigkeit (BSG) und ihre klinische Bedeutung
Osmotische Resistenz der Erythrozyten, Sphärozytose
Funktion der Leukozyten und Thrombozyten

Fall 5 Menstruationszyklus

5.1 Welche Hormone sind an der Steuerung des Menstruationszyklus beteiligt? Wie beeinflussen sie sich gegenseitig?
- **GnRH** (Gonadotropin-Releasing-Hormon): stimuliert die Freisetzung der Gonadotropine FSH und LH
- **FSH** (Follikelstimulierendes Hormon): stimuliert die Follikelreifung und indirekt (über die Follikel) die Östrogenfreisetzung
- **LH** (Luteinisierendes Hormon): stimuliert das Corpus luteum und damit v. a. die Progesteronsynthese
- **Östrogene**: wirken in niedrigen bis mittleren Konzentrationen negativ rückkoppelnd auf die Freisetzung der Gonadotropine FSH und LH; in hohen Konzentrationen schlägt die negative in eine positive Rückkopplung um und die Gonadotropinfreisetzung wird stimuliert
- **Gestagene** (v. a. Progesteron): wirken negativ rückkoppelnd auf die Gonadotropinfreisetzung.

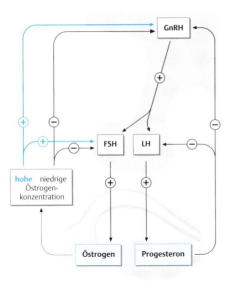

Steuerung der Sexualhormone der Frau

5.2 Zählen Sie je mindestens 5 Wirkungen der weiblichen Sexualhormone auf!
Östrogene:
- Entwicklung/Reifung der primären (Uterus, Vagina, Ovarien, Tuben) und sekundären (Mammae, Fettverteilung) weiblichen Geschlechtsmerkmale
- Bremsung des Längenwachstums durch Schluss der Epiphysenfugen
- Förderung der Osteoblastentätigkeit
- Beeinflussung des Blutfettspiegels (LDL ↓, VLDL ↑, HDL ↑)
- Erhöhung der Gerinnungsfähigkeit des Blutes
- Proliferation des Endometriums
- Förderung der Follikelreifung
- Verflüssigung des Zervixschleims
- Steigerung der Tubenmotilität
- Epithelproliferation in der Vagina

Progesteron („Schwangerschaftschutzhormon"):
Vorbereitung des Körpers auf eine Schwangerschaft oder bei Eintritt einer Schwangerschaft Schutz der Schwangerschaft:
- Sekretorische Transformation des Endometriums, Erhalt des Endometriums
- Verfestigung des Zervixschleims
- Wachstum der Uterusmuskulatur
- Hemmung der Uteruskontraktion
- Entwicklung des Milchgangsystems der Brustdrüsen
- Erhöhung der Basaltemperatur.

5.3 Beschreiben Sie den Menstruationszyklus! Erläutern Sie auch, wie sich die Konzentrationen der verschiedenen Hormone, das Endometrium und der Zervixschleim während eines Menstruationszyklus verändern! Zeichnen Sie die Hormonkurven auf und erläutern Sie!
Follikelphase (1. Zyklushälfte, 6.–12. Tag):
- Unter GnRH-Einfluss Anstieg der Gonadotropinspiegel (FSH, LH)
- FSH stimuliert im Ovar die Reifung von Follikeln (40–100), die gleichzeitig Östrogene produzieren
- Der anfangs noch niedrige Östrogenspiegel wirkt negativ rückkoppelnd auf die Gonadotropinausschüttung → FSH, LH steigen nicht weiter an → das gebildete FSH reicht nur für den Follikel, der die meisten FSH-Rezeptoren präsentiert und sich im Verlauf zum dominanten Follikel (sog. Graaf-Follikel) entwickelt, die übrigen Follikel gehen zugrunde
- Je größer der Follikel wird, desto mehr Östrogene synthetisiert er; bei sehr hohem Östrogenspiegel schlägt die negative in eine positive Rückkopplung um → FSH, LH steigen deutlich an
- Östrogenwirkung auf das Endometrium: Proliferation (Proliferationsphase)
- Östrogenwirkung auf den Zervixschleim: Verflüssigung → erleichterte Spermienpassage

Ovulation (Eisprung, Zyklusmitte, 13./14. Tag):
- Ovulation wird durch den starken LH-Anstieg (LH-Peak) ausgelöst
- Einblutung des im Ovar verbleibenden Follikelrests und Umwandlung in Corpus luteum (Gelbkörper)

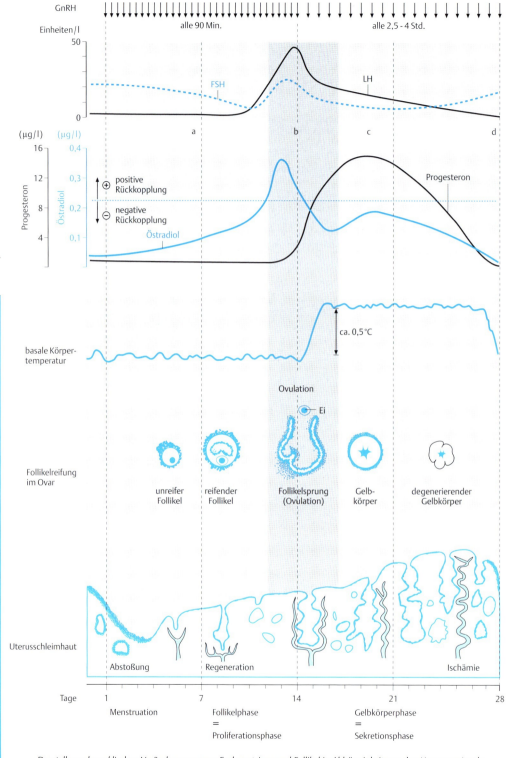

Darstellung der zyklischen Veränderungen von Endometrium und Follikel in Abhängigkeit von den Hormonspiegeln

Lutealphase (Gelbkörperphase, 2. Zyklushälfte, 15.–28. Tag):
- Kurzfristiges Absinken des Östrogenspiegels bis das Corpus luteum so weit entwickelt ist, dass es seine Hormonsynthese aufnimmt und Progesteron und Östrogene synthetisiert
- Hoher Progesteron- und mäßig hoher Östrogenspiegel wirken negativ rückkoppelnd auf LH und FSH → Absinken der FSH- und LH-Spiegel
- 14 Tage nach der Ovulation ist der LH-Spiegel so weit abgesunken, dass das Corpus luteum untergeht → Einstellung der Hormonsynthese mit Abfall der Östrogen- und Progesteronspiegel
- Progesteronwirkung auf das Endometrium: sekretorische Umwandlung (Sekretionsphase), Einlagerung von Glykogen, Entwicklung von Spiralarterien
- Progesteronwirkung auf den Zervixschleim: Verfestigung → erschwerte Spermien- oder Bakterienpassage

Menstruation (1.–5. Tag):
- Abstoßen des Endometriums aufgrund des Östrogen- und Progesteronmangels (Desquamationsphase) → Menstruation („Hormonentzugsblutung")
- Östrogen- und Progesteronmangel hebt negative Rückkopplung auf die Gonadotropine auf → Zunahme der Gonadotropinausschüttung → Zyklus beginnt erneut.

5.4 Wie funktionieren orale Kontrazeptiva („Mikropille")?

Orale Kontrazeptiva („Mikropille") enthalten Östrogene und Gestagene und wirken über verschiedene Mechanismen empfängnisverhütend:
- **Ovulationshemmung:** Hemmung der Gonadotropinfreisetzung über negative Rückkopplung durch Östrogene und Gestagene; ohne FSH keine Follikelreifung → kein befruchtungsfähiges Ei
- **Veränderung des Zervixschleims:** Verfestigung des Zervixschleims durch Gestagen → erschwerte Spermienpassage
- **Veränderung des Endometriums:** sequenzielle Wirkung der Hormone beim Menstruationszyklus (erst nur Östrogene, ab Zyklusmitte zusätzlich Progesteron) ist für einen optimalen Endometriumaufbau für die Nidation (Eieinnistung) notwendig; gleichzeitige Einnahme beider Hormone bedingt eine Atrophie des Endometriums, so dass die Nidation erschwert ist
- **Veränderung der Tubenmotilität:** Herabsetzung der Tubenmotilität und -sekretion.

Kommentar

Menstruationszyklus: Der Menstruationszyklus beruht auf einem genau austarierten Zusammenwirken verschiedener Hormone. Während der Pubertät beginnt der Hypothalamus mit der pulsatilen Ausschüttung von GnRH, welches in der Hypophyse die Freisetzung der Gonadotropine FSH und LH stimuliert. FSH und LH fördern die Freisetzung der Sexualhormone, bei der Frau Östrogene (v. a. Estradiol) und Gestagen (v. a. Progesteron). Mit fortschreitender Pubertät stabilisiert sich der Zyklus bis regelmäßig, etwa alle 28 Tage, ein befruchtungsfähiges Ei heranreift. Per definitionem ist der erste Tag der Menstruationsblutung der 1. Zyklustag. Zum Ablauf des Zyklus s. Antwort zur Frage 5.3.

Kontrazeption: Neben den oben beschriebenen **Kombinationspräparaten** („Mikropille", s. Antwort zur Frage 5.4) können auch **niedrig dosierte reine Gestagenpräparate** („Minipille") bei der oralen Kontrazeption (Verhütung) verwendet werden. Die Gestagene wirken empfängnisverhütend durch Verfestigung des Zervixschleims und Atrophisierung des Endometriums; eine Ovulation wird nicht sicher verhindert. **Progesteron** führt 1–2 Tage nach der Ovulation zur Erhöhung der Basaltemperatur des Körpers um 0,5 °C, retrospektiv lässt sich damit der Ovulationstermin bestimmen. Bei regelmäßigem Menstruationszyklus lässt sich so auch der voraussichtlich nächste Termin ermitteln. Diese Methode kann zur Schwangerschaftsverhütung genutzt werden, ist allein aber sehr unsicher. Unter **Östrogeneinfluss** verflüssigt sich zur Zyklusmitte hin der Zervixschleim, die zervikale Schleimsekretion nimmt folglich zu. Präovulatorisch ist der Schleim klar, dünnflüssig und fadenziehend. Nach der Ovulation nimmt durch die Progesteronwirkung die Schleimproduktion ab, der Schleim wird zäh. Beobachtet man diese Veränderungen zusätzlich zur Basaltemperatur, lässt sich der ungefähre Ovulationstermin mit höherer Sicherheit ermitteln.

Hormonelle Veränderungen zu Beginn einer Schwangerschaft: Wird ein Ei befruchtet, muss die **Progesteronproduktion unbedingt erhalten werden**, da andernfalls das Endometrium und mit ihm die befruchtete Eizelle abgestoßen werden würden. Aufgrund der negativen Rückkopplung von Östrogen und Progesteron auf LH, sinken die LH-Spiegel nach der Ovulation ab und das progesteronbildende Corpus luteum droht zugrunde zu gehen. Um dies zu verhindern, wird vom Trophoblasten humanes Choriongonadotropin (**hCG**) als LH-Ersatz gebildet. hCG hält das Corpus luteum in einem funktionsfähigen Zustand, damit die für die Schwangerschaft unerlässlichen Hormone weiter produziert werden können. Ab dem zweiten Schwangerschaftsdrittel (ca. 14. Woche) kann die **Plazenta** die Progesteronproduktion selbst übernehmen, das Corpus luteum wird nicht mehr benötigt, und der hCG-Spiegel sinkt ab. hCG ist etwa 6–8 Tage nach der Befruchtung im Urin nachweisbar, auf seinem Nachweis beruhen die handelsüblichen Schwangerschaftstest.

Anorexia nervosa: Bei der Anorexia nervosa („Magersucht") handelt es sich um eine psychosomatische Erkrankung, die mit einem selbst herbeigeführten extrem niedrigen Körpergewicht einhergeht. Sie tritt häufig bei jungen Mädchen peripubertär auf und verzögert Pubertät und Menarche (1. Menstruationsblutung) oder führt zur sekundären Amenorrhoe, d. h. die Regelblutung bleibt aus, nachdem sie schon eingetreten war. Eine normale Zyklusfunktion setzt einen minimalen Fettanteil von ca. 22 % an der Gesamtkörpermasse voraus, wenn dieser unterschritten wird, setzt die neuroendokrine Steuerung der Gonadenfunktion entweder erst gar nicht ein, oder, wenn sie schon in Gang gekommen war, fällt sie wieder auf die präpubertäre Ebene zurück. Entwicklungsgeschichtlich kann man dies als eine natürliche Kontrazeption bei schlechter Ernährungslage betrachten, die als schlechte Vorraussetzung für Nachwuchs angesehen werden muss. Die betroffenen Mädchen sind häufig kachektisch (abgezehrt, abgemagert), die Gonadotropin- und Östrogenspiegel sind stark erniedrigt.

ZUSATZTHEMEN FÜR LERNGRUPPEN
Ovulation
Schwangerschaft und Geburt
Laktation
Männliche Sexualhormone

Fall 6 Signalverarbeitung in der Retina

6.1 Wie ist die Netzhaut aufgebaut?
- Die Netzhaut (Retina) besteht aus mehreren Schichten verschiedener Zelltypen, von innen nach außen betrachtet unterscheidet man:
  – Ganglienzellen (Axone der Ganglienzellen bilden den N. opticus)
  – Amakrine Zellen
  – Bipolarzellen
  – Horizontalzellen
  – Photorezeptoren (Zapfen, Stäbchen)
  – Pigmentzellen.
- Auch auf horizontaler Ebene lassen sich verschiedene Regionen der Netzhaut unterscheiden:
  – Zentral: sog. Fovea centralis (Stelle des schärfsten Sehens)
  – 30° nasal von der Fovea centralis: Papilla nervi optici („blinder Fleck"), hier laufen die Axone der Ganglienzellen zusammen und verlassen den Augapfel als N. optici; an dieser Stelle befinden sich keine Photorezeptoren.

6.2 Welche Photorezeptoren kennen Sie? Wie unterscheiden sie sich?
Die Photorezeptoren lassen sich in 2 Typen, die Stäbchen und die Zapfen, unterteilen. Das Verhältnis Stäbchen : Zapfen beträgt etwa 20 : 1.
- Stäbchen:
  – Liegen v. a. in der Netzhautperipherie

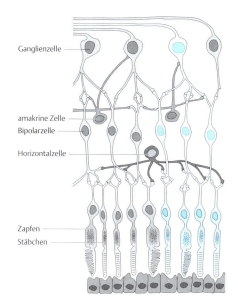

Aufbau der Retina (blau = Ganglienzelle mit ihrem rezeptiven Feld)

- Alle Stäbchen benutzen den gleichen Sehfarbstoff (Rhodopsin) → nur Unterscheidung zwischen „hell" und „dunkel"; Absorptionsmaximum bei ca. 500 nm
- Rhodopsin weist eine hohe Lichtempfindlichkeit auf, d. h. Stäbchen sind v. a. bei schwachen Lichtverhältnissen aktiv (skotopisches Sehen, Nachtsehen)

■ **Zapfen:**
- Liegen v. a. in zentralen Netzhautarealen, hier am dichtesten in der Fovea centralis
- Verschiedene Sehfarbstoffe (Zapfen-Opsine): Rot-, Grün-, Blauzapfen
- Unterschiedliche Absorptionsmaxima der Zapfen-Opsine ermöglichen Unterscheidung zwischen verschiedenen Wellenlängen, also zwischen Farben
- Lichtempfindlichkeit im Vergleich zu Stäbchen geringer, erst bei hohen Leuchtdichten (Helligkeit) sind sie aktiv (photopisches Sehen, Sehen im Hellen).

6.3 Wie funktioniert die Signaltransduktion in den Photorezeptoren?

■ Photorezeptoren sind im Ruhezustand relativ stark depolarisiert (ca. 30 mV); weil im Dunkeln cGMP-abhängige Na^+-Ca^{2+}-Kanäle geöffnet sind (die hohe Na^+- und Ca^{2+}-Leitfähigkeit verschiebt das Membranpotenzial in Richtung eines positiven Wertes)
■ Lichtreiz → photochemische Reaktion des Sehfarbstoffes (s. Kommentar) → Hydrolyse von cGMP zu GMP

■ Fehlt cGMP → Verschluss cGMP-abhängiger Na^+-Ca^{2+}-Kanäle → Hyperpolarisation der Photorezeptorzelle → Verringerung der Transmitterfreisetzung → Potenzialänderung der nachgeschalteten Bipolar- und Horizontalzellen → Weitergabe an Ganglienzellen → Aktionspotenzialfrequenz der Ganglienzellen korreliert mit dem Ausmaß der Hyperpolarisation (d. h. starker Lichteinfall hat eine hohe, schwacher Lichteinfall eine geringe Steigerung der Aktionspotenzialfrequenz zur Folge).

6.4 Wie hängen Rezeptor- und Aktionspotenziale zusammen? Was ist der wesentliche Unterschied?

Rezeptorpotenziale:
■ entstehen in Sinneszellen
■ Höhe ist abhängig von der Reizstärke: schwache Reize → niedriges Rezeptorpotenzial, starke Reize → hohes Rezeptorpotenzial
■ Bei Übersteigen einer bestimmten Schwelle wird ein Aktionspotenzial an der efferenten Nervenfaser ausgelöst: je höher das Rezeptorpotenzial, desto höher ist die resultierende Aktionspotenzialfrequenz

Aktionspotenziale:
■ entstehen im Axonhügel von Nervenzellen
■ Die Amplitude ist immer gleich hoch (Alles-oder-Nichts-Regel).

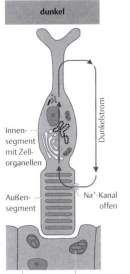
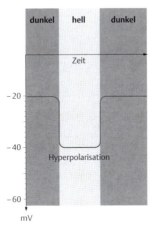
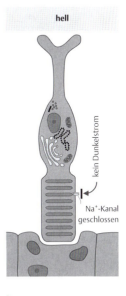

Im Dunkeln (Ruhezustand; Abb. a) sind die Photorezeptoren relativ stark depolarisiert, weil cGMP-abhängige Na^+-Ca^{2+}-Kanäle geöffnet sind. Bei Belichtung (Abb. b) schließen sich die Na^+-Ca^{2+}-Kanäle, die Zelle hyperpolarisiert.

6.5 Was versteht man unter einem „rezeptiven Feld"? Wie unterscheiden sich große von kleinen rezeptiven Feldern?
- **Rezeptives Feld:** alle Photorezeptoren eines Netzhautbereichs, die auf eine einzelne Ganglienzelle verschalten
  - Die Größe eines rezeptiven Feldes entscheidet über sein **Auflösungsvermögen** und seine **Lichtempfindlichkeit:**
    - Kleines rezeptives Feld: wenige Photorezeptoren verschalten auf eine Ganglienzelle, d.h. Lichtreize lassen sich genauer lokalisieren (wäre der Lichtreiz nur ein wenig daneben aufgetroffen, wäre in einer anderen Ganglienzelle ein Aktionspotenzial ausgelöst worden), d.h. das Auflösungsvermögen ist um so besser, je kleiner das rezeptive Feld ist; bei schwachen Lichtverhältnissen reicht die Aktivierung nur sehr weniger Photozeptoren aber nicht mehr aus, um in der Ganglienzelle ein Aktionspotenzial entstehen zu lassen und erst die Aktivierung mehrerer Photosensoren würde zu einem Signal führen; d. h. die Lichtempfindlichkeit ist um so geringer, je kleiner das rezeptive Feld ist
    - Großes rezeptives Feld: hier sind die Verhältnisse genau umgekehrt, das Auflösungsvermögen ist geringer, die Lichtempfindlichkeit umso besser
- Regionen der Retina, die ein besonders gutes Auflösungsvermögen haben (Fovea centralis), besitzen daher sehr kleine rezeptive Felder; Regionen, bei denen eine hohe Lichtempfindlichkeit besonders wichtig ist (Netzhautperipherie) haben große rezeptive Felder.

6.6 Was versteht man unter einem „Gesichtsfeld"? Wie lässt es sich ermitteln?
- **Gesichtsfeld:** ist der mit unbewegtem Auge sichtbare Teil des Raumes; Gesichtsfeld eines Auges = monokulares Gesichtsfeld; Gesichtsfeld beider Augen = binokulares Gesichtsfeld
- **Gesichtsfeldbestimmung erfolgt mittels sog. Perimetrie:** Proband fixiert mit unbewegtem Auge einen Punkt in der Mitte eines Perimeters; Lichtreize werden an verschiedenen Stellen der Perimeterhalbkugel angeboten; bei Wahrnehmung der Lichtreize, signalisiert der Patient dies durch Drücken eines Knopfes; so lassen sich Gesichtsfeldgrenzen für farbige oder unbunte Reize bestimmen und auf einer Gesichtsfeldkarte darstellen.

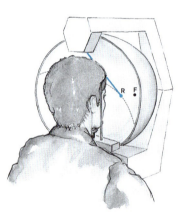

A Schema des Hohlkugelperimeters

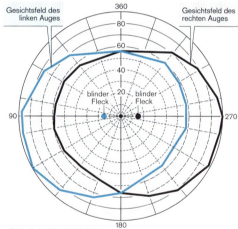

B typische Gesichtsfeldkarten

Perimetrie und Gesichtsfeldkarten
A – Hohlkugelperimeter mit Kinnstütze und Stirnband zur Positionierung des Kopfes. F = Fixationspunkt, R = Reizmarke.
B – Gesichtsfeld des linken Auges (blau) und des rechten Auges (schwarz). Die jeweiligen blinden Flecke sind entsprechend dargestellt. Die Summe beider monokularer Gesichtsfelder ergibt das binokulare Gesichtsfeld.

Kommentar

Aufbau der Retina: s. Antworten zu Fragen 6.1 und 6.2.

Signaltransduktion in Sinneszellen: Die Übersetzung eines adäquaten Reizes in ein körpereigenes Signal wird als **Transduktion** oder bioelektrische Wandlung bezeichnet. Grundlage dafür ist, dass eine bestimmte Sinneszelle auf einen entsprechenden Reiz mit einer Veränderung der Ionenleitfähigkeit reagiert und dadurch das Membranpotenzial verändert wird: Es entsteht ein Rezeptorpotenzial. Bei **Rezeptorpotenzialen** (Syn. Generatorpotenzial, Sensorpotenzial) handelt es sich um **kontinuierliche lokale Erregungen stufenlos variierbarer Amplitude**.

Aktionspotenziale haben dagegen eine **feste Amplitude**, eine Intensitätskodierung kann daher nur über die **unterschiedliche Frequenz der Aktionspotenziale** erfolgen. Da die minimal und maximal wahrnehmbaren Reizstärken in ihrer Intensität oft um mehrere Zehnerpotenzen auseinander liegen, korreliert die Impulsfrequenz nicht linear sondern meist logarithmisch oder in Form einer Potenzfunktion mit der Reizstärke.

Photochemische Reaktion: Die Signaltransduktion in den Photorezeptoren ist besonders gut für die Stäbchen untersucht. Stäbchen enthalten als Sehfarbstoff Rhodopsin, das aus einer Proteinkomponente (Opsin) und einem Vitamin-A-Derivat (11-cis-Retinal) besteht. Rhodopsin ist photosensibel, d. h. ein Lichtreiz setzt eine photochemische Reaktion in Gang, bei der 11-cis-Retinal **durch eine Konformationsänderung in** all-trans-Retinal umgewandelt wird. Über mehrere Zwischenschritte entsteht dann aus Rhodopsin **Metarhodopsin II**. Metarhodopsin II aktiviert **Transducin**, ein G-Protein in den Sinneszellen des Auges. Transducin aktiviert eine **Phosphodiesterase**, durch die cGMP in GMP hydrolysiert wird. Die abnehmende cGMP-Konzentration hat eine Abnahme der Na^+- und Ca^{2+}-Leitfähigkeit und damit eine Hyperpolarisation zur Folge.

Rezeptive Felder: s. Antwort zur Frage 6.5. Die Belichtung eines rezeptiven Feldes kann eine Depolarisation oder eine Hyperpolarisation der zugehörigen Ganglienzelle zur Folge haben, je nachdem ob das Zentrum oder die Peripherie des rezeptiven Feldes belichtet worden ist. Entsprechend ihrem Antwortverhalten auf Lichtreize lassen sich die Ganglienzellen in drei Klassen unterteilen: Bei **On-Zentrum-Neuronen** führt die Belichtung des Zentrums des rezeptiven Feldes zu einer Erregung, die Belichtung der Peripherie des rezeptiven Feldes dagegen zu einer Hemmung; **Off-Zentrum-Neurone** verhalten sich genau umgekehrt. Durch dieses Antwortverhalten wird der Kontrast verstärkt, Neurone des On- oder Off-Systems sind daher v.a. an der Signalübertragung von Hell-und-Dunkel- oder Farbwerten beteiligt. **On-Off-Neurone** reagieren auf stationäre Lichtreize meist mit einer kurzen Aktivierung, auf Verdunklung mit einer kurzen Hemmung. Man findet sie besonders häufig im System der bewegungsempfindlichen Neurone.

Perimetrie: s. Antwort zur Frage 6.6. Mit Hilfe der Perimetrie erhält man u.a. Informationen über die retinale Verteilung funktionierender Photorezeptoren: Das Gesichtsfeld für unbunte Reize ist größer als das für farbige Reize, weil in der Peripherie zwar noch Stäbchen, aber keine Zapfen mehr zu finden sind. Gesichtsfeldausfälle werden als **Skotome** bezeichnet. Physiologischerweise findet man ein Skotom im Bereich des „blinden Flecks", weil es dort keine Photorezeptoren gibt. Andere charakteristische Skotome liefern wichtige diagnostische Hinweise auf mögliche Störungen im Bereich des Auges, der Sehbahn oder des Gehirns (s. Fall 26).

Glaukom: Kennzeichnend für ein Glaukom („grüner Star") ist eine Erhöhung des intraokulären Drucks, der zu einer Vergrößerung der Excavatio papillae nervi optici und einer Schädigung des Sehnervs führt, die Gesichtsfeldausfälle bis hin zur völligen Erblindung des Auges zur Folge haben kann. Bei der Perimetrie fallen die glaukomtypischen, vom blinden Fleck ausgehenden ring- oder bogenförmigen Gesichtsfeldausfälle (sog. Bjerrum-Skotom) auf. Die Fovea centralis und damit das scharfe Sehen bleibt relativ lange unbeeinträchtigt, so dass bei einer chronischen Erhöhung des Augeninnendrucks schon weite Teile des Gesichtsfeld irreversibel geschädigt sein können, bis der Gesichtsfeldausfall bemerkt wird.

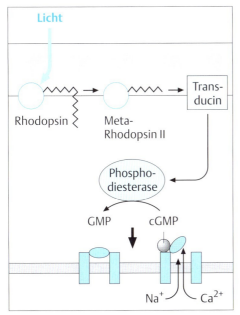

Photochemische Reaktion

Ursache für ein Glaukom ist meist eine Abflussbehinderung des Kammerwassers entweder durch einen reduzierten Querschnitt des Trabekelwerks (sog. Offenwinkelglaukom) oder eine zu flach angelegte Vorderkammer, eine starke Hyperopie oder eine zu dicke Linse (sog. Engwinkelglaukom). Bei einem Engwinkelglaukom kann es durch eine vollständige Verlegung des Trabekelwerks zum akuten Glaukomanfall kommen, auslösende Faktoren können psychischer Stress oder die Einnahme pupillenweiternder Medikamente sein.

Zur Senkung des Augeninnendrucks können z.B. Parasympathomimetika (z.B. Pilocarpin) zur Verbesserung des Kammerwasserabflusses und Carboanhydrasehemmer (z.B. Acetazolamid) zur Verminderung der Kammerwasserproduktion gegeben werden. Da ein Glaukom sehr schmerzhaft ist und zu starken vegetativen Begleitsymptomen, wie Übelkeit und Erbrechen (s. Fallbeispiel), führen kann, sollten starke Schmerzmittel gegeben werden.

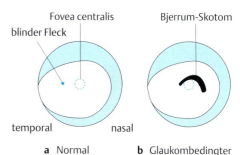

Gesichtsfeld des linken Auges

ZUSATZTHEMEN FÜR LERNGRUPPEN
Sehbahn
Typische weitere Gesichtsfelddefekte
Aufbau des Auges

Fall 7 Leber, Galle, enterohepatischer Kreislauf

7.1 Aus welchen Bestandteilen setzt sich die Galle zusammen? Woher stammen sie, und was sind ihre Aufgaben?
- **Gallensäuren** (z.B. Cholsäure, Chenodesoxycholsäure): Emulgation von Fetten
- **Cholesterin:** Vorstufe für Gallensäurensynthese
- **Bilirubin:** Abbauprodukt aus dem Hämabbau
- **Lecithin:** Emulgation, Bildung von Chylomikronen
- **Anderes** (z.B. Abbauprodukte von Medikamenten, Giftstoffe): Ausscheidung über den Darm nach Inaktivierung oder Entgiftung durch die Leber.

7.2 Welche Möglichkeiten hat der Körper, Bilirubin auszuscheiden?
- Bilirubin ist schlecht wasserlöslich, so dass es im Blut an Albumin gebunden zur Leber transportiert wird (unkonjugiertes bzw. indirektes Bilirubin)
- In der Leber: Konjugierung des Bilirubins an Glukuronsäure → wasserlösliches (konjugiertes bzw. direktes) Bilirubin → Ausscheidung v.a. über Galle in den Darm; aufgrund der Wasserlöslichkeit auch über die Nieren möglich.

7.3 Was versteht man unter dem „enterohepatischen Kreislauf"?
Enterohepatischer Kreislauf = Zirkulieren von Stoffen zwischen Dünndarm („entero") und Leber („hepar"): Sekretion von Gallensäuren, Bilirubin usw. als Galle ins Duodenum → Rückresorption eines Teils der Gallebestandteile im Ileum → Transport über Pfortaderblut wieder zur Leber → erneute Sekretion durch Hepatozyten in Gallenkanälchen → erneute Abgabe mit Galle ins Duodenum → usw.

!!! 7.4 Was erklären Sie der Patientin?
- Gallensteine enthalten in 80% der Fälle als Hauptbestandteil Cholesterin
- Cholesterin wird normalerweise in der Galle

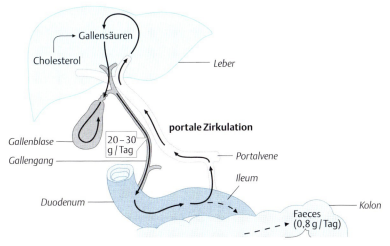

Enterohepatischer Kreislauf

durch Gallensäuren und Lecithin in mizellarer Lösung gehalten
- Liegt eine erhöhte Konzentration von Cholesterin im Vergleich zu Gallensäuren und Lecithin vor, entsteht ein Lösungsungleichgewicht → Cholesterin fällt aus, es entstehen Gallensteine.

!!! **7.5** Welche Laborergebnisse erwarten Sie bei der Patientin für Bilirubin und Urobilinogen im Serum? Warum?
- Bilirubin ↑: bei Verlegung ableitender Gallenwege kann die Galle nicht über den Darm ausgeschieden werden, Gallebestandteile wie Bilirubin treten ins Blut über → Bilirubin im Serum ↑; v.a. konjugiertes Bilirubin ist erhöht, da die Konjugation mit Glukuronsäure in der Leber normal erfolgt
- Urobilinogen ↓: bei Verlegung ableitender Gallenwege gelangt kein Bilirubin in den Darm → kein bakterieller Abbau zu Urobilinogen → keine Rückresorption von Urobilinogen über enterohepatischen Kreislauf → Urobilinogen im Serum ↓.

!!! **7.6** Was versteht man unter einem Ikterus? Welche Formen kennen Sie?
Ikterus: Gelbverfärbung der Haut und Skleren infolge erhöhten Bilirubingehalts im Serum (Norm < 1 mg/dl bzw. < 17 µmol/l)
- **Prähepatischer Ikterus:** bei gesteigerter Bilirubinproduktion (z. B. durch gesteigerten Zerfall von Erythrozyten) übersteigt die Bilirubinmenge die Kapazität der Leber
- **Intrahepatischer Ikterus:** bei Leberparenchymschädigung (z. B. Hepatitis) kann Bilirubin nicht ausreichend konjugiert werden und wird daher nicht ausreichend ausgeschieden
- **Posthepatischer Ikterus:** bei Abflussbehinderung der Galle (z. B. Gallenstein oder Tumor in ableitenden Gallenwegen) kann Bilirubin nicht über den Darm ausgeschieden werden.

Kommentar

Leber: Die Leber ist das wichtigste **Stoffwechselorgan** des Körpers. So ist sie z. B. an der Aufrechterhaltung der Blutglukosekonzentration wesentlich beteiligt oder synthetisiert Gerinnungsfaktoren. Sie spielt eine zentrale Rolle für die **Entgiftung körpereigener und körperfremder Stoffe** (z. B. Medikamente), wandelt diese u. a. in wasserlösliche und damit ausscheidungsfähige Stoffe um. Die Leber produziert Galle, die für die Fettverdauung erforderlich ist und über die Stoffwechselendprodukte (z. B. Bilirubin, Medikamente) in den Darm ausgeschieden werden können.

Galle: Pro Tag werden etwa **500–1000 ml Galle** produziert. Die einzelnen Bestandteile werden entweder in der Leber direkt synthetisiert (z. B. Cholesterin, Gallensäuren) oder aus dem Blut extrahiert. Die primäre **Lebergalle** besteht zu ca. 90 % aus Wasser, die übrigen Bestandteile sind Gallensäuren, Bilirubin, Cholesterin und Elektrolyte (s. Antwort zur Frage 7.1). Die Speicherung der Lebergalle erfolgt in der Gallenblase. Da diese nur ein Fassungsvermögen von etwa 60 ml hat, muss die Lebergalle eingedickt werden. Dies erfolgt durch einen aktiven Auswärtstransport von Na^+ und Cl^-, denen Wasser passiv nachfolgt. Die Konzentration der Gallensäuren, des Bilirubins, Cholesterins und Lecithins kann dadurch bis auf das 10-fache gesteigert werden, es entsteht die sog. **Blasengalle**.

Enterohepatischer Kreislauf: s. Antwort zur Frage 7.3. Der enterohepatische Kreislauf dient in erster Linie dem „Recycling" der Gallensäuren. Gallensäuren **emulgieren im Darm Nahrungsfette**, so dass diese besser für die lipidspaltenden Enzyme zugänglich sind und dadurch besser von der Darmwand absorbiert werden können. Die Fettverdauung findet bereits im oberen Dünndarm statt, im Ileum werden die Gallensäuren demnach nicht mehr benötigt. Statt diese mit den Fäzes auszuscheiden und damit zu verlieren, resorbiert der Körper sie zum größten Teil (ca. 90%). Auf diese Weise spart sich der Körper eine Neusynthese dieser Substanzen. Insgesamt beträgt die Gesamtmenge an Gallensäuren im Körper etwa 2–4 g, die pro Tag etwa 5–10-mal durch den Darm zirkulieren. Der Gallensäureverlust beträgt 0,2–0,6 g/d, dieser Anteil muss täglich aus Cholesterin und Taurin oder Glycin neu synthetisiert werden.

Bilirubin: Bilirubin fällt beim Hämoglobinabbau an, wenn der Porphyrinanteil Häm abgebaut wird. Über die Zwischenstufe **Biliverdin** entsteht **wasserunlösliches Bilirubin** (indirektes bzw. unkonjugiertes Bilirubin), das an Albumin gebunden zur Leber transportiert wird. **In den Hepatozyten werden an Bilirubin zwei Glukuronsäuremoleküle gekoppelt**, dadurch wird **Bilirubin wasserlöslich** (direktes bzw. konjugiertes Bilirubin). Bilirubin wird aktiv in die Gallenkanälchen transportiert und von dort in den Darm ausgeschieden. Darmbakterien spalten zum Teil von Bilirubin die Glukuronsäure wieder ab und reduzieren Bilirubin zu **Urobilinogen** oder **Sterkobilinogen**, die durch Oxidation zu **Sterkobilin** und **Urobilin** umgewandelt werden können. Der größte Teil davon wird mit den Fäzes ausgeschieden und bedingt die bräunliche Farbe des Stuhls. Ein Teil des Bilirubins bzw. seiner Abbauprodukte gelangt über den enterohepatischen Kreislauf zurück zur Leber oder wird über die Niere ausgeschieden. Urobilin bedingt die gelbliche Farbe des Urins.

Cholezystolithiasis: Enthält die Galle mehr Cholesterin als gleichzeitig von Gallensäuren und Lecithin emulgiert werden kann, kann Cholesterin ausfallen und Steine bilden (s. Antwort zur Frage 7.4). Die Gefahr einer Steinbildung besteht also dann, wenn der Cholesteringehalt ansteigt (z. B. bei cholesterinreicher Nahrungszufuhr) oder der Gallensäuregehalt sinkt (z. B. bei Erkrankungen des terminalen Ileums mit verminderter Rückresorption der Gallensäuren). Etwa 20 % der mitteleuropäischen Bevölkerung haben Gallensteine (Cholelithiasis). Häufig verursachen sie keine Beschwerden, wenn sie sich in der Gallenblase befinden, man spricht dann von einer asymptomatischen Cholezystolithiasis. Beschwerden bereiten Gallensteine erst, wenn sie zu einer Entzündung der Gallenblase (Cholezystitis) führen oder sich in den ableitenden Gallenwegen einklemmen (z. B. Choledocholithiasis) und dadurch eine Abflussbehinderung verursachen. Eine Choledocholithiasis äußert sich klinisch durch krampfartige Schmerzen (Koliken) im rechten Oberbauch mit Ausstrahlung in die rechte Schulter (Head-Zone) wie im Fallbeispiel. Eine Abflussbehinderung der Galle fällt vor allem durch eine Entfärbung des Stuhls und Steatorrhoe (Fettstühle durch reduzierte Fettresorption) auf, da weder Gallensäuren noch Bilirubin in den Darm gelangen können. Die Bilirubinkonzentration im Blut steigt, so dass verstärkt (direktes) Bilirubin über die Niere ausgeschieden wird. Der Urin ist dann dunkler gefärbt als normal. Insgesamt reicht die Bilirubinausscheidung über die Niere aber häufig nicht aus, so dass trotzdem ein Ikterus auftreten kann.

ZUSATZTHEMEN FÜR LERNGRUPPEN
Stimuli für die Gallenblasenkontraktion
Laborergebnisse bei prä- und intrahepatischem Ikterus
Fettverdauung

Fall 8 Wasser- und Elektrolythaushalt

8.1 Wie viel Wasser enthält der Körper etwa, und wovon ist der Wassergehalt abhängig? Wie verteilt es sich auf die einzelnen Flüssigkeitsräume?

Der Wassergehalt des Körpers liegt zwischen 60–75 %, in Abhängigkeit von
- **Alter** (mit zunehmendem Alter sinkt der Wassergehalt)
- **Fettgewebe** (Fettgewebe ist das Gewebe mit dem niedrigsten Wasseranteil, d. h. je höher der Anteil an Fettgewebe, desto geringer ist der prozentuale Wassergehalt des Körpers)
- **Geschlecht** (der relative Fettgewebeanteil ist bei Frauen größer als bei Männern, d. h. Frauen haben einen geringeren relativen Wassergehalt als Männer).

Der Wassergehalt teilt sich wie folgt auf:
- Intrazellulärraum 60 %
- Interstitium 30 %
- Plasma 7 %
- Transzellulärraum (z. B. Liquor) 3 %.

8.2 Wie lässt sich der Wassergehalt verschiedener Körperkompartimente experimentell ermitteln? Nennen Sie mindestens 2 Beispiele!
- **Prinzip:** Applikation einer bestimmten Menge einer Indikatorsubstanz, die sich in einem genau definierten Kompartiment gleichmäßig verteilt (sog. Indikatorverdünnungsverfahren); nach Konzentrationsmessung dieser Substanz lässt sich das Verteilungsvolumen folgendermaßen berechnen:

$$Verteilungsvolumen\ [l] = \frac{Menge\ [g]}{Konzentration\ [g/l]}$$

- **Beispiele:**
  - **Bestimmung des Gesamtkörperwassers:** Indikatorsubstanz, die sich in allen Wasserräumen des Körpers gleichmäßig verteilt (z. B. tritiummarkiertes, „schweres" Wasser [D_2O], Antipyrin)
  - **Bestimmung des Plasmavolumens:** Indikatorsubstanz, die sich gleichmäßig im Gefäßsystem verteilt, ohne es zu verlassen (z. B. radioaktiv markierte Erythrozyten oder große Proteine wie radioaktiv markiertes Albumin)
  - **Bestimmung des Extrazellulärvolumens:** Indikatorsubstanz, die das Gefäßbett verlassen kann, aber nicht oder nur in sehr geringem Maße in die Zellen aufgenommen wird (z. B. radioaktiv markiertes Natrium, Inulin).

8.3 Wie groß ist das Plasmavolumen der Patientin?

$$Verteilungsvolumen = \frac{applizierte\ Menge\ der\ Substanz\ S}{Konzentration\ der\ Substanz\ S}$$

$$\rightarrow Blutvolumen = \frac{1000\ Bq}{0{,}2\ Bq/ml} = 5000\ ml = 5\ l$$

Bei einem Hämatokrit von 50 % entspricht dies einem Plasmavolumen von $5\ l \cdot 0{,}5 = 2{,}5\ l$.

8.4 Welche Störung des Wasser- und Elektrolythaushaltes liegt bei der Patientin vor?
Hypertone Dehydratation; Begründung: trockene Schleimhäute, stehende Hautfalten, Tachykardie (erhöhter Puls) als Zeichen einer Dehydratation; Serumosmolalität erhöht → hyperton.

8.5 Welche weiteren Störungen des Wasser- und Elektrolythaushaltes kennen Sie? Nennen Sie mindestens 3 Beispiele mit jeweils einer möglichen Ursache für eine solche Störung!
- **Isotone Dehydratation:** isoosmotischer Flüssigkeitsverlust (z. B. durch starke Blutungen)
- **Hypotone Dehydratation:** Elektrolyt- und Wasserverlust, wobei Elektrolytmangel > Wassermangel (z. B. nach ungenügendem Ausgleich einer isotonen Dehydratation mit hypotoner Flüssigkeit)
- **Hypertone Hyperhydratation:** Elektrolyt- und Wasserüberschuss, wobei Elektrolytüberschuss > Wasserüberschuss (z. B. durch Trinken von Meerwasser)
- **Isotone Hyperhydratation:** isoosmotischer Flüssigkeitsüberschuss (z. B. nach Infusion zu großer Mengen isotoner Kochsalzlösung)
- **Hypotone Hyperhydratation:** Wasserüberschuss bei relativem Elektrolytmangel, wobei Wasserüberschuss > Elektrolytüberschuss (z. B. nach Trinken von destilliertem Wasser).

Kommentar

Wassergehalt des Körpers und Verteilungsräume: s. Antworten zu Fragen 8.1 und 8.2.

Wasserbilanz: Wasseraufnahme und -abgabe stehen normalerweise in einem Gleichgewicht. Dadurch wird nicht nur ein gleichmäßiges Volumen aufrechterhalten (Isovolämie), sondern auch die Plasmaosmolalität bei etwa 290 mosmol/kg konstant gehalten (Isotonie). Der tägliche Wasserumsatz eines gesunden Erwachsenen beträgt etwa 2,5 l. Als Richtwerte für die Wasseraufnahme kann man ca. 1000–1500 ml Flüssigkeit, ca. 700 ml Wasser aus fester Nahrung und ca. 300 ml Oxidationswasser annehmen. Die **Wasserausscheidung** erfolgt mit ca. 1000–1500 ml über die **Niere**, ca. 900 ml über **Perspiratio sensibilis** (Schwitzen) und **insensibilis** (unwillkürlicher Wasserverlust über Haut und Schleimhäute) und ca. 100 ml werden mit dem Stuhl ausgeschieden. Durch Erhöhung der Körpertemperatur steigt auch die Wasserabgabe, daher ist der Flüssigkeitsbedarf z. B. bei Fieber erhöht. Pro 1 °C über 37 °C steigt der Wasserverlust um 0,5 – 1 l pro Tag.

Wichtige Elektrolyte: **Natrium** (Na^+) ist das wichtigste Kation im Extrazellulärraum, seine Konzentration liegt bei 145 mmol/l extrazellulär und bei 12 mmol/l intrazellulär. Dieses starke Konzentrationsgefälle wird mittels Na^+-K^+-ATPase aufrechterhalten. Pro Tag werden 5 – 15 g Na^+ aufgenommen, die Ausscheidung erfolgt größtenteils über die Niere und wird durch die Hormone Aldosteron und atrionatriuretisches Peptid (ANP) reguliert.

Kalium (K^+) ist das wichtigste intrazelluläre Kation, seine Konzentration liegt bei 155 mmol/l intrazellulär und bei 4 mmol/l extrazellulär. K^+ ist v. a. an der Aufrechterhaltung des zellulären Ruhepotenzials beteiligt. Der K^+-Haushalt wird durch Aldosteron reguliert.

Kalzium (Ca^{2+}) befindet sich zu über 99% im Knochen und nur zu 0,1% im Plasma. Die extrazelluläre Ca^{2+}-Konzentration liegt bei 2,2 – 2,6 mmol/l, die intrazelluläre bei 0,0001 mmol/l. Ca^{2+} hat eine große Bedeutung bei der Membranstabilisierung, d. h. schon geringe Schwankungen können erheblichen Einfluss auf die Erregbarkeit von Zellen haben. So reduziert eine verminderte Ca^{2+}-Konzentration die Stabilität des Membranpotenzials, d. h. die Erregungsschwelle sinkt, und Krämpfe können ausgelöst werden.

Magnesium (Mg^{2+}) ist ein wichtiger Kofaktor vieler Enzyme. Es hemmt außerdem die Acetylcholinfreisetzung an der motorischen Endplatte. Ein Mg^{2+}-Mangel bedingt daher eine gesteigerte neuromuskuläre Erregbarkeit mit tetanischen Krämpfen.

Elektrolythaushalt: Die Osmolalität der extrazellulären Flüssigkeit wird im Wesentlichen durch Na^+ bestimmt. Die Osmolalität beeinflussende Konzentrationsänderungen anderer Kationen wie K^+, Ca^{2+} oder Mg^{2+} sind nicht möglich, da schon geringe Konzentrationsänderungen dieser Kationen zu so massiven Störungen der Zellfunktion führen würden, dass dies nicht mit dem Leben vereinbar wäre. Verschiebungen der Anionen (Cl^-, HCO_3^-) haben keine wesentlichen Auswirkungen auf die Osmolalität, da sie sich aus Gründen der Elektroneutralität gegenseitig ausgleichen können. Konzentrationsänderungen von Nichtelektrolyten (z. B. Glukose, Harnstoff) können dagegen eine wesentliche Steigerung der Osmolalität bewirken.

Störungen des Wasser- und Elektrolythaushalts: Ist das Gesamtvolumen erhöht, so spricht man von einer **Hyperhydratation**, ist das Gesamtvolumen dagegen erniedrigt von einer **Dehydratation**. Zur genaueren Klassifikation gibt man an, ob die Volumenstörung mit einer erhöhten, erniedrigten oder gleich bleibenden Osmolalität einhergeht: Ist die Gesamtosmolalität zu hoch, so bezeichnet man die Störung als **hyperton**, ist sie zu niedrig, als **hypoton**. Bleibt die Osmolalität unverändert, so handelt es sich um eine **isotone** Störung. Über die Zellmembranen stehen Intra- und Extrazellulärraum in engem Kontakt. Eine Änderung von Volumen und Osmolalität im Extrazellulärraum führt durch Osmose zu einer entsprechenden Wasserverschiebung in oder aus dem Intrazellulärraum.

Diabetes insipidus: Beim **zentralen Diabetes insipidus** besteht ein **Mangel an ADH** (Antidiuretisches Hormon = Adiuretin = Vasopressin). ADH wird vom Hypothalamus gebildet und in der Hypophyse gespeichert. Tumoren, Bestrahlung, neurochirurgische Eingriffe, Infektionen (z. B. Meningitis wie im Fallbeispiel) oder Schädel-Hirn-Traumen im Bereich des Hypothalamus oder oberen Hypophysenstiel können somit zu einer Störung der Bildung oder Sekretion von ADH führen. Beim (selteneren) **nephrogenen Diabetes insipidus** spricht die Niere aufgrund eines **ADH-Rezeptordefekts** nicht auf ADH an. ADH stimuliert den Einbau von „Wasserkanälen" (sog. Aquaporinen) in die distalen Tubuli und Sammelrohre der Niere. Durch die Aquaporine gelangt Wasser entlang des osmotischen Gradienten zurück in das Interstitium, d. h. Wasser wird aus dem hypotonen Primärharn rückresorbiert, wodurch der Urin konzentriert wird. Bei ADH-Mangel bzw. ADH-Rezeptordefekt werden zu wenig Aquaporine eingebaut, der Harn kann nicht konzentriert werden (Asthenurie). Es wird vermehrt ein hypotoner Urin ausgeschieden (Polyurie). Zum Ausgleich des Wasserverlusts kommt es zu einer zwanghaft gesteigerten Wasseraufnahme (Polydipsie). Zur Diagnostik eines Diabetes insipidus kann ein **Durstversuch** durchgeführt werden: Bei Gesunden wird bei fehlender Wasseraufnahme zunehmend ADH ausgeschüttet, um die Plasmaosmolalität konstant zu halten, die Urinosmolalität steigt dadurch an. Bei Patienten mit Diabetes insipidus bleibt die **Urinosmolalität niedrig** (<300 mosmol/l), während die **Plasmaosmolalität ansteigt**. Die Diagnose eines Diabetes insipidus kann daher gestellt werden, wenn die Plasmaosmolalität im Durstversuch ansteigt. Um zwischen einem zentralen und einem nephrogenen Diabetes insipidus zu unterscheiden, gibt man eine Testdosis ADH. Beim zentralen Diabetes insipidus zeigt das ADH Wirkung, d. h. die Urinosmolalität steigt an, beim nephrogenen Diabetes insipidus bleibt sie dagegen niedrig.

ZUSATZTHEMEN FÜR LERNGRUPPEN
Regulation der Wasseraufnahme und -ausscheidung
Aldosteron
ANF

Fall 9 Sensible Bahnsysteme im ZNS

9.1 Über welche Bahnsysteme gelangen somatosensorische Informationen in den somatosensorischen Kortex? Geben Sie grob ihren Verlauf an!

- **Schmerz und Temperatur (Oberflächensensibilität, protopathische Sensibilität):** Aufnahme der Reize über freie Nervenendigungen (Nozi-, Thermosensoren) und Leitung über Aα- bzw. C-Fasern → Eintritt über Hinterwurzel → Umschaltung auf das 2. Neuron in Höhe des Nerveneintritts und Kreuzung im Bereich der vorderen Kommissur zur Gegenseite → Weiterleitung in den Vorderseitensträngen (Tractus spinothalamicus ventralis et lateralis) → Thalamus → Umschaltung auf 3. Neuron → somatosensorischer Kortex (Gyrus postcentralis)
- **Druck, Berührung und Vibration (Tiefensensibilität, epikritische Sensibilität):** Aufnahme der Reize über verschiedene Hautrezeptoren (Tast- und Propriorezeptoren) und Leitung über Aδ-Fasern → Eintritt über Hinterwurzel → ipsilaterale Leitung des Signals über Hinterstränge (Tractus spinobulbaris) → Umschaltung auf 2. Neuron in Medulla oblongata (Ncl. cuneatus, Ncl. gracilis) → Kreuzung im Lemniscus medialis → Thalamus → Umschaltung auf 3. Neuron → somatosensorischer Kortex (Gyrus postcentralis)

9.2 Wie erklären Sie sich die Symptomatik des Patienten? Auf welcher Seite vermuten Sie die Läsion?

Bei einer halbseitigen Durchtrennung des Rückenmarks werden die auf dieser Seite verlaufenden Bahnsysteme unterbrochen:

- Informationen aus dem Vorderseitenstrang (Schmerz, Temperatur) stammen aus der kontralateralen Körperhälfte, sie werden über aufsteigende Bahnen (Tractus spinothalamicus ventralis et lateralis) zum Kortex transportiert; diese Fasern kreuzen bereits auf Rückenmarkebene, d. h. wird der Vorderseitenstrang durchtrennt, fallen **Schmerz- und Temperaturempfindung kontralateral** aus.
- Informationen aus dem Hinterstrang (Druck, Berührung) stammen aus der gleichseitigen Körperhälfte und werden über aufsteigende Bahnen (Tractus spinobulbaris) zum Kortex transportiert; diese Fasern kreuzen erst als Lemniscus medialis im Hirnstamm zur Gegenseite. Eine halbseitige Durchtrennung des Hinterstranges auf Rückenmarkebene führt also zu einem gleichseitigem (**ipsilateralen**) Ausfall der **Druck- und Berührungsempfindung**.
- Motorische Befehle aus dem Kortex werden über den absteigenden Tractus corticospinalis (Pyramidenbahn), der bereits auf Höhe der Medulla oblongata kreuzt, transportiert. Bei halbseitiger Durchtrennung des Tractus corticospinalis auf Rückenmarkebene fällt die **Motorik** auf der Seite der Rückenmarkläsion (**ipsilateral**) aus.

Fallbeispiel: Läsion rechts; Begründung: Ausfall von Schmerz- und Temperaturempfinden links; Ausfall von Motorik, Druck- und Berührungsempfinden rechts.

9.3 Was versteht man unter „somatotoper Gliederung"?

- Jede Körperregion wird auf dem primär-sensorischen Kortex repräsentiert, dabei erfolgt keine Durchmischung von Fasern und Projektionsfelder einzelner Körperregionen, sondern Informationen aus benachbarten Körperregionen werden über benachbarte Fasern in ebenfalls benachbarten Kortexareale projiziert (s. Kommentar)

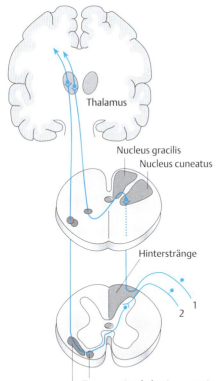

Leitung somatosensorischer Informationen im ZNS (1 – Empfindungsqualitäten für Druck und Berührung, 2 – Empfindungsqualitäten für Schmerz und Temperatur)

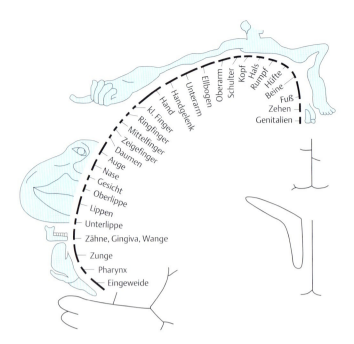

Repräsentation der Körperregionen auf dem primär-sensorischen Kortex („sensorischer Homunkulus")

- Zeichnet man die einzelnen Körperregionen, die in den Kortexregionen jeweils repräsentiert werden, auf, so erhält man einen **sog. sensorischen Homunkulus**; dabei kann man feststellen, dass die einzelnen Körperteile nicht gleichmäßig repräsentiert sind, sondern Areale, die eine hohe Sensibilität aufweisen (z. B. Fingerspitzen, Zunge) besonders viel Kortexareal beanspruchen.

9.4 Was ist das „ARAS"?
ARAS = Aszendierendes Retikuläres Aktivierendes System: komplexes Integrationssystem in der Formatio reticularis, das verschiedene sensible Informationen (z. B. epikritische und protopathische Sensibilität, Informationen aus den Sinnesorganen) verarbeitet und sowohl über absteigende Bahnen die Signalverarbeitung auf Rückenmarkebene beeinflusst, als auch über aufsteigende Bahnen über „unspezifische" Thalamuskerne die Großhirnrinde erreichen und zu einer Aktivierung führt („arousal activity"); v. a. Beeinflussung der Bewusstseinslage.

9.5 Warum wird das rechte Bein so stark durchblutet?
Wahrscheinlichste Ursache: Sympathikus im Seitenhorn wurde ebenfalls verletzt → vasokonstriktorische Impulse fehlen.

Kommentar

Hinterstrangsystem: Im Hinterstrangsystem werden Informationen des **Tastsinns** (Mechanorezeptoren der Haut) und der **Propriozeption** (Muskel-, Sehnen- und Gelenksensoren) in die somatosensorischen Kortexareale geleitet (s. Antwort zur Frage 9.1). Die Somata der ersten Neurone (primäre Sinneszellen) liegen im **Spinalganglion**, ihre **Axone** ziehen zunächst ohne Verschaltung **ipsilateral bis in die Medulla oblongata** zum Ncl. cuneatus und Ncl. gracilis. Dort werden sie auf große Neurone umgeschaltet, wobei sowohl die **Rezeptorspezifität** (nur Afferenzen derselben Rezeptorart konvergieren auf ein Neuron) als auch die **somatotope Gliederung** (räumliche Anordnung entspricht der Lagebeziehung der Rezeptoren) erhalten bleiben (s. Antwort zur Frage 9.3). Die Axone **kreuzen als Lemniscus medialis im Bereich des Hirnstamms zur Gegenseite** und ziehen zum **kontralateralen Ventrobasalkern des Thalamus**, in dem eine weitere Verschaltung stattfindet. Man kann den Ventrobasalkern weiter aufteilen in:
- den Ncl. ventralis posterolateralis (VPL), dessen Afferenzen aus dem Lemniscus medialis stammen und der somit epikritische Informationen aus dem Körper erhält

- und den Ncl. ventralis posteromedialis (VPM), der über den Tractus trigeminothalamicus entsprechende Informationen aus dem Gesicht erhält.

Die Thalamuskerne projizieren schließlich in die somatosensorischen Kortexareale des Gyrus postcentralis und Sulcus lateralis.

Vorderseitenstrangsystem: Informationen von **Thermo- und Nozizeptoren** (Temperatur- und Schmerzrezeptoren) der Haut und Organe ziehen über den **Vorderseitenstrang** zum Gehirn (s. Antwort zur Frage 9.1.). Anders als im Hinterstrang findet man hier weder eine strenge somatotope Gliederung noch eine eindeutige Projektion in ganz bestimmte Kortexareale. Die Informationen aus dem Vorderseitenstrang erreichen vielmehr viele **verschiedene Hirngebiete** und sind eng mit **subkortikalen Arealen** vernetzt. Die **erste Umschaltung der Neurone und Kreuzung der Nervenfasern auf die Gegenseite erfolgt bereits auf der entsprechenden Rückenmarkebene**. Diese Nervenfasern ziehen als Vorderseitenstrang weiter nach kranial, im Vorderseitenstrang verlaufen also Schmerz- und Temperaturempfindungen der kontralateralen Körperhälfte. Auch sie gelangen zunächst in den Thalamus, bevor sie von dort in verschiedene andere Hirnareale weiterverschaltet werden.

Thalamus: Alle sensiblen Afferenzen, außer der Riechbahn (s. Fall 15), passieren zunächst den Thalamus und werden dort verschaltet. Hier erfolgen bereits erste Verarbeitungsschritte in Abhängigkeit von verschiedenen Informationen aus dem Kortex, so dass bereits eine erste Vorauswahl stattfindet, welche Informationen uns tatsächlich bewusst werden.

Brown-Séquard-Syndrom: s. Antwort zur Frage 9.2. Die sensorischen und motorischen Ausfälle bei einer halbseitigen Durchtrennung des Rückenmarks sind so charakteristisch, dass sie Aussagen über Höhe und Seite der Läsion ermöglichen. Distal der Läsion ist die Willkürmotorik ipsilateral gelähmt (Unterbrechung der Pyramidenbahn). Es kommt zu Sensibilitätsausfällen auf beiden Körperhälften, die sich aber qualitativ unterscheiden, man spricht von einer **dissoziierten Empfindungsstörung**: Ipsilateral treten Störung des Tastsinns (Unterbrechung des Hinterstrangs) auf, kontralateral dagegen Störungen des Schmerz- und Temperaturempfindens (Unterbrechung des Vorderseitenstrangs).

ZUSATZTHEMEN FÜR LERNGRUPPEN
Somatoviszerale Sensibilität (z. B. Tast-, Temperatursinn, Schmerz)
Somatotoper Aufbau des primär-motorischen Kortex
Motorisches System

Fall 10 Aufbau und Kontraktionsablauf der Skelettmuskulatur

10.1 Wie ist eine Skelettmuskelfaser aufgebaut?
- Kontraktile Elemente (Sarkomere) bestehen aus ineinanderliegenden Aktin- und Myosinfilamenten, diese schieben sich bei der Kontraktion ineinander
- Aktin- und Myosinfilamente sind regelmäßig aneinandergereiht und bilden die Myofibrillen (zum Aufbau der Aktin- und Myosinfilamente s. Kommentar)
- Myofibrillen, Mitochondrien, sarkoplasmatisches Retikulum (= longitudinale Tubuli, L-Tubuli) u. a. Zellorganellen liegen im Sarkoplasma (Zytoplasma der Muskelzellen)
- Zellmembran der Muskelfaser (= Sarkolemm) besitzt Einstülpungen (= transversale Tubuli, T-Tubuli), über die das sarkoplasmatische Retikulum (= longitudinale Tubuli) in Kontakt mit dem Extrazellulärraum steht.

10.2 Beschreiben Sie die Signaltransduktion an der motorischen Endplatte und die Auslösung einer Muskelkontraktion!
Bei Eintreffen eines Aktionspotenzials im Axonende des α-Motoneurons Aktivierung spannungsabhängiger Ca^{2+}-Kanäle → Ca^{2+} triggert die Exozytose von Acetylcholin (ACh) in den synaptischen Spalt → Bindung von ACh an nikotinerge ACh-Rezeptoren der postsynaptischen Membran → Öffnung von Na^+-Kanälen → Depolarisation der Muskelzelle → Ausbreitung des Muskelaktionspotenzials über die gesamte Muskelfaser entlang des Sarkolemms und damit auch über transversale Tubuli → Öffnung spannungsgesteuerter Ca^{2+}-Kanäle vom L-Typ (Dihydropyridin-Rezeptoren) → Ca^{2+}-Einstrom in Muskelzelle und Aktivierung der Ryanodinrezeptoren im sarkoplasmatischen Retikulum → Ca^{2+}-Einstrom aus dem sarkoplasmatischen Retikulum (L-Tubuli) ins Sarkoplasma → Bindung von Ca^{2+} an Troponin C im Aktinfilament → Tropomyosin gibt die Bindungsstelle für

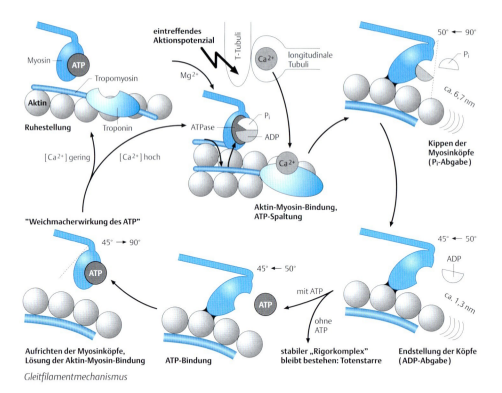
Gleitfilamentmechanismus

den Myosinkopf am Aktinfilament frei → zyklische Anlagerung und Lösung des Myosinkopfes an Aktin (Ruderbewegung) (s. Antwort zur Frage 10.3) → Verschiebung der Aktin- und Myosinfilamente gegeneinander → Verkürzung des Muskels → währenddessen Abbau des ACh durch Acetylcholinesterase im synaptischen Spalt, um Dauererregung zu verhindern.

10.3 Erläutern Sie den Gleitfilamentmechanismus!
Bei Ca^{2+}-Einstrom:
- Hydrolyse des an den Myosinkopf gebundenen ATP zu ADP + P_i; ADP bleibt am Myosinkopf gebunden
- Freigeben der Myosinbindungsstelle am Aktinfilament → Bindung des Myosinkopfes („Querbrückenbildung") und Kippung um ca. 45° → Verschiebung von Aktin- und Myosinfilamenten um ca. 10 nm gegeneinander, gleichzeitig Freisetzung von ADP und P_i
- Erneute Bindung von ATP an Myosinkopf → Lösung der Bindung zwischen Aktin- und Myosinfilament.

!!! 10.4 Warum bessert sich die Symptomatik der Patientin nach Gabe des Acetylcholinesterasehemmers Tensilon?
Erhöhung der ACh-Konzentration im synaptischen Spalt durch Hemmung der Acetylcholinesterase → wiederholte Aktivierung der ACh-Rezeptoren, sodass trotz reduzierter Zahl der ACh-Rezeptoren eine ausreichende Erregung der Muskelzelle stattfindet.

Kommentar

Anatomische Grundlagen: s. Antwort zur Frage 10.1. Ein Skelettmuskel besteht aus mehreren Muskelfaserbündeln, die sich aus mehreren Muskelfasern zusammensetzen. Eine **Muskelfaser** (= eine Muskelzelle) ist eine **synzytiale Riesenzelle**, die aus der Verschmelzung mehrerer Einzelzellen entsteht und daher zahlreiche (randständige) Zellkerne besitzt. Die Elemente der Muskelzellen sind nach einer eigenen Nomenklatur benannt: Das Sarkolemm (Zellmembran) umschließt das Sarkoplasma (Zytoplasma), in dem die Myofibrillen, das sarkoplasmatische Retikulum (= longitudinale Tubuli, endoplasmatisches Retikulum), Mitochondrien und weitere Zellorganellen liegen. Die Myofibrillen bestehen aus regelmäßig angeordneten kontraktilen Elementen (Sarkomere), die sich im Lichtmikroskop als Querstreifung darstellen. Hieraus resultiert das Synonym quergestreifte Muskulatur für die Skelettmuskulatur. Sarkomere bestehen aus Aktin- und Myosinfilamenten. Zwischen den einzelnen Sarkomeren liegen die Z-Streifen, an denen die Aktinfilamente verankert sind. Zwischen den Aktinfilamenten liegen die dickeren Myosinfilamente. Diese Anordnung lässt sich bereits im Lichtmikroskop erkennen, und die **Sarkomere** können so in folgende Zonen eingeteilt werden:

- Z-Streifen: zwischen den Sarkomeren liegende Haltestruktur für die Aktinfilamente
- I-Bande: nur Aktinfilamente
- A-Bande: Überlappungsbereich der Aktin- und Myosinfilamente
- H-Zone: nur Myosinfilamente
- M-Linie: Verankerung der Myosinfilamente untereinander.

Aktinfilamente bestehen aus zwei umeinandergewundenen Ketten aus globulären Aktinmolekülen. Zwischen diesen beiden sog. F-Aktinmolekülketten liegt **Tropomyosin**, welches im Ruhezustand die Bindungsstellen für die Myosinköpfe bedeckt. Außerdem enthalten Aktinfilamente das Regulatorprotein **Troponin**. Troponin besteht aus 3 Untereinheiten: Troponin C ist die Bindungsstelle für Ca^+, über Troponin I bindet es an Aktin und Troponin T stellt die Verbindung zu Tropomyosin dar. **Myosinfilamente** bestehen aus länglichen Myosinmolekülen, die aus dünnem Schaft- und Halsteil sowie dickem Kopfteil bestehen. Im Kopfteil befinden sich Bindungsstellen für ATP und das Aktinfilament; das Halsteil ist beweglich.

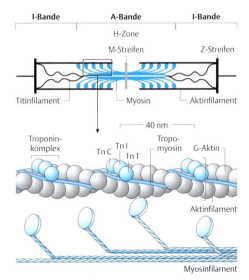

Aktin- und Myosinfilamente

Signaltransduktion an der motorischen Endplatte: s. Antworten zu Fragen 10.2 und 10.3. Motorische Endplatten sind chemische Synapsen. Das Axon des innervierenden α-Motoneurons spaltet sich am Ende mehrfach auf, verliert seine Markscheide und bildet mit mehreren Muskelfasern an jedem Ende eine motorische (= neuromuskuläre) Endplatte. Dabei besitzt jede Muskelfaser nur eine einzige motorische Endplatte. Die Gesamtheit aller Muskelfasern, die von einem einzigen α-Motoneuron innerviert werden, wird als **„motorische Einheit"** bezeichnet. Das Endplattenpotenzial an der postsynaptischen Membran ist ein EPSP (**e**xzitatorisches **p**ostsynaptisches **P**otenzial) und entsteht durch Aktivierung nikotinerger Acetylcholinrezeptoren (ACh-Rezeptoren). ACh-Rezeptoren sind ligandengesteuerte Ionenkanäle, die auf die Bindung von Acetylcholin mit einer Erhöhung der Na^+-Leitfähigkeit reagieren, so dass die Muskelzelle depolarisiert. Acetylcholin kann so lange ACh-Rezeptoren aktivieren, bis es durch die Acetylcholinesterase zu Cholin und Acetat hydrolysiert wird. Wird die Acetylcholinesterase gehemmt, so werden die ACh-Rezeptoren immer wieder aktiviert und die Zielzellen ständig erregt. Bei der Myasthenia gravis nutzt man diesen Effekt, weil auf diese Weise auch bei einer geringen Zahl funktionstüchtiger ACh-Rezeptoren eine ausreichende Erregung der Zielzellen erzielt werden kann (s. Antwort zur Frage 10.4). Eine zu starke Hemmung der Acetylcholinesterase (z. B. durch Überdosierung oder Vergiftung mit Acetylcholinesterasehemmern wie Pyridostigmin) führt dazu, dass das erregende Signal nicht mehr abgeschaltet werden kann. Es kommt zu einer Dauererregung der Zielzellen mit Krämpfen. Da Acetylcholin auch als Transmitter im parasympathischen Nervensystem vorkommt, führt eine Vergiftung mit Acetylcholinesterasehemmern zu einer übermäßigen Parasympathikuserregung mit Bradykardie, Bronchokonstriktion, vermehrtem Speichelfluss, Myosis usw.

Myasthenia gravis: Die Myasthenia gravis ist eine Autoimmunerkrankung, bei der **Antikörper gegen nikotinerge ACh-Rezeptoren** gebildet werden. Dies führt zu einem Verlust von nikotinergen ACh-Rezeptoren an der motorischen Endplatte und damit zu einer **Störung der neuromuskulären Erregungsübertragung**. Typisch ist eine **belastungsabhängige Muskelschwäche**, d. h. im Laufe des Tages oder nach körperlicher Belastung nehmen die Beschwerden zu. Betroffen sind v. a. die äußeren Augenmuskeln, hieraus resultieren die Doppelbilder. Weiterhin treten bulbäre Symptome, wie näselnde Sprache und Schluckbeschwerden (Dysphagie), hängende Augenlider (Ptosis) sowie eine symmetrische Schwäche der Extremitätenmuskeln auf. Bei Befall der Atemmuskulatur droht der Tod. Mittels Elektromyographie (EMG) lässt sich bei wiederholter Reizung eines Nerven eine Amplitudenreduktion des Muskelsummenaktionspotenzials nachweisen (s. Fallbeispiel). Die Diagnosesicherung erfolgt durch Nachweis von ACh-Rezeptorantikörpern. Therapeutisch werden Acetylcholinesterasehemmer (z. B. Pyridostigmin) und Immunsuppressiva (z. B. Glukokortikoide, Azathioprin) eingesetzt.

 ZUSATZTHEMEN FÜR LERNGRUPPEN
Glatte Muskulatur und Herzmuskulatur (Aufbau, Kontraktionsmechanismus)
Chemische und elektrische Synapsen
Elektromyographie
Parasympathikus (Wirkung und Beeinflussung)

Fall 11 Vegetatives Nervensystem (VNS)

11.1 Erläutern Sie den Aufbau des vegetativen Nervensystems (Funktion, Anatomie, Transmitter, Rezeptoren)!

■ Funktion:
– Sympathikus: „fight-and-flight-reaction", allgemeine Erhöhung der Leistungsbereitschaft (ergotrope Wirkung)

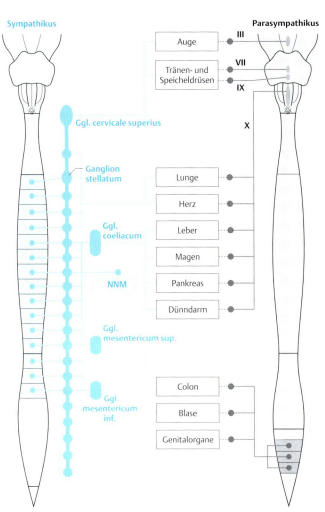

Aufbau des vegetativen Nervensystems (durchgezogene Linie = präganglionär, gestrichelte Linie = postganglionär, NNM = Nebennierenmark; bei den Zellen des NNM handelt es sich um spezialisierte 2. Neurone des Sympathikus, die Adrenalin produzieren und in den Kreislauf ausschütten)

Fall 11   Seite 12

- **Parasympathikus:** Erholung und Auffüllung körpereigener Reserven (trophotrope Wirkung)
- **Anatomie:**
  - **Sympathikus:** 1. Neuron (präganglionäres Neuron) im thorakolumbalen Rückenmark (ca. Th1 – L3), 2. Neuron (postganglionäres Neuron) in Grenzstrangganglien oder unpaaren Hals- oder Bauchganglien („organfern")
  - **Parasympathikus:** 1. Neuron in den Hirnnervenkernen der Hirnnerven III, VII, IX, X sowie im Sakralmark, 2. Neuron nah am oder im Erfolgsorgan („organnah")
- **Transmitter und Rezeptoren:**
  - **Prä- auf postganglionär:** Sympathikus und Parasympathikus benutzen beide Acetylcholin über nikotinerge Acetylcholinrezeptoren (ACh-Rezeptoren)
  - **Postganglionär auf Erfolgsorgan:** Sympathikus → Noradrenalin (z. T. auch Adrenalin) über (nor-)adrenerge Katecholaminrezeptoren (*Ausnahme:* sympathische Innervation der Schweißdrüsen über muskarinerge ACh-Rezeptoren); Parasympathikus → Acetylcholin über muskarinerge ACh-Rezeptoren.

Überträgerstoffe im vegetativen Nervensystem

11.2 Wie unterscheiden sich nikotinerge, muskarinerge und adrenerge Rezeptoren? Erläutern Sie die Funktionsprinzipien!

- **Nikotinerge Rezeptoren:** Bindung von Acetylcholin an ACh-Rezeptor (Ionenkanal) → Öffnung des Ionenkanals → Na^+-Einstrom in die Zelle → Depolarisation der Zelle
- **Muskarinerge Rezeptoren:** Bindung von Acetylcholin an muskarinergen Rezeptor → Aktivierung einer Signalkaskade, an der G-Proteine und Funktionsproteine beteiligt sind → Veränderung der Konzentration bestimmter second messenger oder Erhöhung der Ionenleitfähigkeit
- **(Nor-)adrenerge Rezeptoren:** Bindung von (Nor-)Adrenalin an (nor-)adrenerge Rezeptoren (α_1-, α_2-, β_1-, β_2-, β_3-Rezeptoren) → Aktivierung einer Signalkaskade, an der G-Proteine und Funktionsproteine beteiligt sind → Änderung der Aktivität von Schlüsselenzymen (z.B. Adenylatzyklase A, Phospholipase C) oder Beeinflussung von Ionenkanälen.

11.3 Wie ist die Wirkung des Atropins bei dem Kind zu erklären?

- Bindung von Atropin an ACh-Rezeptoren, ohne sie zu erregen
- Daher kann trotz ungestörter Acetylcholinfreisetzung Acetylcholin nicht an ACh-Rezeptoren binden → keine Acetylcholinwirkung, Atropin ist ein kompetitiver Antagonist v. a. an muskarinergen Rezeptoren (s. Antwort zur Frage 11.5) → Ausfall des Parasympathikus („**Parasympatholytikum**") mit Symptomen wie Pupillenerweiterung (Mydriasis), verminderte Speichelsekretion, verminderte Schweißsekretion (Schweißdrüsen werden zwar sympathisch, aber über muskarinerge Rezeptoren beeinflusst), Herzfrequenzerhöhung (Tachykardie), Bewusstseinsstörungen (bis Koma), Erregung, Unruhe, Angst.

11.4 Wie können Sie die Wirkung des Atropins aufheben? Erläutern Sie!

Mit Hilfe von **Acetylcholinesterasehemmern**; Erläuterung: Acetylcholinesterase baut Acetylcholin zu Acetat und Cholin ab; Acetylcholinesterasehemmer hemmen die Acetylcholinesterase → kein oder verzögerter Abbau von Acetylcholin → Acetylcholin sammelt sich im synaptischen Spalt an → Wirkungsverlängerung und damit -verstärkung von Acetylcholin.

11.5 Was passiert, wenn Sie die Dosis des „Atropinantagonisten" zu hoch wählen?

Es kommt zu einer Übererregung v. a. von **muskarinergen Rezeptoren**, da diese am empfindlichsten gegenüber Acetylcholin sind; d.h. Vergiftungserscheinungen finden sich v. a. im Bereich muskarinerger Synapsen (also v. a. verstärkte Parasympathikuswirkung an den Organen; weniger betroffen sind nikotinerge Synapsen, wie sie z. B. im Bereich der motorischen Endplatte oder am 1. Neuron von Sympathikus und Parasympathikus vorkommen):

- Herz-Kreislaufsystem: Bradykardie (Herzfrequenzabfall), Hypotonie (Blutdruckabfall)
- Lunge: Bronchospasmus (Verengung der Luftwege), vermehrte Sekretion
- Auge: Miosis (Pupillenverengung)
- Harnblase: evtl. Urinabgang durch Tonussteigerung des M. detrusor vesicae
- Darm: Frequenz- und Tonussteigerung → Durchfall
- Haut: vermehrte Schweißsekretion (Schweißdrüsen werden zwar vom Sympathikus, aber über muskarinerge Rezeptoren innerviert).

Kommentar

Vegetatives Nervensystem (Überblick): Fast alle Organe werden von **Sympathikus** und **Parasympathikus** innerviert, deren Wirkung in den meisten Fällen entgegengesetzt (**antagonistisch**) ist. Je nachdem, welche Anforderungen gerade an den Körper gestellt werden – also Leistung oder Regeneration –, überwiegt die sympathische bzw. parasympathische Innervation. Allerdings gibt es von dieser Regel auch Ausnahmen: Gefäße werden – bis auf wenige Ausnahmen, z. B. Genitalorgane – ausschließlich und direkt durch den Sympathikus erregt. Der Parasympathikus erreicht am Herz nur die Vorhöfe, nicht dagegen die Kammern, so dass der Parasympathikus keinen direkten Einfluss auf die Kontraktionskraft (Inotropie) nehmen kann. Die Steuerung des vegetativen Nervensystems ist weitgehend der willkürlichen Kontrolle entzogen, sodass man auch vom **autonomen Nervensystem** spricht. Die Steuerung erfolgt durch übergeordnete Zentren wie Hypothalamus und Formatio reticularis. Sympathikus und Parasympathikus lassen sich nach anatomischen und funktionellen Gesichtspunkten unterscheiden (s. Antwort zur Frage 11.1). Beiden gemeinsam ist, dass ihre Neurone nicht direkt aus dem Zentralnervensystem das Erfolgsorgan innervieren, sondern vorher noch einmal in Ganglien umgeschaltet werden müssen. Die Neurone im Zentralnervensystem werden als 1. oder

Wichtige rezeptorvermittelte Wirkungen des vegetativen Nervensystems

	Parasympathikus (mukarinerge ACh-Rezeptoren)	**Sympathikus mit beteiligtem Adrenozeptortyp**	
Pupille	Verengung (M. sphincter pupillae)	Erweiterung (M. dilatator pupillae)	α_1
Bronchien	Verengung	Erweiterung	β_2
Bronchialdrüsen	Erregung	Hemmung	α_1
Magen	Frequenz und Tonussteigerung, HCl Produktion ↑	Hemmung	$\alpha_1, \alpha_2, \beta_2$
Darm	Frequenz- und Tonussteigerung	Hemmung	$\alpha_1, \alpha_2, \beta_1, \beta_2$
Leber	Glukoneogenese	Glykogenolyse	β_2
Pankreas	Insulinsekretion ↑	Insulinsekretion ↓	α_2
Niere		Reninsekretion	β_1
Uterus	unterschiedlich, je nach Funktionszustand	Wehenhemmung	α_1
Harnblase (M. detrusor vesicae)	Tonussteigerung	Tonussenkung	β_2
Harnblase (M. sphincter int,)		Tonussteigerung	α_1
Blutgefäße	Dilatation (Endhotel vermittelt) in den Genitalorganen	Konstriktion (*geringe Dosen Adrenalin erweitern z. B. Skelettmuskulatur- und Koronararteriolen)	$\alpha_1, \alpha_2,$ (*β_2)
Herz			
– Sinusknoten	negativ chronotyp	positiv chronotyp	$\alpha_1, (\beta_1)$
– Vorhof	negativ inotrop	positiv inotrop	β_1
– AV-Knoten	negativ dromotrop	positiv dromotrop	β_1
– Ventrikel	kein Einfluss auf die Kontraktionkraft	positiv inotrop, arrythmogen	β_1
– Speicheldrüsen	viel dünnflüssiger Speichel	wenig zäher Speichel	α_1
Schweißdrüsen		Sekretion	muskarinerge ACh-Rezeptoren

präganglionäre Neurone bezeichnet, Neurone, die zum Erfolgsorgan ziehen als 2. oder postganglionäre Neurone.

Sympathikus: Der Sympathikus nimmt in gewisser Weise eine **Zwischenstellung zwischen Hormon- und Nervensystem** ein: Neben der Signalübermittlung über Nervenzellen (1. und 2. Neuron des Sympathikus) führt eine Sympathikusaktivierung auch zu einer Ausschüttung von Katecholaminen aus dem Nebennierenmark, die als „Stresshormone" über das Blut im Körper verteilt werden. Das liegt daran, dass die Zellen des Nebennierenmarks (NNM) als spezialisierte postganglionäre Neurone ebenfalls zum Sympathikus gehören. Sie geben ihre Transmitter (Adrenalin, z.T. auch Noradrenalin) aber nicht in einen synaptischen Spalt, sondern ins Blut ab. Auf diese Weise werden die Katecholamine im ganzen Körper verteilt und wirken wie Hormone systemisch. Die Wirkung der Katecholamine ist abhängig vom jeweiligen Rezeptortyp, über den unterschiedliche Signalkaskaden in Gang gesetzt werden. Zudem befinden sich bestimmte Rezeptortypen nur an bestimmten Erfolgsorganen:

- α_1- **Rezeptoren** befinden sich an der **glatten Muskulatur** (z.B. Gefäße, Bronchiolen) und vermitteln dort eine **Kontraktion**. Die Signalkaskade verläuft über die Phospholipase C mit den second messengern IP_3 und DAG.
- α_2-**Rezeptoren** sind v.a. in der **präsynaptischen Membran der sympathischen Synapsen** zu finden und vermitteln dort eine **negative Rückkopplung, d.h. sie hemmen die weitere Noradrenalinfreisetzung**. Vermittelt wird diese negative Rückkopplung durch Hemmung der Adenylatzyklase, was ein Absinken der cAMP-Konzentration zur Folge hat. Auch im endokrinen Pankreas finden sich α_2-Rezeptoren, hier hemmen sie die Insulinausschüttung.
- β_1-**Rezeptoren** sind weitgehend spezifisch für das **Herz**. Über sie wirken Katecholamine positiv inotrop (Steigerung der Kontraktionskraft), positiv chronotrop (Steigerung der Herzfrequenz), positiv dromotrop (Erhöhung der Überleitungsgeschwindigkeit) und positiv bathmotrop (Steigerung der allgemeinen Erregbarkeit). Wie alle β-Rezeptoren wirken sie über eine Aktivierung der Adenylatzyklase, die die cAMP-Konzentration ansteigen lässt.
- β_2-**Rezeptoren** befinden sich ebenfalls an der **glatten Muskulatur**. Ihre Stimulation bewirkt eine gegenteilige Reaktion im Vergleich zur Stimulation von α_1- Rezeptoren, d.h. sie vermitteln eine **Dilatation** (z.B. Vaso- und Bronchodilatation). Außerdem steigern sie Insulinfreisetzung und Glykogenolyse.
- β_3-**Rezeptoren** befinden sich im Fettgewebe, steigern die Lipolyse und stellen dem Körper so Energie bereit.

Zu beachten ist, dass Noradrenalin vorwiegend auf α- und β_1-Rezeptoren wirkt, dagegen kaum auf β_2-Rezeptoren. Adrenalin kann dagegen auf alle Rezeptortypen wirken, die Wirkung hängt dabei von der Adrenalinkonzentration ab: In niedrigen (physiologischen) Dosen werden vorwiegend β-Rezeptoren aktiviert, mit steigender Konzentration werden auch α-Rezeptoren immer stärker angesprochen.

Parasympathikus: Der Parasympathikus wirkt an allen Organen über muskarinerge Acetylcholinrezeptoren.

ZUSATZTHEMEN FÜR LERNGRUPPEN
Medikamentöse Beeinflussung des VNS
Einfluss des VNS auf verschiedenste Organe bzw. Organfunktionen (z.B. Herz, Defäkation, Miktion)

Fall 12 Bewusstsein, EEG-Diagnostik, Schlafen

12.1 Welche Bewusstseinsstadien kennen Sie? Welches Stadium lag bei dem Patienten vor Klinikaufnahme und welches bei Klinikaufnahme vor?
- **Wachheit:** zur eigenen Person, Umgebung und Zeit orientiert
- **Somnolenz:** Patient schläfrig, aber relativ leicht weckbar; verlangsamte Reaktionen, Bewegungen und Sprache
- **Sopor:** Patient nur durch kräftige Stimulation, z.B. starke Schmerzreize, teilweise erweckbar, bei Aufhören der Stimulation sofort Rückfall in soporösen Zustand
- **Koma:** Patient nicht weckbar

Fallbeispiel:
- Patient vor Klinikaufnahme: Somnolenz
- Patient bei Klinikaufnahme: Sopor.

12.2 Wie lässt sich der Schweregrad eines Schädel-Hirn-Traumas bestimmen? Welcher Schweregrad lag bei dem Patienten vor Klinikaufnahme und welcher bei Klinikaufnahme vor?
- Einschätzung des Schweregrads des Schädel-Hirn-Traumas mit Hilfe der **Glasgow Coma Scale** (GCS, s. Tab.): Beurteilung von **Augen öffnen, motorischer und verbaler Reaktion** des Patienten; Summe der 3 erhaltenen Punktzahlen ergibt einen Zahlenwert zwischen 3 (schwerstes Koma) und 15 (kein neurologisches Defizit)
- Fallbeispiel:
  - Patient vor Klinikaufnahme: Augen öffnen auf Ansprache 3 Punkte; gezielte Reaktion auf Schmerzreize 4 Punkte; desorientierte, konfuse Antwort 4 Punkte = 11 Punkte (mittelschweres Schädel-Hirn-Trauma)
  - Patient bei Klinikaufnahme: Augen öffnen auf Schmerzreiz 2 Punkte; ungezielte motorische Reaktion auf Schmerzreiz 4 Punkte, unverständliche Laute 2 Punkte = 8 Punkte (schweres Schädel-Hirn-Trauma); mögliche Ursache für die Verschlechterung z.B. Hirnblutung, Hirnödem.

12.3 Beschreiben Sie das Funktionsprinzip des EEG!
Synaptische Aktivierung kortikaler Neurone führt zu Feldpotenzialen → bei synchroner Erregung ganzer Neuronenpopulationen entstehen wellenförmige Signale unterschiedlicher Frequenz und Amplitude → Registrierung dieser Signale mittels Oberflächenelektroden, die an definierten Stellen des Schädels angebracht werden.

12.4 Welche Grundrhythmen lassen sich im EEG nachweisen? Wann lassen sie sich jeweils ableiten?
- **Beta(β)-Wellen:** Zeichen für mentale Aktivität und Aufmerksamkeit; Frequenz 14–30 Hz
- **Alpha(α)-Wellen:** inaktiver Wachzustand bei geschlossenen Augen, Frequenz 8–13 Hz
- **Theta(ϑ)-Wellen:** Einschlafphase; Frequenz 4–7 Hz
- **Delta(δ)-Wellen:** Tiefschlaf, Frequenz 0,5–3 Hz.

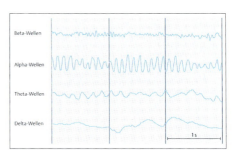

Grundrhythmen im EEG

12.5 Welche verschiedenen Schlafstadien kennen Sie? Wie lassen sie sich mittels EEG differenzieren?
- **Wachzustand:** Beta-Wellen, beim Schließen der Augen Übergang in Alpha-Wellen
- **Einschlafphase (Stadium I):** Übergang der Alpha-Wellen in Wellen noch geringerer Frequenz (Theta- und Delta-Wellen)
- **Orthodoxer Schlaf (non-REM-Schlaf, Stadien II–IV):** reduzierte vegetative Funktionen; Theta- und Delta-Wellen, sog. K-Komplexe und β-Schlafspindeln
- **Paradoxer Schlaf (REM-Schlaf, „Traumschlaf"):** wechselnd Alpha- und Theta-Wellen.

Schlafstadium	Hirnstromkurve (EEG)
Wachen **A**	α-Wellen 50µV 1s
Einschlafen (I) **B**	ϑ-Wellen
Leichtschlaf (II) **C**	β-Spindeln
mitteltiefer Schlaf (III) **D**	δ-Wellen mit K-Komplex
Tiefschlaf (IV) **E**	δ-Wellen
paradoxer Schlaf (V) **F**	β-/θ-Wellen

Schlafstadien mit Hirnstromkurven im EEG

Kommentar

Bewusstsein: Das Bewusstsein umfasst u. a. Fähigkeiten zum Abstraktionsvermögen, zur gerichteten Aufmerksamkeit, Selbstwahrnehmung, Verbalisierung, Wertvorstellung, Planung und zum Verwerten von Erfahrungen. Über die Entstehung von Bewusstsein ist bis heute wenig bekannt. Eindeutig ist jedoch, dass ein bestimmtes **mittleres Aktivierungsniveau des Kortex** hierzu erforderlich ist, das durch **subkortikale Strukturen** (z. B. ARAS, s. Fall 9) reguliert wird. Wird das mittlere neuronale Aktivierungsniveau unterschritten (z. B. Schlaf, Narkose) bzw. überschritten (z. B. epileptischer Anfall), ist Bewusstsein nicht möglich.

Schädel-Hirn-Trauma: Als Schädel-Hirn-Trauma (SHT) werden **Verletzungen von Kopfschwarte, Schädel und Gehirn durch äußere Gewalteinwirkung** bezeichnet. Mittels der **Glasgow Coma Scale** wird der Schweregrad des SHT bestimmt (s. Antwort zur Frage 12.2). Die klinische Symptomatik ist abhängig vom Ausmaß der Schädigung: Bei leichtem SHT kann der Patient auch beschwerdefrei sein oder nur Kopfschmerzen haben. Mittelschwere SHT gehen mit einer temporären Bewusstseinstrübung (< 24 Stunden) einher, schwere SHT mit länger dauernder Bewusstseinstrübung (> 24 Stunden).

Glasgow Coma Scale (GCS)

Augen öffnen	Beste motorische Reaktion	Beste verbale Reaktion	Punkte
–	befolgt Aufforderungen	–	6
–	gezielte Reaktion auf Schmerzreize	orientiert	5
spontan	ungezielte Reaktion auf Schmerzreize	desorientierte, konfuse Antwort	4
auf Ansprechen	abnorme Beugereaktion	inadäquate Äußerung	3
auf Schmerzreiz	abnorme Streckreaktion	unverständliche Laute	2
keine Reaktion	keine Reaktion	keine Äußerung	1

3–8 Punkte: schweres Schädel-Hirn-Trauma (SHT), 9–12 Punkte: mittelschweres SHT, 13–15 Punkte leichtes SHT

EEG: Zum Funktionsprinzip s. Antwort zur Frage 12.3. Zu den Grundrhythmen im EEG s. Antwort zur Frage 12.4. Das EEG spielt bei der Diagnostik von **epileptischen Anfällen** eine große Rolle. Bei einem epileptischem Anfall kommt es zu abnormen und exzessiven Entladungen von Neuronenverbänden im Gehirn. Von einer **Epilepsie** spricht man, wenn mehr als ein epileptischer Anfall ohne unmittelbare Ursache auftritt. Je nachdem, ob die neuronalen Entladungen initial in beiden Großhirnhemisphären oder nur in einem umschriebenen Neuronenverband innerhalb einer Hemisphäre beginnen, spricht man von einem generalisiertem oder einem fokalen Anfall. Generalisierte und fokale Anfälle können mit Bewusstseinsstörungen einhergehen. Im Anfall lassen sich mittels EEG sog. Krampfpotenziale (spezielle Wellenformen) nachweisen. Das EEG wird auch zur **Hirntoddiagnostik** herangezogen. Von Hirntod spricht man, wenn Hirnrinde und Hirnstamm ihre Funktionsfähigkeit irreversibel verloren haben. Klinisch äußert sich dies in Pupillenstarre, Areflexie, fehlendem Muskeltonus (Atonie), fehlender Spontanatmung und Koma. Findet sich neben den klinischen Zeichen des Hirntods über 30 Minuten im EEG eine isoelektrische Linie (sog. Nulllinien-EEG), gilt die Diagnose als gesichert.

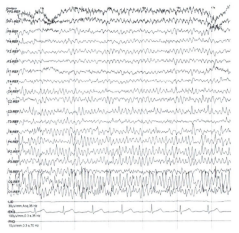
Normales EEG

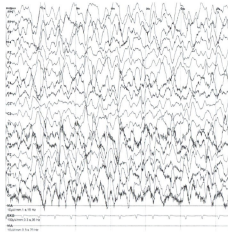
EEG: Epileptischer Anfall

Schlaf: Im Schlaf wird das Gehirn nicht einfach „abgeschaltet", sondern es finden aktive neuronale Prozesse statt. Dabei werden verschiedene Mechanismen und Schaltkreise in rhythmischen Zyklen aktiviert, die mit verschiedenen neurovegetativen (z. B. Erhöhung des Parasympathikotonus) und psychophysischen Phänomenen (z. B. Träume) assoziiert sind. Anhand der relativ spezifischen Muster im EEG kann der Wechsel zwischen den einzelnen Schlafphasen verfolgt werden (s. Antwort zur Frage 12.5). Nach Schlafbeginn werden zunächst die Schlafstadien I–IV durchlaufen, in denen die Weckschwelle immer weiter ansteigt:

- **Schlafstadium I** dauert nur wenige Minuten und ist gekennzeichnet durch unregelmäßiger werdende Alpha-Wellen und Auftreten von Theta-Wellen.
- In **Schlafstadium II** findet man charakteristische Schlafspindeln aus an- und abschwellenden Perioden synchronisierter Aktivität sowie die sog. K-Komplexe aus scharfen Wellen.
- Im **Schlafstadium III** findet man langsame Delta-Wellen hoher Amplitude.
- Im **Schlafstadium IV**, das 20–40 Minuten dauern kann, ist die Weckschwelle am höchsten. Im EEG finden sich regelmäßige Delta-Wellen.

Am Ende des Stadiums IV werden die vorherigen EEG-Stadien in umgekehrter Richtung durchlaufen, es treten kurze Phasen mit Beta-Wellen, wie sie ähnlich auch im wachen Zustand gefunden werden, auf. Man spricht daher von **desynchronisiertem** oder **paradoxem Schlaf**. Trotzdem bleibt die Weckschwelle sehr hoch. Aufgrund der schnellen ruckartigen Augenbewegungen während dieser Schlafphase spricht man auch von **REM** (**rapid eye movements**)-**Schlaf**. Blutdruck und Puls sind während dieser Phase erhöht, gleichzeitig findet man aber eine maximale Abnahme des Muskeltonus (Atonie), von der lediglich Atem- und Augenmuskulatur ausgenommen sind. Während einer normalen Nacht werden die Perioden von synchronisiertem non-REM-Schlaf (Stadien I–IV) und paradoxem REM-Schlaf etwa 5–7-mal durchlaufen. Mit fortschreitender Schlafdauer werden die REM-Phasen länger, die späten Tiefschlafphasen (Stadium III und IV) werden kürzer bzw. gar nicht mehr erreicht.

ZUSATZTHEMEN FÜR LERNGRUPPEN
Weitere integrative Leistungen des ZNS (z. B. Lernen, Gedächtnis, Schlaf-Wachrhythmus)
Funktionen der Großhirnrinde

Fall 13 Energiehaushalt

13.1 Berechnen Sie den Bodymass-Index (BMI) des Patienten!
- $BMI = \dfrac{\text{Körpermasse [kg]}}{(\text{Körperlänge [m]})^2}$
- BMI des Patienten: $\dfrac{117\,\text{kg}}{(1{,}81\,m)^2} = 35{,}7\,\text{kg/m}^2$

13.2 Was ist das „Kalorische Äquivalent"?
- Energiemenge, die bei der Verbrennung eines Nährstoffes pro verbrauchtem Liter Sauerstoff gewonnen wird (= kJ/l O_2)
- Abhängig von der Art des Nährstoffes (s. Tab.).

13.3 Erläutern Sie den Begriff „Respiratorischer Quotient"!
- Der Respiratorische Quotient (RQ) ist der Quotient aus abgegebener CO_2-Menge und aufgenommener O_2-Menge:

  $RQ = \dfrac{\text{Menge abgegebenes } CO_2}{\text{Menge aufgenommenes } O_2}$

- Abhängig ist er von der Art des Nährstoffes (s. Tab.); normalerweise ist der RQ ≤ 1, > 1 wird er nur in Ausnahmesituationen (z. B. bei vermehrter Kohlendioxidabgabe im Rahmen einer Hyperventilation).

!!! 13.4 Wie hoch ist der Energieumsatz des Patienten?
- Aus einer CO_2-Abgabe von 100 l lässt sich mit Hilfe des respiratorischen Quotienten (RQ für Mischkost: 0,8) auf eine O_2-Aufnahme von 0,8 · 100 l = 80 l schließen.
- Mit Hilfe des kalorischen Äquivalents (Mischkost: 20 kJ/l O_2) kann damit der Energieumsatz berechnet werden: 80 l O_2 20 kJ/l O_2 = 1600 kJ (≈ 380 kcal).

13.5 Mit welchen Methoden können Sie bei dem Patienten den aktuellen Energieumsatz messen? Erläutern Sie jeweils kurz das Prinzip!
- **Direkte Kalorimetrie:** bei Energieumsatz wird Wärme frei → freigesetzte Wärmemenge ist proportional zum Energieumsatz; Messung der Wärmeabgabe in einer sog. Kalorimetrie-Kammer → abgegebene Wärmemenge erlaubt Rückschluss auf Energieumsatz
- **Indirekte Kalorimetrie:** Verbrauch von Sauerstoff bei der Energiegewinnung durch Verbrennung der Nährstoffe → O_2-Verbrauch ist proportional zum Energieumsatz; Messung des O_2-Verbrauchs → verbrauchte O_2-Menge erlaubt Rückschluss auf Energieumsatz.

Kalorische Äquivalente, respiratorischer Quotient und Brennwert von Nährstoffen

Nährstoff	Kalorisches Äquivalent kJ/lO_2	Respiratorischer Quotient	Physikalischer Brennwert in kJ/g (bzw. kcal/g)	Physiologischer Brennwert in kJ/g (bzw. kcal/g)
Kohlenhydrate	21	1	17,6 (4,2)	17,2 (4,1)
Fette	19,5	0,7	38,9 (9,3)	38,9 (9,3)
Eiweiße	19	0,8	23 (5,5)	17,2 (4,1)
Mischkost	20	0,8		

Kommentar

Um Energie für Lebensvorgänge zu gewinnen, werden im Stoffwechsel Kohlenhydrate, Fette und Eiweiße abgebaut und die Energie für die ständige Regeneration kurzlebiger Energieträger (ATP) verwendet. Bei allen Stoffwechselvorgängen wird ein Teil der umgesetzten Energie in Form von Wärme frei. Das Verhältnis der tatsächlich für Stoffwechselleistungen verwendeten Energie zu der insgesamt umgesetzten Energie bezeichnet man als Wirkungsgrad. Er liegt im menschlichen Körper bei ca. 25 %, das bedeutet umgekehrt, dass etwa 75 % der Energie im Wärme umgewandelt werden.

Energieumsatz: Der Energieumsatz gibt die pro Zeiteinheit umgesetzte Energiemenge an. Seine Höhe hängt v. a. vom Aktivitätszustand der einzelnen Zelle bzw. des Gesamtorganismus ab, wird aber auch von verschiedenen anderen Faktoren, z. B. Schilddrüsenhormone, Außentemperatur, beeinflusst.
Auf zellulärer Ebene unterscheidet man zwischen:
- **Erhaltungsumsatz**, der zur Erhaltung der strukturellen Zellintegrität (z. B. Ionenkonzentrationen, Membranpotenzial) notwendig ist,

- **Bereitschaftsumsatz**, der notwendig ist, um die volle Funktionsfähigkeit der Zelle zu gewährleisten, (d.h. bereit zu sein, um bei Bedarf eine entsprechende Funktionsleistung zu erbringen)
- **Tätigkeitsumsatz**, dem Energieumsatz, den die aktive Zelle bei Verrichtung ihrer speziellen Funktion benötigt (z.B. Sekretion einer Drüsenzelle).

Betrachtet man den Gesamtorganismus, so unterscheidet man:
- **Grundumsatz** („basaler Energieumsatz"): Energieumsatz für die „bloße Existenz" des Körpers, also ohne besondere Körperfunktionen, die den Energieumsatz zusätzlich erhöhen würden. Gemessen wird der Grundumsatz unter den vier Bedingungen Nüchternheit, körperliche Ruhe, psychische Indifferenz und Indifferenztemperatur. Der Grundumsatz ist u.a. abhängig von Alter, Geschlecht, Körpergröße und -gewicht und liegt in der Größenordnung von 6000–8000 kJ/d (1400–1900 kcal/d).
- **Ruheumsatz**: Grundumsatz + Verdauungsumsatz. Der Ruheumsatz liegt ca. 5–10% über dem Ruheumsatz.
- **Freizeitumsatz**: Energieumsatz ohne wesentliche körperliche Betätigung. Der Freizeitumsatz beträgt für Frauen ca. 8400 kJ/d, für Männer ca. 9600 kJ/d.
- **Arbeitsumsatz**: zusätzlicher Energieumsatz aus körperlicher Betätigung. Je nach Ausmaß steigt der Energieumsatz durch körperliche Arbeit um ca. 2000 (leichte Arbeit)–10000 kJ/d (schwere Arbeit).

Organe mit besonders hohem Grundumsatz sind Leber, Muskel und Gehirn.

Energieträger und Deckung des Energiebedarfs: Zu den Hauptnährstoffen zählen Kohlenhydrate, Fette und Eiweiße. **Kohlenhydrate**, in erster Linie der Grundbaustein Glukose, und **Fette** liefern v.a. **Energie**; **Eiweiße** werden v.a. für den **Aufbau körpereigener Proteine** verwendet. Die Energiegewinnung des Körpers erfolgt durch Oxidation („Verbrennung") der Nährstoffe. Der Energiegehalt (**Brennwert**) der Nährstoffe ist unterschiedlich (s. Tab.) und wird in Kilojoule (kJ) angegeben. Weitverbreitet ist noch die Angabe in Kilokalorien (kcal), es gilt folgender Umrechnungswert: 1 kcal = 4,187 kJ. Auch Alkohol (Ethanol) ist ein Energieträger, dessen Brennwert 29,7 kJ/g (7,1 kcal) beträgt. Bei Proteinen ist der tatsächliche (physikalische) Brennwert höher als der physiologische. Ursache ist, dass die Stoffwechselendprodukte immer noch energiereich sind, vom menschlichen Körper aber nicht weiter abgebaut werden können.

Eine ausgewogene Ernährung sollte zu **60%** aus **Kohlenhydraten**, zu **25%** aus **Fetten** und zu **15%** aus **Eiweißen** bestehen.

Kalorimetrie: s. Antwort zur Frage 13.1. Der Vorteil der indirekten Kalorimetrie im Vergleich zur direkten Kalorimetrie liegt in ihrer einfacheren Durchführbarkeit und höheren Genauigkeit. Da der O_2-Verbrauch in einem festen Verhältnis zur CO_2-Abgabe steht (respiratorischer Quotient), kann alternativ zum O_2-Verbrauch auch die CO_2-Abgabe gemessen werden. Das ist aus praktischer Sicht aus folgendem Grund wesentlich einfacher: Sowohl das inspiratorische als auch das exspiratorische Gasgemisch enthält Sauerstoff. Um den O_2-Verbrauch zu messen, müsste man also Volumen und O_2-Konzentration der eingeatmeten Luft messen und mit dem Volumen und der O_2-Konzentration der ausgeatmeten Luft vergleichen, die Differenz des O_2-Gehalts wäre die Menge des verbrauchten O_2. CO_2 dagegen kommt in der Umgebungsluft in so geringer Konzentration vor, dass man sie vernachlässigen kann. Das abgeatmete CO_2 stammt praktisch vollständig aus dem Stoffwechsel, es reicht also die einfache Messung der abgeatmeten CO_2-Menge aus, ohne dass man die Differenz zwischen Ein- und Ausatemluft bestimmen müsste. Bei der indirekten Kalorimetrie wird daher die CO_2-Abgabe gemessen, mit Hilfe des respiratorischen Quotienten wird daraus der O_2-Verbrauch ermittelt und dann mittels des kalorischen Äquivalents der Energieumsatz berechnet (s. Antwort zur Frage 13.4).

ZUSATZTHEMEN FÜR LERNGRUPPEN
Schilddrüsenhormone (Wirkungen auf Organismus)
Arbeits- und Leistungsphysiologie

Fall 14 Fetaler Blutkreislauf

14.1 Wie unterscheidet sich der Kreislauf eines noch ungeborenen Kindes von dem eines Erwachsenen?
- Die Funktion von Leber und Lunge wird beim Fetus von der Plazenta übernommen; daher benötigen diese Organe wesentlich weniger sauerstoffreiches Blut und werden aus dem Blutkreislauf durch Shunts („Kurzschlussverbindungen") weitgehend ausgeschaltet:
  - Umgehung der Leber: Blutfluss über den **Ductus venosus Arantii** direkt in die V. cava inferior
  - Umgehung der Lunge: Blutfluss durch das **offene Foramen ovale** vom rechten in den linken Vorhof, von hier aus über die linke Kammer direkt in den großen Kreislauf; der Körper (v. a. das Gehirn) erhält dadurch relativ sauerstoffreiches Blut
- Sauerstoffarmes Blut aus der V. cava superior strömt zum großen Teil in die rechte Kammer → Truncus pulmonalis → aufgrund des hohen Strömungswiderstandes in den Lungengefäßen fließt der größte Teil des Blutes direkt weiter über den **Ductus arteriosus Botalli** in die Aorta.

- Geburt → Verschluss der Nabelschnurarterien → Zunahme des Strömungswiderstandes im großen Kreislauf → Zunahme des Drucks in Aorta und im linken Herzen → Übersteigt der Druck im linken Vorhof den des rechten → Verschluss des Foramen ovale durch das Vorhofseptum (funktioneller Verschluss)
- Geburt → Druckumkehr im Kreislaufsystem (s. o.) → Strömungsumkehr im Ductus arteriosus Botalli → Entwicklung eines extrakardialen Links-Rechts-Shunts → innerhalb einiger Stunden bis Tage vollständiger Verschluss des Ductus arteriosus Botalli durch Kontraktion der glatten Gefäßmuskulatur → komplette Trennung von Lungen- und Körperkreislauf
- Verschluss des Ductus venosus Arantii durch Kontraktion der glatten Muskulatur → Zunahme der Leberdurchblutung.

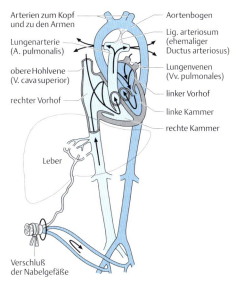

Postnataler Kreislauf

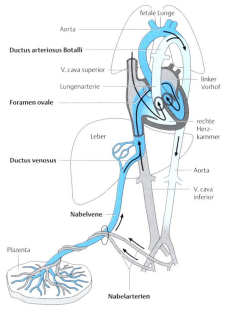

Fetaler Kreislauf

14.2 Welche Umstellungsvorgänge laufen nach der Geburt ab?
- Geburt → Belüftung der Lungen → Abnahme des Strömungswiderstandes in den Lungengefäßen → Zunahme der Lungendurchblutung

14.3 Fließt in den Nabelschnurarterien sauerstoffreiches oder sauerstoffarmes Blut? Erläutern Sie!
- **Nabelschnurarterien** leiten das **Blut vom Fetus zur Plazenta**, d. h. das Blut ist **sauerstoffarm**
- In der Plazenta: Anreicherung des Blutes mit Sauerstoff/Nährstoffen und Abgabe von CO_2/Stoffwechselendprodukten
- **Nabelschnurvene** leitet das **Blut von der Plazenta zum Fetus**, d. h. das Blut ist **sauerstoffreich**.

!!! **14.4** Was passiert, wenn sich der Ductus arteriosus Botalli – wie bei dem Frühgeborenen – nicht verschließt?
- Aufgrund des Druckgradienten (hoher Druck im Körperkreislauf, niedriger Druck im Lungenkreislauf) kommt es zu einem Links-Rechts-Shunt, d. h. Blut fließt aus der Aorta in die Lunge → erhöhte Lungendurchblutung und erhöhter Druck im Lungenkreislauf
- Langfristig kann sich dieser erhöhte Druck im Lungenkreislauf fixieren (pulmonale Hypertension); übersteigt der Druck im Lungenkreislauf den des Körperkreislaufes, kommt es zur Shunt-Umkehr, d. h. es entwickelt sich ein Rechts-Links-Shunt, bei dem sauerstoffarmes Blut aus dem rechten Herzen direkt in den Körperkreislauf gepumpt wird; große Shuntvolumina können das Herz stark belasten und zu einer Herzinsuffizienz führen.

Kommentar

Kreislaufverhältnisse vor der Geburt: Da der Fetus nicht direkt, sondern nur indirekt über die Mutter mit der Umwelt in Verbindung steht, ist die Menge des zur Verfügung stehenden Sauerstoffs (O_2) limitiert. Um trotzdem eine für die Organentwicklung ausreichende O_2-Konzentration sicherzustellen, weisen Blut und Blutkreislauf des ungeborenen Kindes einige Besonderheiten auf: Zum einen ist die **O_2-Affinität des fetalen Hämoglobins deutlich höher** als die des normalen (adulten) Hämoglobins. Die Erythrozyten nehmen daher genug Sauerstoff auf, obwohl das O_2-Angebot in der Plazenta insgesamt deutlich geringer ist als in der Lunge eines Erwachsenen. Zum anderen wird die Kreislaufeffizienz durch **Umgehungskreisläufe** (Shuntverbindungen) erhöht: Organe, deren Funktionen beim Fetus noch von der Plazenta übernommen werden (Leber, Lunge), werden nicht stärker als unbedingt notwendig durchblutet. So reicht der Sauerstoff für alle Organe aus (s. Antwort zur Frage 14.1).

Präferenzielle Blutströmung im fetalen Herzen: Aufgrund des anatomischen Aufbaus des fetalen Herzens vermischen sich die Blutströme aus der Vena cava superior und inferior nicht vollständig, sondern gelangen jeweils v. a. in den rechten oder linken Ventrikel: **Sauerstoffreiches Blut aus der V. umbilicalis** gelangt über die **Vena cava inferior** in den **rechten Vorhof**. Von hier fließt es größtenteils durch das **offene Formamen ovale** in den **linken Vorhof** und von dort in den **linken Ventrikel**. Von hier gelangt das Blut in die **Aorta** und von dort in Gefäße, die das **Gehirn** versorgen. **Sauerstoffmes Blut** aus der Vena cava superior gelangt v. a. in den **rechten Ventrikel** und von dort über den **Ductus arteriosus Botalli** ebenfalls in die **Aorta**. Da die Einmündung des Ductus arteriosus Botalli aber erst distal der Abgänge der großen Arterien für den Kopfbereich liegt, erhält das Gehirn vorwiegend sauerstoffreiches Blut, die untere Körperhälfte dagegen insgesamt sauerstoffärmeres Blut.

Kreislaufumstellung nach der Geburt: s. Antwort zur Frage 14.2. Die offenen Shuntverbindungen (z. B. Ductus arteriosus Botalli, offenes Foramen ovale) sind für das ungeborene Kind lebensnotwendig. Nach der Geburt werden sie nicht mehr benötigt und können sich bei fehlendem Verschluss sogar hämodynamisch sehr ungünstig auf das Kreislaufsystem auswirken. Während vor der Geburt die Druckverhältnisse im Lungen- und Körperkreislauf in etwa gleich sind, nimmt nach der Geburt der Strömungswiderstand in den Lungengefäßen durch die Entfaltung der Lunge stark ab, während gleichzeitig der Strömungswiderstand im großen Kreislauf durch das Abbinden der Nabelschnur stark ansteigt. Die Veränderung der Strömungswiderstände führt zur Differenzierung in Hoch- und Niederdrucksystem. Solange der Ductus arteriosus Botalli noch geöffnet ist, strömt aufgrund des neuen Druckgradienten ein Teil des Blutes aus der Aorta in die Lunge. Normalerweise kontrahiert sich die Wandmuskulatur des Ductus arteriosus Botalli innerhalb der ersten Lebensstunden und verschließt ihn funktionell, bis er dann innerhalb des ersten Lebensjahres auch morphologisch durch Bindegewebe obliteriert.

Persistierender Ductus arteriosus Botalli: s. Antwort zur Frage 14.4. Der Ductus arteriosus Botalli verschließt sich normalerweise durch Kontraktion seiner Wandmuskulatur innerhalb der ersten Lebenstage. Verschließt sich der Ductus nicht, spricht man von einem offenen oder persistierenden Ductus arteriosus (PDA). Ein verzögerter oder ausbleibender Verschluss des Ductus arteriosus Botalli findet sich bei Frühgeborenen relativ häufig. Als Ursache vermutet man eine Unreife des Ductusgewebes und erhöhte Prostaglandinspiegel im Blut. Prostaglandine sind nämlich am Offenhalten des Ductus beteiligt, nach der Geburt sinkt ihr Spiegel normalerweise rasch ab und der Ductus verschließt sich spontan. Ein PDA bei Reifgeborenen dagegen ist eine Anomalie, ein Spontanverschluss ist selten. Ein hämodynamisch bedeutsamer PDA führt zu einem **Links-Rechts-Shunt** mit Volumenüberladung des linken Herzens und der Lunge sowie überhöhten Druckverhältnissen im Lungengefäßsystem (pulmonale Hypertonie): Ein Teil des Blutes, das aus der Lunge in den linken Ventrikel und von dort in die Aorta gelangt, fließt über den offenen Ductus arteriosus wieder zurück in die Lunge. Je nach Größe des Shuntvolumens kann aus diesem Zirkulieren eine starke Belastung des Herz-Kreislaufsystems resultieren, die bis zur Herzinsuffizienz führen kann. Durch den Abstrom des Blutes in die Pulmonalarterien „fehlt" zudem Blut im großen Kreislauf, das Herz reagiert darauf mit einer Erhöhung der Herzfrequenz. Man findet einen „Pulsus celer et altus". Typisch ist weiterhin das wechselnd laute systolisch-diastolische Herzgeräusch („Maschinengeräusch") und eine Minderversorgung der peripheren Kreislaufregionen mit kalten Händen und Füßen (s. Fallbeispiel). Echokardiographisch kann man einen systolisch-diastolischen Blutstrom aus der Aorta in den Pulmonalarterienstamm sehen. In der Röntgenaufnahme des Thorax sieht man infolge der Volumenüberladung eine Verbreiterung des linken Herzens und prominente Lungengefäße, evtl. auch ein Lungenödem. Bei Frühgeborenen kann versucht werden, den PDA mittels Prostaglandinsynthesehemmer (z.B. Indometacin) zu verschließen. Bleibt diese Therapie erfolglos oder handelt es sich bei dem Patienten um ein reifes Neugeborenes oder noch älteres Kind, bei dem kein Spontanverschluss zu erwarten ist, so kann mittels Herzkatheter eine Metallspirale in den Ductus eingebracht werden, um ihn so zu verschließen. Wird der Links-Rechts-Shunt nicht behandelt, kann die dauernde Druckerhöhung zu einer Schädigung der Lungengefäße und einem Remodeling (Umbau der Gefäßstruktur) im kleinen Kreislauf führen, durch der der erhöhte Druck letztlich fixiert wird. In der Folge kann der Druck im kleinen Kreislauf so stark ansteigen, dass er sogar den Druck des Körperkreislaufs übersteigt. Dann kehrt sich der Shunt um, es resultiert also ein **Rechts-Links-Shunt**, bei dem Blut direkt aus dem Lungenkreislauf in den Körperkreislauf gelangt, ohne vorher mit Sauerstoff gesättigt worden zu sein. Die Folge ist eine Minderversorgung des Körpers mit Sauerstoff, die sich durch eine Zyanose (= bläuliche Verfärbung von Haut und Schleimhäuten) und verminderte Belastbarkeit bemerkbar macht. Da das rechte Herz langfristig nicht für die Aufrechterhaltung solcher Druckverhältnisse geschaffen ist, dekompensiert es irgendwann. Aufgrund der Veränderung der Lungengefäße ist es dann zu spät, den Ductus zu verschließen: Die daraus resultierende zusätzliche Erhöhung des Strömungswiderstandes könnte das rechte Herz (das ja sowieso schon mit dem hohen Druck überlastet ist) nicht bewältigen. In diesem Stadium muss statt dessen eine kombinierte Herz-Lungen-Transplantation erwogen werden.

ZUSATZTHEMEN FÜR LERNGRUPPEN
Fetales Hämoglobin
Gliederung des Kreislaufsystems in Hoch- und Niederdrucksystem
Blutdruckregulation
Kreislaufphysik

Fall 15 Geruch

15.1 Beschreiben Sie den Aufbau der Riechschleimhaut!
- Die Riechschleimhaut überzieht die Kuppeln der Nasenhöhlen
- Zellen der Riechschleimhaut: in Stützzellen eingebettete Riechsinneszellen, Stammzellen der Riechsinneszellen (Basalzellen), schleimsezernierende Bowman-Drüsen; die Zellen der Riechschleimhaut sind mit Schleim überzogen.

15.2 Erläutern Sie den Unterschied zwischen primären und sekundären Sinneszellen! Handelt es sich bei den Riechsinneszellen um primäre oder sekundäre Sinneszellen?
- **Primäre Sinneszellen** (z.B. Riechsinneszellen): besitzen ein eigenes Axon, über das direkt Rezeptorpotenziale in Aktionspotenziale umgesetzt und weitergeleitet werden können.
- **Sekundäre Sinneszellen** (z.B. Haarzellen im Innenohr): besitzen kein eigenes Axon, sondern verschalten über chemische Synapsen auf ein Axon einer nachgeschalteten Nervenzelle.

15.3 Was passiert, wenn ein Geruchsstoff auf eine Riechsinneszelle trifft?
- Riechsinneszellen zeigen Spontanaktivität, d.h. auch in Ruhe lassen sich Aktionspotenziale in bestimmter Frequenz ableiten; die Reizung durch einen Geruchsstoff erhöht oder senkt diese Impulsfrequenz
- Um einen Geruchstoff wahrnehmen zu können, muss dieser zunächst in der die Riechschleimhaut bedeckenden Schleimschicht gelöst werden
- Gelangt der Geruchstoff durch die Schleimschicht an die Oberfläche der Riechsinneszelle, aktiviert er dort ein Rezeptorprotein, das eine intrazelluläre Signalkaskade über G-Proteine aktiviert und zur Öffnung von Ionenkanälen führt; dadurch ändert sich das Membranpoten-

zial der Riechsinneszelle und die Frequenz mit der am Axonhügel Aktionspotenziale entstehen
- Je nach chemischer Struktur der Geruchstoffe ist die Bindung an die Rezeptormoleküle unterschiedlich stark, daher reagiert eine Sinneszelle auf verschiedene Geruchsstoffe unterschiedlich stark
- Der eigentliche Geruchseindruck ergibt sich aus dem Erregungsmuster mehrerer Riechsinneszellen.

15.4 Erläutern Sie den Verlauf der Riechbahn!
- Die Axone der Riechsinneszellen ziehen als Fila olfactoria durch die Lamina cribrosa des Siebbeins und ziehen danach als N. olfactorius zum Bulbus olfactorius
- Im Bulbus olfactorius erfolgt die Umschaltung auf das 2. Neuron (sog. Mitralzelle)
- Die Axone der Mitralzellen ziehen als Tractus olfactorius zum gleichseitigen Riechhirn (s. Kommentar).

!!! **15.5** Welche Erklärung halten Sie für die Symptomatik des Patienten am wahrscheinlichsten?
- Der Patient versucht, einen vollständigen Ausfall des Geruchsinns (Anosmie) zu simulieren, um ein höheres Schmerzensgeld zugesprochen zu bekommen.
- Neben den Riechsinneszellen finden sich in der Riechschleimhaut auch freie Nervenendigungen, die durch scharf riechende Substanzen (z.B. Ammoniak) zu einer Trigeminusreizung führen. Auch bei vollständigem Ausfall des Geruchsinns bleibt diese trigeminale Komponente intakt. Behauptet der Patient, auch diesen Reiz nicht wahrnehmen zu können, so muss vermutet werden, dass er eine Anosmie vortäuscht.

Kommentar

Geruchsensoren: Riechsinneszellen sind primäre Sinneszellen. Sie sind die einzigen ausgereiften Neurone, die sich noch teilen können. Ihre Lebensdauer beträgt ca. 60 Tage, sie regenerieren sich aus den Basalzellen. Sie tragen an ihrem apikalen Ende Zilien, auf denen Rezeptorproteine zur Erkennung eines Duftstoffes lokalisiert sind.
Riechsinneszellen sind äußerst empfindlich, d.h. die **Wahrnehmungsschwelle** ist **sehr niedrig**. Um einen Geruch auch identifizieren zu können, werden etwas höhere Konzentrationen benötigt (sog. **Erkennungsschwelle**). Wenn man einem bestimmten Geruch über längere Zeit ausgesetzt ist, adaptiert der Geruchssinn, d.h. die Intensität der Geruchwahrnehmung sinkt auf etwa 25–40% der Ausgangsintensität ab.
In der Riechschleimhaut finden sich auch **freie Nervenendigungen des N. trigeminus**, die durch stechend oder scharf riechende Substanzen, wie Menthol, Eukalyptus oder Ammoniak, gereizt werden. Bei vollständiger Durchtrennung des N. olfactorius bleibt daher ein reduziertes „Riechvermögen" erhalten.

Riechbahn: Ein Axon einer Riechsinneszelle projiziert über ein Filum olfactorium auf die Mitralzellen im Bulbus olfactorius (s. Antwort zur Frage 15.4). Hier erfolgt eine erste Signalverarbeitung und Weiterleitung zum **Riechhirn**. Dieses liegt im rostralen Teil des Telencephalons und besteht aus präpiriformen Kortex, Tuberculum olfactorium und Rindenarealen der Mandelkerne. Die Informationen aus dem Riechhirn werden direkt zum limbischen System, zu den vegetativen Kernen des Hypothalamus, der Formatio reticularis und dem Neokortex weitergeleitet. Damit nimmt der Geruchssinn – größtenteils unterbewusst – großen Einfluss auf viele verschiedene Körperfunktionen und Emotionen.

Der Geruchsinn ist entwicklungsgeschichtlich gesehen ein sehr alter Sinn. Geruchsinformationen sind die einzigen sensiblen Informationen, die direkt in die entsprechenden Rindenareale geleitet werden, alle anderen Sinnesafferenzen werden zunächst im Thalamus verschaltet, bevor sie in ihr entsprechendes Rindenareal gelangen.

Geruchqualitäten und klinische Relevanz: Klinisch unterscheidet man zwischen **reinen Geruchstoffen** (z.B. Lavendel, Benzol), **Stoffen mit trigeminaler Komponente** (z.B. Ammoniak, Menthol) und **Stoffen mit Geschmackskomponente** (z.B. Chloroform). Bei Ausfall des Riechvermögens (Anosmie) werden die reinen Geruchkomponenten nicht wahrgenommen, die Stoffe mit Trigeminusreizkomponente aber noch gespürt bzw. Stoffe mit Geschmackskomponente geschmeckt. Verneint ein Patient auch diese Sinneswahrnehmungen, so liegt der Verdacht nahe, dass er eine Anosmie simuliert.
Als Richtlinie für die Schätzung von Schadensersatz- oder Rentenansprüchen gilt, dass ein völliger Verlust des Geruchsinns mit etwa 10–15% Minderung der Erwerbsfähigkeit (MdE) bewertet wird.

ZUSATZTHEMEN FÜR LERNGRUPPEN

Geschmack

Fall 16 Elektrokardiogramm (EKG)

16.1 Welche verschiedenen Formen der EKG-Ableitung kennen Sie? Erläutern Sie jeweils Elektrodenanlage und -ableitung!
- **Einthoven-Ableitungen:** bipolare Extremitätenableitungen (Ableitungen I, II, III) Anbringen der Elektroden oberhalb beider Handgelenke und des linken Fußgelenks, Ableiten jeweils gegeneinander:
  - Ableitung I: rechter Arm und linker Arm
  - Ableitung II: rechter Arm und linkes Bein
  - Ableitung III: linker Arm und linkes Bein
- **Goldberger-Ableitungen:** unipolare Extremitätenableitungen (Ableitungen aVF, aVL, aVR); Anbringen der Elektroden wie bei Einthoven-Ableitung, Zusammenschalten 2er Elektroden und Ableitung gegen die einzelne Elektrode
  - aVF-Ableitung: beide Armelektroden gegen Beinelektrode
  - aVL-Ableitung: linker Arm und linkes Bein gegen rechten Arm
  - aVR-Ableitung: rechter Arm und linkes Bein gegen linken Arm
- **Wilson-Ableitungen:** unipolare Thoraxableitungen (Ableitungen $V_1 - V_6$); Befestigung der Elektroden über der Thoraxwand.

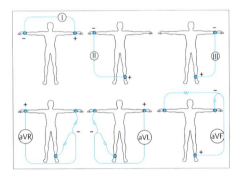

Elektrodenanlage bei Extremitätenableitungen

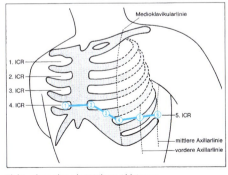

Elektrodenanlage bei Wilson-Ableitung

16.2 Erläutern Sie die EKG-Kurve! Welchen Vorgängen im Herzen entsprechen die einzelnen Zacken, Wellen und Strecken jeweils?
- **P-Welle:** Erregungsausbreitung über die Vorhöfe
- **PQ-Zeit** (Beginn P bis Beginn QRS-Komplex): Vorhofkontraktion und Erregungsüberleitung von den Vorhöfen auf die Kammern
- **QRS-Komplex:** Erregungsausbreitung über die Kammern
- **T-Welle:** Erregungsrückbildung in den Kammern
- **ST-Strecke** (Ende S bis Beginn T): komplette Kammererregung.
- Manchmal findet man im Anschluss an die T-Welle eine **U-Welle**, deren Entstehung unbekannt ist.
- s. Kommentar

16.3 Um was für einen Lagetyp handelt es sich bei diesem Patienten?
Steiltyp (Ermittlung des Lagetyps s. Kommentar).

!!! 16.4 Was fällt Ihnen im EKG noch auf?
Vorhofflimmern; Begründung: statt P-Wellen unregelmäßiges Oszillieren, QRS-Komplexe in unregelmäßigen Abständen („Arrhythmia absoluta").

16.5 Was für Ausschläge würden Sie in den Goldberger-Ableitungen erwarten?
- aVR: groß negativ
- aVL: klein negativ
- aVF: groß positiv.

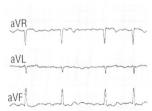

EKG: Goldberger-Ableitungen aVR, aVL, aVF

Kommentar

EKG (Allgemeines): Die Erregungsausbreitung über das Herz führt zu Potenzialen, die sich von der Körperoberfläche ableiten und als Elektrokardiogramm (EKG) darstellen lassen. Das EKG zeigt also **Änderungen des Erregungszustandes des Herzens** an. Vollständig erregtes oder vollständig unerregtes Herzmuskelgewebe (Myokard) liefert dagegen keine im EKG sichtbaren Ausschläge. Die im EKG sichtbaren Potenzialänderungen lassen Rückschlüsse auf den **Lagetyp**, den **Herzrhythmus**, die **Impulsentstehung und -ausbreitung** sowie deren **Störungen** zu. Die Höhe der Potenzialschwankungen ist dabei in erster Linie **von der Masse des Myokards abhängig**. Aus diesem Grund führt beispielsweise die Erregung der muskelstarken Ventrikel zu stärkeren Ausschlägen als die Erregung der vergleichsweise dünnwandigen Vorhöfe.

EKG-Kurve: s. Antwort zur Frage 16.2 und Abb.

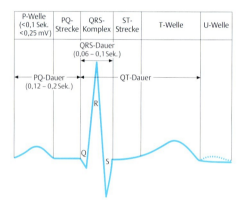

EKG-Kurve

EKG-Ableitungen: s. Antwort zur Frage 16.1. Zu den **Extremitätenableitungen** gehören die Ableitungen nach **Einthoven** und **Goldberger**. Sie stellen die Projektion des Herzvektors in der **Frontalebene** dar und ermöglichen u. a. die **Bestimmung des Lagetyps**. In beiden Fällen werden Ableitungselektroden an beiden Armen und dem linken Bein befestigt. Bei der **Brustwandableitung** nach **Wilson** werden die Elektroden etwa in der **Horizontalebene über dem Thorax** angebracht. Durch die Brustwandableitung werden auch die zum Rücken gerichteten Vektoren in der **Horizontalebene** sichtbar gemacht, so dass mit diesen Ableitungen Aussagen über die **Lokalisation pathologischer Veränderungen im 3-dimensionalen Raum** gemacht werden können.

Projektion des Lagetyps im EKG: Im EKG wird die Herzachse auf verschiedene Ebenen projiziert, vergleichbar mit einem Schatten, den ein Gegenstand auf eine Wand werfen würde. Aus der Kombination der einzelnen Projektionen lässt sich auf die Lage des Herzens schließen. Durch folgendes Vorgehen lässt sich der Lagetyp sicher ermitteln:
1. Zeichnen Sie ein Dreieck und tragen Sie die Ableitungen mit ihren Polaritäten (+ und -) ein.
2. Machen Sie sich jeweils klar, welche Ableitung Sie betrachten und tragen Sie dann den QRS-Ausschlag auf (Ausschläge nach oben in Richtung +, Ausschläge nach unten in Richtung -)
3. Ziehen Sie jeweils eine Senkrechte zur Ableitungsebene durch die Ausschlagsspitzen;
4. Der Schnittpunkt ist die Spitze des Summenvektors (der Ursprung entspricht dem Mittelpunkt des Dreiecks)
5. Mit Hilfe des Cabrera-Kreises stellen Sie fest, in Richtung welchen Lagetyps der ermittelte Summenvektor zeigt.

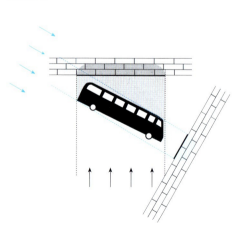

Projektion eines Gegenstandes auf verschiedene Ebenen

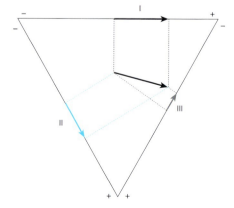

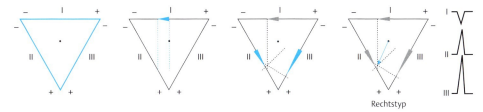

Arbeitsschritte zur Ermittlung des Lagetyps

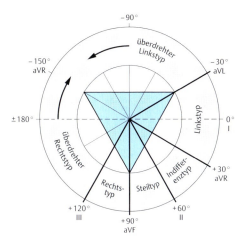

Cabrera-Kreis

Die mit dem EKG bestimmbare elektrische Herzachse entspricht in etwa der anatomischen Herzachse und ermöglicht so Rückschlüsse auf den Lagetyp. Am größten ist der Ausschlag dann, wenn die Herzachse parallel zur Ableitungsebene liegt. So zeigt sich beispielsweise bei einer horizontalen Herzachse (Linkstyp 0°) der größte Ausschlag in Ableitung I, weil diese ebenfalls horizontal liegt. Steht das Herz dagegen senkrecht (+90°), so zeigt sich der größte Ausschlag in der senkrechten Ableitungsebene aVF. Umgekehrt ist die Projektion in der Ableitung am kleinsten, zu der die Herzachse senkrecht steht (vergleichbar mit dem kleinsten Schatten, wenn die Sonne mittags genau senkrecht auf einen stehenden Menschen fällt). Ein Indifferenztyp von 30° beispielsweise zeigt also praktisch keinen Ausschlag in Ableitung III, zu der er senkrecht steht.

Ursachen für Lagetypveränderungen: Normalerweise liegt die Herzachse herzgesunder erwachsener Menschen zwischen Steiltyp und Linkstyp. Ursachen für eine Änderung des Lagetyps können vielfältig sein: Physiologischerweise dreht sich **bei Schwangeren** beispielsweise der Lagetyp nach links, weil der wachsende Uterus von unten gegen das Zwerchfell, auf dem das Herz liegt, drückt und es so zur Seite schiebt. Nach der Entbindung normalisiert sich der Lagetyp wieder. Der Lagetyp ist zudem **altersabhängig** und verändert sich im Laufe des Lebens: Bei Kindern ist ein Rechtstyp physiologisch, mit zunehmendem Alter entwickelt sich ein Linkstyp.

Häufig sind Lagetypänderungen jedoch Ausdruck pathologischer Veränderungen z. B. infolge Herzerkrankungen. Bei Rechtsherzhypertrophie verlagert sich die Herzachse nach rechts, bei Linksherzhypertrophie nach links. Bei einer **Mitralklappenstenose** wie im Fallbeispiel kann aufgrund der kleinen Öffnungsfläche der Mitralklappe das Blut nicht mehr so leicht in den linken Ventrikel fließen. Es staut sich im linken Vorhof und in der Lunge, wodurch es zu einer Druckerhöhung im linken Vorhof kommt, der sich in die Lungenstrombahn fortsetzt. Gegen diesen erhöhten Druck muss der rechte Ventrikel anpumpen. Um diesen erhöhten Druck bewältigen zu können, vergrößert er sich (Rechtsherzhypertrophie). Dies kann man im EKG als Veränderung des Lagetyps in einen Steil- bis Rechtstyp erkennen. Der erhöhte Druck im linken Vorhof führt auch zu einer Verbreiterung (Dilatation) des Vorhofs. Diese Gefügedilatation stört dann auch die Erregungsbildung, so dass sich z. B. ein Vorhofflimmern entwickeln kann (s. EKG Fallbeispiel).

ZUSATZTHEMEN FÜR LERNGRUPPEN
Vektortheorie, Vektorschleife
Veränderungen des Herzrhythmus
Erregungsbildung und -ausbreitung am Herzen
Mitralklappenstenose (Ursache, typische klinische Symptome)

Fall 17 Glukokortikoide

17.1 Erläutern Sie den Regelkreis der Glukokortikoidfreisetzung!
- CRH (Corticotropin Releasing Hormon = Corticoliberin) aus dem Hypothalamus stimuliert in der Hypophyse die Sekretion von ACTH (Adrenocorticotropes Hormon)
- ACTH wirkt auf die Nebennierenrinde (v. a. auf die Zona fasciculata) → Stimulation der Synthese von Kortisol → Kortisolabgabe ins Blut → Verteilung im gesamten Körper → Hemmung der CRH- und ACTH-Freisetzung in Hypothalamus und Hypophyse durch negative Rückkopplung.

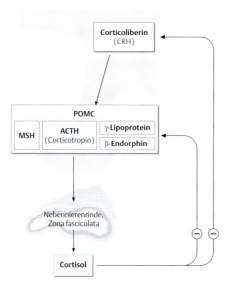

Regelkreis der Glukokortikoidfreisetzung

17.2 Nennen Sie mindestens 5 Wirkungen des Kortisols!
- **Steigerung des Blutzuckerspiegels** durch Förderung der Gluconeogenese und Hemmung der Glukoseaufnahme in die Zellen
- **Katabole Wirkung auf den Proteinstoffwechsel** (Abbau körpereigener Proteine; Verwendung der dabei freiwerdenden Aminosäuren v. a. für Gluconeogenese)
- **Steigerung der Lipolyse** mit Anstieg der Fettsäurenkonzentration
- **Mineralokortikoide Wirkung** (vermehrte Na^+-Retention mit sekundärer Wasserretention, gesteigerte K^+- und H^+-Sekretion)
- **Anstieg des Blutdrucks**
- **Sensibilisierung verschiedener Organe für Katecholaminwirkung**
- **Abbau von Knochensubstanz**
- **Antiphlogistische (entzündungshemmende) Wirkung** durch Hemmung der zellulären und humoralen Immunreaktion v. a. bei höheren Glukokortikoiddosen
- **ZNS-Veränderungen** (z. B. Steigerung der Erregbarkeit, Senkung der Krampfschwelle, Auslösung von Psychosen).

17.3 Wie funktioniert die Signaltransduktion der Glukokortikoide?
Diffusion der lipophilen Glukokortikoide durch die Plasmamembran → Bindung der Glukokortikoide an intrazelluläre Rezeptoren, die eine Hormonbindungsstelle und eine spezifische DNA-Bindungsstelle besitzen → Konformationsänderung der DNA-Bindungsstelle → Bindung des Hormon-Rezeptor-Komplexes an spezifische regulatorische Sequenzen → Beeinflussung von Transkription bestimmter Gensequenzen und damit Beeinflussung der Bildung bestimmter mRNA und Proteine.

!!! 17.4 Wie erklären Sie sich die Hyperpigmentierung (starke Braunfärbung) des Patienten?
- ACTH wird nicht direkt als einzelnes Peptid synthetisiert, sondern ist ein Teil eines größeren Proteins, dem POMC (**Pr**oo**p**io**m**elano**c**ortin)
- POMC wird durch limitierte Proteolyse in mehrere wirksame Bruchstücke und Teilpeptide gespalten: β-Endorphin, α-MSH, γ-MSH, ACTH, γ-Lipotropin.
- Bei primärer Nebennierenrindeninsuffizienz fehlt die negative Rückkopplung durch Kortisol; die Hypophyse bildet sehr viel POMC, aus dem wiederum ACTH und MSH entstehen; beide stimulieren die Melanozyten zur Pigmentsynthese.
- Die Sequenzen von MSH und ACTH überlappen, so dass auch ACTH einen melanozytenstimulierenden Effekt hat

!!! 17.5 Was ist der Unterschied zwischen einer primären und einer sekundären Nebenniereninsuffizienz? Wie kann man zwischen beiden Formen unterscheiden? Welche Form liegt bei dem Patienten vor?
- **Primäre Nebenniereninsuffizienz:** Störung der Nebennierenrinde bei intaktem Regelkreis; keine Hormonsynthese in der Nebenniere → Kortisolspiegel niedrig → fehlende negative Rückkopplung → ACTH erhöht; Test: bei ACTH-Gabe kein Anstieg des Kortisolspiegels
- **Sekundäre Nebenniereninsuffizienz:** Störung des Regelkreises durch Funktionsausfall von Hypothalamus oder Hypophyse → Fehlen von ACTH → unzureichende Stimulation der Ne-

bennierenrinde → unzureichende Kortisolproduktion; Test: bei ACTH-Gabe Anstieg des Kortisolspiegels.

Der Patient leidet an einer primären Nebenniereninsuffizienz; dies ist erkennbar an der Hyperpigmentierung, die auf eine erhöhte ACTH-Produktion hinweist (s. Antwort zur Frage 17.4); der Regelkreis ist also intakt.

Kommentar

Nebennierenrindenhormone: Die Nebennierenrinde produziert lipophile Steroidhormone, und zwar:
- **Mineralokortikoide** (v. a. **Aldosteron**) in der **Zona glomerulosa**. Sie regulieren den Wasser- und Elektrolythaushalt und damit auch den Blutdruck.
- **Glukokortikoide** (v. a. **Kortisol**) in der **Zona fasciculata**. Sie beeinflussen nahezu alle Stoffwechselvorgänge und stellen v. a. in Stresssituationen Energie bereit.
- **Androgene** (v. a. **Dehydroepiandrosteron**) in der Zona reticularis. Sie wirken als männliche Sexualhormone und sind gleichzeitig Vorstufen anderer Sexualhormone.

Wirkmechanismus der Steroidhormone: Alle Nebennierenrindenhormone leiten sich vom **Cholesterin** ab; sie unterscheiden sich nur durch ihre verschiedenen Seitenketten. Aufgrund ihrer Lipophilie können sie nicht in den Zellen gespeichert werden, sondern werden bei Bedarf neu synthetisiert. Im Blut werden sie zu über 90 % an spezifische Transportproteine oder Albumin gebunden transportiert. Sie können leicht durch Plasmamembranen diffundieren und binden intrazellulär an Rezeptoren, über die die Gentranskription beeinflusst werden kann (s. Antwort zur Frage 17.3). Auf diese Weise verändern Steroidhormone die Enzymausstattung und damit die Funktion der Zielzelle. Dieser Wirkmechanismus erklärt auch, warum die Wirkung der Steroidhormone erst nach einer relativ langen Latenzzeit (Minuten bis Tage) eintritt und relativ lange anhält.

Wirkungen der Glukokortikoide: s. Antwort zur Frage 17.2. Die einzelnen Steroidhormone, v. a. die Mineralo- und Glukokortikoide, ähneln sich in ihrer chemischen Struktur sehr stark und beeinflussen daher teilweise auch dieselben Funktionen. So haben Mineralokortikoide auch einen schwachen glukokortikoiden und Glukokortikoide einen schwachen mineralokortikoiden Effekt.

Tagesrhythmik der Kortisolsekretion: Die Kortisolsekretion unterliegt einem zirkadianen Rhythmus mit einem **Maximum der basalen Kortisolsekretion in den frühen Morgenstunden** und einem weiteren, aber deutlich schwächeren Anstieg am frühen Nachmittag. Zusätzlich zu dieser Basalsekretion wird Kortisol in Stresssituationen nach Bedarf ausgeschüttet. Müssen bei einem Patienten Glukokortikoide substituiert werden, sollte diese natürliche Rhythmik berücksichtigt, d. h. die Glukokortikoide morgens gegeben werden.

Hyperkortisolismus: Das Krankheitsbild, das mit einem Kortisolüberschuss (Hyperkortisolismus) einhergeht, wird als **Cushing-Syndrom** (sprich: Kusching) bezeichnet. Die Wirkung des Kortisols ist dabei so ausgeprägt, dass sie pathologisch wird:
- Die Glukoneogenese ist so verstärkt, dass eine **Hyperglykämie mit diabetischer Stoffwechsellage** resultiert („Steroiddiabetes").
- Aufgrund der mineralokortikoiden Wirkung kommt es zu einer **verstärkten Na$^+$- und Wasserretention** mit den Folgen Bluthochdruck, Hypernatriämie und Hypokaliämie.
- Der **verstärkte Proteinkatabolismus** führt zur Muskelatrophie mit spezifischer Fettumverteilung (Stammfettsucht, Vollmondgesicht, „Stiernacken")
- Durch Hemmung der zellulären und humoralen Immunreaktion ist die **Abwehrlage** der Patienten **geschwächt**.
- Die psychotrope Wirkung des Kortisols kann zu einer Steroidpsychose (Euphorisierung, Depression) führen.

Ursachen für ein Cushing-Syndrom können sein: autonome Hormonproduktion der Nebennieren durch Tumoren, Erhöhung der ACTH-Konzentration im Plasma (z. B. durch hypophysäre Mikroadenome, paraneoplastische ACTH-Produktion durch kleinzellige Bronchialkarzinome) oder aber iatrogen („durch den Arzt ausgelöst"). **Iatrogene Cushing-Syndrome** können bei langdauernder, relativ hochdosierter Glukokortikoidmedikation zur Unterdrückung des Immunsystems, z. B. nach Transplantation oder bei Autoimmunerkrankungen, auftreten. Daher ist eine sorgfältige Dosierung der Glukokortikoide notwendig. Trotzdem lassen sich Nebenwirkungen oft nicht ganz vermeiden und müssen als „das kleinere Übel" in Kauf genommen werden (z. B. zur Verhinderung einer Transplantatabstoßung). Nach einer längerdauernden Glukokortikoidmedikation kann es zu einer Atrophie der Nebennierenrinde kommen. Soll die Glukokortikoidmedikation beendet werden, so darf dies nur langsam geschehen (sog. Ausschleichen der Medikation), damit sich die Nebennierenrinde langsam wieder erholen und ihre Hormonproduktion aufnehmen kann. Andernfalls droht ein akuter Glukokortikoidmangel.

Hypokortisolismus: Die Folgen eines Glukokortikoidmangels (Hypokortisolismus) sind Wasserverlust, Hypotonie, Leistungsschwäche, Gewichtsverlust. Ist die Ursache eine Schädigung beider Nebennierenrinden spricht man von einem **Morbus Ad-**

dison (primäre Nebenniereninsuffizienz). Typisch ist eine Hyperpigmentierung als Folge der erhöhten ACTH-Produktion bei intaktem Regelkreis. Bei zusätzlichen Belastungen (z. B. Fieber, stärkere körperliche Belastung) kann es zu einer Dekompensation in Form einer sog. **Addison-Krise** kommen. Dabei entwickelt sich ein lebensbedrohlicher Schockzustand mit extremer Schwäche, Hypotonie, Tachykardie und Störungen des Wasser- und Elektrolythaushalts.

ZUSATZTHEMEN FÜR LERNGRUPPEN
Mineralokortikoide
Renin-Angiotensin-Aldosteron-System
Androgene
Biosynthese der Steroidhormone

Fall 18 Glomeruläre Filtration

18.1 Wie viel Blut fließt pro Zeiteinheit durch die Nieren? Welcher Anteil davon wird filtriert, welcher Anteil wieder rückresorbiert?
- Blutfluss durch beide Nieren: 1–1,2 l/min, dies entspricht einem renalen Plasmafluss (RPF) von ca. 600 ml/min
- 20 % des Plasmas werden filtriert → glomeruläre Filtrationsrate (GFR) 120 ml/min, entspricht ca. 170 l/d (Primärfiltrat)
- Rückresorption von ca. 99 % des Primärfiltrats, d. h. Urinausscheidung ca. 1–2 l/d.

18.2 Welche Aufgabe hat der glomeruläre Filter? Wie ist er aufgebaut?
- **Aufgabe:** ermöglicht die freie Passage von Wasser, Elektrolyten und kleinen Molekülen; keine Passage von Makromolekülen und zellulären Bestandteilen
- **Aufbau:**
    - **Gefenstertes Endothel** der Glomerulus-Kapillaren: Porengröße 50–100 nm; Zurückhalten zellulärer Bestandteile
    - **Basalmembran:** dichtes Netz negativ geladener Proteine; Zurückhalten v. a. negativ geladener Proteine mit einer Molekülmasse > 50–400 kDa
    - **Podozyten:** viszerales Blatt der Bowman-Kapsel, stark verzweigte und miteinander verzahnte Fortsätze, zwischen Fortsätzen nur sehr kleine Spalten; Zurückhalten von Molekülen mit Durchmesser > 5 nm.

18.3 Von welchen Einflussgrößen ist die Filtration im Glomerulus abhängig?
- Die Filtration ist ein passiver Vorgang, der von **Druckdifferenzen** abhängt
- Die Höhe der glomerulären Filtrationsrate (GFR) ist abhängig von effektivem Filtrationsdruck (P_{eff}), von der hydraulischen Leitfähigkeit (L) und der Filtrationsfläche (F): $GFR = P_{eff} \cdot F \cdot L$
- Der effektive Filtrationsdruck (P_{eff}) ergibt sich aus dem hydrostatischen Druck in den Gloruluskapillaren („Blutdruck in den Kapillaren", P_{kap}), dem onkotischen (= kolloidosmotischen) Druck in den Kapillaren (π_{onk}) und dem hydrostatischen Druck in der Bowman-Kapsel (P_{bow}): $P_{eff} = P_{kap} - \pi_{onk} - P_{bow} \approx 48\,mmHg - 25\,mmHg - 13\,mmHg \approx 10\,mmHg$.

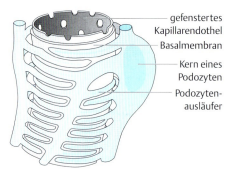

Schematischer Aufbau des glomerulären Filters

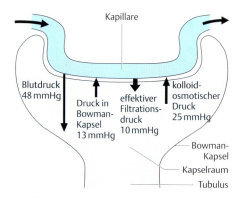

Der effektive Filtrationsdruck ergibt sich aus dem hydrostatischen Druck in den Kapillaren (Blutdruck) minus dem kolloidosmotischen Druck in den Kapillaren und dem hydrostatischen Druck in der Bowmann-Kapsel

!!! **18.4 Wie erklären Sie sich die ausgeprägten Ödeme der Patientin?**
Hoher Eiweißverlust im Rahmen einer Proteinurie → Absinken des kolloidosmotischen Drucks im Blut → Verschiebung von Flüssigkeit aus dem Blut ins Interstitium → Verminderung des Plasmavolumens → Gegenregulation durch Aktivierung des Renin-Angiotensin-Aldosteron-Systems (RAAS) → vermehrte Wasser- und Elektrolytretention → Anstieg des hydrostatischen Drucks im Gefäßbett → noch mehr Wasser wird ins Gewebe gepresst.

Kommentar

Aufgaben der Niere: Zu den Aufgaben der Niere gehört es, den Wasser-, Elektrolyt- und Säure-Base-Haushalt des Körpers aufrechtzuerhalten. Weiterhin sollen Stoffwechselendprodukte (z. B. Harnstoff) und Fremdstoffe (z. B. Medikamente) ausgeschieden werden und wertvolle Blutbestandteile (z. B. Glukose, Aminosäuren) dem Körper erhalten bleiben. Daneben produziert die Niere Hormone (z. B. Erythropoetin, Kalzitriol).

Funktionsprinzip der Niere: Das Funktionsprinzip der Niere beruht darauf, dass zunächst möglichst alle kleinen, im Plasma gelösten Teilchen filtriert werden. Nur die Teilchen, die der Körper benötigt, werden dann wieder rückresorbiert. Auf diese Weise wird nur eine begrenzte Anzahl von Transportmechanismen in der Niere benötigt. Trotzdem können Fremdstoffe (z. B. Medikamente) ausgeschieden werden, indem sie einfach nicht rückresorbiert werden. Würde die Ausscheidung dagegen über eine gezielte Sekretion von Fremdstoffen funktionieren, wären viele unterschiedliche Transportsysteme nötig, und es bestände die Gefahr, dass für einige „neue" Stoffe keine Ausscheidungsmöglichkeit vorhanden wäre, weil ein entsprechender Transporter fehlt. Zusätzlich findet man in den Tubuli aber auch Sekretionsmöglichkeiten über die bestimmte Substanzen (z. B. Harnsäure, Penicillin) aktiv sezerniert und dann ausgeschieden werden können.

Glomeruläre Filtration: s. Antworten zu Fragen 18.1, 18.2 und 18.3. Ob eine Stoff frei filtrierbar ist, hängt von seiner **Größe** und **Ladung** ab: Stoffe mit einer Molekülmasse bis zu ca. 10 kDa sind unabhängig von ihrer Ladung frei filtrierbar, Stoffe mit einer Molekülmasse über 80 kDa sind generell zu groß, um filtriert zu werden. Für Moleküle zwischen 10 und 80 kDa hängt die Filtrierbarkeit von ihrer Ladung ab: Negativ geladene Teilchen werden von den negativen Ladungen des glomerulären Filters abgestoßen und sind deshalb besonders schlecht filtrierbar. Zu beachten ist auch, dass manche kleinmolekulare Stoffe nicht filtriert werden können, weil sie an Plasmaproteine gebunden sind, dies ist z. B. für einen großen Teil der Ca^{2+} der Fall.

Proteinurie: Normalerweise werden mit dem Urin fast keine Proteine ausgeschieden. Werden pro Tag mehr als 150 mg Protein im Urin ausgeschieden, ist dies pathologisch und wird als Proteinurie bezeichnet. Klinisch kann man eine ausgeprägte Proteinurie daran erkennen, dass der Urin schäumt. Auf den Ort der Nierenschädigung lässt sich anhand der Größe der ausgeschiedenen Proteine zurückzuschließen:

- Große Proteine (z. B. Albumin) gelangen normalerweise gar nicht erst in das Tubulussystem. Findet man sie trotzdem im Urin, so spricht das für eine Schädigung der Glomeruli. Man spricht auch von einer **glomerulären Proteinurie**. Da die Tubuli nicht auf die Rückresorption von großen Proteinen ausgelegt sind, werden diese ausgeschieden.
- Kleine Proteine mit einem Molekulargewicht unter 25 kDa (z. B. β_2-Mikroglobulin) werden auch in einer gesunden Niere frei filtriert, dann aber in den Tubuli rückresorbiert. Das vermehrte Auftreten solcher kleinen Proteine im Urin spricht entweder für einen tubulären Schaden (**tubuläre Proteinurie**) oder für ein Überschreiten der Rückresorptionskapazität des Tubulussystems bei vermehrtem Anfall dieser Proteine (sog. **prärenale Proteinurie**). Letzteres findet man beispielsweise bei einem Plasmozytom (Vermehrung maligner Plasmazellen), bei dem mehr Immunglobulin-Leichtketten (sog. Bence-Jones-Proteine) gebildet und filtriert werden, als rückresorbiert werden können.

Ein **nephrotisches Syndrom**, wie im Fallbeispiel, ist gekennzeichnet durch das Auftreten folgender Symptome:
- Proteinurie über 3 g/d
- Hypalbuminämie
- periphere Ödeme
- Hyperlipidämie (durch reaktive Steigerung der Lipoproteinsynthese bei Abnahme des kolloidosmotischen Drucks).

Ein nephrotisches Syndrom kann bei einer Vielzahl von primären und sekundären Nierenerkrankungen auftreten. Die häufigsten Ursachen sind im Kindesalter die Minimal-change-Glomerulonephritis, bei Erwachsenen ein Diabetes mellitus oder verschiedene Glomerulonephritiden. Bei einer Minimal-change-Glomerulonephritis werden die Podozytenfortsätze durch Autoimmunprozesse geschädigt. Dadurch wird die Ladungsselektivität der Filtrationsbarriere gestört und auch größere Proteine (v. a. Albumin, Transferrin) werden filtriert. Durch den Proteinverlust sinkt der kolloidosmotische Druck im Gefäßbett und Flüssigkeit tritt in das Interstitium über (Ödembildung, s. Antwort zur Frage 18.4).

ZUSATZTHEMEN FÜR LERNGRUPPEN
Bau des Nephrons
Harnkonzentrierung
Hormone der Niere
Nierendurchblutung

!!! Fall 19 Basalganglien

19.1 Welche Kerngebiete zählen zu den Basalganglien?
- **Striatum:** bestehend aus Nucleus caudatus und Putamen
- **Globus pallidus („Pallidum"):** bestehend aus Pars interna und Pars externa
- **Substantia nigra:** bestehend aus Pars reticulata und Pars compacta
- **Nucleus subthalamicus.**

19.2 Welche Transmitter sind in den Basalganglien zu finden?
- **Glutamat:** exzitatorisch
- **GABA:** inhibitorisch
- **Dopamin:** inhibitorisch und exzitatorisch
- **Kotransmitter:** Substanz P, Enkephalin, Dynorphin, Acetylcholin.

19.3 Über welche Struktur erreichen Informationen die Basalganglien, über welche verlassen sie sie?
- **Eingangssystem:** Striatum
- **Ausgangssystem:** Globus pallidus (Pars interna) und Substantia nigra (Pars reticulata), die jeweils in den Thalamus projizieren.

19.4 Zählen Sie die 3 Funktionsschleifen der Basalganglien auf, und nennen Sie jeweils deren wichtigste Funktion!
- **Skeletto-motorische Schleife** zur Kontrolle der Koordination und Geschwindigkeit von Bewegungsabläufen: prämotorischer und supplementär-motorischer Kortex → Putamen → Globus Pallidus, Substantia nigra → Thalamus → supplementär-motorischer Kortex
- **Okulomotorische Schleife** zur Steuerung der Augenmotorik: präfrontaler und Parietalkortex, frontales Augenfeld → Nucleus caudatus → Globus pallidus, Substania nigra →Thalamus → frontales Augenfeld
- **Assoziativ-kognitive Schleifen** für Emotionen, mentale Leistungen, Verhaltenssteuerung: Parietalkortex, prämotorischer Kortex, präfrontaler Kortex → Nucleus caudatus → Globus pallidus, Substantia nigra → Thalamus → präfrontaler Kortex.

19.5 Wie groß ist die Wahrscheinlichkeit, dass der junge Mann Träger des mutierten Gens ist?
Chorea Huntington wird autosomal-dominant vererbt, d. h. ein Träger des Gens gibt es statistisch an die Hälfte seiner Nachkommen weiter, d. h. die Wahrscheinlichkeit beträgt 50%, dass der junge Mann Träger des mutierten Gens ist.

Kommentar

Basalganglien: Die Basalganglien bestehen aus mehreren miteinander verbundenen subkortikalen Kerngebieten (s. Antwort zur Frage 19.1). Zusammen mit dem Kleinhirn sind sie an der Verarbeitung **komplexer motorischer Informationen** (z. B. Schreiben, Ballspielen) beteiligt. Vereinfachend kann man sagen, dass das Kleinhirn die Feinabstimmung einer Bewegung übernimmt, während die Basalganglien darüber entscheiden, ob diese Bewegung (oder Teile davon) zugelassen oder unterdrückt wird. Indem sie bestimmte Bewegungsmuster selektiv fördern oder hemmen, bestimmen sie **Ausmaß, Geschwindigkeit, Richtung und Kraft einfacher Bewegungen** (motorisches Programm) und setzen mehrere motorische Programme zu komplexen Bewegungen oder Bewegungsabfolgen zusammen. Die Basalganglien sind in sog. **Rückkopplungsschleifen** eingebunden, d. h. Signale aus dem Kortex erreichen die Basalganglien, werden dort verarbeitet und gelangen dann wieder zum Kortex (s. Antwort zur Frage 19.3). Über hemmende oder fördernde Impulse aus den Basalganglien werden die Signale und damit die beabsichtigten Bewegungen modifiziert, um einen „glatten" Bewegungsablauf zu erzielen. Dabei gehen vom Globus pallidus eher bewegungsfördernde, vom Striatum eher bewegungshemmende Impulse aus.

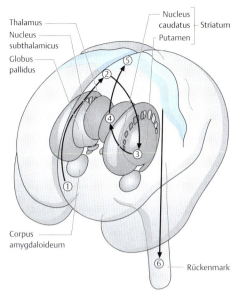

Vor Ausführung einer Bewegung nimmt das Gehirn den wahrscheinlichen Bewegungsablauf vorweg. Nach Entschluss zur Bewegung im Frontalhirn (1) gelangen die Impulse in den prämotorischen Kortex (2), danach in die Basalganglien (3), den Thalamus (4), den primär-motorischen Kortex (5) und erst danach ins Rückenmark (6).

Störungen der Basalganglienfunktionen: Werden die Basalganglien geschädigt, kommt es zu **Störungen des harmonischen Bewegungsablaufs**. Dabei kann es je nach Schädigungsort entweder zu einem Überwiegen bewegungsfördernder oder zu einem Überwiegen bewegungshemmender Impulse kommen. Im Globus pallidus überwiegt die phasische (kinetische), im Striatum die tonische Komponente. Störungen in einem dieser Basalganglienbereiche führen durch das relative Übergewicht der übrigen Anteile zu entsprechenden Störungen einzelner motorischer Komponenten (Muskeltonus, Bewegungsausmaß). Bei einem Funktionsausfall des Globus pallidus überwiegt relativ die tonische Komponente, so dass daraus hyperton-hypokinetischen Störungen (z. B. Morbus Parkinson) resultieren. Zum Übergewicht der phasischen Komponente kommt es dagegen bei einem Funktionsausfall des Striatums, was eine hypoton-hyperkinetische Störungen (z. B. Chorea Huntington) zur Folge hat. Beim **Morbus Parkinson** gehen die dopaminergen Neurone, die von der Substantia nigra zum Striatum ziehen zugrunde. Der Dopaminmangel führt zu einem Transmitterungleichgewicht mit fehlender Hemmung cholinerger Neurone im Striatum. Es entwickelt sich die klassische Trias: Muskelsteifigkeit (Rigor), verminderte Spontanbeweglichkeit (Bradykinese) und Zitterbewegungen (Tremor). Bei der **Chorea Huntington** gehen hemmende GABA-erge und cholinerge Zellen im Striatum unter. Normalerweise ziehen diese Neurone vom Striatum zur Substantia nigra. Fehlen sie, kommt es zu einer überschießenden Aktivität dopaminerger Neurone in der Substantia nigra. Typisches Symptom sind plötzlich einschießende unkoordinierte Bewegungen (s. Fallbeispiel).

ZUSATZTHEMEN FÜR LERNGRUPPEN
Kleinhirn
Motorisches System
Sensomotorik

Fall 20 Hörtests

20.1 Welche Formen der Schwerhörigkeit kennen Sie?
- **Schallleitungsschwerhörigkeit:** Störung der Schallwellenübertragung aus der Luft auf die Perilymphe → Schallwahrnehmung über Luftleitung reduziert, über Knochenleitung normal; Ursache ist meist ein krankhafter Prozess im Bereich des Mittelohrs (z. B. Mittelohrentzündung, Trommelfellperforation), daher auch „Mittelohrschwerhörigkeit" genannt
- **Schallempfindungsschwerhörigkeit:** gestörte Wahrnehmung und Weiterleitung der Schallinformation ins Gehirn → Schallwahrnehmung über Luft- und Knochenleitung reduziert; Ursache ist meist Haarzellschädigung (z. B. durch Medikamente, Lärm), daher auch „Innenohrschwerhörigkeit" genannt (obwohl auch retrokochleäre Prozesse [z. B. Akustikusneurinom], die die Signalweiterleitung/-verarbeitung behindern, zu den Schallempfindungsschwerhörigkeiten zählen).

20.2 Welche einfachen Tests können Sie einsetzen? Erläutern Sie diese!
- **Weber-Versuch:** Aufsetzen einer schwingenden Stimmgabel auf die Schädelmitte; Schallwellen gelangen über Knochenleitung zu beiden Ohren, der Ton wird von jemandem, der

mit beiden Ohren normal gut hört (oder auf beiden Seiten gleich schlecht hört), auf beiden Seiten gleich laut wahrgenommen; wird der Ton auf einer Seite lauter gehört als auf der anderen (sog. Lateralisation), sind folgende Interpretationen möglich:
- Schallleitungsstörung auf der Seite, auf der der Ton lauter gehört wird
- Schallempfindungsstörung auf der Seite, auf der der Ton leiser gehört

Mit dem Weber-Versuch kann man nur feststellen, *dass eine von beiden Störungen vorliegt*. Um welche Störung es sich handelt, lässt sich anhand des Weber-Versuchs allein nicht differenzieren, dafür muss anschließend der Rinne-Test durchgeführt werden:

- **Rinne-Versuch** (überprüft nur die Schallleitung, daher auf der Seite durchzuführen, auf der eine Schallleitungsstörung differenzialdiagnostisch in Frage kommt): Aufsetzen einer schwingenden Stimmgabel zunächst auf das Mastoid → wenn der Patient den Ton nicht mehr hört, wird die Stimmgabel – ohne sie neu anzuschlagen – direkt vor das Ohr gehalten → Frage, ob er sie nun wieder hört:
  - Bei intaktem Mittelohr, hört der Proband den Ton wieder (Rinne positiv), da die Luftleitung normalerweise besser als die Knochenleitung ist; d. h. die Störung muss an anderer Stelle, nämlich im Innenohr der anderen Seite liegen → Diagnose: Schallempfindungsstörung auf der Gegenseite
  - Bei Mittelohrstörung hört er ihn nicht (Rinne negativ) → Diagnose: Schallleitungsstörung im überprüften Ohr.

20.3 Welche Ergebnisse erwarten Sie bei diesen Tests bei dem Patienten mit linksseitiger Mittelohrentzündung?
- Weber-Versuch: Lateralisation des Tons ins linke Ohr
- Rinne-Versuch: links negativ, rechts positiv.

20.4 Zählen Sie mindestens 3 weitere Tests zur Überprüfung des Gehörs auf, und erläutern Sie diese!
- **Tonschwellenaudiometrie:** Töne verschiedener Frequenz werden in steigender Lautstärke angeboten; Markierung in einem Tonaudiogramm, ab wann der Patient Töne hört; Ermittlung der Hörschwellenkurven für Knochen- und Luftleitung getrennt möglich
- **Sprachaudiometrie:** über Kopfhörer oder Lautsprecher werden mehrsilbige Zahlen und einsilbige Testwörter abgespielt und festgestellt, wie viel Prozent davon der Proband versteht
- **Electric Response Audiometry (ERA):** unter periodischen akustischen Reizen entstehen entlang der Hörbahn elektrische Potenzialschwankungen, sog. **AEP = A**kustisch **E**vozierte **P**otenziale, die mit Oberflächen- oder Nadelelektroden registriert werden
- **Otoakustische Emissionen:** auf akustische Reize reagiert das gesunde Ohr mit sog. otoakustischen Emissionen (OAE), die wahrscheinlich auf die aktive Längenänderung der äußeren Haarzellen zurückzuführen sind; mit hochsensiblen Messmikrofonen werden die OAE registriert
- **Impedanzänderungsmessung:** der größte Teil der Schallenergie wird durch das normale Trommelfell und Mittelohr absorbiert und dem Innenohr zugeführt, ein kleiner Teil aber aufgrund des akustischen Widerstands (Impedanz) reflektiert; da Veränderungen am Trommelfell oder im Mittelohr den akustischen Widerstand verändern, erlaubt die Impedanzmessung Aussagen über den Schallleitungsapparat
- **Stapediusreflex-Audiometrie:** Impedanzmessung nach akustisch ausgelöstem Stapediusreflex, bei hochgradiger Schwerhörigkeit wird die Reflexschwelle nicht erreicht und die Impedanz bleibt gleich.

Kommentar

Bei der großen Anzahl verschiedener Hörtests kann man unterscheiden zwischen:
- **subjektiven Hörtests**, die die aktive Mitarbeit des Patienten erfordern (z. B. Testung des Sprachverständnisses, Stimmgabeltests [=Weber- und Rinne-Versuch]) und
- **objektiven Hörtests**, die eine Beurteilung des Hörvermögens unabhängig von Angaben des Patienten erlauben (z. B. Messung von AEP und OAE, Impedanzmessung).

Subjektive Hörtests: Man kann subjektive Hörtests weiter unterteilen in

- **klassische Hörtests**, bei der die akustischen Reize (z. B. Stimme, Lautstärke der Stimmgabel) nicht standardisiert sind und
- **apparative semiobjektive Hörtests**, bei der die akustischen Stimuli physikalisch genau definiert sind, die Antwort des Patienten aber subjektiv beeinflusst ist (z. B. Tonschwellenaudiogramm).

Da subjektive Hörtests die Mitarbeit des Patienten zwingend voraussetzen, sind solche Tests in bestimmten Situationen nicht oder nur bedingt geeignet (z. B. bei sehr kleinen Kindern, Patienten mit fehlender Einsicht, bei Verdacht auf Simulation oder Vortäuschung einer Aggravation [Verschlimmerung]).

Objektive Hörtests: Die objektiven Hörtests ermöglichen eine Beurteilung des Hörvermögens unabhängig von den Angaben des Patienten durch Registrierung reizkorrelierter auditorischer Parameter. Zu den objektiven Hörtests gehören: **Reflexaudiometrie** (z. B. Stapediusreflexaudiometrie), **otoakustische Emissionen**, **Impedanzaudiometrie** und **ERA** (s. Antwort zur Frage 20.4). Sie können bereits bei neugeborenen Kindern angewandt werden, um mögliche Hörstörungen früh zu erfassen und rechtzeitig therapeutisch eingreifen zu können. Sie können weiterhin bei Verdacht auf Simulation einer Hörstörung eingesetzt werden und zudem Hinweise auf die Lokalisation einer Störung (Topodiagnostik) liefern.

Audiogramm: Die Ergebnisse der Hörtests werden häufig in Form sog. Audiogramme dargestellt. Dabei entspricht die Nulllinie im Tonaudiogramm der psychophysischen Hörschwelle eines normalhörenden Jugendlichen. Nach unten werden die steigenden dB-Werte aufgetragen. Das Ergebnis wird in Abweichung von dieser Nulllinie, also relativ zum „Normalzustand" dargestellt. Beispiel: Ein Ton von 1000 Hz wird von einem Probanden erst dann wahrgenommen, wenn er 20 dB lauter ist, als ihn ein „Normalhörender" hören würde. Im Audiogramm liegt die Kurve bei 1000 Hz dann 20 dB unter der Nulllinie. Würde die Hörschwelle dagegen in einer Absolutdarstellung aufgezeichnet, so würde das Hörvermögen im tiefen und hohen Frequenzbereich nach unten gekrümmt verlaufen, da die Empfindlichkeit des Ohres im mittleren Frequenzbereich höher ist als im Bereich hoher oder tiefer Frequenzens.

Entwicklung des Hörens nach der Geburt: Zwar sind Mittel- und Innenohr bei der Geburt schon funktionstüchtig, die zentrale Hörbahn muss aber noch einen Reifungsprozess durchlaufen, der erst mit etwa **12 Jahren abgeschlossen** ist. Geht das Gehör früh in der Kindheit verloren, geht auch der bis dahin vorhandene Sprachschatz wieder verloren (prälinguale Taubheit). Erst etwa ab dem 7. Lebensjahr ist die Sprachentwicklung so weit gefestigt, dass das akustische Gedächtnis für Sprache auch bei Verlust des Gehörs erhalten bleibt.

Kinder, die unter einer unerkannten Hörstörung leiden, zeigen keine oder eine gestörte Sprachentwicklung, die zu sozialer Deprivation und geistiger Retardierung führen kann. Ein frühzeitiges Erkennen von Hörstörungen bei Kindern ermöglicht auch eine frühzeitige Versorgung mit einem Hörgerät und später ein gezieltes Hör- und Sprechtraining, so dass negative Spätfolgen vermieden werden können.

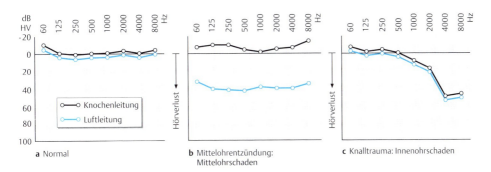

Tonschwellenaudiogramme

 ZUSATZTHEMEN FÜR LERNGRUPPEN
Aufbau des Ohres
Wanderwellentheorie
Hörbahn
Hörfeldskalierung
Altersschwerhörigkeit

Fall 21 Stofftransport über Membranen

21.1 Warum kommt es durch die verminderte Natrium- und Chloridsekretion aus der Zelle zu einem verminderten Wasserausstrom aus der Zelle?

Gelöste Teilchen (z. B. Elektrolyte) ziehen Wasser an und erzeugen damit einen **osmotischen Druck**; da bei Mukoviszidose zu wenig Elektrolyte aus der Zelle transportiert werden, ist der osmotische Druck zu niedrig, und es folgt zu wenig Wasser.

21.2 Erläutern Sie in den Begriff Osmose!

Osmose: Diffusion von Lösungsmittel (Wasser) entlang eines Konzentrationsgradienten durch eine semipermeable Membran (Membran, die nur für das Lösungsmittel, nicht aber für die gelösten Teilchen durchlässig ist).

21.3 Definieren Sie die Begriffe „onkotischer Druck", „Osmolalität" und „Osmolarität"!
- **Onkotischer (= kolloidosmotischer) Druck:** osmotischer Druck, der von Makromolekülen (z. B. Proteinen) erzeugt wird
- **Osmolalität:** Anzahl gelöster osmotisch wirksamer Teilchen pro Masseneinheit des Lösungsmittels, Einheit: osmol/kg
- **Osmolarität:** Anzahl gelöster osmotisch wirksamer Teilchen pro Volumeneinheit des Lösungsmittels, Einheit: osmol/l.

21.4 Erläutern Sie die Unterschiede zwischen passivem und aktivem Transport! Nennen Sie jeweils ein Beispiel für die einzelnen Transportprozesse!
- **Passiver Transport:** Stofftransport über Membran ohne Energieverbrauch; die treibende Kraft ist der Konzentrationsunterschied; die Transportrate ist abhängig vom Konzentrationsunterschied der gelösten Substanzen auf beiden Seiten der Membran und von der Permeabilität der Membran für diese Substanz
  - **Einfache Diffusion:** Diffusion direkt über die Zellmembran; nur für sehr kleine Moleküle (z. B. O_2, CO_2) möglich; die Transportrate ist proportional zur Konzentration der zu transportierenden Substanz (z. B. Atemgasdiffusion im Blut)
  - **Erleichterte (carriervermittelte) Diffusion:** Diffusion durch spezielle Kanalproteine (Carrier); da die Anzahl der Carrier begrenzt ist, unterliegt die Transportrate einer Sättigungskinetik (z. B. Glukosediffusion durch Glukosetransporter [GLUT])
- **Aktiver Transport:** Stofftransport unter Energiezufuhr → ohne Energiezufuhr ist kein aktiver Transport möglich; erfolgt immer mittels mehr oder weniger spezifischer Transportermoleküle und unterliegt daher einer Sättigungskinetik; kann ein Transportermolekül verschiedene Substanzen transportieren, so konkurrieren diese um die „Transportplätze" (kompetitive Hemmung)
  - **Primär-aktiver Transport:** Energie für den Transport wird direkt aus der Spaltung von ATP gewonnen (z. B. Na^+-K^+-ATPase)
  - **Sekundär-aktiver Transport:** kein direkter ATP-Verbrauch, die treibende Kraft für den Transport stellt ein – unter Energieverbrauch aufgebauter – Konzentrationsgradient (z. B. Na^+-Glukose-Symport in Zellen des Dünndarmepithels).

Kommentar

Diffusion: Der **passive Transport eines Stoffes entlang eines Konzentrationsgradienten** wird als Diffusion bezeichnet. Durch thermisch getriebene Eigenbewegung (**Brown-Molekularbewegung**) erfolgt der Transport der Teilchen von Bereichen mit höherer zu Bereichen mit niedrigerer Konzentration. Diffusion ist von verschiedenen Faktoren abhängig und lässt sich durch das **Fick-Diffusionsgesetz** beschreiben:

$$J_{diff} = A \cdot D \cdot \frac{\Delta C}{\Delta x}$$

J_{diff} = pro Zeiteinheit transportierte Stoffmenge = „Nettodiffusionsrate" [mol/s]
A = Fläche [m^2]
D = Diffusionskoeffizient [m^2/s]
ΔC = Konzentrationsdifferenz [mol/m^3]
Δx = Diffusionsstrecke [m].

Die einfache Diffusion kleiner Moleküle über eine Membran ist direkt proportional zum Konzentrationsunterschied. Größere Teilchen dagegen können nicht direkt durch die Membran diffundieren, sondern sind auf besondere Transportkanäle angewiesen (sog. erleichterte Diffusion). Auch die erleichterte Diffusion ist proportional zum Konzentrationsunterschied, weist aber im Gegensatz zur einfachen Diffusion eine Sättigungskinetik auf (s. Antwort zur Frage 21.4).

Osmose: Unter Osmose versteht man die **gerichtete Diffusion eines Lösungsmittel durch eine halbdurchlässige (semipermeable) Membran**. Die semipermeable Membran ist dabei **nur für das Lösungsmittel durchlässig**, für die gelösten Stoffe jedoch nicht. Das Lösungsmittel diffundiert von Bereichen niedrigerer Konzentration zu Bereichen höherer Konzentration, um den Konzentrationsunterschied auszugleichen. Grund dafür ist, dass die gelösten Teilchen Wasser anziehen und so einen **osmotischen Druck** erzeugen, der proportional zu der Anzahl gelöster Teilchen ist (s. Antwort zur Frage 21.1).

Osmolalität und Osmolarität: Die Osmolarität gibt die Anzahl der Teilchen pro Volumeneinheit, die Osmolalität die Teilchenanzahl pro Masseneinheit des Lösungsmittels an. Bei dem Lösungsmittel im Körper handelt es sich um Wasser. 1 Liter Wasser wiegt bei 4°C genau 1 kg. Osmolarität und Osmolalität schwach konzentrierter Lösungen entsprechen sich daher weitgehend. Bei höher konzentrierten Lösungen, wie dem Blutplasma, kann das Volumen der gelösten Stoffe (z.B. Proteine) wesentlich zum Gesamtvolumen beitragen, so dass sich Osmolalität und Osmolarität deutlicher unterscheiden.

Die **Osmolalität (bzw. Osmolarität) einer Lösung hängt von der Anzahl der Dissoziationsprodukte ab:** Löst man ein Salz, z.B. 1 mmol NaCl in 1 kg Wasser, so dissoziieren die Elektrolyte in 1 mmol Natriumionen und 1 mmol Chloridionen. Die Osmolalität beträgt also 2 mosmol/kg H_2O. Andere Stoffe dagegen, z.B. Glukose, dissoziieren nicht, d.h. 1 mmol Glukose in 1 kg Wasser ergibt eine Osmolalität von 1 mosmol/kg H_2O. Manche Elektrolyte, z.B. das relativ schlecht lösliche Kalziumphosphat, dissoziieren nur teilweise. Die Osmolalität einer Substanz, die nur teilweise dissoziiert (reale oder nichtideale Osmolalität) ist kleiner, als die eines vollständig dissoziierenden Stoffes (ideale Osmolalität).

Die reale **Osmolalität des Plasmas** beträgt etwa **290 mosmol/kg H_2O**. Als isoton bezeichnet man Lösungen, die den gleichen osmotischen Druck aufweisen wie Blutplasma (z.B. 0,9%ige NaCl-Lösung). Lösungen mit einer im Vergleich zum Plasma geringeren Osmolalität werden als hypoton, solche mit einer höheren Osmolalität als hyperton bezeichnet.

Transportformen: s. Antwort zur Frage 21.4. Erfolgt der Transport der Teilchen über die Membran in die gleiche Richtung, so spricht man von **Symport** (z.B. Na^+-Aminosäure-Symport in den Nierentubuli), erfolgt er in entgegengesetzte Richtung von **Antiport** (z.B. Ca^{2+}-3-Na^+-Antiport im Herzen). Werden dabei elektrisch geladene Teilchen transportiert, so kann der Transport eine Ladungsveränderung der Zelle zur Folge haben. Es handelt sich dann um einen **elektrogenen Transport** (z.B. 2 Na^+-3-K^+-Antiport). Werden nur ungeladene Teilchen transportiert (z.B. Glukosediffusion durch Glukosetransporter) oder werden netto gleich viele Ladungen in die Zelle hinein wie aus der Zelle heraus transportiert (z.B. Na^+-H^+-Antiport in den Belegzellen), so verändert sich die Ladung der Zelle durch den Transport nicht. Man spricht dann von einem **elektroneutralen Transport**.

Mukoviszidose: Die autosomal-rezessiv erbliche Mukoviszidose (Syn. Zystische Fibrose) ist die häufigste angeborene Stoffwechselkrankheit der weißen Rasse mit frühletalem Ausgang. Ursache ist ein Defekt eines Chloridkanals in der apikalen Membran von Epithelzellen, durch den die Sekretion von Cl^- vermindert oder aufgehoben ist. In der Folge werden auch weniger Na^+ und HCO_3^- sezerniert. Durch den Mangel an Elektrolyten ist der osmotische Druck zu niedrig und es gelangt zu wenig Wasser in die Körpersekrete (v.a. Pankreassekret, Bronchialschleim). Diese werden dadurch sehr zähflüssig und verstopfen die Ausführungsgänge der Drüsen. Dies begünstigt u.a. verschiedene und wiederholte Infektionen (v.a. pulmonale Infektionen). Durch die Verlegung der Atemwege mit zähen Schleimmassen entwickeln sich Bronchieektasen (Erweiterungen der Bronchien) und eine respiratorische Insuffizienz. Auch das Pankreas wird durch die Gangobstruktion hochgradig geschädigt. Durch die fehlenden Verdauungsenzyme leiden die Betroffenen an einem aufgetriebenen Abdomen, Verstopfung (Obstipation) und übelriechenden Fettstühlen (Steatorrhoe). Eine ausgeprägte Gedeihstörung ist durch die mangelnde Aufnahme von Nährstoffen und Vitaminen häufig.

ZUSATZTHEMEN FÜR LERNGRUPPEN
Michaelis-Menten-Kinetik
Solvent drag

Fall 22 Lungenperfusion und Lungenventilation

22.1 Wie verhält sich der Blutdruck in den Lungengefäßen in Ruhe beim stehenden Menschen?
- Mittlerer Blutdruck in der A. pulmonalis: ca. 15 mmHg (25 mmHg systolisch, 8 mmHg diastolisch)
- Der Blutdruck in den kleinen Gefäßen hängt v. a. von der Schwerkraft ab: auf Höhe der Pulmonalklappe beträgt er präkapillär etwa 12 mmHg, postkapillär ca. 8 mmHg
  - Unterhalb der Pulmonalklappe: kommt jeweils noch der hydrostatische Druck von bis zu 12 mmHg hinzu
  - Oberhalb der Pulmonalklappe: kann der Druck sogar subatmosphärisch werden (also unter dem Umgebungsluftdruck liegen), so dass die Kapillaren weitgehend durch die Alveolen – in denen atmosphärischer Druck herrscht – komprimiert werden.

22.2 Erläutern Sie den Euler-Liljestrand-Mechanismus!
- Ziel: Optimierung des Ventilations-Perfusions-Verhältnisses
- Nicht oder nur schlecht belüftete Alveolarbezirke tragen nicht oder nur wenig zum Gasaustausch bei. Um die Lungendurchblutung effektiv zu gestalten, wird die Durchblutung in diesen schlechtbelüfteten Gebieten zugunsten der gutbelüfteten Gebiete gedrosselt. Dazu registrieren Rezeptoren in den Alveolen den O_2-Partialdruck und lösen eine sog. hypoxische Vasokonstriktion der zuführenden Blutgefäße aus, wenn der O_2-Partialdruck zu niedrig ist. Sind große Bereiche des Alveolarraums schlecht belüftet, kann dadurch aber der pulmonale Gefäßwiderstand deutlich ansteigen.

22.3 Wovon hängt das Ventilations-Perfusions-Verhältnis ab?

Perfusion ($\dot{Q}$) ist abhängig von:
- **Körperlicher Aktivität:** in Ruhe werden nur etwa 50 % der Lungenkapillaren durchblutet
- **Hydrostatischem Druck:** da der mittlere Blutdruck im kleinen Kreislauf relativ gering ist, hat der hydrostatische Druck großen Einfluss (z. B. ist die Lungendurchblutung bei aufrechter Körperhaltung in den Lungenspitzen deutlich geringer als in der Lungenbasis)
- **O_2-Partialdruck:** je niedriger der O_2-Partialdruck, desto stärker wird die Durchblutung in diesem Gebiet gedrosselt (Euler-Liljestrand-Mechanismus)

Ventilation ($\dot{V}$) ist abhängig von:
- **Körperliche Aktivität:** bei körperlicher Anstrengung → Atemfrequenz ↑
- **Schwerkraft:** Belüftung der Lungenbasis ist besser als die der Lungenspitze

Bedeutung für das Ventilations-Perfusions-Verhältnis $\dot{V}/\dot{Q}$:
- Lungenspitze: Ventilation ↓, Perfusion ↓
- Lungenbasis: Ventilation ↑, Perfusion ↑
- → in Ruhe: Abnahme des Ventilations-Perfusions-Verhältnisses von der Lungenspitze zur Lungenbasis; bei durchschnittlicher Alveolarventilation ($\dot{V} = 5$ l/min) und Gesamtperfusion ($\dot{Q} = 6$ l/min): $\dot{V}/\dot{Q} = 0{,}83$ (bei großen lokalen Unterschieden)
- Bei erhaltener Perfusion, aber fehlender Ventilation (z. B. nach Fremdkörperaspiration): $\dot{V}/\dot{Q} = 0$
- Bei erhaltener Ventilation, aber fehlender Perfusion (z. B. nach Lungenembolie): $\dot{V}/\dot{Q} = \infty$.

!!! 22.4 Wie erklären Sie ihm die Entstehung eines Lungenödems bei der Höhenkrankheit?
Abnahme des O_2-Partialdrucks in großer Höhe →
- Auslösung einer hypoxischen Vasokonstriktion (Euler-Liljestrand-Mechanismus) → Druckanstieg in den Lungengefäßen
- und Steigerung der Lungendurchblutung wegen O_2-Mangels → weiterer Druckanstieg in den Lungengefäßen

→ Übersteigt der hydrostatische Druck den kolloidosmotischen Druck des Plasmas → Austritt von Flüssigkeit in den Alveolarraum (Lungenödem).

Kommentar

Durchblutung (Perfusion) und Belüftung (Ventilation) der Lunge müssen aufeinander abgestimmt sein, um einen optimalen Gasaustausch zu ermöglichen, denn eine Durchblutung nichtbelüfteter Lungenbezirke nutzt für den Gasaustausch ebenso wenig wie die Belüftung nichtdurchbluteter Lungenbezirke.

Lungenperfusion: Die Lunge ist das einzige Organ, durch das das gesamte Herzminutenvolumen strömt (ca. **5–6 l/min in Ruhe**). Die Lungenstrombahn gehört zum sog. **Niederdrucksystem:** Der pulmonalarterielle Mitteldruck beträgt nur etwa 15 mmHg, wobei der Blutdruck etwa zwischen 25 mmHg systolisch und 8 mmHg diastolisch schwankt. Auch bei steigendem Herzminutenvolumen nimmt der pulmonale Druck kaum zu, weil der Strömungswiderstand durch eine **druckpassive Dilatation der Lungengefäße** sowie **Eröffnung zusätzlicher Kapillaren** („Recruitment") reduziert wird. Die Lungenperfusion hängt neben **körperlicher Aktivität** und **O_2-Partialdruck** vor allem von der **Lage des Lungenbezirks** ab (s. Antwort zur Frage 22.3): Aufgrund der Schwerkraft ist der Blutdruck in den oben gelegenen Lungenbezirken deutlich geringer als in den Bezirken der Lungenbasis. Dadurch entsteht eine starker vertikaler Durchblutungsgradient.

Lungenventilation: Die Ventilation hängt in erster Linie vom **Aktivitätszustand des Menschen** ab, für die gesamte Lunge beträgt sie **in Ruhe ca. 6–8 l/min** und kann bei starker körperlicher Anstrengung bis auf 90–120 l/min gesteigert werden. Auch die Lungenventilation ist regional unterschiedlich: Die unteren Lungenabschnitte „hängen" an den oberen und machen dadurch deren Alveolarwände „steifer", so dass diese etwas schlechter ventiliert werden. Der vertikale Ventilationsgradient ist aber deutlich schwächer ausgeprägt als der Perfusionsgradient.

Ventilations-Perfusions-Verhältnis: s. Antwort zur Frage 22.3. Das Ventilations-Perfusions-Verhältnis unter Ruhebedingungen beträgt für die Gesamtlunge 0,8–0,85. Aufgrund unterschiedlicher hydrostatischer Kräfte variiert es in den verschiedenen Lungenabschnitten sehr stark: In den Kapillaren der Lungenspitzen herrscht teilweise subatmosphärischer Druck (d.h. der Blutdruck in den Kapillaren ist geringer als der Umgebungsluftdruck), so dass die Kapillaren durch die Alveolen komprimiert werden und diese Kapillaren von der Perfusion ausgeschlossen sind. Im Bereich der Lungenbasis dagegen übersteigt der hydrostatische Druck („Blutdruck") den Alveolardruck und die Kapillaren werden kontinuierlich durchblutet. Starke Inhomogenitäten des Ventilations-Perfusions-Verhältnisses in den verschiedenen Lungenbezirken gehen aber auf Kosten der Effektivität des Gasaustausches: Der O_2-Partialdruck in den Lungenspitzen ist zwar sehr hoch, da die Lungenspitzen aber nur relativ schwach durchblutet werden, kann der Sauerstoff gar nicht richtig genutzt werden. Die Lungenspitzen sind also relativ „hyperventiliert". Die Lungenbasis dagegen könnte aufgrund der starken Durchblutung sogar mehr O_2 aufnehmen, als in den Alveolen zur Verfügung steht. Bei körperlicher Belastung steigt die gesamte Lungendurchblutung. Dadurch werden vorhandene Gefäße erweitert und neue Gefäße geöffnet. Der Strömungswiderstand sinkt. Auf diese Weise werden auch die Lungenspitzen besser perfundiert und können verstärkt zum Gasaustausch beitragen.

Atmung in Höhe: Der fraktionelle Anteil der Gase in allen Luftschichten ist in etwa gleich. Der Luftdruck nimmt aber mit steigender Höhe über dem Meeresspiegel ab, so dass auch die Partialdrücke der einzelnen Gase mit steigender Höhe abnehmen (s. Fall 70). Der Körper registriert die Abnahme des O_2-Partialdrucks (= Sauerstoffmangel) und reagiert mit einer Steigerung des Herzminutenvolumens, bei der auch die Lungendurchblutung gesteigert wird. Gleichzeitig führt der Sauerstoffmangel in der Lunge aber zu einer hypoxischen Vasokonstriktion (Euler-Liljestrand-Mechanismus), so dass der hydrostatische Druck in den Lungenkapillaren insgesamt deutlich ansteigt. Wenn er den kolloidosmotischen Druck der Plasmas übersteigt, wird Flüssigkeit aus den Kapillaren in den Alveolarraum gepresst, und es entwickelt sich ein lebensbedrohliches Lungenödem. Zur Therapie muss eine Beatmung mit O_2 erfolgen, um die Vasokonstriktion der Lungengefäße aufzuheben. Durch die ausreichende O_2-Versorgung der Gewebe normalisiert sich gleichzeitig auch das Herzminutenvolumen.

 ZUSATZTHEMEN FÜR LERNGRUPPEN
Niederdrucksystem
Atmung beim Tauchen, Dekompressionskrankheit, Stickstoffnarkose („Tiefenrausch")
Totraum

Fall 23 Farbensehen

23.1 Erläutern Sie das Spektrum sichtbarer und nichtsichtbarer Wellenlängen!
- Wellenlänge des sichtbaren Lichts: 400 (violett) – 750 (rot) nm
- Wahrgenommenes Farbspektrum: violett, blau, grün, gelb, orange, rot
- Wellenlänge des nichtsichtbaren Lichtes: < 400 nm ultraviolett; > 750 nm infrarot.

23.2 Wie unterscheiden sich die einzelnen Sehsinneszellen in ihren Absorptionseigenschaften?

Sehsinneszelle	Absorptionsmaxium λ_{max} (Farbspektrum)
Stäbchen	500 nm (blaugrün)
Blau-(K-)Zapfen	420 nm (blauviolett)
Grün-(M-)Zapfen	535 nm (grün)
Rot-(L-)Zapfen	565 nm (gelbrot)

23.3 Erläutern Sie die Theorie des trichromatischen Farbensehens!
- Die Sehfarbstoffe der verschiedenen Zapfen absorbieren Licht bestimmter Wellenlängen unterschiedlich stark
- D.h. Licht einer bestimmten Wellenlänge führt zur Erregung mehrerer Zapfen, dies aber unterschiedlich stark; damit werden auch unterschiedlich stark die nachgeschalteten Neurone erregt
- Aus dem Verhältnis, in dem die einzelnen Zapfen erregt werden, ergibt sich durch komplexe Verarbeitungsmechanismen in Retina, Corpus geniculatum laterale und Sehrinde der Farbeindruck.

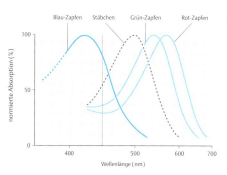

Trichromatisches Farbensehen (Beispiel: 450 nm; Blau-Zapfen werden am stärksten erregt, Grün- und Rot-Zapfen nur relativ schwach)

23.4 Wie kommen Farbsehschwäche und Farbenblindheit zustande? Welche unterschiedlichen Formen gibt es?
- Fällt eine Zapfensorte ganz oder teilweise aus, so wird das Verhältnis, das zur Ermittlung des Farbeindrucks notwendig ist, nur noch aus dem Verhältnis der Erregung von zwei Zapfensorten gebildet (dichromate Störung)
- Wellenlängen, die die beiden übrig gebliebenen Zapfensorten im gleichen Verhältnis erregen und sich nur durch die Komponente des dritten Zapfensystems unterscheiden lassen, können nicht differenziert werden.
- s. Tab. Formen der Farbenblindheit und Farbenschwäche.

!!! 23.5 Was versteht man unter „additiver bzw. subtraktiver Farbmischung"?
- **Additive Farbmischung:** Mischung von **Licht** verschiedener Wellenlänge, die resultierende „gemischte Farbe" umfasst also ein größeres Spektrum an Wellenlängen als die einzelnen „ungemischten" Farben (z.B. Übereinanderprojizieren von zwei Farbscheinwerfer im Theater: rotes Licht + grünes Licht → gelbes Licht); bei Mischung aller Spektralfarben im richtigen Verhältnis entsteht der Farbeindruck „weiß"
- **Subtraktive Farbmischung:** Mischung von zwei **Farben**, die verschiedene Wellenlängen des Spektrums absorbieren; von dem Licht, dass auf die neu gemischte Farbe fällt, werden insgesamt mehr Wellenlängen absorbiert als jeweils von den Einzelfarben; das Licht, das übrig bleibt, um ins Auge zu fallen, enthält also weniger Wellenlängen (z.B. Mischen von Ölfarben auf der Palette: rote Farbe + grüne Farbe → brauner Farbton).

Formen der Farbenblindheit und Farbenschwäche

	Kompletter Ausfall (Farbenblindheit)	Teilweiser Ausfall (Farbenschwäche)
L-Zapfen	Protanopie (Rotblindheit)	Protanomolie
M-Zapfen	Deuteranopie (Grünblindheit)	Deuteranomolie
K-Zapfen	Tritanopie (Blauviolettblindheit)	Tritanomolie

Kommentar

Farbwahrnehmung: Die Wahrnehmung von Farben setzt sich aus den Komponenten **Farbton**, **Sättigung** und **Helligkeit** zusammen. Die Farbwahrnehmung ist sehr komplex und erfolgt auf mehreren Ebenen.

Grundlage der Farbwahrnehmung ist die **Verarbeitung von Licht verschiedener Wellenlängen auf Ebene der Photorezeptoren**. Die drei verschiedenen Photorezeptoren absorbieren unterschiedlich stark Wellenlängen des Lichts. Die Farbwahrnehmung auf dieser Ebene wird als trichromatisch (rot, grün, blau) bezeichnet. Die **Theorie des trichromatischen Farbensehens** besagt, dass sich jede beliebige Farbe durch die additive Mischung aus den drei monochromatischen Lichtern Rot, Grün und Blau erzeugen lässt bzw. in diese zerlegt werden kann. Dementsprechend reichen auch drei Zapfensorten zur Farbwahrnehmung aus: Indem sie durch verschiedene Wellenlängen unterschiedlich stark erregt werden, kann sich aus dem Verhältnis der Erregungen jeder beliebige Farbeindruck berechnen lassen (s. Antwort zur Frage 23.3). Eine **Verbesserung des Farbkontrasts** erfolgt über sog. Gegenfarbenneurone. Sie funktionieren über eine farbantagonistische Hemmung farbspezifischer On- und Off-Zentrum-Neurone der Retina (s. Fall 6). In der sog. **Gegenfarbentheorie** wird davon ausgegangen, dass sich die drei „Gegenfarbpaaren" (Rot und Grün, Gelb und Blau, Schwarz und Weiß) jeweils gegenseitig hemmen. Aus diesem Zusammenspiel kann sich ebenfalls jede beliebige Farbe ergeben. Die Gegenfarbentheorie spielt v. a. in der Sehrinde eine Rolle.

Der eigentliche Farbeindruck wird durch weitere neuronale Verarbeitungsprozesse modifiziert. So erkennen wir beispielsweise ein Auto als gleichmäßig getönt, obwohl die Flächen, die im Schatten liegen, rein physikalisch gesehen deutlich andere Wellenlängen reflektieren als die Flächen in der Sonne (sog. Farbkonstanz).

Farbenblindheit und -schwäche: Etwa 9% der Männer und 0,5% der Frauen sind farbenschwach oder farbenblind, d.h. sie können bestimmte Farben nur schlecht oder gar nicht voneinander unterscheiden. Die Gene für die Zapfenopsine der Grün- und Rotzapfen werden X-chromosomal rezessiv vererbt. Aus diesem Grund sind Männer von Störungen des Rot- oder Grün-Sehens wesentlich häufiger betroffen als Frauen.

Störungen der Farbwahrnehmung lassen sich mit verschiedenen Testverfahren erfassen: pseudoisochromatische Farbtafeln (z.B. **Isihara-Farbtafeln**) bestehen aus einzelnen Punkten gleicher Helligkeit, die sich nur durch ihre Farbart (Farbton und -sättigung) unterscheiden und die zu verschiedenen Mustern (z.B. Zahlen) zusammengesetzt sind. Menschen mit Farbwahrnehmungsstörungen können diese Muster nicht richtig erkennen. Eine andere Möglichkeit, die Farbtüchtigkeit zu überprüfen, bietet das sog. **Anomaloskop**. Hier muss der Proband aus Rot und Grün ein bestimmtes Gelb, das als Vergleichsfarbe auf der einen Seite zu sehen ist, additiv mischen. Ein Rotschwacher mischt dabei zu viel Rot, ein Grünschwacher zu viel Grün dazu.

ZUSATZTHEMEN FÜR LERNGRUPPEN
Aufbau der Retina
Räumliches Sehen

Fall 24 Unspezifische Abwehr

24.1 Was ist der Unterschied zwischen spezifischer und unspezifischer Abwehr?
- **Unspezifische Abwehr:** Verhindern des Eindringens bzw. Unschädlichmachen von Krankheitserregern (z.B. Viren, Bakterien, Pilze) durch verschiedene allgemeine Schutzmechanismen des Körpers, z.B.
  - Humorale Faktoren, z.B. Lysozym, Komplementfaktoren
  - Zelluläre Faktoren, z.B. natürliche Killerzellen, Granulozyten, Monozyten
  - Biologische, chemische und physikalische Faktoren: niedriger pH-Wert im Magen, Nies- und Hustenreflex, Oberflächenbarriere der intakten Haut, Schleimproduktion und -abtransport durch Zilienbewegung
- **Spezifische Abwehr:** spezifische Vernichtung ganz bestimmter Krankheitserreger; diese Fähigkeit muss erst erworben werden.

24.2 Was versteht man unter Opsonierung?
Anlagerung von Komplementfaktoren oder Antikörpern an körperfremde Zellen → Erleichterung der Phagozytose dieser Zellen.

24.3 Wie funktioniert die Phagozytose durch Granulozyten?
„Umfließen" eines mit Komplementfaktoren oder Antikörpern markierten Bakteriums (oder Fremdkörpers) durch Granulozyten unter Bildung von Pseudopodien (lappenförmige Plasmaausstülpungen) → Aufnahme des Bakteriums in eine Membranvakuole → Fusion mit mehreren Lysosomen → Entstehung eines sog. Phagolysosoms → Abtötung des Bakteriums mittels Sauerstoffradikale (z. B. O_2^-, H_2O_2, OCl^-) und proteolytischer Enzyme.

!!! 24.4 Durch welche Infektionen sind Patienten mit Granulozyten-Funktionsstörungen besonders gefährdet?
Durch Infektionen mit Krankheitserregern, die normalerweise durch Phagozytose unschädlich gemacht werden, also Infektionen mit Bakterien und Pilzen.

24.5 Was ist das Komplementsystem? Welche Aufgabe hat es, und wie läuft es ab?
- Gruppe von ca. 20 Plasmaproteinen (sog. Komplement)
- **Aufgaben:**
  - Bildung eines sog. Membranangriffskomplexes, mit dessen Hilfe die Membran von Bakterien durchlöchert wird (Lyse)
  - Opsonierung
  - Steigerung der Chemotaxis
- **Ablauf:**
  - Aktivierung durch Antigen-Antikörper-Komplexe („klassischer Aktivierungsweg") oder antigenunspezifisch durch Membranpolysaccharide von Bakterien oder C-reaktives Protein („alternativer" Aktivierungsweg)
  - Auslösung einer Enzymkaskade, wobei eine erste Komponente gespalten wird, das Produkt spaltet wiederum die nächste Komponente usw.

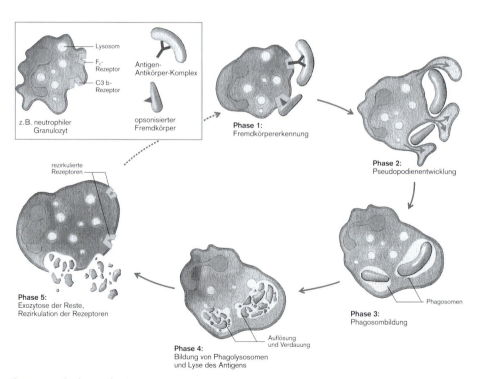

Phagozytose durch Granulozyten

Kommentar

Abwehrsysteme: Der Körper schützt sich durch verschiedene Mechanismen vor Krankheitserregern wie Viren, Bakterien und Pilzen. Diese Abwehrmechanismen setzen sich aus unspezifischen und spezifischen Reaktionen zusammen:
- Die **unspezifische Abwehr** schützt den Körper schnell, aber unspezifisch vor Erregern.
- Die **spezifische Abwehr** erkennt selektiv Antigene (körperfremde Eiweiße) und besitzt ein sog. immunologisches Gedächtnis. Sie reagiert langsamer, aber durch Fokussierung auf ganz bestimmte Antigene effektiver.

Beide Abwehrmechanismen ergänzen und regulieren sich gegenseitig: So präsentieren beispielsweise Zellen der unspezifischen Abwehr Antigene, damit sie von Zellen der spezifischen Abwehr erkannt werden können. Umgekehrt werden Antigene, die von hochspezifischen Mechanismen der spezifischen Abwehr erkannt und markiert worden sind, durch das unspezifische Abwehrsystem phagozytiert und eliminiert.

Effektorzellen des Abwehrsystems sind neben gewebeständigen Zellen des Monozyten-Makrophagen-Systems in erster Linie die weißen Blutkörperchen (Leukozyten), eine Zellgruppe, die sich aus Granulozyten, Lymphozyten und Monozyten zusammensetzt.

Zelluläre unspezifische Abwehr: Effektorzellen der unspezifischen Abwehr sind Granulozyten und Monozyten. Die Granulozyten werden entsprechend der Anfärbbarkeit ihrer Granula eingeteilt in: neutrophile Granulozyten (40–60%), eosinophile Granulozyten (1–3%) und basophile Granulozyten (0–1%). **Neutrophile Granulozyten** und **Monozyten** sind die wichtigsten Zellen der unspezifischen Abwehr. Sie **phagozytieren eingedrungene Antigene**, d. h. sie nehmen diese ins Zellinnere auf und bauen sie ab (s. Antwort zur Frage 24.3). Daneben lösen sie eine lokale Entzündungsreaktion aus. Monozyten produzieren zusätzlich Stoffe wie Interleukin-1, die stimulierend auf die Lymphozyten wirken. Zudem sind sie in der Lage, den Lymphozyten Antigene zu präsentieren. **Eosinophile Granulozyten** sind ebenfalls zur Phagozytose befähigt; sie spielen eine Rolle bei allergischen Reaktionen, Infektionen mit Parasiten (z. B. Würmern) und Autoimmunkrankheiten. **Basophile Granulozyten** enthalten Histamin und Heparin, welches sie u. a. bei allergischen Reaktionen freisetzen. Sie sind ebenfalls an der Parasitenabwehr beteiligt.

Humorale unspezifische Abwehr: Hierzu zählen **Lysozym** und **Komplementfaktoren** (s. Antwort zur Frage 24.5). Lysozym zerstört die Zellwand grampositiver Zellen und wirkt dadurch bakterizid.

Septische Granulomatose: Eine septische Granulomatose wird in den meisten Fällen X-chromosomal vererbt, so dass meist Jungen betroffen sind. Bei dieser Erkrankung ist die **Produktion der Sauerstoffradikale gestört**. Dadurch können phagozytierte Erreger nicht mehr effektiv abgetötet werden und **leben in den Granulozyten weiter**. Dadurch kommt es wiederholt zu kleinen eitrigen Abszessen im ganzen Körper in Form von Entzündungen der Lymphknoten (Lymphadenitis), Haut (Dermatitis) und des Knochens (Osteomyelitis) sowie Infektionen des Respirations-, Gastrointestinal- und Urogenitaltrakts. Therapeutisch ist eine Knochenmarktransplantation in Erwägung zu ziehen.

ZUSATZTHEMEN FÜR LERNGRUPPEN
Spezifische Abwehr
Allergische Reaktionen (Typ I – IV)

Fall 25 Kreislaufregulation bei Orthostase

25.1 Welche Vorgänge laufen im Körper beim Wechsel vom Liegen zum Stehen ab?
- Beim Wechsel von Liegen zum Stehen (Orthostase): Umverteilung des Blutvolumens aufgrund der Schwerkraft, d. h. ca. 0,5 l Blut versacken in den venösen Kapazitätsgefäßen der Beine und des Splanchnikusgebietes →Abnahme des venösen Rückstroms zum Herzen → Abnahme des Schlagvolumens → Absinken des Herzminutenvolumens und arteriellen Blutdrucks
- Aktive Gegenregulation zur Aufrechterhaltung des Herzzeitvolumens: Registrierung des niedrigen Blutdrucks durch Barorezeptoren im Aortenbogen und Karotissinus → Aktivierung des Sympathikus, Hemmung des Parasympathikus (s. Antwort zur Frage 25.2).

25.2 Beschreiben Sie die Gegenregulationsmechanismen und ihre Wirkungen beim Wechsel vom Liegen zum Stehen!
- Aktivierung des Sympathikus:
  - Vasokonstriktion der arteriellen Widerstandsgefäße → Zunahme des gesamten peripheren Widerstands
  - Vasokonstriktion der venösen Kapazitätsgefäße → Zunahme des verfügbaren Blutvolumens
  - Anstieg der Herzfrequenz um 10–20 % → Aufrechterhalten des Herzminutenvolumens bei niedrigerem Schlagvolumen
- Hemmung des Parasympathikus
- Aktivierung des Renin-Angiotensin-Aldosteron-Systems → Vasokonstriktion, langfristig Volumenretention.

25.3 Warum empfiehlt Ihnen der Pfleger, vorsichtig aufzustehen?
- Bei niedrigem Ausgangsblutdruck und entsprechender Disposition greifen o. g. Gegenregulationsmechanismen nicht schnell genug → Abfall der Gehirndurchblutung → Schwindel, Bewusstseinsverlust
- Prophylaxe:
  - Langsames Aufstehen, so dass Gegenregulation langsam aktiviert werden kann
  - Betätigen der Muskelpumpe der Wadenmuskulatur (z. B. Füße kreisen, Zehenspitzenstand) führt zur Zunahme des venösen Rückstroms zum Herzen.

!!! **25.4 Was ist die wahrscheinlichste Ursache für Ihr Umfallen?**
Vasovagale Synkope (überschießende vagale Reflexantwort auf einen sympathischen Reiz): häufigste Ursache einer Synkope bei jungen Menschen; typischerweise psychische Auslöser (z. B. Stress durch ungewohnte Situation, Anblick von Blut); kurzzeitiger reversibler Bewusstseinsverlust.

Kommentar

Kurzfristige Mechanismen der Blutdruckregulation: Der kurzfristigen Kontrolle des Blutdrucks dienen v. a. reflektorische Veränderungen von Herz und Gefäßen, die innerhalb von Sekunden bis Minuten greifen. Der Reflexbogens verläuft afferent über N. glossopharyngeus, N. vagus und Afferenzen aus den Herzvorhöfen und der A. pulmonalis. Über die zentrale Verschaltung auf kreislaufsteuernde Neurone der Medulla oblongata wird die Aktivität von Sympathikus und Parasympathikus reguliert. Als Effektoren dienen neben dem Herz Widerstands- und Kapazitätsgefäße. Zur Kreislaufregulation bei Orthostase s. Antworten zu den Fragen 25.1 und 25.2.

Mittel- und langfristige Mechanismen der Blutdruckregulation: Die mittel- und langfristige Blutdruckregulation erfolgt in erster Linie über verschiedene Hormone, die die Menge des zirkulierenden Blutvolumens beeinflussen, z. B. Aldosteron, ADH, ANP.

Synkope: Unter einer Synkope versteht man einen **plötzlichen reversiblen Bewusstseinsverlust** („Ohnmacht") **infolge zerebraler Minderdurchblutung**. Die Ursachen können vielfältig sein. Bei gesunden Personen findet man am häufigsten eine **vasovagale (= neurokardiogene) Synkope**. Dabei wird durch psychische Faktoren wie Stress, Schmerz oder Angst eine Reflexkaskade mit Verminderung der Sympathikusaktivität und überschießender Parasympathikusreaktion ausgelöst. Die dadurch bedingte Bradykardie und der Blutdruckabfall haben eine Minderdurchblutung des Gehirns zur Folge.

Orthostatischer Kollaps: Auch bei intakter Regulation kann es bei ungünstigen Rahmenbedingungen zu orthostatischen Störungen kommen: Bei ruhigem Stehen (Fehlen der Muskelpumpe) und hoher Umgebungstemperatur kann der venöse Rückstrom so weit vermindert sein, dass es zu einer passageren Kreislaufinsuffizienz mit Bewusstseinsstörung kommt.

ZUSATZTHEMEN FÜR LERNGRUPPEN
Frank-Starling-Mechanismus
Organdurchblutung
Veränderungen der Durchblutung bei körperlicher Arbeit

Fall 26 Somatotropin/Sehbahn

26.1 Erläutern Sie den neuroendokrinen Regelkreis des Somatotropins!
- Ausschüttung von Somatoliberin (Somatotropin Releasing Hormon, SRH) und (Somatostatin = Somatotropin Inhibiting Hormon, SIH) durch den Hypothalamus
- Davon abhängig schüttet die Hypophyse Somatotropin (STH) aus, das in der Leber die Bildung von Somatomedinen (z. B. IGF-1) induziert, z. T. aber auch direkt als effektorisches Hormon auf die Zielorgane wirkt
- Effekte des Somatotropins wirken im Sinne einer negativen Rückkopplung (z. B. hoher Blutglukosespiegel hemmt die STH-Ausschüttung).

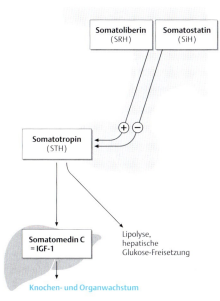

Neuroendokriner Regelkreis des Somatotropins

26.2 Zählen Sie mindestens 6 Wirkungen des Somatotropins auf!
- Knochen: Förderung des Längenwachstums (v. a. über Somatomedine)
- Proteinstoffwechsel: Proteinanabolismus → Wachstum von Weichteilgewebe
- Fettstoffwechsel: Steigerung der Lipolyse direkt oder indirekt über Sensibilisierung des Fettgewebes gegenüber Katecholaminen
- Kohlenhydratstoffwechsel: kurzfristig Steigerung der Insulinsekretion, langfristig aber auch Förderung der Glukoneogenese, Verminderung des Glukoseverbrauchs
- Stimulation des Immunsystems
- Na^+- und Cl^--Retention in der Niere
- Vermehrte Ca^{2+}- und Phosphat-Resorption im Darm
- Förderung der Erythropoese.

26.3 Welche klinischen Auswirkungen erwarten Sie bei einem Somatotropinüberschuss, welche bei einem Somatotropinmangel?
- **Somatotropinüberschuss:**
  - Vor Schluss der Epiphysenfugen: Riesenwuchs (Gigantismus)
  - Nach Schluss der Epiphysenfugen: Akromegalie = Vergrößerung der Akren (z. B. Kinn, Supraorbitalwülste, Füße, Hände), Dickenzunahme der Knochen, Splanchnomegalie (Größenzunahme der inneren Organe), Bluthochdruck, Hyperkalzurie, diabetogene Stoffwechsellage
- **Somatotropinmangel:**
  - Vor Schluss der Epiphysenfugen: hypophysärer Kleinwuchs (Zwergenwuchs)
  - Nach Schluss der Epiphysenfugen: keine Folgen bekannt, evtl. Schwächung des Immunsystems.

26.4 Zeichnen Sie die Sehbahn auf, benennen Sie die einzelnen relevanten Strukturen!

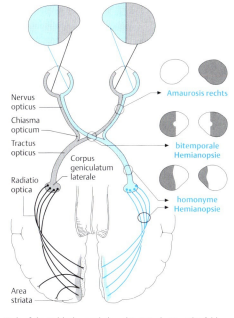

Verlauf der Sehbahn und charakteristische Gesichtsfeldausfälle

26.5 Welche Diagnose stellen Sie? Was ist die wahrscheinlichste Ursache?
Bitemporale Hemianopsie, wahrscheinlich aufgrund eines Hypophysentumors.

26.6 Welche charakteristischen Gesichtsfeldausfälle ergeben sich durch Läsionen an verschiedenen Abschnitten der Sehbahn?
- Unterbrechung des **N. opticus:** Blindheit auf der gleichen Seite (**Amaurosis**)
- Läsion in der Mitte des **Chiasma opticum** (kreuzende Fasern aus den nasalen Retinahälften): Ausfall beider temporaler Gesichtsfelder (**bitemporale Hemianopsie**), s. Fallbeispiel
- Läsion des **Tractus opticus:** Ausfall beider Gesichtsfeldhälften zur anderen Seite (**homonyme Hemianopsie** zur Gegenseite)
- Läsionen in der **Radiatio optica oder der primären Sehrinde:** je nach Ausmaß Quadrantenausfälle bis hin zur kompletten homonymen Hemianopsie zur Gegenseite.

Kommentar

Somatotropin: Somatotropin (STH, Growth Hormone) wird in den azidophilen (somatotropen) Zellen der Adenohypophyse gebildet und **pulsatil** ins Blut abgegeben. Die Somatotropinausschüttung hängt von vielen verschiedenen Faktoren ab und wird neben den hypothalamischen Hormonen **Somatoliberin** (SRH = Somatotropin Releasing Hormone) und **Somatostatin** (SIH = Somatotropin Inhibiting Hormone) beeinflusst von Schilddrüsenhormonen, Dopamin, Östrogenen, Stoffwechselfaktoren (z.B. Blutzuckerspiegel, Fettsäuren), zirkulierenden Wachstumshormonen, Stress und körperlicher Aktivität.

Im Unterschied zu anderen hypophysären Hormonen kann Somatotropin auch **direkt**, d.h. ohne Wirkungsvermittlung über eine endokrine Drüse, Stoffwechselwirkungen auf die peripheren Zielzellen entfalten. Dies gilt in erster Linie für die Effekte auf den Kohlenhydrat- und Fettstoffwechsel. Die Förderung von Proteinsynthese, Längenwachstum und Zellteilung werden dagegen vorwiegend über Somatomedine **IGF1** und **IGF2** vermittelt. Die IGF-Peptide (Insulin-like Growth Factor) weisen eine Strukturähnlichkeit mit Proinsulin auf und wirken über sehr ähnliche Rezeptoren. Trotzdem wirkt Somatotropin langfristig blutzuckersteigernd. Der Blutglukosespiegel steht in enger Wechselwirkung mit der Somatotropinausschüttung: Ist er niedrig, wird vermehrt Somatotropin ausgeschüttet, hohe Blutglukosespiegel hemmen dagegen die Somatotropinausschüttung. Diese Wechselwirkung wird in der Klinik auch zur Diagnostik einer autonomen Somatotropinproduktion genutzt: Bei intaktem Regelkreis lässt sich die Somatotropinausschüttung durch Glukosebelastung unterdrücken. Ist der Regelkreis gestört und erfolgt die Somatotropinproduktion autonom, lässt sich – wie im Fallbeispiel – die Somatotropinproduktion durch Glukosebelastung nicht mehr unterdrücken. Wegen der pulsatilen Sekretion müssen bei der Diagnostik immer mehrmals am Tag die Werte bestimmt werden (sog. Tagesprofil).

Somatotropin kann nur so lange das Längenwachstum der Knochen beeinflussen, so lange die Epiphysenfugen noch offen sind. Wenn sie bereits geschlossen sind, ist nur noch ein appositionelles Knochenwachstum v.a. an den Akren (z.B. Kinn, Supraorbitalwülste, Nase) möglich, d.h. die Knochen werden nicht mehr länger sondern dicker. Bei Somatotropinüberschuss vergröbern sich dann z.B. Gesicht, Hände und Füße, so dass beispielsweise Schuhe zu drücken beginnen und nicht mehr passen (s. Fallbeispiel). Es entwickelt sich eine **Akromegalie** (s. Antwort zur Frage 26.3). Diese Veränderungen sind auch nach Normalisierung des Somatotropinspiegels nicht mehr reversibel, d.h. der Patient im Fallbeispiel wird seine „markanten Gesichtszüge" auch nach der Therapie behalten. Um diese morphologischen Veränderungen zu verhindern, hilft nur eine frühzeitige Diagnose und Therapie einer Akromegalie (operative Entfernung des Hypophysenadenoms, Gabe des Somatostatin-Analogons Octreotid).

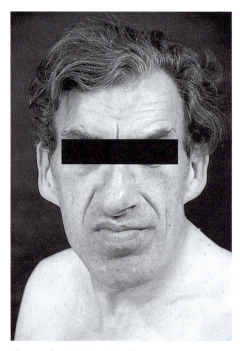

Akromegalie – Typisches Aussehen

Sehbahn: In der nasalen Retinahälfte wird das temporale Gesichtsfeld, in der temporalen Retinahälfte das nasale Gesichtsfeld registriert. Die Axone der Ganglienzellen laufen als **N. opticus bis zum Chiasma opticum**, wo die **Fasern der nasalen Retinahälften zur Gegenseite kreuzen**. Gekreuzte und ungekreuzte Fasern verlaufen dann gemeinsam als **Tractus opticus zum Corpus geniculatum laterale** (CGL). Im Tractus opticus verlaufen also Fasern, die Informationen der **kontralateralen Gesichtsfeldhälfte** weiterleiten. Im CGL werden die Neurone umgeschaltet, die Afferenzen ziehen dann als **Radiatio optica** (Gratiolet-Sehstrahlung) in die **primäre Sehrinde** (Area striata des Okzipitallappens, Area 17).

Gesichtsfeldausfälle: Zur genauen Analyse des Gesichtsfelds bedient man sich eines Perimeters: Dabei fixiert der Proband mit unbewegtem Kopf einen Punkt im Zentrum einer Halbkugel. Gleichzeitig werden ihm an verschiedenen Stellen Lichtreize dargeboten, und er muss signalisieren, ob er einen Lichtreiz wahrnimmt. Man kann die Gesichtsfelder für weißes oder farbiges Licht getrennt bestimmen. Aufgrund der unterschiedlichen Lokalisation der Stäbchen (in der Netzhautperipherie) und der Zapfen (zentral in und um die Fovea centralis) ist das Gesichtsfeld für Hell-Dunkel-Reize größer als das für Farben (s. Fall 6).

Aus charakteristischen Gesichtsfeldausfällen lassen sich recht genau Schlüsse auf die Lokalisation einer Störung der Sehbahn ziehen (s. Antwort zur Frage 26.6).

Die häufigste Ursache für eine **bitemporale Hemianopsie** ist ein Hypophysentumor, der zentral auf das Chiasma opticum drückt. Es werden folglich die zentral liegenden kreuzenden Nervenfasern geschädigt, die von den nasalen Retinahälften kommen, während die äußeren nicht gekreuzten Fasern zunächst unversehrt bleiben. Die Folge ist ein Ausfall des temporalen Gesichtsfelds (bitemporale Hemianopsie, „Scheuklappenblindheit"). Das scharfe Sehen ist zunächst nicht beeinträchtigt, da die Fovea centralis in der temporalen Retinahälfte liegt, die Fasern also eher lateral im Chiasma opticum liegen. Aus diesem Grund bleiben auch relativ große Gesichtsfeldausfälle von den Patienten häufig lange Zeit unbemerkt und werden manchmal erst durch eine Gesichtsfeldanalyse mit Hilfe eines Perimeters aufgedeckt.

ZUSATZTHEMEN FÜR LERNGRUPPEN
Perimetrie
Weitere Hormone der Hypophyse (z. B. Prolaktin, ACTH) und Erkrankungen bei deren Überschuss
Hormone des Hypothalamus
Insulin
Signalverarbeitung in der Retina

Fall 27 Interzelluläre Signaltransduktion über Synapsen

27.1 Wie erfolgt der Informationsfluss an elektrischen und chemischen Synapsen?
- **Elektrische Synapse:** Informationsweitergabe zwischen Zellen durch Gap junctions über interzelluläre Ionenkanäle (Konnexone); „ungerichtete" Synapse, d. h. Informationsfluss in beide Richtungen möglich
- **Chemische Synapse:** kein direkter Zellkontakt, zwischen den Zellen befindet sich ein ca. 30 nm breiter Spalt („synaptischer Spalt"); Informationsfluss durch Ausschüttung von Transmittern an der präsynaptischen Membran, die im Bereich der postsynaptischen Membran eine Erregung auslösen; „gerichtete" Synapse, d. h. Informationsfluss nur in eine Richtung (von präsynaptischer Membran des Axonendes auf postsynaptische Membran der nachgeschalteten Zelle).

27.2 Was passiert in einer chemischen Synapse, wenn ein Aktionspotenzial eintrifft?
Eintreffen eines Aktionspotenzials im Axonende an präsynaptischer Membran → Depolarisation der präsynaptischen Membran → Aktivierung spannungsgesteuerter Ca^{2+}-Kanäle → Ca^{2+}-Einstrom in das Axonende → Exozytose des Transmitters in den synaptischen Spalt → an der postsynaptischen Membran bindet der Transmitter an ligandengesteuerte
- **ionotrope Rezeptoren** → Öffnung eines Ionenkanals → Depolarisation (EPSP) oder Hyperpolarisation (IPSP) der Zielzelle

oder
- **metabotrope Rezeptoren** → Auslösung einer G-Protein-vermittelten Signalkaskade

→ Abbau des Transmitters oder Wiederaufnahme in die präsynaptische Endigung.

27.3 Was besagt die „Alles-oder-Nichts-Regel", und wofür gilt sie?

Entweder ein Reiz ist **überschwellig**, dann entsteht ein **Aktionspotenzial in voller Höhe** („Alles"), oder ein Reiz ist **unterschwellig**, dann entsteht **kein Aktionspotenzial** („Nichts"). Die „Alles-oder-Nichts-Regel" gilt für Aktionspotenziale **außerhalb der Refraktärphase**.

27.4 Erläutern Sie die Unterschiede zwischen einem EPSP und einem IPSP!

- **EPSP** (**e**xzitatorisches **p**ostsynaptisches **P**otenzial): Transmitterbindung an postsynaptische Membran → Erhöhung der Na^+-Permeabilität → Depolarisation und Erregung der Zielzelle
- **IPSP** (**i**nhibitorisches **p**ostsynaptisches **P**otenzial): Transmitterbindung an postsynaptische Membran → Öffnung von K^+- oder Cl^--Kanälen → Hyperpolarisation der Zielzelle (wirkt einer Erregung der Zielzelle entgegen).

27.5 Zählen Sie jeweils 2 typische exzitatorische und inhibitorische Transmitter auf!

- **Exzitatorisch:** Glutamat, Acetylcholin, Serotonin, Dopamin
- **Inhibitorisch:** GABA (γ-Aminobuttersäure), Glycin.

27.6 Erläutern Sie den Wirkmechanismus von Botulinumtoxin! Nennen Sie mindestens 3 weitere Synapsengifte und deren Wirkmechanismen!

- **Botulinumtoxin:** Hemmung der Acetylcholin (ACh)-Freisetzung an cholinergen exzitatorischen Synapsen → schlaffe Muskellähmung
- **Curare:** Bindung an ACh-Rezeptoren ohne Depolarisation auszulösen → kompetetive Verdrängung von ACh vom Rezeptor → schlaffe Lähmung
- **Acetylcholinesterase-Hemmer** (z. B. E605): irreversible Hemmung der Acetylcholinesterase → Verhinderung des ACh-Abbaus → Dauererregung cholinerger Synapsen → Krämpfe, gesteigerte Parasympathikusaktivität
- **Tetanustoxin:** Hemmung der Freisetzung von Glycin und GABA aus inhibitorischen Synapsen → relatives Überwiegen erregender Impulse → Krämpfe.

Kommentar

Synapsen: Signale müssen von einer Zelle zur anderen weitergegeben werden, um Wirkungen am Zielort auszulösen. Bei der Übertragung der Signale spielen Kontaktstellen zwischen den Zellen, sog. Synapsen, eine große Rolle. Man unterscheidet dabei elektrische von chemischen Synapsen.

Elektrische Synpase: s. Antwort zur Frage 27.1. Diese Form der Erregungsübertragung findet man v. a. an glatter Muskulatur und Herzmuskulatur.

Chemische Synapse: s. Antworten zu Fragen 27.1 und 27.2. Eine Erregungsweiterleitung mittels chemischer Synapsen findet man v. a. an Nervenzellen. Die Erregungsweiterleitung wird durch eine **Depolarisation der Membran** durch ein Aktionspotenzial ausgelöst. Dies führt zur Öffnung spannungsabhängiger Ca^{2+}-Kanäle im Bereich des Axonendes und zum Ca^{2+}-**Einstrom** in das Axonende. Ca^{2+} bindet an ein Protein der Vesikelmembran (Synaptotagmin) und „entsperrt" dadurch die Vesikelmembran, die die Transmitter umschließt. Mittels weiterer Proteine (Syntaxin, SNAP-25, Synaptobrevin, rab3) kann der Vesikel dann mit der präsynaptischen Membran verschmelzen und so über Exozy-

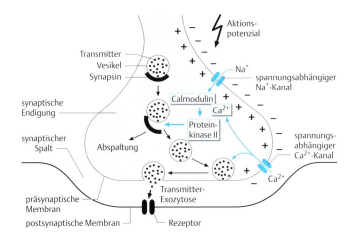

Aufbau einer chemischen Synapse

tose den Transmitter in den synaptischen Spalt freisetzen. Gleichzeitig aktiviert Ca^{2+} über Calmodulin eine Proteinkinase, die das Enzym Synapsin aktiviert, über das weitere Vesikel an die präsynaptische Membran andocken und zur weiteren Verwendung bereitgestellt werden.

Transmitter: s. Antwort zur Frage 27.5. Jede Nervenzelle benutzt nur jeweils **eine** Art von Transmitter. Gleichzeitig mit diesem Transmitter werden aber auch andere biologisch aktive Substanzen (z. B. ATP, Substanz P) in den synaptischen Spalt abgegeben. Diese Substanzen werden als **Kotransmitter** bezeichnet und modulieren die synaptischen Prozesse, indem sie z.B. die Intensität und Dauer der Transmitterwirkung beeinflussen.

Modulation der Signalintensität: Anders als Aktionspotenziale, deren Amplitude immer gleich ist („Alles-Oder-Nichts-Regel", s. Antwort zur Frage 27.3), können **postsynaptische Potenziale (EPSP, IPSP) unterschiedlich stark** sein. Die Amplitude eines postsynaptischen Potenzials hängt von der **Zahl der aktivierten Rezeptoren** ab. Diese hängt wiederum von der Transmittermenge im synaptischen Spalt ab: Je mehr Transmitter im synaptischen Spalt vorhanden sind, desto länger und desto mehr Rezeptoren der postsynaptischen Membran werden aktiviert. Die Transmitterfreisetzung wiederum ist von der Ca^{2+}-Konzentration in der präsynaptischen Endung abhängig:
- Treffen mehrere Aktionspotenziale so kurz hintereinander ein, dass die Ca^{2+}-Konzentration in der präsynaptischen Endung zwischenzeitlich nicht mehr auf den Ausgangswert absinken kann, so hat das einen Anstieg der Ca^{2+}-Konzentration und damit der Transmitterfreisetzung zur Folge (sog. **synaptische Potenzierung**).
- Ein hoher extrazellulärer Ca^{2+}-Spiegel begünstigt den Ca^{2+}-Einstrom in die Zelle und führt so zu einer vermehrten Transmitterfreisetzung.

Ein hoher extrazellulärer Mg^{2+}-Spiegel hemmt dagegen den Ca^{2+}-Einstrom in die präsynaptische Endung und verringert so den Transmitterausstoß.

Summation (Bahnung): An einer Nervenzelle findet man nicht nur eine, sondern sehr viele, sowohl exzitatorisch als auch inhibitorisch wirkende Synapsen. Ob ein Aktionspotenzial in der efferenten Nervenfaser entsteht, hängt davon ab, ob in der Summe die Erregung der exzitatorischen oder der inhibitorischen Synapsen überwiegt. Dieser Prozess wird als Summation (oder Bahnung) bezeichnet: Ein einzelnes Aktionspotenzial in der afferenten Nervenfaser führt zu einer Erregung der postsynaptischen Membran, d.h. zu einem exzitatorischen postsynaptischen Potenzial (EPSP) der Zielzelle. Ein einzelnes EPSP ist aber nicht ausreichend, um ein Aktionspotenzial in der efferenten Nervenfaser dieser Zelle auszulösen. Dazu müssen mehrere EPSP zusammentreffen, die entweder
- gleichzeitig in mehreren Synapsen auftreten (**räumliche Summation**)
- oder in einer Synapse kurz nacheinander auftreten (**zeitliche Summation**). Hierbei muss dann das Zeitintervall zwischen den einzelnen Aktionspotenzialen kürzer als die Dauer eines einzelnen EPSP sein, damit der Summationseffekt eintreten kann.

Botulinumtoxin: Clostridium botulinum ist ein anaerobes Bakterium, das in verdorbenen Lebensmittelkonserven vorkommen kann. Sein aus zwei Untereinheiten (A und B) bestehendes Exotoxin (Botulinumtoxin) zählt zu den potentesten bekannten Nervengiften. Botulinumtoxin A zerstört SNAP-25, Botulinustoxin B Synaptobrevin (s.o.). Auf diese Weise können bei Eintreffen eines Aktionspotenzials die Vesikel mit den Transmittern nicht mit der präsynaptischen Membran verschmelzen; die Acetylcholinfreisetzung wird verhindert. Es resultiert eine schlaffe Lähmung. Außerdem kommt es zu einer Degeneration des Axonendes, so dass die muskelrelaxierende Wirkung deutlich länger anhält, als eigentlich Botulinumtoxin vorhanden ist. Erst nach Wochen, wenn ein neues funktionsfähiges Axonende aussprosst, lässt die Wirkung wieder nach. Botulinumtoxin („Botox") wird zur Therapie fokaler Spasmen der Skelettmuskulatur (z.B. Torticollis spasmodicus, s. Fallbeispiel) eingesetzt. Neuerdings findet es auch zu kosmetischen Zwecken Anwendung: Um Falten zu glätten, wird Botulinumtoxin in die mimisch Muskulatur gespritzt. Als mögliche „Nebenwirkung" kann eine zu starke Lähmung der Gesichtsmuskulatur eintreten (sog. Maskengesicht).

ZUSATZTHEMEN FÜR LERNGRUPPEN
Erregungsentstehung und -weiterleitung in erregbaren Zellen
Ablauf eines Aktionspotenzials
Tetanus (Wundstarrkrampf)
Transmitter und ihre Rezeptoren

Fall 28 Vestibuläres System

28.1 Erläutern Sie den Aufbau des Gleichgewichtsorgans!
- Das Gleichgewichtsorgan liegt als häutiges Labyrinth im knöchernen Labyrinth des Felsenbeins, es ist mit Endolymphe gefüllt und wird von Perilymphe umspült
- 3 Bogengangsorgane (horizontaler, vorderer und hinterer vertikaler Bogengang), die jeweils mit einer Verdickung, der Ampulle, enden
- 2 Makulaorgane (Sacculus, Utriculus)
- Sinneszellen:
  - Haarzellen, die apikal eine lange Kinozilie und viele Stereozilien besitzen, die über sog. Tip Links (Proteinfäden) untereinander verbunden sind
  - Die Zilien der Haarzellen der Bogengangsorgane ragen in die sog. Cupula
  - Die Zilien der Haarzellen der Makulaorgane ragen in eine gallertartige Membran, auf der relativ schwere Kalzitkristalle (Statolithen) liegen.

!!! **28.2** Was passiert in den Gleichgewichtsorganen, wenn man den Kopf nach links dreht?
- Aufgrund der Trägheit der Endolymphe kommt es zur Ablenkung der Cupulae in beiden horizontalen Bogengängen

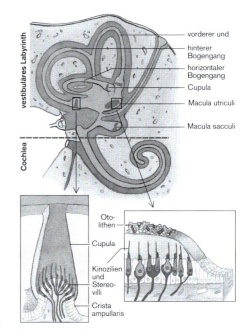

Gleichgewichtsorgan

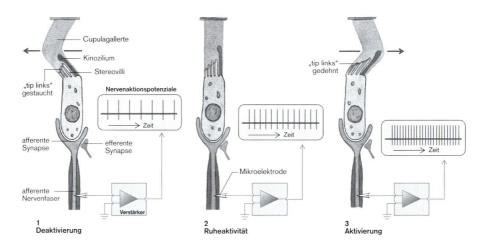

Auslenkung der Stereozilien am Beispiel einer Cupula: In Ruhe nimmt die Cupula eine mittlere Stellung ein und die Stereozilien stehen aufrecht. Eine Mikroelektrode misst am afferenten Nerv eine mittlere Aktivität (2). Wird die Cupula in Richtung Kinozilium ausgelenkt, so nimmt die Aktivität in der afferenten Nervenfaser zu (3). Bei einer Cupulaauslenkung in die Gegenrichtung wird die afferente Nervenfaser deaktiviert, die Häufigkeit der Aktionspotenziale nimmt ab (1).

- Im linken Bogengang: Stereozilien drücken in Richtung des Kinoziliums (Aktivierung) → Erhöhung der Kationen-Leitfähigkeit der ziliären Membran → Depolarisation der Haarzellen → Anstieg der Glutamatfreisetzung der Haarzellen → Erhöhung der Aktionspotenzialfrequenz in den nachgeschalteten Zellen
- Im rechten Bogengang: Auslenkung der Stereozilien weg vom Kinozilium (Deaktivierung) → Senkung der Kationen-Leitfähigkeit → Abnahme der Glutamatfreisetzung der Haarzellen → Abnahme der Aktionspotenzialfrequenz in den nachgeschalteten Nervenzellen.

28.3 Was würden Sie erwarten, wenn Sie das rechte (gesunde) Ohr mit warmem Wasser spülen?
Nystagmus nach rechts (s. Antwort zur Frage 28.4).

28.4 Welche physiologischen Formen von Nystagmus kennen Sie? Unter welchen Voraussetzungen lassen sie sich beobachten?
- **Optokinetischer Nystagmus** („Eisenbahn-Nystagmus"): Umwelt bewegt sich relativ zum Betrachter (z.B. bei Beobachtung der Umgebung aus einem fahrendem Zug); dabei unwillkürliche Fixation einzelner Objekte (z.B. Bäume) und Augenfolgebewegung bis das fixierte Objekt aus Blickfeld verschwunden ist; dann erfolgt eine schnelle Rückstellbewegung, ein neues Objekt wird fixiert; Nystagmus erfolgt **in Fahrtrichtung**
- **Rotatorischer Nystagmus:** Proband sitzt auf einem Drehstuhl und hat eine Frenzel-Brille auf, mit der es ihm unmöglich ist zu fixieren; beim Drehen um die vertikale Achse kommt es zu einem Nystagmus **in Drehrichtung**
- **Postrotatorischer Nystagmus** bei Anhalten des Drehstuhls wird die Endolymphe abgebremst und schwappt aufgrund ihrer Trägheit in die andere Richtung → Nystagmus in die umgekehrte Richtung, also **entgegen der Drehrichtung**
- **Kalorischer Nystagmus** Auslösung eines Nystagmus bei Reizung des horizontalen Bogengangs durch Spülen des Gehörgangs mit kaltem oder warmem Wasser, **Richtung ist von der Temperatur abhängig**:
  – Spülung mit warmem Wasser: Nystagmus zum gespülten Ohr hin
  – Spülung mit kaltem Wasser: Nystagmus vom gespülten Ohr weg.

Kommentar

Gleichgewichtsorgan: s. Antwort zur Frage 28.1. Das Gleichgewichtsorgan liegt im Innenohr. Es besteht aus 3 Bogengängen und 2 Makulaorganen, die die Endolymphe und in bestimmten Bereichen die Haarzellen enthalten. Haarzellen sind sekundäre Sinneszellen, d.h. sie haben kein eigenes Axon, sondern verschalten über glutaminerge Synapsen auf nachgeschaltete Nervenzellen. Die Axone der nachgeschalteten Nervenzellen ziehen als **N. vestibularis** (Teil des N. vestibulocochlearis, VIII. Hirnnerv) zu den **Vestibulariskernen im Hirnstamm**.
Welche Sinneszellen beim Bewegen des Kopfes erregt werden, hängt von der Bewegungsrichtung ab: Die **Makulaorgane** werden durch **Linear-(Translations-)beschleunigungen**, z.B. nach oben, unten oder bei Abweichungen des Kopfes von der Senkrechten, aktiviert, die **Bogengangsorgane** durch **Drehbeschleunigungen**. Bei komplexen Bewegungen werden meist mehrere Teile des Gleichgewichtsorgans aktiviert.

Übersetzung der Bewegungsreize in elektrische Impulse: Bei einer Kopfbewegung entsteht in den **Bogengangsorganen** aufgrund der Trägheit der Endolymphe beidseits der Cupula kurzzeitig ein kleiner Druckunterschied, der eine **Auslenkung der Cupula** und damit ein Verschieben der in die Cupula ragenden Zilien gegeneinander zur Folge hat. In den **Makulaorganen** werden die Zilien durch die trägheitsbedingte **Verschiebung der Statolithenmembran** ausgelenkt. **Durch die Auslenkung der Zilien ändert sich die Leitfähigkeit der ziliären Kationen-Kanäle:** Eine Auslenkung der Stereozilien in Richtung der einzelnen Kinozilie erhöht die Leitfähigkeit für K^+, Na^+ und Ca^{2+}, eine Auslenkung in die entgegengesetzte Richtung erniedrigt sie.
Im Endolymphraum herrscht ein Potenzial von 80–120 mV gegenüber der umgegebenden Perilymphe. Da die Haarzellen selbst ein Ruhemembranpotenzial zwischen -40 und -80 mV aufweisen, beträgt die Potenzialdifferenz zwischen Endolymphe und Haarzellen insgesamt etwa 120–180 mV. Gleichzeitig entspricht die K^+-Konzentration in der Endolymphe in etwa der K^+-Konzentration des Intrazellulärraums (155 mmol/l). Aufgrund des starken elektrischen Gradienten geht eine Erhöhung der Kationen-Leitfähigkeit mit einem verstärkten Einstrom von Na^+, Ca^{2+} und K^+ in die Haarzelle einher. Die daraus resultierende Depolarisation der Haarzelle wird als Sensorpotenzial bezeichnet. Je nach Höhe des Sensorpotenzials erhöhen sich die Glutamatfreisetzung und dadurch Aktionspotenzialfrequenz in der nachgeschalteten Nervenzelle. Umgekehrt führt eine Abnahme der Kationen-Leitfähigkeit zu einer reduzierten Glutamatfreisetzung und damit Abnahme der Aktionspotenzialfrequenz (s. Antwort zur Frage 28.2).

Zentrale Verschaltung: Die Informationen des vestibulären Systems dienen zur **Raumorientierung, Aufrechterhaltung einer stabilen Körperhaltung** und **konstanten Blickkontrolle auch bei Bewegungen von Kopf, Körper und/oder Umwelt.**

Das Gleichgewichtsorgan allein ist nicht in der Lage zu unterscheiden, ob sich nur der Kopf oder der ganze Körper bewegt. Zur vollständigen Orientierung erhalten die Vestibulariskerne daher auch Afferenzen von den **Propiozeptoren** (v.a. der Halsmuskulatur) und dem **visuellen System**. Von den Vestibulariskernen aus ziehen wiederum wichtige Verschaltungen zur Gegenseite, zu den Augenmuskelkernen, den Motoneuronen der Skelettmuskulatur, dem Kleinhirn und zum Gyrus postcentralis. So können beispielsweise Änderungen der Kopfstellung umgehend durch gegenläufige Augenbewegungen korrigiert werden, um das Blickfeld möglichst konstant zu halten (**vestibulookulärer Reflex**).

Da die beiden Innenohre spiegelbildlich zueinander aufgebaut sind, geht die Erregung des einen Gleichgewichtsorgans immer mit einer Hemmung des anderen Gleichgewichtsorgans einher. Das Gehirn ist daran gewöhnt, dass die beiden Gleichgewichtorgane stets gegensätzlich erregt werden. Fällt eines der beiden Organe aus, so dass bei Bewegungen die Impulsfrequenz nur noch einseitig verändert wird, hat das häufig Schwindel, Übelkeit und eine Fallneigung zur erkrankten Seite zur Folge (s. Fallbeispiel).

Nystagmus: Unter Nystagmus versteht man **unwillkürliche rhythmische Augenbewegungen**, d.h. langsame Augenfolgebewegungen in eine Richtung gefolgt von schnellen Rückstellbewegungen in die andere Richtung. Die Richtung des Nystagmus wird nach der **schnellen Komponente** benannt. Bestimmte Formen des Nystagmus sind physiologisch (s. Antwort zur Frage 28.4). Sie können in der Klinik zur Funktionsprüfung des vestibulären Systems eingesetzt werden. Umgekehrt kann eine Schädigung des vestibulären Systems, z.B. durch Minderdurchblutung, Trauma oder Infektion, zu unangemessenen Augenbewegungen führen (pathologischer Nystagmus). Diese Augenbewegungen haben ein Wandern der Objekte auf der Netzhaut zur Folge („der Raum dreht sich") und können über Verbindungen mit dem vegetativem Nervensystem zu Schwindel, Übelkeit und Erbrechen führen.

 ZUSATZTHEMEN FÜR LERNGRUPPEN
Aufbau des Innenohrs
Pathologische Nystagmusformen

Fall 29 Säure-Base-Haushalt

29.1 Welche Auswirkung hat eine Hyperventilation (übermäßige Atmung) auf den Säure-Base-Haushalt?
Durch die übermäßige Atmung wird zu viel CO_2 abgeatmet. Da sich die Reaktion $H^+ + HCO_3^- \leftrightarrow CO_2 + H_2O$ in einem Fließgleichgewicht befindet, sinkt durch den CO_2-Verlust die H^+-Konzentration und der pH-Wert steigt (**respiratorische Alkalose**).

29.2 Welche weiteren Störungen des Säure-Base-Haushalts kennen Sie? Nennen Sie jeweils ein Beispiel für eine mögliche Ursache! Erläutern Sie, über welchen Mechanismus der Körper versuchen kann, die jeweilige Störung zu kompensieren!
- **Respiratorische Azidose:** verminderte Atmung (z.B. bei zentraler Atemdepression, neuromuskulären Erkrankungen) → Anstieg des CO_2-Partialdrucks → Anstieg der H^+-Konzentration → pH-Wert ↓; Kompensationsmechanismus: verstärkte metabolische H^+-Elimination über die Niere
- **Metabolische Azidose:** vermehrter H^+-Anfall im Stoffwechsel (z.B. bei Ketoazidose, verminderter H^+-Elimination über die Niere bei Niereninsuffizienz) → pH-Wert ↓; Kompensationsmechanismus: verstärkte respiratorische H^+-Elimination durch verstärktes Abatmen von CO_2 („Kussmaul-Atmung")
- **Metabolische Alkalose:** erhöhter H^+-Verlust im Stoffwechsel (z.B. Erbrechen von Magensaft, Hyperaldosteronismus) → pH-Wert ↑; Kompensationsmechanismus: CO_2-Retention durch abgeflachte Atmung (Limitierung durch Sauerstoffbedarf des Körpers).

29.3 Woran erkennen Sie, um welche Art von Störung es sich handelt? Nennen Sie die zu erwartenden Befundkonstellationen im Labor!
- **pH-Wert:** Norm 7,37–7,43; < 7,37 Azidose; > 7,43 Alkalose
- **Ursache der Störung:** Bestimmung anhand respiratorischer ($paCO_2$ = arterieller CO_2-Partialdruck) und metabolischer (BE = Base excess, Standardbikarbonat) Parameter (s. Kommentar).

	pH-Wert	paCO₂	BE	Standardbikarbonat
Respiratorische Azidose	↓	↑		normal (oder kompensatorisch ↑)
Respiratorische Alkalose	↑	↓		normal (oder kompensatorisch ↓)
Metabolische Azidose	↓	normal (oder kompensatorisch ↓)	–	↓
Metabolische Alkalose	↑	normal (oder kompensatorisch ↑)	+	↑

29.4 Warum kommt es bei Hyperventilation zu tetanischen Muskelkrämpfen? Was können Sie therapeutisch tun?

- Nur „freie" Ca^{2+} wirken membranstabilisierend
- Bei respiratorischer Alkalose H^+-Verlust → Freiwerden von Bindungsstellen an Plasmaproteinen für positiv geladene Ionen (H^+ waren an Plasmaproteine gebunden) → Bindung von Ca^{2+} an diese Stellen → Mangel an „freiem" Ca^{2+} (bei unverändertem Gesamt-Ca^{2+}) → Übererregbarkeit der Zellen → tetanische Muskelkrämpfe

- Therapie:
  - Patient beruhigen
  - Patient in Papier- oder Plastiktüte ein- und ausatmen lassen, dabei muss die Tüte **Nase und Mund umschließen** (= Rückatmung des CO_2 → CO_2 ↑ → H^+ ↑ → Normalisierung des pH → Bindung von H^+ an Plasmaproteine → Freiwerden von Ca^{2+} → Membranstabilisierung → Nachlassen der Übererregbarkeit).

Kommentar

Der pH-Wert des Blutes wird normalerweise in engen Grenzen konstant gehalten. Eine entscheidende Rolle spielen neben den **Puffersystemen des Blutes** (s. u.)
- die **Niere** (als metabolisches System), die die H^+- bzw. HCO_3^--Ausscheidung dem Bedarf anpassen kann, und
- die **Lunge** (als respiratorisches System), über die H^+ durch Abatmung von CO_2 eliminiert werden kann.

Ist eines der beiden Systeme gestört, versucht der Körper dies über das andere System zu kompensieren. Metabolische Störungen werden also respiratorisch, respiratorische Störungen metabolisch kompensiert.

Puffersysteme im Blut: Die drei wichtigsten Puffersysteme im Blut sind:
- **Bikarbonat-Puffer** ($H^+ + HCO_3^- \leftrightarrow H_2CO_3 \leftrightarrow H_2O + CO_2$); es handelt sich um ein offenes System, weil überschüssiges CO_2 leicht über die Lunge abgeatmet oder überschüssiges HCO_3^- über die Niere ausgeschieden werden kann;
- **Proteine** (v.a. Hämoglobin), deren ionisierte Aminosäure-Seitenketten über Puffereigenschaften verfügen;
- **Phosphat-Puffer** ($H^+ + HPO_4^{2-} \leftrightarrow H_2PO_4^-$).

Puffersysteme sind v. a. an der **kurzfristigen** Regulation des pH-Wertes beteiligt, **Niere und Lunge** an der **langfristigen** Konstanthaltung.

Veränderungen respiratorischer und metabolischer Parameter: s. Antwort zur Frage 29.3. Um die Ursache einer Störung des Säure-Base-Haushaltes zu finden, betrachtet man respiratorische (CO_2-Partialdruck) und metabolische (BE oder Standardbikarbonat) Parameter. Ist nur **einer der beiden Parameter verändert**, handelt es sich um eine **nichtkompensierte Störung dieses Systems**. Sind **beide Parameter verändert**, so handelt es sich entweder um eine **kombinierte** oder **teilkompensierte** Störung (pH-Wert pathologisch) oder um eine **kompensierte** Störung (pH-Wert im Normbereich).

- CO_2-Partialdruck (Norm 40 mmHg): primär erniedrigt bei respiratorischer Alkalose oder kompensatorisch erniedrigt bei metabolischer Azidose, primär erhöht bei respiratorischer Azidose oder kompensatorisch erhöht bei metabolischer Alkalose.

- Base excess (BE, „Basenüberschuss", Norm -2,5–2,5 mmol/l): primär negativ bei metabolischer Azidose oder kompensatorisch vermindert bei respiratorischer Alkalose, primär positiv bei metabolischer Alkalose oder kompensatorisch erhöht bei respiratorischer Azidose.
- Standardbikarbonat (Norm 21–28 mmol/l): verhält sich wie Base excess.

Hyperventilationstetanie: s. Antworten zu Fragen 29.1 und 29.4. Eine Hyperventilationstetanie ist eine häufige, aber harmlose Störung des Säure-Base-Haushaltes, die meist bei Mädchen in der Pubertät auftritt. Die Atmung ist kurzfristig so stark gesteigert, dass der pH-Wert schneller ansteigt, als die Gegenregulationsmechanismen der Niere greifen können. So kommt es trotz intakter Organfunktion kurzfristig zu einer Verschiebung des pH-Wertes in den alkalischen Bereich mit den entsprechenden Folgen einer Übererregbarkeit (Krämpfe). Sobald sich die Atmung und damit auch der pH-Wert wieder normalisiert haben, verschwindet die Symptomatik

ZUSATZTHEMEN FÜR LERNGRUPPEN
Henderson-Hasselbalch-Gleichung
Hyperkaliämie bei Azidose
Bikarbonat-Ausscheidung über die Niere
Berechnung des BE

Fall 30 Training

30.1 Erläutern Sie den Begriff „Sauerstoffschuld"!
Bei Beginn der Muskelarbeit (bis sich der Körper an den erhöhten Bedarf angepasst hat) ist der **Sauerstoffbedarf höher als die Sauerstoffaufnahme**; es entsteht ein Sauerstoffdefizit, welches nach Beendigung der Arbeit als Sauerstoffschuld durch Mehratmung wieder ausgeglichen werden muss.

30.2 Was versteht man unter der „Dauerleistungsgrenze"?
Leistung, die gerade noch langfristig (ca. 1 h) durchgehalten werden kann; abhängig von Trainingszustand, Alter, Konstitution, Geschlecht.

!!! 30.3 Was lässt sich aus der Blutlaktatkonzentration des Leistungssportlers schließen?
Dauerleistungsgrenze ist **überschritten**; Begründung: Sauerstoffbedarf des Körpers kann nicht mehr vollständig gedeckt werden, Energiegewinnung verläuft anaerob (Kohlenhydrate werden – ohne Sauerstoff – zu Laktat abgebaut).

30.4 Erklären Sie die wesentlichen Unterschiede zwischen Kraft- und Ausdauertraining!
- **Krafttraining**: Anregung von Muskelwachstum, Steigerung der isometrischen Muskelkraft; optimales Training: kurze, fast maximale Muskelkontraktionen
- **Ausdauertraining**: Erhöhung der Dauerleistungsgrenze, um Leistungsfähigkeit des Herz-Kreislaufsystems zu steigern; durch Wachstum des Herzens („Sportlerherz") wird ein größeres Schlagvolumen und damit eine Steigerung des maximalen Herzminutenvolumens erreicht.

30.5 Welche unterschiedlichen Arten von Skelettmuskelfasern kennen Sie? Welcher Typ wird durch das Rudertraining verstärkt ausgebildet?

	Rote Muskelfasern („tonische" Typ-I-Fasern)	Weiße Muskelfasern („phasische" Typ-II-Fasern)
Kontraktion	langsam	schnell
Funktion	Ausdauer-, Haltearbeit	Schnellkraft
Deckung des Energiebedarfs	Aerobe Glykolyse	Anaerobe Glykolyse
Besonderheiten im Aufbau	Viele Mitochondrien, viel Myoglobin, zahlreiche Blutkapillaren	Hohe ATPase-Aktivität der Myosinköpfchen; große Glykogenvorräte, relativ wenig Mitochondrien/Kapillaren

Rudern ist ein Ausdauersport, d. h. es werden verstärkt rote Muskelfasern ausgebildet

Kommentar

Aerobe und anaerobe Energiegewinnung: Der Körper verbraucht ständig Energie, die ihm in Form von **ATP** zur Verfügung steht. Um seinen Energiebedarf zu decken, muss der Körper also ständig neu ATP synthetisieren. Dies erfolgt normalerweise mittels **oxidativer Phosphorylierung**, also im Zitratzyklus und in der Atmungskette der Mitochondrien (**aerobe Glykolyse**). Wenn zu wenig Sauerstoff vorhanden ist oder wenn – bei Überschreiten der Dauerleistungsgrenze – der O_2-Bedarf das O_2-Angebot überschreitet, greift der Körper auf Energiegewinnung durch **anaerobe Glykolyse** zurück, bei der Glukose zu Laktat abgebaut wird. Für diese Reaktion ist kein Sauerstoff erforderlich, sie ist aber wesentlich weniger effektiv, weil dabei nur ein relativ kleiner Teil der in Glukose enthaltenen Energie tatsächlich frei wird. Langfristig kann so der erhöhte O_2-Bedarf nicht ausreichend gedeckt werden. Die O_2-Schuld wird immer größer und zwingt schließlich zum Abbruch der Leistung (**Erschöpfung**).

Dauerleistungsgrenze: Kurzfristig kann der Mensch sehr große körperliche Leistungen vollbringen. Wenn diese mehr Energie erfordern, als längere Zeit bereitgestellt werden kann, kommt es zu einer zunehmenden Ermüdung bis die Arbeit aufgrund von Erschöpfung abgebrochen werden muss. Die maximale körperliche Arbeit, die langfristig (ca. 1 Stunde) durchgehalten werden kann, wird als **Dauerleistungsgrenze** bezeichnet. Die durchschnittliche Dauerleistungsgrenze liegt etwa beim 5–10-fachen des Grundumsatzes (1–1,5 W/kg KG, s. Fall 13), also bei etwa 5–10 W/kg KG. Bei Leistungssportlern kann die Dauerleistungsgrenze bei intensivem Training bis auf das 20-fache des Grundumsatzes gesteigert werden. Bei **Leistung unterhalb der Dauerleistungsgrenze** steigen O_2-Verbrauch und Herzminutenvolumen innerhalb weniger Minuten auf einen erhöhten Wert an, der bis zur Beendigung der Leistung konstant bleibt. Dabei befinden sich Herzminutenvolumen (messbar an einer konstanten Herzfrequenz), Atmung (messbar über eine konstante O_2-Aufnahme) und Stoffwechsel (ATP-Verbrauch und ATP-Resynthese) in einem „steady state". Es besteht eine lineare Korrelation zwischen Pulsfrequenz und Leistung: Je höher die zu verrichtende Arbeit, desto mehr Energie und damit desto mehr Sauerstoff benötigt der Körper. Das Herzminutenvolumen muss also ansteigen, um den O_2-Bedarf zu decken. Die zu Beginn der Arbeit eingegangene Sauerstoffschuld bleibt von der Dauer der Leistung unbeeinflusst und wird erst nach Beendigung ausgeglichen, indem die Herzfrequenz nach Beendigung der Arbeit erst etwas verzögert absinkt (sog. **Erholungspulssumme**). So steht auch nach Beendigung der Arbeit noch eine erhöhte O_2-Menge zur Verfügung, die zur Deckung der O_2-Schuld eingesetzt wird.

Bei **Leistung oberhalb der Dauerleistungsgrenze** übersteigt der für den Energieumsatz notwendige

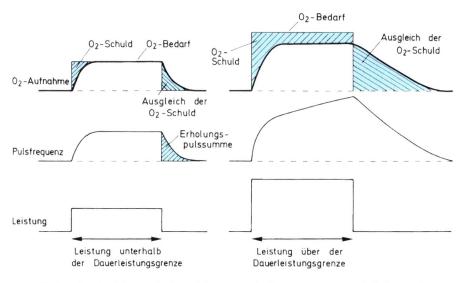

Sauerstoffverbrauch und Pulsfrequenz bei körperlicher Leistung (Links: Bei Leistungen unterhalb der Dauerleistungsgrenze wird anfangs eine O_2-Schuld eingegangen, im weiteren Verlauf entspricht die O_2-Aufnahme dem O_2-Verbrauch, und die Pulsfrequenz bleibt konstant. Nach Beendigung der Leistung wird die anfängliche O_2-Schuld wieder ausgeglichen. Rechts: Bei Leistungen oberhalb der Dauerleistungsgrenze kann der O_2-Bedarf nicht gedeckt werden, die O_2-Schuld wächst immer weiter, begleitet von einem Anstieg der Pulsfrequenz.

O$_2$-Bedarf die maximale Kapazität des kardiorespiratorischen Systems. Die Sauerstoffschuld wächst immer weiter an, es kommt zur Ermüdung bis die Arbeit aus Erschöpfung schließlich abgebrochen werden muss. Es wird kein „steady state" erreicht, daher steigt die Herzfrequenz während der Arbeit immer weiter an. Da die Sauerstoffschuld immer mehr zugenommen hat, ist auch die Erholungspulssumme deutlich höher als bei Leistung unterhalb der Dauerleistungsgrenze.

In Ruhe liegt die **Laktatkonzentration** im Blutplasma etwa bei 1 mmol/l. Bei Arbeit unterhalb der Dauerleistungsgrenze steigt die Laktatkonzentration nur wenig (bis maximal 2–3 mmol/l) an. Bei Überschreiten der Dauerleistungsgrenze wird der O$_2$-Bedarf nicht vollständig gedeckt. Der Körper greift auf anaerobe Energiegewinnung zurück und baut dabei Kohlenhydrate zu Laktat ab. Steigende Laktatkonzentrationen sind daher ein zuverlässiger Indikator für eine wachsende O$_2$-Schuld, die wiederum ein Hinweis darauf ist, dass die Dauerleistungsgrenze überschritten wurde („anaerobe Schwelle"). Der Laktatspiegel steigt steil an und kann Werte bis zu 10–15 mmol/l erreichen.

Training: Als Training bezeichnet man die Summe aller Maßnahmen, die zur **Steigerung der körperlichen Leistungsfähigkeit** führen. Durch wiederholte Belastung des motorischen Systems bzw. der an der Sauerstoffversorgung beteiligten Organe kommt es zu einer Vergrößerung der Leistungsreserven. Morphologisch kann sich das beispielsweise durch eine Zunahme der Muskelmasse, eine Steigerung des maximal erreichbaren Herzzeitvolumens, funktionell durch eine verbesserte Koordination bemerkbar machen.

ZUSATZTHEMEN FÜR LERNGRUPPEN
Leistungsdiagnostik (z. B. Fahrradergometrie)
Anpassungsvorgänge im Körper bei der Umstellung von Ruhe auf Leistung (z. B. des Herz-Kreislaufsystems)

Fall 31 Resorption von Nahrungsbestandteilen

31.1 Wie werden Kohlenhydrate verdaut?
- Kohlenhydrate werden nur als Monosaccharide resorbiert → Spaltung komplexer Kohlenhydrate (z. B. Stärke) durch Amylasen aus Speicheldrüsen und Pankreas in kleinere Bruchstücke (Oligosaccharide) → weitere Spaltung durch Enzyme des intestinalen Bürstensaums zu Monosacchariden
- Transport der Monosaccharide Glukose und Galaktose in die Darmepithelzellen durch Na$^+$-gekoppelten sekundär-aktiven Symport (treibende Kraft ist der Na$^+$-Gradient: pro Na$^+$, das in die Zelle gelangt, wird über den Symporttransporter ein Monosaccharid transportiert); Fruktose gelangt passiv durch erleichterte Diffusion in die Enterozyten
- Aus den Enterozyten gelangen die Monosaccharide über Glukosetransporter (GLUT2) ins Pfortaderblut (→ Leber)

31.2 Wie funktioniert die Proteinverdauung?
- Im Magen: Denaturierung der Proteine durch sauren Magensaft
- Proteinspaltung in kleine Bruchstücke (Oligopeptide, Di-/Tripeptide, Aminosäuren) durch Pepsin (Magen), Proteasen des Pankreassafts (Dünndarm), Oligopeptidasen (Bürstensaum)
- Aufnahme von Aminosäuren in Enterozyten durch sekundär-aktiven Na$^+$-Symport
- Aufnahme von Di- und Tripeptiden in Enterozyten durch H$^+$-gekoppelten Symport-Transporter, in Enterozyten größtenteils weitere Spaltung in einzelne Aminosäuren

31.3 Welche Mangelerscheinungen drohen nach der Entfernung großer Teile des Ileums?
- Im Ileum wird der Komplex aus Intrinsic factor und Vitamin B$_{12}$ resorbiert; fehlt das Ileum, so kann nicht mehr genug Vitamin B$_{12}$ resorbiert werden, ohne entsprechende parenterale Substitution droht ein Vitamin-B$_{12}$-Mangel; Folge: perniziöse Anämie (s. Fall 4).
- Ohne Ileum ist zudem auch die Gallensäureresorption und damit auch die Resorption von Fett und fettlöslichen Vitaminen gestört.

!!! 31.4 Wie erklären Sie sich die ausgeprägte Diarrhoe bei dem Patienten?
- Durch fehlendes Ileum: Störung der Gallensäurerückresorption
- Nichtresorbierte Gallensäuren werden im Darm durch Bakterien dekonjugiert
- Dekonjugierte Gallensäuren fördern die NaCl- und Wassersekretion in den Darm und stimulieren die Kolonpassage → Durchfälle (sog. chologene Diarrhoe).

Fall 31 Seite 32

Kommentar

Verdauung und Resorptionsorte: Der Verdauungsprozess beginnt bereits im Mund, wenn feste Nahrung zerkaut und mit Speichel vermischt wird. Speichel enthält neben Abwehrstoffen (z.B. Immunglobulin A, Lysozym) auch Enzyme (Amylasen), durch die die Kohlenhydratspaltung eingeleitet wird. Im Magen erfolgt die Denaturierung von Proteinen und die Emulgation von Fetten. Gleichzeitig werden diese Substanzen teilweise schon in kleinere Bruchstücke gespalten. Vom Magen wird der Speisebrei (Chymus) portionsweise in den Dünndarm weitergegeben. Im oberen Dünndarm (Jejunum) spalten Enzyme des Pankreassafts Kohlenhydrate, Fette und Eiweiße in resorbierbare Bestandteile. Die Fettverdauung erfolgt in Anwesenheit von Gallensäuren. Der größte Teil der Nahrungsbestandteile ist am Ende des Jejunums bereits resorbiert, lediglich Vitamin B_{12} und Gallensäuren werden erst im Ileum in nennenswertem Ausmaß aufgenommen. Im Kolon werden noch Wasser und Elektrolyte resorbiert.

Treibende Kraft für die meisten Transportprozesse an der Darmschleimhaut ist die Na^+-K^+-ATPase in der basolateralen Membran der Epithelzellen. Durch sie wird ein starker elektrochemischer Na^+-Gradient aufgebaut, der als Antrieb für viele sekundär-aktive Transportprozesse genutzt wird.

Kohlenhydratverdauung: s. Antwort zur Frage 31.1.

Eiweißverdauung: s. Antwort zur Frage 31.2.

Fettverdauung: 90% der Nahrungsfette sind **Triacylglycerine**, der Rest besteht aus Cholesterin, Cholesterinestern, Phospholipiden, fettlöslichen Vitaminen und Sphingolipiden. Fette sind schlecht wasserlöslich. Um sie resorbieren zu können, müssen sie zunächst **emulgiert** werden, um genügend Angriffsfläche für die fettspaltenden Enzyme (Lipasen) zu schaffen. Im Magen werden die Fette zunächst mechanisch zu Fetttröpfchen mit einem Durchmesser von 0,5–2 µm emulgiert. Unter der Einwirkung einer säurestabilen Lipase werden bereits hier bis zu 30% der Nahrungsfette gespalten. Im Duodenum kommt der fetthaltige Chymus mit den **Gallensäuren**, die eine noch feinere Emulgierung ermöglichen, und **Pankreasenzymen** (z.B. Pankreaslipase, Phospolipase, Cholesterinesterase) in Kontakt. Die bei der Fettverdauung entstehenden freien Fettsäuren und 2-Monoacylglycerine bilden in Anwesenheit der Gallensäuren zusammen mit Cholesterin, Phospholipiden, fettlöslichen Vitaminen und anderen apolaren Lipiden **Mizellen** mit einem Durchmesser von 20–50 nm. Aufgrund ihrer geringen Größe können die Mizellen leicht zwischen die Mikrovilli des Bürstensaums gelangen und aufgrund ihrer Lipophilie direkt über die Zellmembran in die Enterozyten übertreten. Dort werden sie zum größten Teil wieder zu Triacylglycerinen und Cholesterinestern zusammengesetzt und zusammen mit verschiedenen Apoproteinen in **Chylomikronen** eingebaut. Die Chylomikronen gelangen aus den Enterozyten in die Lymphgefäße, von wo aus sie unter Umgehung der Leber den systemischen Kreislauf erreichen.

Resorption von Wasser und Elektrolyten: Die Resorption von Nahrungsbestandteilen aus dem Darmlumen erfolgt **isoosmotisch**. Das bedeutet, dass bei Aufnahme hypertoner Nahrung zunächst große Mengen Wasser sezerniert werden müssen. Ermöglicht werden die raschen Wasser- und Elektrolytbewegungen durch die hohe Permeabilität der Dünndarmschleimhaut. Insgesamt müssen pro Tag ca. 9 l Wasser (ca. 2 l aus Nahrung, ca. 7 l Verdauungssekrete) aus dem Darm resorbiert werden. Wasser und Elektrolyte können entweder parazellulär (im Bereich der Interzellularspalten) durch Solvent drag oder transzellulär über Transporter in der luminalen Membran resorbiert werden.

Wasser wird zusammen mit osmotisch wirksamen Stoffen resorbiert, so dass der Darminhalt immer plasmaisoton bleibt.

Natrium wird im Dünndarm parazellulär über Solvent drag oder über Na^+-Substrat-Symporte aufgenommen. Im Kolon, in dem die Schlussleisten viel dichter sind, wird Natrium v.a. über Na^+-H^+- und

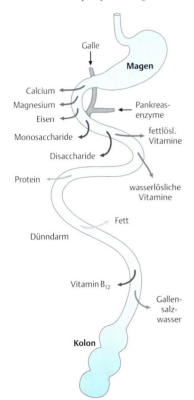

Resorptionsorte

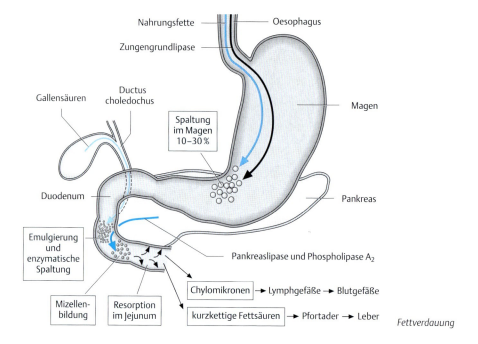

Fettverdauung

HCO$_3^-$-Cl$^-$-Austauscher und aldosteronabhängige Na$^+$-Kanäle aufgenommen.
Kalium wird sowohl resorbiert als auch sezerniert. Im Dünndarm erfolgt die Resorption in erster Linie parazellulär. Wie in der Niere wird auch im Darm die K$^+$-Ausscheidung durch Aldosteron gefördert.
Chlorid wird im Dünndarm teils über Solvent drag resorbiert, aber auch die transepitheliale Potenzialdifferenz (luminale Seite des Epithels ist gegenüber der Serosaseite positiv geladen) begünstigt die Cl$^-$-Resorption. Im Kolon wird Cl$^-$ über einen HCO$_3^-$-Cl$^-$-Austauscher resorbiert.

Gallensäurenverlustsyndrom: Der Gallensäurenverlust durch fehlende Resorption nach Ileumresektion hat häufig eine **chologene Diarrhoe** zur Folge (s. Antwort zur Frage 31.4). Therapeutisch kann das Austauscherharz Colestyramin gegeben werden. Dieses bindet Gallensäuren und inaktiviert sie damit biologisch.
Ist der Gallensäurenverlust größer als die Gallensäurenneusynthese, so stehen nicht mehr genug Gallensäuren zur Verfügung, um Fette emulgieren zu können. Diese werden dadurch nicht mehr vollständig resorbiert und teilweise über den Stuhl ausgeschieden. Der Stuhl glänzt fettig (sog. **Steatorrhoe**). Zur Therapie ersetzt man langkettige durch kurz- und mittelkettige Fettsäuren, die gallensäureunabhängig aufgenommen werden. Enthält die Galle zudem weniger Gallensäuren als Cholesterin, kann Cholesterin ausfallen und **Gallensteine** bilden (s. Fall 7).

 ZUSATZTHEMEN FÜR LERNGRUPPEN

Malabsorption, Maldigestion
Bestandteile der Nahrung (z. B. [essenzielle] Aminosäuren, Spurenelemente, Vitamine)
Pankreassaft (Zusammensetzung, Bildung, Sekretionsreiz, Funktion)
Galle (Zusammensetzung, Bildung, Sekretionsreiz, Funktion)
Fetttransport in Blut und Lymphe
Stofftransport über Membranen

Fall 32 Nierendurchblutung, Renin-Angiotensin-Aldosteron-System (RAAS)

32.1 Wie wird die Nierendurchblutung normalerweise reguliert?
Bayliss-Effekt: Autoregulationsmechanismus, Veränderung des Strömungswiderstands in Abhängigkeit vom Blutdruck, um die Nierendurchblutung konstant zu halten
- Anstieg des Blutdrucks → Zunahme der tangentialen Wandspannung → Kontraktion der glatten Gefäßmuskulatur
- Abnahme des Blutdrucks → Abnahme der tangentialen Wandspannung → Relaxation der glatten Gefäßmuskulatur

Daraus folgt ein in etwa gleichbleibender Quotient aus Blutdruck und Strömungswiderstand auch bei wechselnden Blutdrücken → konstanter renaler Blutfluss (RBF) im Bereich eines arteriellen Mitteldrucks von 80–180 mmHg; bei Über- oder Unterschreiten dieses Bereichs druckpassive Veränderung des RBF.

32.2 Welche Funktionen der Niere werden durch die Durchblutung direkt beeinflusst?
- **Glomeruläre Filtration:** Zunahme der Nierendurchblutung → Steigerung der Filtration
- **Konzentrierungsfähigkeit:** abhängig von der Höhe des mittels des Gegenstromprinzips aufgebauten Konzentrationsgradienten; bei starker Durchblutung des Nierenmarks wird ein Teil dieses Konzentrationsgradienten ausgeschwemmt → Abnahme der Konzentrierungsfähigkeit.

32.3 Wie erklären Sie sich den Bluthochdruck bei der Patientin?
Renovaskuläre (= renale) Hypertonie: Mangeldurchblutung der Niere aufgrund der Nierenarterienstenose führt zu einer Aktivierung des Renin-Angiotensin-Aldosteron-Systems mit gesteigerter Reninfreisetzung → Bildung von Angiotensin II und Aldosteron → Blutdruckanstieg (s. Antwort zur Frage 32.4 und Kommentar).

32.4 Erläutern Sie den Regelkreis des Renin-Angiotensin-Aldosteron-Systems (RAAS)!

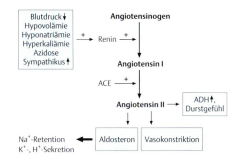

Renin-Angiotensin-Aldosteron-System (RAAS)

32.5 Welche Veränderungen des Elektrolythaushaltes erwarten Sie bei der Patientin?
Nierenarterienstenose → verminderte Nierenperfusion → Aktivierung des RAAS → vermehrte Freisetzung von Aldosteron → Na$^+$-Retention, K$^+$- und H$^+$-Sekretion → **Hypernatriämie, Hypokaliämie, Alkalose**.

Kommentar

Nierendurchblutung: Obwohl die beiden Nieren zusammen nur etwa 300 g wiegen, fließen in Ruhe etwa **20% des Herzminutenvolumens**, (d.h. pro Minute etwa 1–1,2 l Blut) durch sie hindurch. Auch bei Blutdruckanstieg oder -abfall muss die absolute Nierendurchblutung konstant bleiben, da sich Veränderungen der Nierendurchblutung direkt auf die glomeruläre Filtration und Konzentrierungsfähigkeit auswirken würden (s. Antwort zur Frage 32.2).

Die Nierendurchblutung ist in Mark (10%) und Rinde (90%) sehr unterschiedlich: Eine starke Durchblutung der Rinde ist notwendig, um eine ausreichende Menge Primärharn filtrieren zu können. Eine zu starke Markdurchblutung dagegen würde zum Auswaschen des in der Henle-Schleife mit Hilfe des Gegenstromprinzips aufgebauten Konzentrationsgradienten führen. Dies würde die Konzentrierungsfähigkeit der Niere, die ja von der maximalen Osmolarität des Nierenmarks abhängt, einschränken.

Regulationsmechanismen der Nierendurchblutung: Auf kurzfristige Veränderungen des Blutdrucks reagiert die Niere durch den myogenen Autoregulationsmechanismus, dem sog. **Bayliss-Effekt** (s. Antwort zur Frage 32.1). Außerdem ist die Niere an einer langfristigen humoralen Blutdruckregulation beteiligt: Durch verschiedene Auslöser (z.B. Abfall des renalen Perfusionsdrucks, Abfall des Na$^+$-Gehalts, Sympathikusaktivierung) wird das **Renin-Angiotensin-Aldosteron-System** (RAAS) aktiviert (s. Antwort zur Frage 32.4).

Renin-Angiotensin-Aldosteron-System (RAAS): Bei Aktivierung des RAAS kommt es zu einer verstärkten Freisetzung von **Renin aus dem juxtaglomerulären Apparat der Niere**. Renin ist eine Protease, die das aus der Leber stammende **Angiotensinogen** in biologisch inaktives **Angiotensin I** spaltet. Angiotensin I wird durch das **Angiotensin Converting Enzyme (ACE)** weiter in biologisch aktives **Angiotensin II** gespalten. Angiotensin II wirkt stark **vasokonstriktorisch** und erzielt über den Anstieg des peripheren Widerstands einen deutlichen **Blutdruckanstieg**. Gleichzeitig stimuliert es in der Nebennierenrinde die Freisetzung von **Aldosteron**. Angiotensin II wirkt außerdem blutdrucksteigend über eine Stimulation des Sympathikus, des Durstgefühls und der ADH-Sekretion.

Renaler Hypertonus: Ist bei Stenosen der Nierenarterien der Strömungswiderstand so hoch, dass der renale Perfusionsdruck sinkt, so reagiert die Niere darauf mit einer Steigerung der Reninfreisetzung. Diese Reninfreisetzung hat einen massiven Blutdruckanstieg zur Folge, der mittels Medikamenten kaum gesenkt werden kann (s. Fallbeispiel). Um die Nierendurchblutung zu normalisieren, muss die Stenose der Nierenarterie beseitigt werden. Besteht die Nierenarterienstenose über einen längeren Zeitraum, kann sich der renale Hochdruck fixieren, d.h. der Blutdruck normalisiert sich auch nach Beseitigung der Stenose nicht mehr vollständig.

ZUSATZTHEMEN FÜR LERNGRUPPEN
Kurz-, mittel- und langfristige nervale und humorale Blutdruckregulationsmechanismen
Aufbau des Konzentrationsgradienten zwischen Nierenmark und Nierenrinde
Glomeruläre Filtration

Fall 33 Elektrische Erregung des Herzens

33.1 Nennen Sie die wesentlichen Unterschiede zwischen den Aktionspotenzialen von Nervenzellen, Zellen des Arbeitsmyokards und Schrittmacherzellen des Herzens!

Aktionspotenzial	Nervenzelle	Arbeitsmyokard	Schrittmacherzellen
Dauer	1 ms	100–400 ms	100–200 ms
beteiligte Ionen	Na^+, K^+	Na^+, Ca^{2+}, K^+	verschiedene Kationen (v.a. Ca^{2+}, K^+)
Form			
„Besonderheiten"		Plateauphase	langsame diastolische Spontandepolarisation

33.2 Zeichnen Sie die Aktionspotenziale von Zellen des Arbeitsmyokards und Schrittmacherzellen auf! Erläutern Sie, wie sie zustande kommen!
- **Aktionspotenzial in Zellen des Arbeitsmyokards:** Öffnung schneller spannungsgesteuerter Na^+-Kanäle → schneller Na^+-Einstrom → Depolarisation (steiler Aufstrich) → Öffnung potenzialgesteuerter Dihydropyridinrezeptor-assoziierter Ca^{2+}-Kanäle → Ca^{2+}-Einstrom ins Zytosol, Ca^{2+} wirkt als second messenger → Öffnung ligandengesteuerter Ryanodin-sensitiver Ca^{2+}-Kanäle im sarkoplasmatischen Retikulum → weiterer Ca^{2+}-Einstrom ins Zytosol +

gleichzeitige Abnahme der K⁺-Leitfähigkeit (Plateauphase) → Rücktransport des Ca^{2+} in sarkoplasmatisches Retikulum/Extrazellulärraum → Erhöhung der K⁺-Leitfähigkeit → Repolarisation der Zelle

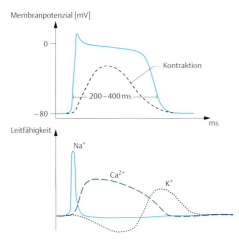

Aktionspotenzial in Zellen des Arbeitsmyokards und die zugehörigen Ionenströme

- **Aktionspotenzial in Schrittmacherzellen:** Schrittmacherzellen haben kein stabiles Ruhepotenzial, sondern depolarisieren spontan durch nichtselektiven Einstrom von Kationen

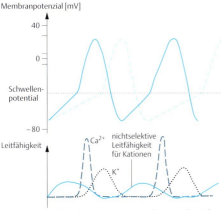

Aktionspotenzial ind Ionenströme in Schrittmacherzellen; durchgezogene Linie = rasche diastolische Spontandepolarisation (z. B. im Sinusknoten) mit hoher Aktionspotenzialfrequenz, gestrichelte Linie = flachere diastolische Spontandepolarisation (z. B. im AV-Knoten) erzeugt eine geringere Aktionspotenzialfrequenz

(„langsame diastolische Spontandepolarisation") → bei Erreichen des Schwellenpotenzials (ca. -40 mV) starke Zunahme der Ca^{2+}-Leitfähigkeit → schnelle Depolarisation → Ende des Aktionspotenzials durch Öffnung von K⁺-Kanälen → Repolarisation der Zelle (negativster Wert, den das Potenzial dabei erreicht = „maximales diastolisches Potenzial", MDP).

33.3 Wodurch unterscheiden sich Aktionspotenziale des Vorhofmyokards von denen des Ventrikelmyokards sowie Schrittmacheraktionspotenziale des Sinusknotens von denen des AV-Knotens?

- **Aktionspotenziale des Arbeitsmyokards in Vorhof und Ventrikel:** sehr ähnliche Form, Aktionspotenziale der Vorhöfe sind aber schmaler, weil sie im Schnitt etwas kürzer dauern (ca. 100–150 ms) als die der Ventrikel (ca. 200–400 ms)
- **Aktionspotenziale der Schrittmacherzellen:** unterscheiden sich v. a. durch Impulsfrequenz: Je schneller („steiler") die langsame diastolische Spontandepolarisation, desto schneller wird das Schwellenpotenzial erreicht und desto höher ist die Frequenz; der Sinusknoten zeigt die steilste diastolische Spontandepolarisation.

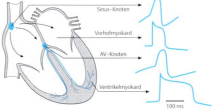

Erregungsausbreitung und Form der Aktionspotenziale in den verschiedenen Abschnitten des Herzens

33.4 Was sind „kreisende Erregungen", warum sind sie so gefährlich, und wie werden sie normalerweise verhindert?

- Beim Kreisen einer Erregung im Herzen („re-entry") sind ständig gleichzeitig Teile des Herzens erregt und andere Teile unerregt → keine Entspannung des Herzens → keine Ventrikelfüllung → kein Blutauswurf in Kreislauf → „funktioneller Herzstillstand" (s. auch Kommentar)
- Verhinderung normalerweise durch lange Plateauphase: Aktionspotenziale sind so lang, dass zuerst erregte Myokardteile noch unerregbar (refraktär) sind, wenn die letzten Teile des Myokards erregt werden.

Kommentar

Neben den Muskelzellen, die für die Kontraktion des Herzens verantwortlich sind (Arbeitsmyokard), besitzt das Herz auch Muskelzellen, die auf die Bildung und Weiterleitung von elektrischen Erregungen spezialisiert sind (Erregungsbildungssystem und -leitungssystem). Die Erregung entsteht also nicht in irgendwelchen Nervenzellen sondern im Herzen selbst. Man spricht daher auch von Autonomie oder Autorhythmie des Herzens.

Die Umsetzung einer elektrischen Erregung (Aktionspotenzial) in eine mechanische Aktion (Kontraktion) wird als **elektromechanische Kopplung** bezeichnet.

Erregungsbildung: Die Erregungsbildung erfolgt in sog. **Schrittmacherzellen**. Dies sind Herzmuskelzellen, die **spontan depolarisieren** und damit eine Erregung auslösen können. Zu den Schrittmacherzellen zählen:
- Sinusknoten im rechten Vorhof
- AV-Knoten zwischen Vorhöfen und Ventrikeln
- His-Bündel, Tawara-Schenkel und Purkinje-Fasern in den Ventrikeln.

Der **Sinusknoten** hat die höchste Eigenfrequenz aller Schrittmacherzellen, daher wird das Herz normalerweise durch den Sinusknoten erregt. Er wird deshalb auch als **primärer Schrittmacher** bezeichnet. Die Erregung des Sinusknotens erreicht die übrigen Teile des Erregungsleitungssystems, noch bevor dort die langsame diastolische Spontandepolarisation zum Erreichen des Schwellenpotenzials führen konnte und depolarisiert sie. Nur wenn die Erregung des Sinusknotens ausfällt oder nicht weitergeleitet werden kann, kommt die Eigenfrequenz der weiter distal liegenden Schrittmacher zum Tragen.

Die **Frequenz einer Schrittmacherzelle** wird durch die Geschwindigkeit des Erreichens des Schwellenpotenzials bestimmt und hängt damit von vier Faktoren ab:
- **Anstiegssteilheit der langsamen diastolischen Spontandepolarisation:** Je stärker der unspezifische Kationeneinstrom, desto schneller depolarisiert die Zelle und desto schneller wird das Schwellenpotenzial erreicht und ein Aktionspotenzial ausgelöst.
- **Verlauf der Repolarisation:** Je schneller die Zelle repolarisiert, desto schneller kann auch ein neuer Erregungszyklus beginnen.
- **Schwellenpotenzial:** Je niedriger das Schwellenpotenzial liegt, desto schneller wird es erreicht und eine Erregung ausgelöst.
- **Maximales diastolisches Potenzial (MDP):** Je weniger negativ das MDP ist, desto näher liegt es am Schwellenpotenzial, so dass dieses dann schneller erreicht wird.

Der **Sinusknoten** als primärer Schrittmacher gibt normalerweise eine **Frequenz von 60–100 Schlägen/min** (sog. Sinusrhythmus) vor, der **AV-Knoten** als sekundärer Schrittmacher ist mit **40–55 Schlägen/min** schon deutlich langsamer. Sog. tertiäre (ventrikuläre) Schrittmacher weisen sogar noch niedrigere Eigenfrequenzen von 25–40 Schlägen/min auf, die normalerweise nicht mehr zur Aufrechterhaltung eines ausreichenden Herzminutenvolumens genügen.

Erregungsausbreitung: Die einzelnen Herzmuskelzellen stehen über **gap junctions** untereinander in Verbindung. Das hat zur Folge, dass die Erregung einer einzelnen Zelle auf die angrenzenden Zellen übertragen wird und auch diese erregt. Die einzelnen Herzmuskelzellen verhalten sich funktionell also wie eine einzige große Zelle, man spricht daher auch von einem „**funktionellen Synzytium**". Zwischen Vorhöfen und Kammern liegt eine bindegewebige Ventilebene, die die Vorhöfe und Kammern gegeneinander isoliert und nur an einer Stelle, dem AV-Knoten, durch Herzmuskelzellen unterbrochen wird. Nur an dieser Stelle kann die Erregung von den Vorhöfen auf die Kammern übergeleitet werden. Durch die langsame Leitung des AV-Knotens findet hier gleichzeitig eine Verzögerung statt. Dadurch erfolgen Vorhof- und Kammerkontraktion nacheinander, und die Vorhofkontraktion kann noch zur Kammerfüllung beitragen kann.

Refraktärzeit: Wenn die Herzmuskelzelle vollständig depolarisiert ist, kann selbst durch hohe Reizintensitäten kein neues Aktionspotenzial ausgelöst werden (**absolute Refraktärzeit**). Solange die Zelle noch nicht vollständig repolarisiert ist, das Membranpotenzial aber schon wieder deutlich negativer ist, kann durch hohe Reizintensitäten eine erneute Erregung ausgelöst werden (**relative Refraktärzeit**). Die Refraktärzeit schützt das Herz vor einer vorzeitigen Wiedererregung und führt dazu, dass die Herzmuskelzellen erst erschlaffen, bevor sie sich erneut kontrahieren können. Dieser Wechsel zwischen Erschlaffung und Kontraktion ist unbedingt erforderlich, damit das Herz seine Pumpfunktion überhaupt erfüllen kann.

Kammerflimmern: Beim Kammerflimmern kreisen die Erregungen zwischen erregten und unerregten Myokardteilen. Kreisende Erregungen entstehen dann, wenn das Myokard an einer Stelle erregt wird, während ein Teil der Zellen noch refraktär, ein anderer Teil bereits wieder erregbar ist. Ursache kann beispielsweise ein Stromschlag sein, der in die sog. vulnerable Phase des Herzzyklus (Ende der T-Welle) fällt. Durch die ständige Erregung von Teilen des Myokards ist weder eine geordnete Kontraktion noch eine Entspannung und damit auch keine Pumpleistung mehr möglich. Um diese kreisenden Erregungen zu unterbrechen, kann man versuchen, alle Zellen gleichzeitig zu erregen, damit sie danach alle in die Refraktärzeit und dann in einen unerregten Zustand übergehen.

Wenn das geschehen ist, kann wieder ein geordneter Sinusrhythmus einsetzen. Für eine solche sog. Kardioversion werden in der Notfallmedizin Elektroschocks mit einen Defibrillator verabreicht. Ist ein solches Gerät nicht zur Stelle, so kann man versuchen, mit einem starken mechanischen Reiz (z.B. präkordialer Faustschlag, s. Fallbeispiel) den gleichen Effekt zu erreichen.

ZUSATZTHEMEN FÜR LERNGRUPPEN
Elektrolytstörungen und Auswirkungen auf die Erregung des Herzens (z.B. Hyper-/Hypokaliämie, Hyper-/Hypokalzämie)
Störungen der Erregungsbildung und -weiterleitung im Herzen (z.B. AV-Block)
Elektromechanische Kopplung
EKG

Fall 34 Oberflächensensibilität

34.1 Wie unterscheiden sich Proportional-, Differenzial- und Proportional-Differenzial-Rezeptoren? Zeichnen Sie das Antwortverhalten der einzelnen Rezeptortypen auf einen Rechteckreiz schematisch auf!
- **Reiner Proportional-Rezeptor:** Reaktion nur auf absolute Stärke eines Reizes, d.h. Rezeptorantwort ist direkt proportional zur Reizstärke
- **Reiner Differenzial-Rezeptor:** Reaktion nur auf Änderungen der Reizintensität
- **Proportional-Differenzial-Rezeptor:** Reaktion hängt von absoluter Reizstärke und Änderung der Reizintensität ab; stärkste Reaktion daher zu Beginn eines Reizes → dann trotz gleichbleibender Reizstärke Abnahme der Aktionspotenzialfrequenz → bei Beendigung des Reizes besonders starker Abfall der Aktionspotenzialfrequenz → erneutes Einstellen der Ruhefrequenz

Bei den meisten Rezeptoren handelt es sich um Mischformen, wobei entweder die Proportional- oder die Differenzialkomponente überwiegen kann.

34.2 Welche Sensoren in der Haut kennen Sie? Nennen Sie mindestens 5 Rezeptoren und ihre wichtigsten Merkmale!
- **Ruffini-Körperchen:** langsam adaptierender (SA II) Druck- bzw. Dehnungsrezeptor aus mehreren Nervenendigungen im Stratum reticulare, die von einer Bindegewebekapsel zusammengefasst werden, reagiert nur auf absolute Druckintensität (reiner Proportional-Rezeptor)
- **Meissner-Körperchen:** rasch adaptierender (RA) reiner Differenzial-Rezeptor, bestehend aus Lamellarzellen (terminalen Schwann-Zellen), Nervenfasern/-terminalen und Bindegewebekapsel; reagiert auf Druckänderungen und registriert so Berührungen
- **Haarfollikel-Rezeptoren:** rasch adaptierender (RA) reiner Differenzial-Rezeptor, zugehörige Nervenfaser windet sich um Haarschäfte und reagiert auf deren Auslenkungsgeschwindigkeit
- **Merkel-Zellen:** langsam adaptierender (SA I) Druckrezeptor, bestehend aus einer Merkel-Zelle und zugehöriger Axonterminale, reagiert auf Druck und Geschwindigkeit der Druckänderung (Proportional-Differenzial-Rezeptor);

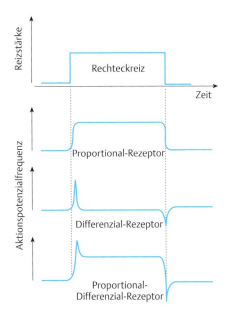

Antwortverhalten von Proportional-Rezeptor, Differenzial-Rezeptor und Proportional-Differenzial-Rezeptor auf einen Rechteckreiz

häufig in Gruppen angeordnet, dann als „Tastscheiben" bezeichnet
- **Pacini-Körperchen:** sehr schnell adaptierender (FA II) Proportional-Differenzial-Rezeptor, bei dem das afferente Axon in einen lamellenartigen Innen- und Außenkolben eingebettet ist, der adäquate Reiz sind schnelle Schwingungen (Vibrationen), wohingegen langsame Bewegungen (wie durch einen Stoßdämpfer) von den Lamellen abgefangen werden
- **Thermorezeptoren:** mittelschnell adaptierende Proportional-Differenzial-Rezeptoren, man unterscheidet Warm- von Kaltrezeptoren, bei Indifferenztemperatur haben beide Rezeptortypen eine niedrige Entladungsfrequenz, bei Temperaturänderung ändert sich die Entladungsfrequenz invers, d. h. die der Warmrezeptoren verhält sich entgegengesetzt der Kaltrezeptoren
- **Freie Nervenendigungen:** langsam bzw. nicht adaptierende Schmerzrezeptoren mit markarmen (Typ A) bzw. marklosen (Typ C) Fasern.

34.3 Erläutern Sie die Begriffe „Empfindungsschwelle", „Unterschiedsschwelle" und „räumliches Auflösungsvermögen"?
- **Empfindungsschwelle:** gibt an, welche minimale Intensität ein Reizes haben muss, damit er überhaupt wahrgenommen wird
- **Unterschiedsschwelle:** gibt den miminalen Unterschied zwischen zwei Reizintensitäten an, der nötig ist, damit die Reize als unterschiedlich stark empfunden werden können (mindestens 3–10% der Reizintensität)
- **Räumliches Auflösungsvermögen:** beschreibt den kleinsten Abstand, den zwei gleichzeitig angebotene punktförmige Berührungsreize gerade noch haben dürfen, damit sie als getrennte Reize wahrgenommen werden können (simultane Raumschwelle oder Zweipunktschwelle); je kleiner die Zweipunktschwelle, desto höher das Auflösungsvermögen, besonders hoch ist es an Fingerspitzen (ca. 1–3 mm) und Zunge (ca. 0,5–1 mm), relativ gering am Rücken (ca. 50–70 mm).

34.4 Warum spürt die Frau keine Schmerzen mehr, als Sie ihr in die Hand stechen?
Durch die tiefe dermale Verbrennung sind auch die Nozizeptoren, die in der Dermis und an der Grenze zur Epidermis liegen, zerstört.

Kommentar

Sensibilität: Als Sensibilität bezeichnet man die Fähigkeit zur Wahrnehmung verschiedener Reize an Haut, inneren Organen, Muskeln und Gelenken. Die Wahrnehmungsfähigkeit der Haut kann man auch als **Oberflächensensibilität** bezeichnen, die der inneren Organe als **viszerale Sensibilität** und die der Muskeln und Gelenke als **Tiefensensibilität**. Zur Oberflächensensibilität zählen Tast-, Schmerz- und Temperatursinn.

Tastsinn: Zum Tastsinn zählen die Sinnesqualitäten **Druck**, **Berührung** und **Vibration**. Sie werden durch Sensoren (sog. Mechanorezeptoren) vermittelt, die sich in allen Schichten der Haut finden und sich in ihrer Form und Funktion deutlich unterscheiden (s. Antwort zur Frage 34.2). Entsprechend ihrer Reaktionen auf einen Reiz unterscheidet man Mechanorezeptoren in: Proportional-Rezeptoren, Differenzial-Rezeptoren und Proportional-Differenzial-Rezeptoren (s. Antwort zur Frage 34.1). **Proportional-Rezeptoren** (Intensitätsdetektoren) reagieren auf einen **gleichbleibenden Reiz mit einer anhaltenden Steigerung ihrer Impulsrate**. Sie werden daher auch als **SA**-Sensoren („slow adapting") bezeichnet und lassen sich unterteilen in:
- Typ-I-Sensoren (SA I), die in Ruhe keine Aktivität aufweisen;
- Typ-II-Sensoren (SA II), die eine spontane Ruhefrequenz aufweisen.

Zu den Proportional-Rezeptoren zählen z. B. Ruffini-Körperchen. Reine **Differenzial-Rezeptoren** (**Geschwindigkeitsdetektoren**) reagieren nur auf **Änderungen eines Reizes** mit einer Änderung ihrer Impulsrate. Diese Rezeptoren bezeichnet man auch als **FA-I-**(„fast adapting") bzw. **RA-**(„rapid adapting")-Sensoren. Besonders sensibel reagieren sie auf Bestreichen der Haut oder Vibrationen. Typische Differenzial-Rezeptoren sind Meissner-Körperchen oder Haarfollikel-Rezeptoren. **Proportional-Differenzial-Rezeptoren** (**Beschleunigungsdetektoren**) reagieren besonders auf Vibrationen, die Impulsrate steigt dabei proportional zur Vibrationsfrequenz. Sie adaptieren besonders schnell und werden daher auch als **FA-II**-Sensoren klassifiziert. Ein typischer Vertreter sind die Pacini-Körperchen.

Temperatursinn: Die Empfindung Kälte wird von Kaltrezeptoren, die Empfindung Wärme von Warmrezeptoren vermittelt. Beide Rezeptortypen registrieren, ob und mit welcher Geschwindigkeit sich die Hauttemperatur verändert. Es handelt sich also um Proportional-Differenzial-Rezeptoren. Kaltrezeptoren reagieren im Bereich von 15–35 °C, Warmrezeptoren im Bereich von 30–43 °C mit einer Steigerung ihrer Aktionspotenzialfrequenz. Im Bereich der Indifferenztemperatur (31–35 °C) zeigen beide Rezeptortypen eine Ruheaktivität.

Fall 34 Seite 35

Schmerzsinn: s. Fall 54.

Reizschwellen: Um einen Reiz überhaupt wahrnehmen zu können, muss er eine bestimmte minimale Intensität haben. Diesen Wert bezeichnet man als **Empfindungsschwelle**, den Reiz als **Schwellenreiz**. Die Intensität einer Sinnesempfindung wächst in weiten Bereichen annähernd proportional zum Logarithmus der Reizstärke (**Weber-Fechner-Gesetz**). Um zwei Reize qualitativ oder in ihrer Intensität unterscheiden zu können, müssen sie sich mindestens um einen bestimmten Wert unterscheiden, diesen Minimalwert bezeichnet man als **Unterschiedsschwelle**. Je geringer die Unterschiedsschwelle ist, desto feiner ist das Empfindungsvermögen: Bei einer hohen Unterschiedsschwelle, müssen sich zwei Reize relativ stark unterscheiden, um überhaupt als unterschiedlich wahrgenommen werden zu können, bei einer geringen Unterschiedsschwelle dagegen reichen dafür schon feine Unterschiede aus. Für den Tastsinn liegt die Intensitätsunterschiedsschwelle bei ca. 5%, d. h. ein Reiz kann dann als stärker oder schwächer wahrgenommen werden, wenn der Unterschied zwischen seiner Intensität und der des Ausgangswertes um mindestens 5% voneinander abweicht. Nimmt die Reizstärke eines Reizes zu, muss der Absolutbetrag also immer größer werden, damit der Reiz als stärker empfunden wird. Der Quotient aus Reizzuwachs zu Ausgangsreiz (sog. **Weber-Quotient**) bleibt dabei weitgehend gleich (bei ca. 5%).

Verbrennungen: Bei Verbrennungen handelt es sich um thermische Schädigungen der Haut, z. B. durch direkten Kontakt mit Feuer, Kontakt mit heißen Flüssigkeiten (Verbrühung) oder elektrischen Strom. Die Tiefe einer Verbrennung lässt sich in verschiedene Schweregrade einteilen:
- Bei **Verbrennungen 1. Grades** (z. B. starker Sonnenbrand) sind die Hautanhangsgebilde intakt. Das betroffene Gebiet ist schmerzhaft, man findet ein Erythem (Rötung) und ggf. ein Ödem.
- Bei **Verbrennungen 2. Grades** findet sich neben dem Erythem eine Flüssigkeitsansammlung zwischen Epidermis und Korium, die als Blasenbildung imponiert. Bei der oberflächlichen dermalen Verbrennung (**Grad 2a**) sind die Hautanhangsgebilde noch intakt, dementsprechend ist nach Abheilung auch wieder eine normale Oberflächensensibilität zu erwarten. Bei tiefen dermalen Verbrennungen (**Grad 2b**) sind die Hautrezeptoren mitgeschädigt, dadurch sind Oberflächensensibilität und Schmerzempfinden im betroffenen Bereich abgeschwächt bis aufgehoben. Die spontane Abheilung erfolgt unter einer ausgeprägten hypertrophen Narbenbildung (sog. Keloide).
- **Verbrennungen 3. Grades** reichen bis in die Subkutis. Haut und Hautanhangsgebilde sind zerstört und damit auch die Oberflächensensibilität aufgehoben. So kann durch einen Nadelstich weder Schmerz empfunden noch eine Blutung provoziert werden (sog. Nadelstichprobe, s. Fallbeispiel). Eine Spontanheilung ist nicht mehr möglich.

ZUSATZTHEMEN FÜR LERNGRUPPEN
Qualitäten der Tiefensensibilität
Viszerale Sensibilität
Schmerzleitung, Schmerzempfinden

Fall 35 Spezifische humorale Abwehr

35.1 Beschreiben Sie den Aufbau von Antikörpern!
- Antikörper (Immunglobuline, Ig): Glykoproteine, die als Monomere (IgG, IgE, IgD), Dimere (IgA) oder Pentamere (IgM) vorliegen
- Aufbau eines Monomers:
  – 2 leichte und 2 schwere Ketten, die zusammen eine Y-förmige Konformation haben
  – N-terminale Enden der leichten und schweren Ketten zusammen bilden jeweils die Antigen-bindende Region F_{ab}; diese ist bei jedem Antikörper spezifisch gegen ein ganz bestimmtes antigenes Epitop gerichtet
  – F_c-Fragment (nur schwere Ketten) ist bei allen Antikörpern einer Klasse gleich; es kann mit Makrophagen, Lymphozyten oder Komplementfaktoren reagieren.

35.2 Welche verschiedenen Immunglobulinklassen kennen Sie? Nennen Sie jeweils die wichtigsten Merkmale und Funktionen!
- **IgG:** Monomer, plazentagängig; Funktion: Opsonierung von Erregern, Stimulation der unspezifischen Immunabwehr, Komplementaktivierung
- **IgM:** Pentamer; Funktion: Agglutination von Fremdzellen und Viren, Komplementaktivierung, Stimulation der unspezifischen Immunabwehr, als Monomer B-Zell-Rezeptor

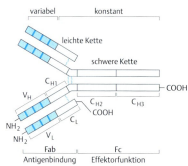

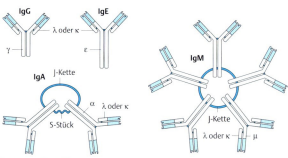

a Struktur des Immunglobulinmoleküls

b Immunglobulinklassen

- **IgA:** Dimer; Funktion: sekretorisches Immunglobulin auf Schleimhäuten, in Speichel, Tränen zur lokalen Erregerabwehr
- **IgE:** Monomer; Funktion: Aktivierung von Mastzellen/Granulozyten, Parasitenabwehr, Beteiligung bei allergischen Reaktionen
- **IgD:** Monomer; Funktion: B-Zell-Rezeptor.

35.3 Was ist der Unterschied zwischen passiver und aktiver Immunisierung?

- **Passive Immunisierung:** Injektion von Immunglobulinen → sofortige Immunität; Abbau der Immunglobuline durch den Körper; Dauer des Schutzes ist daher abhängig von der Halbwertszeit der Immunglobuline (ca. 3 Wochen), nach Abbau aller Immunglobuline keine Immunität mehr
- **Aktive Immunisierung:** Injektion spezifischer **Antigene**, Auslösung einer B-Zell-Reaktion → Bildung körpereigener Antikörper und Gedächtniszellen → bei erneutem Kontakt mit gleichem Antigen → schnelle und intensive Immunantwort; diese Immunität hält Jahre bis Jahrzehnte.

35.4 Was passiert bei einer Impfung gegen Röteln?

Injektion antigener Epitope inaktivierter Rötelnviren → Erkennen des Antigens durch IgD und monomeres IgM auf der Oberfläche des entsprechenden B-Lymphozyten → „Verdauung" und Präsen-

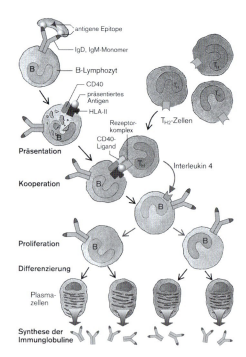

Antigenpräsentation für die humorale Immunreaktion

tation des Antigenpeptids im MHC-II-Komplex auf der Oberfläche des B-Lymphozyten → Erkennen des Antigen-MHC-II-Komplexes durch pas-

sende T-Helferzellen → Sekretion von IL-4 → Anregung der B-Zell-Proliferation →
- Differenzierung in Plasmazellen → Bildung von Antikörpern
- Entstehung von Gedächtniszellen → bei erneutem Kontakt mit Antigen, z. B. Kontakt mit „richtigen" Röteln-Viren, schnelle und spezifische Immunantwort möglich.

35.5 Warum empfehlen Sie der Patientin eine zweite Impfung?

Der wiederholte Kontakt mit bestimmten Antigenen, z. B. durch eine 2. und 3. Auffrischimpfung oder durch direkten Kontakt mit den Krankheitserregern, führt zu immer stärkeren Immunreaktionen (Booster-Effekt) → besserer Impfschutz.

Kommentar

Spezifische humorale Abwehr: B-Lymphozyten sind Träger der spezifischen humoralen Abwehr: Bei Antigenkontakt produzieren sie Antikörper (Immunglobuline) und Gedächtniszellen (s. Antwort zur Frage 35.4)

Primär- und Sekundärantwort: Die Antikörperbildung hängt stark davon ab, ob der Körper zum ersten oder zum wiederholten Mal mit einem bestimmten Antigen in Kontakt kommt. Beim ersten Kontakt steigt die Antikörperkonzentration erst nach etwa einer Woche an und fällt dann relativ schnell ab. Bei den in dieser sog. **Primärreaktion** gebildeten Antikörpern handelt es sich zum größten Teil um **IgM**, erst später setzt auch die Bildung von IgG ein. IgM sind also Marker für eine frische Infektion. Im Rahmen der Primärreaktion werden zusätzlich auch sog. Gedächtniszellen gebildet, die bei einem erneuten Kontakt mit dem Antigen eine schnellere und bessere Immunantwort (dann mit IgG) ermöglichen. Bei der sog. **Sekundärreaktion** gelangt ein Antigen in den Körper, das schon eine Immunreaktion ausgelöst hatte. Die Antikörperkonzentration steigt schon nach wenigen Tagen an, die Antikörperbildung ist außerdem wesentlich stärker und hält über längere Zeit an. Außerdem steigt die Affinität der Antikörper gegenüber dem Antigen, d. h. die Antikörper „passen" noch besser zum Antigen, und es finden sich fast ausschließlich **IgG**. Diese Steigerung der Immunantwort bei erneutem Antigen-Kontakt (sog. Booster-Effekt) kann man sich zunutze machen, indem man beim Impfen nach einiger Zeit nochmals mit dem gleichen Antigen immunisiert, um eine bessere Immunitätslage zu erreichen (s. Antwort zur Frage 35.5).

Den Wechsel der Immunglobulinklassen von IgM zu IgG kann man sich laborchemisch zu Nutze machen, um frische von bereits länger zurückliegenden Infektionen zu unterscheiden. Findet man bei einem Patienten sowohl IgM als auch IgG, kann man von einer frischen Infektion ausgehen. Findet man dagegen nur IgG, so ist der Patient schon vor langer Zeit infiziert worden. Wichtig ist dies z. B. wenn im Rahmen einer Schwangerschaft der Verdacht auf eine Infektion besteht, die nur bei Erstinfektion zu Schädigung des Kindes führt (z. B. Toxoplasmose). Weist man bei der Schwangeren nur IgG, aber keine IgM nach, so ist die Infektion schon vor längerer Zeit erfolgt und damit für das Kind oh-

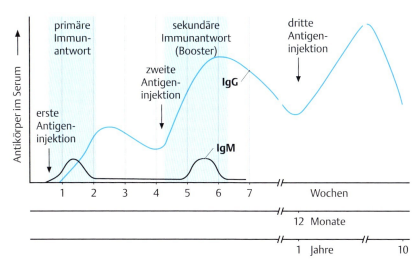

Der wiederholte Kontakt mit bestimmten Antigenen, z. B. durch eine 2. und 3. Auffrischimpfung oder durch direkten Kontakt mit den Krankheitserregern, führt zu immer stärkeren Immunreaktionen

ne Bedeutung. Findet man dagegen auch IgM, so muss man von einer frischen Infektion ausgehen, die zu Störungen der kindlichen Entwicklung führen kann.

„Nestschutz": Da eine nennenswerte Antikörperbildung bei einem Kind erst ca. 2–6 Monate nach der Geburt langsam einsetzt, wird es zunächst noch durch mütterliche Antikörper geschützt. Dabei handelt es sich um
- IgG, die über die Plazenta aus dem mütterlichen in den kindlichen Kreislauf übergetreten sind und
- IgA, die aus der Muttermilch stammen und eine wichtige Infektionsprophylaxe im Darm des Säuglings darstellen.

Titer: Als Titer bezeichnet man die serologische Menge eines Antikörpers im Serum, die noch eine deutlich positive Reaktion (z.B. Agglutination, Präzipitation) mit dem Reaktionspartner bewirkt. Angegeben wird der Titer als Verdünnung, so bedeutet ein Titer von 1:8, dass bei einer 8-fachen Verdünnung gerade noch eine deutliche Reaktion erreicht wird. Die Antikörperkonzentration ist folglich sehr gering, eine ausreichende Immunität gegenüber dem Antigen ist nicht gegeben. Ist die Antikörperkonzentration dagegen hoch, z.B. ein Titer von 1:1024, bedeutet dass, dass trotz einer starken Verdünnung immer noch eine Reaktion erreicht werden kann. Es besteht also eine sichere Immunität.

Röteln: Bei Röteln handelt es sich in der Regel um eine harmlose Virusinfektion, die mit Hautausschlag und leichtem Fieber einhergeht. Aufgrund einer hohen Infektiosität erkranken meist Kinder im Vorschulalter, daher zählen Röteln zu den sog. Kinderkrankheiten. Gefährlich ist eine Röteln-Infektion bei einer Schwangeren (v.a. im ersten Schwangerschaftsdrittel), weil sie zu schweren Entwicklungsstörungen beim Kind führen kann. Zu den Folgen einer solchen sog. Rötelnembryopathie zählen Anomalien des Zentralnervensystems, psychomotorische Retardierung, Herzfehler, Innenohrschädigungen und Augenauffälligkeiten. Um dies zu verhindern, sollten alle Frauen im gebärfähigen Alter, die nicht immun gegen Röteln sind, geimpft werden.

ZUSATZTHEMEN FÜR LERNGRUPPEN
Zelluläre spezifische Abwehr
Unspezifische Abwehr
Weitere empfohlene Impfungen (Impfkalender des Robert-Koch-Instituts)
MHC-Komplex

Fall 36 Sprachverarbeitung

36.1 Nennen Sie die wichtigsten Regionen der Großhirnrinde, die am Sprechen und am Sprachverständnis beteiligt sind und ihre jeweilige Aufgabe!
- **Primäre Hörrinde:** Wahrnehmung akustischer Signale (z.B. Aufnahme gesprochener Sprache)
- **Wernicke-Region** (= sekundäre Hörrinde, sensorisches Sprachzentrum): Interpretation des akustischen Eindrucks (Sprachverständnis)
- **Primäre Sehrinde:** Wahrnehmung optischer Signale (Schrift)
- **Sekundäre Sehrinde:** Interpretation des visuellen Eindrucks („Lesen")
- **Gyrus angularis (Area 39):** Weiterverarbeitung optischer, akustischer, sensorischer Informationen
- **Broca-Region** im prämotorischen Kortex (= motorisches Sprachzentrum): Sprachproduktion
- **Basalganglien, Kleinhirn, Thalamus, Motorkortex:** Koordination/Steuerung der Motorik von Sprechmuskulatur (Sprechen) oder Hand (Schreiben).

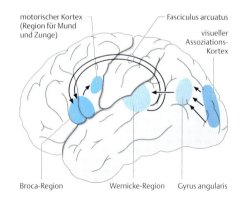

Sprachzentren

36.2 Was ist eine Aphasie? Welche einzelnen Formen kennen Sie?

Aphasie: zentrale Sprachstörung, die nach (zumindest weitgehend) abgeschlossener Sprachentwicklung auftritt; Ursache sind Schädigungen der Sprachzentren im Gehirn; Ausmaß und Form der Aphasie sind vom geschädigten Bereich abhängig:

- **Wernicke-Aphasie:** sensorische Aphasie, gestörtes Sprachverständnis führt sekundär auch zu gestörter Spontansprache
- **Broca-Aphasie:** motorische Aphasie, gestörte Sprache bei erhaltenem Sprachverständnis
- **Globale Aphasie:** sowohl Sprachverständnis als auch Sprachproduktion sind schwerwiegend gestört, im Extremfall ist keine Sprachäußerung möglich
- **Amnestische Aphasie:** leichte Sprachstörung mit Wortfindungsstörungen und Umschreibungen inhaltstragender Worte.

36.3 Um welche Form der Aphasie handelt es sich bei dem Patienten?

Broca-Aphasie; Begründung: Patient reagiert adäquat auf Aufforderungen (= Sprachverständnis erhalten), trotz größter Anstrengung nur geringe Wortbildung möglich (= gestörte Sprachproduktion).

!!! 36.4 Wo vermuten Sie die Blutung bei dem Patienten bzw. welches Gefäß ist am wahrscheinlichsten betroffen?

Schädigung der Broca-Region im posterioren Anteil des linken Gyrus frontalis inferior, Versorgungsgebiet der A. präfrontalis (Ast der A. cerebri media).

Kommentar

Sprachzentren: s. Antwort zur Frage 36.1. Als Sprachzentren (Sprachregion) bezeichnet man bestimmte Teile der **sprachdominanten Hemisphäre**, deren Läsion regelmäßig zu mehr oder weniger spezifischen Sprachstörungen führt. Auf welcher Großhirnhemisphäre die Sprachzentren liegen, hängt davon ab, welches die dominante Hemisphäre ist. Bei Rechtshändern (ca. 90% der Menschen) und vielen Linkshändern liegen sie **linkshemisphärisch**, nur bei einem kleinen Teil der Linkshänder sind die Sprachzentren rechtshemisphärisch lokalisiert.
In der **Broca-Region** erfolgt die motorische Sprachbildung, daher wird diese Region auch als **motorisches Sprachzentrum** bezeichnet. Sie steht in engem Kontakt mit der Region des motorischen Kortex, die für die Sprechmuskulatur (Kehlkopf, Zunge, Lippen; s. Fall 56) verantwortlich ist. Die **Wernicke-Region** ist verantwortlich für Sprachverständnis und Wortfindung und wird daher auch als **sensorisches Sprachzentrum** bezeichnet. Broca- und Wernicke-Region sind über den Fasciculus arcuatus miteinander verbunden.

Aphasien: s. Antwort zur Frage 36.2. Die Diagnose einer Aphasie erfordert eine eingehende neuropsychologische Untersuchung; zu prüfen sind dabei u.a. Spontansprache, Nachsprechen, Sprachverständnis, Benennen und Beschreiben. Die Sprachregionen sind auch am Lesen und Schreiben beteiligt, daher müssen auch Abschreiben, Schreiben nach Diktat und Schriftverständnis geprüft werden.

Broca-Aphasie: Eine Läsion im Bereich der Broca-Region (motorische Sprachregion im posterioren Anteil des Gyrus frontalis inferior) hat Störungen der Sprachproduktion zur Folge (motorische Aphasie). Während das Sprachverständnis normal ist, ist die Spontansprache reduziert, und die Artikulation erfolgt nur sehr mühevoll (s. Fallbeispiel). Häufig tritt ein Agrammatismus auf, und es wird im Telegrammstil (einzelne einfache Wörter) gesprochen. Auch das Nachsprechen und das Schreiben sind gestört.

Wernicke-Aphasie: Eine Läsion im Bereich der Wernicke-Region (sensorische Sprachregion im posterioren Anteil des linken Gyrus temporalis superior) führt zu einer Störung des Sprachverständnisses (sensorische Aphasie) bei erhaltener, aber sekundär gestörter Spontansprache. Die Patienten verstehen die Sprache nicht mehr und können daher auch nicht mehr nachsprechen. Die Spontansprache ist zwar flüssig, aber oft unverständlich, was den Patienten aufgrund des fehlenden Sprachverständnisses aber nicht bewusst wird. Häufig verwenden sie auch Wortneuschöpfungen (Neologismen) oder machen phonematische (z.B. „spellen" statt „sprechen") oder semantische („Auto" statt „Fahrrad") Fehler.

Globale Aphasie: Bei der globalen Aphasie handelt es sich um die schwerste Form einer Sprachstörung, bei der sowohl Sprachverständnis als auch Sprachproduktion deutlich beeinträchtigt sind. Ursache sind Läsionen der perisylvischen Region. Es findet sich nur eine geringe, unflüssige und artikulatorisch stark beeinträchtigte Sprache oder Sprachautomatismen in Form stereotyper Silben- oder Wortfolgen („ja, ja, ja…"), das Nachsprechen ist deutlich gestört. Im Extremfall sind die Betroffenen komplett sprachlos.

Amnestische Aphasie: Bei der amnestischen Aphasie handelt es sich um eine leichte Sprachstörung mit geringfügig gestörtem Sprachverständnis. Das Nachsprechen ist normal, wobei häufig die inhaltliche Bedeutung nicht erkannt wird. Die Sprachproduktion ist zwar flüssig, aber häufig unexakt mit Umschreibungen oder Ausweichen auf sinnverwandte Wörter (z.B. „zum Wegfahren" statt „Auto").

Schlaganfall: Als Schlaganfall werden **akute Durchblutungsstörungen des Gehirns** bezeichnet, die zu einem Untergang von Hirnzellen führen. Ursache ist meist ein Gefäßverschluss (zerebrale Ischämie, Hirninfarkt), seltener eine Blutung. Typischerweise tritt eine Lähmung der kontralateralen Körperhälfte (sog. Hemiparese) und – falls die sprachdominante Hemisphäre betroffen ist – eine Aphasie auf.

ZUSATZTHEMEN FÜR LERNGRUPPEN
Arterielle Versorgung des Gehirns
Primär motorischer Kortex
Stimmbildung

Fall 37 Puls und Blutdruck

37.1 Wie funktioniert die Blutdruckmessung nach Riva-Rocci?
- Messung des Blutdrucks auf Herzhöhe
- Eine aufblasbare Manschette wird um den Oberarm gelegt, das Stethoskop in der Ellenbeuge aufgesetzt (Auskultation der A. brachialis)
- Aufpumpen der Manschette über den systolischen Druck (→ vollständige Komprimierung der Arterien, kein Puls an der A. radialis spürbar)
- Langsam Druck ablassen:
  - Bei Unterschreitung des systolischen Drucks: Arterie kann sich in der Systole kurzfristig gegen Manschettendruck öffnen; in der Diastole sinkt der Blutdruck wieder ab, die Arterie wird erneut komprimiert → „Öffnen und Schließen" der Arterie verursacht eine intermittierende turbulente Blutströmung, hörbar als pulssynchrones Geräusch (sog. Korotkow-Geräusch); der Druckwert, bei dem dieses Geräusch erstmalig auftritt, entspricht dem systolischen Blutdruck
  - Bei Unterschreiten des diastolischen Drucks bleibt die Arterie ständig offen → kein Geräusch mehr hörbar; bei Verschwinden des Geräuschs ist also der diastolische Blutdruck erreicht.

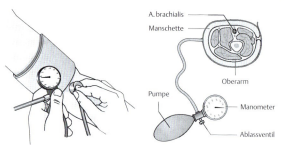

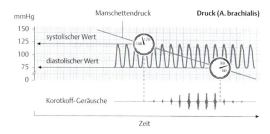

Blutdruckmessung nach Riva-Rocci

Fall 37 *Seite 38*

37.2 Wie lassen sich die unterschiedlichen Messergebnisse erklären? Was haben Sie möglicherweise falsch gemacht?

Fehler	Folge	Fehlervermeidung durch
Benutzung derselben Blutdruckmanschette bei Mutter und Kind	Zu schmale Manschette führt zur punktförmigen Kompression der Arterie → falsch hohe Messwerte	Manschettenbreite an Armumfang anpassen (für Erwachsene andere Manschetten als für Kinder)
Gespräch während der Blutdruckmessung	Beim Sprechen wird die Bauchpresse betätigt → Druckanstieg abdominal → falsch hohe Messwerte	Ruhiges Sitzen, kein Sprechen während der Messung

37.3 Erläutern Sie die „Windkesselfunktion der Aorta"!
- Windkesselgefäße (Aorta und große Arterien) dienen dazu, eine diskontinuierliche und starken Druckschwankungen unterliegende Blutströmung in eine kontinuierliche Strömung umzuwandeln
- Durch ihren hohen Anteil an elastischen Fasern können diese Gefäße ein Teil des Blutes, das in der Systole ausgeworfen wird, zunächst kurzfristig „speichern"
- Erst in der Diastole gelangt es – aufgrund der elastischen Rückstellkräfte der Gefäße – weiter in die Arterien; auf diese Weise werden Druck- und Strömungsspitzen geglättet.

37.4 Wie unterscheiden sich Strompuls und Druckpuls?
- **Druckpuls:** rhythmische Pulswellen, die durch Schwankungen des Blutdrucks hervorgerufen werden; Reflexion der Pulswelle bei Änderung der Wellenimpedanz (z.B. an Gefäßaufzweigungen) → Pulwellen laufen zurück, werden erneut reflektiert usw. → Drücke addieren sich → Druckpuls nimmt peripherwärts zu
- **Strompuls:** zeitlicher Verlauf der Blutströmung; entsteht durch Beschleunigung des Blutes bis auf 600 ml/s durch die Pumpleistung des Herzens → Abnahme der Strömungsgeschwindigkeit in Richtung der Peripherie wegen Zunahme des Gesamtgefäßquerschnitts → Strompuls nimmt peripherwärts ab.

Kommentar

Pulswellen: Die rhythmische Pumpleistung des Herzens erzeugt Pulswellen in den nachgeschalteten Gefäßen, die sich in Richtung der Kapillaren fortpflanzen. Die Pulswellen, die durch die rhythmischen Schwankungen des Blutdrucks hervorgerufen werden, und als Wellen über die arteriellen Gefäßwände laufen, werden als **Druckpuls** bezeichnet (s. Antwort zur Frage 37.4). Der Druckpuls entsteht dadurch, dass nicht das gesamte Schlagvolumen sofort weiterbefördert wird, sondern ein Teil davon die Aortenwand aufdehnt (Windkesselfunktion der Aorta, s. Frage 37.3). Die Ausbreitungsgeschwindigkeit der Druckwelle (**Pulswellengeschwindigkeit**) hängt vom Blutdruck, der Elastizität der Gefäßwände und dem Radius ab: Je starrer das Gefäß und je kleiner das Lumen, desto höher ist die Pulswellengeschwindigkeit. Demnach steigt sie von ca. 5 m/s in der Aorta (viele elastische Fasern, großer Durchmesser) auf 8–12 m/s in der Peripherie (kleinere Lumina, muskelstarke, relativ starre Gefäßwände). Bei Arteriosklerose ist die Pulswellengeschwindigkeit aufgrund der starren Gefäßwände ebenfalls erhöht. Die Geschwindigkeit der Blutströmung wird als **Strompuls** bezeichnet (s. Antwort zur Frage 37.4), sie ist deutlich geringer als die Ausbreitungsgeschwindigkeit der Druckwelle. Die Blutströmung im arteriellen System hat ihr Maximum während der Austreibungsphase des Herzens, in der Geschwindigkeiten von mehr als 1 m/s erreicht werden können. In Richtung der Peripherie nimmt der Gesamtgefäßquerschnitt zu und die Blutströmung wird immer langsamer. Dadurch nimmt der Strompuls peripherwärts immer weiter ab.

Pulsqualitäten: Bei der Palpation einer oberflächlich gelegenen Arterie (z.B. A. radialis) kann man verschiedene Pulsqualitäten unterscheiden, die Aussagen über das kardiovaskuläre System erlauben: Frequenz, Rhythmus, Spannung (abhängig von der Höhe des Mitteldrucks), Amplitude (Pulsus magnus oder parvus; durch hohe Schlagvolumina oder Arteriosklerose steigt die Amplitude) und Anstiegssteilheit (Pulsus celer oder tardus; abhängig vom Blutdruck).

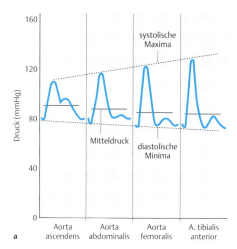

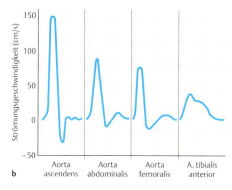

Änderungen des Druckpulses (a) und Strompulses (b) im arteriellen System

Blutdruck: Unter Blutdruck versteht man in der Regel den arteriellen Blutdruck im Körperkreislauf. Während der systolischen Anspannungsphase fällt der Blutdruck in der Aorta auf ein Minimum ab, den sog. diastolischen Blutdruck. In der systolischen Auswurfphase steigt der Blutdruck in der Aorta bis zu einem Maximum, dem sog. systolischen Blutdruck. Man kann auch sagen, dass der systolische Blutdruck das systolische Maximum der Druckpulskurve, der diastolische Blutdruck das diastolische Minimum der Druckpulskurve bezeichnet. Der Blutdruck sollte bei Gesunden in Ruhe systolisch < 140 mmHg und diastolisch < 90 mmHg. Liegt er dauerhaft darüber, spricht man von einer arteriellen Hypertonie („Bluthochdruck").

Die Höhe des Blutdrucks hängt vom Herzzeitvolumen und dem peripheren Gefäßwiderstand ab: Sowohl mit steigendem Herzzeitvolumen als auch mit steigendem peripheren Gefäßwiderstand steigt der Blutdruck an.

Blutdruckmessung: Die Messung des Blutdrucks ist eine der häufigsten Untersuchungen zur Beurteilung des Herz-Kreislaufsystems. Der Blutdruck kann entweder „blutig" durch Einbringen eines Messkatheters in die Strombahn oder „unblutig" nach Riva-Rocci mit Hilfe einer Blutdruckmanschette (s. Antwort zur Frage 37.1) ermittelt werden. Bei der unblutigen Messung ist auf verschiedene Fehlerquellen zu achten. Ein **zu hoher Blutdruck** wird gemessen, wenn
- die **Manschette zu schmal** ist, da man dann zum Abdrücken der Arterie einen höheren Manschettendruck benötigt.
- die **Manschette zu locker** sitzt, da man dann zum Abdrücken der Arterie einen höheren Manschettendruck benötigt.
- der **Proband während der Messung spricht**, da die Betätigung der Bauchpresse beim Sprechen zu erhöhten intraabdominalen Drücken führt.
- der **Blutdruck unterhalb der Herzhöhe gemessen wird**, da sich hydrostatische Drücke zum arteriellen Druck addieren.

Ein zu niedriger Blutdruck wird gemessen, wenn die o. g. Bedingungen umgekehrt sind.

 ZUSATZTHEMEN FÜR LERNGRUPPEN
Rhythmische Blutdruckschwankungen
Mittlerer arterieller Blutdruck, Blutdruckamplitude
Funktionelle Anatomie des Gefäßsystems (z. B. Widerstandsgefäße, Kapazitätsgefäße)
(Zentral-)Venöser Blutdruck
Direkte Blutdruckmessung
Blutdruckregulation

Fall 38 Männliche Sexualhormone (Androgene)

38.1 Wo werden Androgene synthetisiert?
- Leydig-Zellen im Hoden
- Zona reticularis der Nebennierenrinde
- Außerdem: in Fettgewebe, Leber, Lunge, Haut.

38.2 Wie wird die Androgenproduktion gesteuert?
Pulsatile GnRH-Freisetzung aus Hypothalamus → Stimulation der FSH- und LH-Sekretion aus Hypophyse → LH stimuliert die Leydig-Zellen zur Produktion von Testosteron → Testosteron stimuliert die Spermatogenese und hemmt über negative Rückkopplung die weitere GnRH- und Gonadotropin-Freisetzung

38.3 Nennen Sie mindestens 4 Wirkungen der Androgene!
- Ausbildung primärer (z. B. Hoden, Penis) und sekundärer (z. B. tiefe Stimme, höhere Muskelmasse) Geschlechtsmerkmale
- Anabole Wirkung auf Knochen und Muskulatur
- Förderung des Längenwachstum, in hohen Dosen Schluss der Epiphysenfugen
- Ausbildung der Schambehaarung
- Steuerung der Spermatogenese
- Förderung von Libido und Potenz
- Förderung der Erythropoese
- Differenzierung des Fetus in einen männlichen Phänotyp.

!!! 38.4 Wie erklären Sie sich das Fehlen des Uterus und die kurze Vagina sowie die fehlende Schambehaarung bei ansonsten weiblichem Phänotyp?
- Androgene sind für die Ausbildung eines männlichen Phänotyps notwendig; bei fehlender Androgenwirkung (z. B. aufgrund eines Androgenrezeptordefekts) → Ausbildung eines weiblichen Phänotyps
- Hoden (Sertoli-Zellen) produzieren trotzdem Anti-Müller-Hormon → Rückbildung der Müller-Gänge, d. h. keine Ausbildung der Strukturen, die sich sonst aus Müller-Gängen entwickeln (Tuben, Uterus, oberes Drittel der Vagina)
- Testosteron ist verantwortlich für Schambehaarung; bei fehlendem Androgenstimulus → keine Schambehaarung.

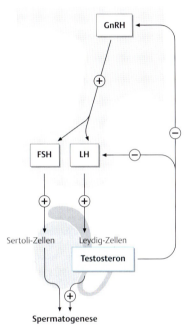

Steuerung der männlichen Sexualhormone und der Spermatogenese

Kommentar

Regelkreis der Sexualhormone: Der Regelkreis, über den die Produktion der männlichen Sexualhormone gesteuert wird, ist dem Regelkreis bei Frauen sehr ähnlich. Bei beiden Geschlechtern stimuliert **GnRH** (Gonadotropin-Releasing-Hormon) die Freisetzung der Gonadotropine **FSH** (Follikelstimulierendes Hormon) und **LH** (Luteinisierendes Hormon). Wie bei den Frauen stimuliert FSH die Keimzellreifung: FSH wirkt auf die Sertoli-Zellen und stimuliert damit die Spermatogenese. Gleichzeitig bilden die Sertoli-Zellen auch **Inhibin**, das die weitere FSH-Freisetzung hemmt. LH wirkt auf die Leydig-Zellen, die daraufhin Testosteron produzieren. Testosteron ist zusammen mit FSH an der Spermatogenese beteiligt.

Dosiseffekt der Sexualhormonwirkung: Weibliche und männliche Sexualhormone werden sowohl von Frauen als auch von Männern gebildet, allerdings in unterschiedlichen Mengen. Die Wirkung der Sexualhormone ist aber dosisabhängig, so dass bei Frauen normalerweise die Wirkung der weiblichen Sexualhormone, bei Männern die der männlichen Sexualhormone überwiegt. Haben Frauen dagegen relativ zu viele Androgene, so beobachtet man auch bei ihnen phänotypische Merkmalsausbildungen des männlichen Geschlechts (sog. Virilisierung), die in ihrem Ausmaß von der Androgenmenge abhängig sind: Eine leichte Androgenüberproduktion kann sich in Form eines Hirsutismus (verstärkter männlicher Behaarungstyp) bemerkbar machen: z. B. „Damenbart", Schamhaargrenze reicht bis zum Bauchnabel oder Haare auf der Brust. Werden Androgene als Dopingmittel eingesetzt, so nimmt nicht nur die Muskelmasse zu, sondern die Stimme wird auch tiefer, die Behaarung verstärkt sich usw. Umgekehrt führt eine verstärkte Östrogenwirkung bei Männern zu einer Brustentwicklung (Gynäkomastie). Häufig sind solche erhöhten Östrogenspiegel bei deutlich übergewichtigen Männern zu beobachten, da im Fettgewebe vermehrt Östrogene gebildet werden. Zu einem Östrogenüberschuss kommt es auch bei Einschränkungen der Leberfunktion, da Östrogene nur noch verzögert inaktiviert und ausgeschieden werden können.

Testikuläre Feminisierung: Bei der testikulären Feminisierung können Androgene aufgrund eines Rezeptordefekts ihre Wirkung nicht entfalten. Der Effekt ist also der gleiche, als ob überhaupt keine Androgene vorhanden wären. Trotz eines normalen XY-Karyotyps entwickelt sich also ein weiblicher Phänotyp. Anti-Müller-Hormon wird trotzdem in den Sertoli-Zellen gebildet, so dass es zu einer Rückbildung der Müller-Gänge kommt und somit der größte Teil des inneren Genitales fehlt. Die Hoden befinden sich häufig dort, wo bei Frauen die Ovarien zu finden sind. Eine normale Spermatogenese findet nicht statt. Testosteron beeinflusst auch männliches und weibliches Denken und Verhalten, d.h. bei fehlender Testosteronwirkung kommt es zu einer zentralnervösen neuroendokrinen weiblichen Prägung. Die sexuelle Identität ist somit weiblich. Da Testosteron peripher durch Aromatisierung in Östrogene umgewandelt werden kann, zeigen die meisten Patientinnen eine normale weibliche Brustentwicklung.

ZUSATZTHEMEN FÜR LERNGRUPPEN
Weibliche Sexualhormone
Embryologie: Geschlechtsfestlegung (Unterschiede zwischen chromosomalem, gonadalem und somatischem Geschlecht), Entwicklung von männlichem und weiblichem Phänotyp

Fall 39   Kontraktionsformen des Skelettmuskels

39.1 Welche verschiedenen Kontraktionsformen eines Skelettmuskels kennen Sie?
- **Isometrische Kontraktion:** Kraftzunahme bei konstanter Muskellänge
- **Isotonische Kontraktion:** Muskelverkürzung bei konstanter Kraft
- **Auxotonische Kontraktion:** gleichzeitig Kraftzunahme und Muskelverkürzung
- **Anschlagszuckung:** isotonische Kontraktion bis zu vorgegebenem Anschlag, dann isometrische Kontraktion
- **Unterstützungszuckung:** isometrische Kontraktion bis zu vorgegebenem Anschlag, dann isotonische Kontraktion.

39.2 Wie ist eine motorische Einheit definiert?
α-Motoneuron + alle von diesem α-Motoneuron innervierten Muskelfasern.

39.3 Erläutern Sie die Begriffe „Einzelzuckung" und „tetanische Kontraktion"!
- **Einzelzuckung:** Auslösung einer Muskelfaserkontraktion durch ein einzelnes Aktionspotenzial („Alles-oder-Nichts-Regel"); Dauer 20–100 ms

- **Tetanische Kontraktion** („Tetanus"): mehrere miteinander verschmolzene Kontraktionen; Ursache: die Dauer eines Aktionspotenzials ist deutlich kürzer als die Dauer einer Muskelkontraktion; die Muskelzellmembran ist bereits kurz nach Ablauf eines Aktionspotenzials (während sich die Faser noch kontrahiert) wieder erregbar → noch während der ersten Kontraktion kann ein neues Aktionspotenzial auf den Muskel treffen und erneut eine Kontraktion auslösen → Überlagerung der beiden Kontraktionen (sog. Superposition) → höhere Kraftentwicklung; folgen etliche Aktionspoten-

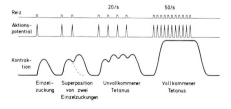

Einzelzuckung, Superposition und Tetanus bei einer Skelettmuskelfaser

ziale in kurzem Abstand, entsteht durch Superposition eine Dauerkontraktion, bei der deutlich mehr Kraft entwickelt werden kann, als bei einer Einzelzuckung.

39.4 Wie kann die Kontraktionskraft eines Muskels dosiert werden?
- Rekrutierung unterschiedlich vieler motorischer Einheiten
- Aktionspotenzialfrequenz
- Vordehnung des Muskels (s. Kommentar).

!!! 39.5 Wie erklären Sie sich die Muskelkrämpfe des Patienten?
- Tetanustoxin hemmt inhibitorische Interneurone auf Rückenmarkebene, die normalerweise α-Motoneurone hemmen
- Durch die fehlende Hemmung ist die Aktionspotenzialfrequenz in den α-Motoneuronen zu hoch → die hohe Aktionspotenzialfrequenz führt in der Muskulatur durch Überlagerung von Kontraktionen (Superposition) zu tetanischen Kontraktionen.

Kommentar

Kontraktionsformen: Bei der Muskelkontraktion findet man verschiedene Formen, die auch ineinander übergehen können (s. Antwort zur Frage 39.1).

Motorische Einheit: s. Antwort zur Frage 39.2. Die Größe einer motorischen Einheit hängt davon ab, wie diffizil die von dem entsprechenden Muskel zu bewältigenden Kontraktionen gesteuert werden müssen. Je präziser die Bewegung sein muss, desto kleiner sind die motorischen Einheiten: In den Augenmuskeln sind jeweils nur sehr wenige Muskelfasern (ca. 5) zu einer motorischen Einheit zusammengefasst, in der Oberschenkelmuskulatur, in der es mehr auf Kraft als auf Präzision ankommt, dagegen bis zu 1000.

Regulation der Kontraktionskraft: Die Muskelkraft wird von vielen verschiedenen Faktoren beeinflusst (s. Antwort zur Frage 39.3). Bei gesteigerter Aktionspotenzialfrequenz kommt es zur Superposition von Einzelzuckungen und in der Muskelzelle wird insgesamt mehr Ca^{2+} freigesetzt. Dadurch können alle Querbrücken maximal aktiviert werden, und die Kontraktionskraft des Muskels steigt. Kann man die einzelnen Kontraktionen noch voneinander abgrenzen, so spricht man von einem **unvollkommenen Tetanus**. Steigt die Frequenz der Aktionspotenziale weiter an, so verschmelzen die Einzelzuckungen schließlich vollständig zu einer einzigen Kontraktion, man spricht von **vollkommenem** oder **verschmolzenem Tetanus**. Die Verschmelzungsfrequenz, also die Reizfrequenz ab der man einen vollständigen Tetanus findet, liegt bei 50/s oder noch höher. Bei der maximal möglichen Kraftentwicklung spielt auch die Vordehnung des Muskels eine Rolle (**Kraft-Längen-Beziehung**): Mit zunehmender Vordehnung steigt die Kontraktionskraft an, erreicht bei einer Vordehnung von 10–20% das Maximum und geht dann bei noch größerer Dehnung langsam wieder gegen Null. Dieses Phänomen erklärt man sich folgendermaßen: Ist der Muskel nicht oder kaum vorgedehnt, so überlappen sich die Aktin- und Myosinfilamente schon in Ruhe sehr stark oder die Aktinfilamente reichen im Extremfall sogar bis zu den gegenüber-

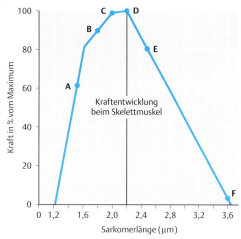

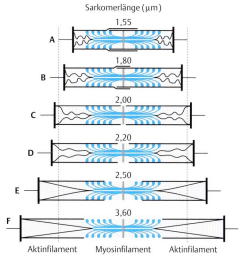

Beziehung zwischen Sarkomerlänge und Kontraktionskraft

liegenden Aktinfilamenten, und die Myosinfilamente stoßen durch den Querbrückenzyklus schnell an die Z-Scheiben. Unter diesen Bedingungen ist keine große Kraftentwicklung möglich. Mit zu starker Vordehnung dagegen, weichen die Aktin- und Myosinfilamente so weit auseinander, dass die Zahl der möglichen Querbrücken abnimmt und dadurch die Kontraktionskraft geringer wird. Bei einer Sarkomerlänge von 2 – 2,2 µm findet sich dagegen ein optimales Überlappungsverhältnis der Aktin- und Myosinfilamente, so dass eine optimale Kraftentfaltung ermöglicht.

Renshaw-Hemmung: Zum Schutz vor überschießenden Kontraktionen und zur Feinregulation der Motorik gibt es auch bei den α-Motoneuronen eine Art negative Rückkopplung: Vom Axon der α-Motoneuronen gehen Kollateralen zu inhibitorischen Interneuronen, den sog. **Renshaw-Zellen** ab, die das α-Motoneuron und andere synergistische Motoneurone hemmen. Eine starke Aktivierung der α-Motoneurone führt also auch zu einer starken Aktivierung der Renshaw-Zellen, über die die α-Motoneurone gebremst werden (rekurrente Hemmung oder Renshaw-Hemmung). Dadurch wird eine Überaktivität und Überlastung von Muskel, Sehnen und Knochen verhindert.

Tetanus (Wundstarrkrampf): Tetanus wird durch das Tetanustoxin, das vom Bakterium Clostridium tetani (C. tetani) gebildet wird, hervorgerufen. C. tetani ist ein ubiquitär vorkommender Erreger, so dass schon bei Bagatellverletzungen eine Infektion möglich ist. Beim Tetanustoxin handelt es sich um ein starkes Nervengift, welches über die Axone bis zu den motorischen Vorderhornzellen im Rückenmark wandert und dort die hemmende Wirkung inhibitorischer Synapsen durch Verhinderung der Freisetzung von inhibitorischen Transmittern (Glycin, GABA) aufhebt. Aufgrund der fehlenden inhibitorischen Wirkung wird die Impulsfrequenz der α-Motoneurone nicht wie üblich gehemmt. Die Folge sind schnell hintereinanderfolgende Aktionspotenziale, die zu Dauerkontraktionen der Skelettmuskulatur führen. Die Erkrankung beginnt mit Krämpfen der Gesichts- und Kaumuskulatur (s. Fallbeispiel) und setzt sich nach kaudal fort. Die typische Trias ist: Trismus (Kiefersperre aufgrund einer Kontraktion der Massetermuskulatur), Risus sardonicus (sog. Teufelslachen aufgrund einer Verkrampfung der Gesichtsmuskulatur) und Opisthotonus (Überstreckung des Patienten, so dass der Patient im Extremfall nur noch auf dem Hinterkopf und den Fersen liegt).

Ist die Erkrankung ausgebrochen, wird zur Neutralisation Tetanus-Immunglobulin appliziert. Tetanustoxin, das bereits an Neurone gebunden ist, kann damit aber nicht mehr entfernt werden. Um die Erreger zu bekämpfen, müssen schnellstmöglich eine gründliche chirurgische Wundtoilette (Exzision) und eine Antibiotikatherapie erfolgen. Die weitere Behandlung besteht vor allem in der Einleitung einer umfassenden Intensivtherapie, die der Erhaltung der Vitalfunktionen (kardiorespiratorisches System) und der Relaxierung der Muskulatur bis zur Elimination des Toxins aus dem Kreislauf dient.

Zur Prophylaxe kann eine Impfung mit inaktiviertem Tetanustoxin erfolgen, die alle zehn Jahre aufgefrischt werden sollte. Bei fehlendem Impfschutz kann bei einer Verletzung vorbeugend die Gabe von Tetanus-Hyperimmunglobulin erfolgen. Auch hier kommen Antibiotika und die chirurgische Wundversorgung zum Einsatz. Gleichzeitig wird mit einer aktiven Immunisierung begonnen.

ZUSATZTHEMEN FÜR LERNGRUPPEN
Verschiedene Arten von Skelettmuskelfasern und ihre Eigenschaften
Ruhedehnungskurve des Skelettmuskels, Kurve der isometrischen Maxima, Kurve der isotonischen Maxima
Immunisierung

Fall 40 Atemgastransport

40.1 Wie wird Sauerstoff im Blut transportiert?
- 1 % physikalisch gelöst
- 99 % reversibel an Hämoglobin gebunden.

40.2 Erläutern Sie die Sauerstoffbindungskurve!
- Beschreibt die Beladung des Hämoglobins mit Sauerstoff in Abhängigkeit vom O_2-Partialdruck (paO_2)
- Zeigt einen S-förmigen Verlauf, der durch den **sog. kooperativen Effekt** des Hämoglobins bedingt ist (Anlagerung eines O_2-Moleküls führt

zu einer Konformationsänderung des Hämoglobins und erleichtert so die Anlagerung weiterer O_2-Moleküle an die übrigen Bindungsstellen); aus dem S-förmigen Verlauf folgt:
- In der Lunge (hoher O_2-Partialdruck): bei Abfall des paO_2 sinkt die O_2-Sättigung kaum ab (flacher Kurvenverlauf)
- Im Gewebe (niedriger O_2-Partialdruck): schon bei geringem Abfall des paO_2 wird leicht Sauerstoff abgegeben (steiler Kurvenverlauf).

40.3 Welche Ursachen für eine Rechts- bzw. Linksverschiebung der Sauerstoffbindungskurve kennen Sie, welche Auswirkungen hat dies?
- Linksverschiebung:
  - Ursachen: pH-Wert ↑, $paCO_2$ ↓, 2,3-BPG-Konzentration ↓, Temperatur ↓
  - Wirkung: Zunahme der O_2-Affinität → in der Lunge erleichterte O_2-Aufnahme, im Gewebe erschwerte O_2-Abgabe
- Rechtsverschiebung:
  - Ursachen: pH-Wert ↓, $paCO_2$ ↑, 2,3-BPG-Konzentration ↑, Temperatur ↑
  - Wirkung: Abnahme der O_2-Affinität → in der Lunge erschwerte O_2-Aufnahme, im Gewebe erleichterte O_2-Abgabe.

!!! 40.4 Warum führt schon ein Kohlenmonoxidgehalt von 1% in der Atemluft zu schweren Vergiftungserscheinungen?
- Affinität von Kohlenmonoxid (CO) zu Hämoglobin ist 200–300-fach höher als die von O_2 → CO-Moleküle können auch bei geringer CO-Konzentration und normalem O_2-Partialdruck sehr viele Hämoglobin-Moleküle besetzen
- Auch CO zeigt einen kooperativen Effekt → zusätzlich erschwerte Sauerstoffabgabe im Gewebe.

40.5 Wie wird Kohlendioxid im Blut transportiert?
- 10% physikalisch gelöst
- 10% an Aminogruppen von Hämoglobin gebunden (Carbamino-Hämoglobin)
- 80% als Bikarbonat (HCO_3^-).

40.6 Was versteht man unter dem Haldane-Effekt?
Beschreibt die CO_2-Transportkapazität des Blutes in Abhängigkeit von der Sauerstoffsättigung des Hämoglobins: je geringer die Sauerstoffsättigung, desto besser kann CO_2 gebunden werden;

Ursache: Desoxygeniertes Hämoglobin
- ist eine schwächere Säure als oxygeniertes Hämoglobin und kann dadurch besser H^+ binden (verbesserte Pufferwirkung)
- bildet leichter Carbamino-Hämoglobin.

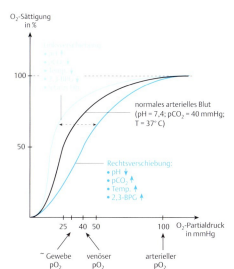

Sauerstoffbindungskurve des Hämoglobins

Kommentar

Atemgastransport in physikalisch gelöster und chemisch gebundener Form: Die Konzentration eines physikalisch gelösten Gases in einer Flüssigkeit ist proportional zum Partialdruck des Gases über der Flüssigkeit (**Henry-Dalton-Gesetz**). Die **Löslichkeit eines Gases** ist jeweils **spezifisch** für ein bestimmtes Gas (Bunsen-Löslichkeitskoeffizient) und ist für CO_2 etwa 20-mal höher als für Sauerstoff, so dass auch wesentlich mehr CO_2 physikalisch gelöst werden kann als O_2. Trotzdem ist die **physikalische Löslichkeit der Atemgase im Blut** insgesamt **zu gering**, um eine ausreichende Versorgung der Gewebe zu gewährleisten. Daher bedient sich der Körper eines speziellen Trägermoleküls, des **Hämoglobins**, um Atemgase zusätzlich chemisch gebunden zu transportieren.

Sauerstofftransport im Blut: Im Blut wird der größte Teil des Sauerstoffs (99%) reversibel an Hämoglobin gebunden transportiert. Hämoglobin besteht aus 4 Ketten, die jeweils einen Häm-Ring mit einem Fe^{2+} besitzen und damit jeweils ein O_2-Molekül binden können. Fe^{2+} wird dadurch nicht verändert, bei der Bindung handelt es sich also um eine **Oxygenierung** und nicht um eine Oxidation. Lagert sich ein O_2-Molekül an eine Bindungsstelle an, so ändert sich die Konformation des Hämoglobins, und die Anlagerung von O_2 an die übrigen Bindungsstellen wird dadurch erleichtert. Dieses Phänomen wird als **kooperativer Effekt** bezeichnet und ist für den **S-förmigen Verlauf der Sauerstoffbindungskurve** verantwortlich (s. Antwort zur Frage 40.2). Zum Vergleich: Myoglobin bindet Sauerstoff zwar auch über ein Häm-Molekül, da es aber nur eine Bindungsstelle besitzt, verläuft die Bindungskurve hyperbelförmig und nicht S-förmig.

Die Sauerstoffbindungskurve verschiebt sich zwischen Gewebe und Lunge ständig hin und her: In der **Lunge** ist sie **nach links verschoben**, so dass die Aufnahme neuer O_2-Moleküle erleichtert ist. Ursache der Linksverschiebung ist v.a. die Abatmung von CO_2, durch die der CO_2-Partialdruck sinkt und der pH-Wert ansteigt. Umgekehrt lässt sich im **Gewebe** eine **Rechtsverschiebung** beobachten, die die O_2-Abgabe begünstigt. Diese Rechtsverschiebung wird v.a. durch das im Stoffwechsel anfallende CO_2 begünstigt: Je stärker die Stoffwechselaktivität, desto mehr CO_2 fällt an und desto stärker wird die Sauerstoffbindungskurve nach rechts verschoben. So wird die Abgabe von O_2, das für diese Stoffwechselleistungen benötigt wird, „bedarfsgerecht" erleichtert. Die **Abhängigkeit der Sauerstoffaufnahme bzw. -abgabe** in Lunge und Gewebe vom **CO_2-Partialdruck** und dem **pH-Wert** wird als **Bohr-Effekt** bezeichnet.

Gestörter Sauerstofftransport durch inaktivierte Hämoglobine: **Kohlenmonoxidvergiftung** (**CO-Vergiftungen**) und **Vergiftungen, die mit einer Oxidation des Hämoglobins einhergehen**, haben einen verminderten O_2-Transport durch Störung des Hämoglobins zur Folge. CO hat eine wesentlich höhere Affinität zu Hämoglobin als O_2. Durch die Bindung von CO an Hämoglobin entsteht Carboxyhämoglobin. Zum einen stehen weniger Bindungsplätze für O_2 zu Verfügung, zum anderen hat CO gleichzeitig auch einen kooperativen Effekt, d.h. auch wenn neben CO noch O_2 an das Hämoglobin gebunden ist, kann O_2 im Gewebe nur sehr schlecht abgegeben werden. Carboxyhämoglobin hat wie Oxyhämoglobin eine hellrote Farbe. Deshalb zeigen die Vergifteten keine Zyanose (blaurote Verfärbung von Haut und Schleimhäuten) sondern ein relativ frisches Aussehen, das in auffallendem Gegensatz zu ihrem kritischen Zustand steht (s. Fallbeispiel). Therapeutisch ist die wichtigste Maßnahme die Zufuhr von Sauerstoff. Je höher der O_2-Druck dabei ist, desto eher lässt sich das CO aus der Bindung verdrängen und wieder durch O_2 ersetzen.

Bestimmte Gifte (z.B. Nitrit) führen zu einer Oxidation des normalerweise 2-wertigen Häm-Eisens in die 3-wertige Form (Fe^{3+}). Oxidiertes Hämoglobin wird als **Methämoglobin** (MetHb) oder **Hämiglobin** bezeichnet und kann keinen Sauerstoff mehr binden.

Kohlendioxidtransport im Blut: CO_2 wird im Blut zum größten Teil (ca. 80%) in Form von Bikarbonat transportiert. Die Reaktion $CO_2 + H_2O \leftrightarrow H_2CO_3 \leftrightarrow HCO_3^- + H^+$ wird in den Erythrozyten durch die Carboanhydrase katalysiert. Der größte Teil des entstehenden Bikarbonats verlässt den Erythrozyten im Austausch gegen Cl^- (Hamburger-Shift). In der Lunge verschiebt sich das Reaktionsgleichgewicht durch die Abatmung von CO_2 (offenes System), so dass diese Reaktion in umgekehrter Richtung abläuft und CO_2 elektroneutral abgegeben werden kann. Auch für den CO_2-Transport im Blut lässt sich eine Bindungskurve ermitteln. Anders als die O_2-Bindung ist die CO_2-Transportkapazität aber nicht durch die Sättigung des Hämoglobins limitiert, so dass sie kein Plateau (Sättigungswert) aufweist. Die CO_2-Bindungskurve unterscheidet sich für oxygeniertes und desoxygeniertes Blut, weil desoxygeniertes Blut mehr CO_2 binden kann (Haldane-Effekt).

ZUSATZTHEMEN FÜR LERNGRUPPEN
Angeborene Veränderungen des Hämoglobins (Hämoglobinopathien, z.B. Sichelzellanämie, Thalassämie)
Synthese und Struktur von 2,3-Bisphospoglycerat (= 2,3-BPG)
Gasaustausch in der Lunge
Henry-Dalton-Gesetz
Bikarbonat-Puffer im Blut

Fall 41 Beurteilung der Nierenfunktion mittels Clearance

41.1 Definieren Sie den Begriff „Clearance"! Nennen Sie die Formel, mit der sich die Clearance berechnen lässt!

Clearance: Plasmavolumen, dass pro Zeiteinheit von einem bestimmten Stoff vollständig gereinigt wird

$$\dot{V}_P = \frac{\dot{V}_U \cdot c_U}{c_P}$$

- $\dot{V}_P$ = Clearance = gereinigtes Plasmavolumen pro Zeiteinheit (meist ml/min)
- $\dot{V}_U$ = Urinvolumen pro Zeiteinheit
- c_U = Konzentration der Substanz X im Urin
- c_P = Konzentration der Substanz X im Plasma

41.2 Welche Funktionsgrößen der Niere lassen sich mit Hilfe von Clearancebestimmungen berechnen? Welche Eigenschaften muss eine Substanz jeweils haben, um dafür geeignet zu sein?

- **Glomeruläre Filtrationsrate (GFR):** zur Bestimmung der GFR wird eine Substanz benötigt, die in der Niere **frei filtriert und weder sezerniert noch resorbiert** wird (z. B. Inulin); da die gesamte filtrierte Menge der Substanz auch ausgeschieden wird, lässt sich aus der Menge der ausgeschiedenen Substanz auf das filtrierte Volumen rückschließen; die Clearance einer solchen Substanz entspricht also der GFR
- **Renaler Plasmafluss (RPF):** zur Bestimmung wird eine Substanz benötigt, die in der Niere **frei filtriert und zusätzlich praktisch vollständig sezerniert** wird (z. B. Paraaminohippursäure); auf diese Weise wird sowohl der Teil des Plasmas, der filtriert wird, als auch das übrige Plasma über Sekretion vollständig von der Substanz befreit; die Menge des „gereinigten Plasmas" entspricht also der Menge des Plasmas, das durch die Niere geflossen ist, also dem RPF.

41.3 Wie verhalten sich Inulin, Kreatinin, Paraaminohippursäure (PAH), Glukose, Kalzium und Albumin bzgl. Filtration, Sekretion und Resorption normalerweise in der Niere?

Tabelle siehe unten.

41.4 Wie unterscheiden sich Inulin- und Kreatinin-Clearance? Warum wird in der Praxis häufiger die Kreatinin- statt der Inulin-Clearance bestimmt?

- Kreatinin wird – im Gegensatz zu Inulin – in geringem Umfang auch tubulär sezerniert; die Bestimmung der GFR mit Hilfe von Kreatinin ist also etwas ungenauer, nämlich etwas zu hoch
- Kreatinin hat aber den Vorteil, dass es endogen im Muskelstoffwechsel gebildet wird und daher nicht von außen zugeführt werden muss
- Die Bestimmung der Inulin-Clearance erfordert dagegen eine Dauerinfusion von Inulin, um einen konstanten Inulin-Plasmaspiegel zu erhalten
- Fazit: Bestimmung der Kreatinin-Clearance ist wesentlich unaufwendiger und für die klinische Praxis hinreichend genau.

41.5 Wie hoch ist die Kreatinin-Clearance bei dem Patienten?

- $\dot{V}_U = 360\,ml/2\,h = 360\,ml/120\,min = 3\,ml/min$; $c_U = 20\,mg/dl$; $c_P = 1\,mg/dl$

- $\dot{V}_P = \dfrac{\dot{V}_U \cdot c_U}{c_P} = \dfrac{3\,ml/min \cdot 20\,mg/dl}{1\,mg/dl} = 60\,ml/min$

	Filtration	**Sekretion**	**Resorption**
Inulin	frei	nein	nein
Kreatinin	frei	minimal	nein
PAH	frei	nahezu vollständig	nein
Glukose	frei	nein	normalerweise vollständig (s. Frage 41.7)
Kalzium	freie Filtration von freiem Ca^{2+}; keine Filtration von gebundenem Ca^{2+}	nein	in Abhängigkeit von der Kalzitriol- und Parathormonkonzentration
Albumin	minimal (0,03 %)	nein	rezeptorvermittelte Endozytose

41.6 Warum reicht es zur Überprüfung der Nierenfunktion nicht aus, das Serum-Kreatinin zu bestimmen?
- Serum-Kreatinin steigt erst über die Normgrenze, wenn das Glomerulumfiltrat und damit die Kreatinin-Clearance um mehr als die Hälfte reduziert sind
- Trotz eingeschränkter Nierenfunktion liegt also das Serum-Kreatinin noch lange im Normbereich
- Die Bestimmung der Kreatinin-Clearance ist viel sensitiver, zeigt also auch schon eine leichte Einschränkung der Nierenfunktion an

41.7 Wie verhält sich die Glukose-Clearance in Abhängigkeit von der Blutglukosekonzentration?
- Glukose wird normalerweise frei filtriert und praktisch vollständig resorbiert, so dass die Glukose-Clearance nahezu 0 ml/min ist
- Bei steigenden Glukosekonzentrationen wird irgendwann das Transportmaximum der Glukosetransporter überschritten (Schwellenwert der Blutglukosekonzentration ca. 180 mg/dl) → vollständige Glukoseresorption nicht mehr möglich → ein Teil der Glukose (der über 180 mg/dl liegt und nicht mehr rückresorbiert werden kann) wird ausgeschieden → Glukose-Clearance steigt auf Werte > 0 ml/min.

Kommentar

Clearance und Nierenfunktion: Die Clearance beschreibt das **Plasmavolumen, das pro Zeiteinheit von einer Substanz vollständig befreit wird**. Im klinischen Alltag setzt man die **Kreatinin-Clearance** zur Bestimmung der **glomerulären Filtrationsrate** ein, weil diese ein gutes Maß für die **Nierenfunktion** darstellt (s. Antworten zu Fragen 41.1 und 41.2). Ist die glomeruläre Filtration vermindert, so zeigt sich das in einer Verminderung der Kreatinin-Clearance, d. h. umgekehrt, dass man aus einer reduzierten Kreatinin-Clearance auf eine Funktionseinschränkung der Niere schließen kann.
Um die Clearance zu bestimmen, nutzt man Stoffe mit **charakteristischem Ausscheidungsmodus** (z. B. Inulin, Kreatinin). In der klinischen Praxis wird in der Regel die Kreatinin-Clearance bestimmt (s. Antwort zur Frage 41.4). Hiermit lassen sich bereits leichte Funktionseinschränkungen der Niere in einem Stadium erkennen, in dem alle anderen Laborwerte noch im Normbereich liegen können. So steigt beispielsweise das Serum-Kreatinin erst dann über die obere Normgrenze (ca. 1,1 mg/dl), wenn das Glomerulumfiltrat bereits um mehr als die Hälfte reduziert ist. Auch die Konzentrationen anderer harnpflichtiger Substanzen (z. B. Harnstoff) können bei eingeschränkter Nierenfunktion noch lange im Normbereich gehalten werden und sind daher nicht geeignet, Schädigungen der Niere in einem frühen Stadium zu erkennen.
Der Normbereich für die GFR hängt neben dem **Geschlecht** auch vom **Alter** ab: Bis zum 30. Lebensjahr gelten für Männer Werte über 110 ml/min, für Frauen Werte über 95 ml/min als normal, ab dann nimmt die GFR um ca. 10 ml/min pro Dekade ab.

Kreatinin-Clearance: Kreatinin fällt im Muskelstoffwechsel als Abbauprodukt von Kreatin an. Da die Menge des produzierten Kreatinins direkt proportional zur Muskelmasse ist, hängt die Kreatininkonzentration u. a. von Geschlecht und Trainingszustand ab. Sie ist aber bei einem Individuum jeweils relativ konstant. Somit entfällt die Infusion einer Testsubstanz, die z. B. zur Bestimmung der Inulin-Clearance notwendig wäre. Aufgrund dieses großen Vorteils ist man bereit, die leichte Ungenauigkeit, die aus einer geringen Kreatininsekretion resultiert, in Kauf zu nehmen. Die Sekretion fällt zudem prozentual bei einer normalen Filtrationsrate kaum ins Gewicht.

Praktische Durchführung der Clearance-Bestimmung: Um die Kreatininclearance berechnen zu können, müssen die Variablen $\dot{V}_U$ (Urinvolumen pro Zeit), c_U (Kreatininkonzentration im Urin) und c_P (Kreatininkonzentration im Plasma) bekannt sein. Dazu sammelt man über einen bestimmten Zeitraum Urin (am besten 24-Stunden-Sammelurin) und bestimmt die Plasma- und Urinkonzentration des Kreatinins mit entsprechenden Testansätzen photometrisch. Bei der korrekten Ermittlung des Harnzeitvolumens ist zu beachten, dass die Blase vor Beginn der Messung vollständig entleert wird.

Kontrastmitteluntersuchung: Bei vorgeschädigter Niere kann eine Kontrastmitteluntersuchung zur Entwicklung eines akuten Nierenversagens führen. Vor der Gabe des Röntgenkontrastmittels sollte die Nierenfunktion abgeklärt und der Patient ausreichend mit Flüssigkeit versorgt worden sein. Als Kontraindikation für eine solche Untersuchung gilt eine Niereninsuffizienz mit einem Serumkreatinin über 2,5 mg/dl.

ZUSATZTHEMEN FÜR LERNGRUPPEN
Renaler Blutfluss
Glomeruläre Filtrationsrate
Endokrine Funktionen der Niere
Kalziumhaushalt (Wirkungen von Parathormon, Kalzitriol, Vitamin D)

Fall 42 Hörphysik

42.1 Was ist der Unterschied zwischen Schalldruck und Lautstärke? Nennen Sie jeweils die zugehörige Einheit!
- **Schalldruck:** objektiv physikalisch messbarer Druck von mechanischen Schwingungen, die akustisch wahrgenommen werden können; Einheit ist $N/m^2 = Pa$; diese Einheit ist relativ „unpraktisch" bzw. unübersichtlich (s. Kommentar), daher wird der Schalldruck häufig als sog. Schalldruckpegel in der Einheit dB (Dezibel) angegeben (s. Antwort zur Frage 42.2)
- **Lautstärke:** subjektiv empfundene Stärke eines Schalleindrucks; sie ist abhängig von Schalldruck und Frequenz (Tonhöhe); Einheit ist phon.

41.2 Was gibt der Schalldruckpegel an, und wie lässt er sich berechnen?
Schalldruckpegel (L) = logarithmische Verhältniszahl, die den festgestellten Schalldruck (p_x) in Bezug zu einem willkürlich festgelegten Schalldruck ($p_0 = 2 \cdot 10^{-5}$ Pa) setzt:

$$L = 20 \cdot \lg \frac{p_x}{p_0} \; [\text{dB SPL}].$$

42.3 Welcher Erhöhung des Schalldrucks entspricht eine Zunahme des Schalldruckpegels um 40 dB?
Zunahme des Schalldruckpegels um 20 dB entspricht einer Verzehnfachung des Schalldrucks.
→ Zunahme um 40 dB entspricht einer Erhöhung des Schalldrucks um Faktor 100.

42.4 Was ist eine Isophone?
- Verbindet man alle gleich laut empfundenen Tönen verschiedener Frequenzen im Hörfeld, ergeben sich Linien, die als Isophonen bezeichnet werden
- Alle Töne, die jeweils auf einer bestimmten Isophone liegen, haben demnach den gleichen phon-Wert, obwohl sich dB- und Hz-Werte unterscheiden.

!!! 42.5 Zeichnen Sie ein Hörfeld, und erläutern Sie die wichtigsten Elemente!
Im Hörfeld werden Schalldruck, Schalldruckpegel, Lautstärkepegel und Frequenz des hörbaren Spektrums gleichzeitig dargestellt:
- **Schalldruck und Schalldruckpegel** lassen sich voneinander ableiten, es handelt sich um die gleiche Information nur in unterschiedlichen Einheiten (s. Antwort zur Frage 42.2 und Kommentar)
- **Lautstärkepegel** ist eine subjektive Empfindung, die von Schalldruckpegel und Frequenz abhängig ist
  - Definitionsgemäß entspricht der Lautstärkepegel in phon bei 1000 Hz dem Schalldruckpegel in dB
  - Die Lautstärkepegel der Töne anderer Frequenzen lassen sich anhand der Isophonen bestimmen, Töne auf der gleichen Isophone werden als gleich laut empfunden, Töne darunter als leiser bzw. darüber als lauter
- **Frequenz:** gibt Aufschluss über die Tonhöhe
- **Hörschwelle:** minimale Lautstärke eines Tones, um gehört zu werden (liegt beim Gesunden bei ca. 4 phon)
- **Hauptsprachbereich:** liegt zwischen 250–4000 Hz und 60–80 phon.

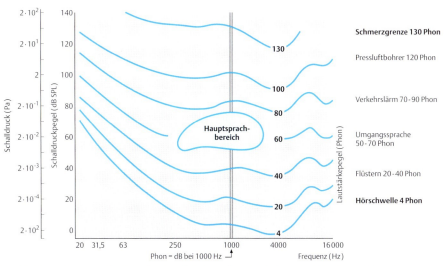

Hörschwelle und Hauptsprachenbereich sowie die Kurven gleich empfundener Lautstärken (Isophone)

Kommentar

Schallwellen sind Druckwellen, die sich in der Luft mit einer Geschwindigkeit von 330 m/s ausbreiten. Im Ohr werden diese mechanischen Schwingungen in akustische Signale übersetzt. Zur physikalischen Beschreibung von Schallwellen sind zwei Größen erforderlich: **Schalldruck** (= Druckamplitude der Schwingungen) und **Frequenz**.

Schalldruck und Schalldruckpegel: Die Angabe der Schalldruckwerte in der Einheit Pa (N/m^2) im Hörbereich umfasst eine sehr große Spanne, so dass diese Werte recht unübersichtlich sind. Aus diesem Grund wurde eine logarithmische Verhältniszahl, der sog. Schalldruckpegel, eingeführt, der in der Einheit dB SPL („sound pressure level") angegeben wird (s. Antwort zur Frage 42.2). Der Nullpunkt der dB-Skala wurde durch die Definition von p_0 als $p_0 = 2 \cdot 10^{-5}$ N/m^2 nahe an die minimale Hörschwelle gelegt. Schalldruck und Schalldruckpegel geben also prinzipiell das Gleiche an, benutzen aber unterschiedliche Einheiten. Vergleichbar ist dies beispielsweise mit der Angabe von Gewichten einmal in der Einheit Tonne (t), wenn man z. B. die Fördermenge eines Kohlewerks meint, einmal in der Einheit Milligramm (mg), wenn man die Proteinausscheidung im Urin angeben möchte. Beide Einheiten lassen sich leicht ineinander umrechnen, je nach Situation ist aber die eine der beiden übersichtlicher. Die Umrechnung von Schalldruck in Schalldruckpegel und umgekehrt ist zwar etwas komplizierter aber prinzipiell genauso möglich.
Eine Verdopplung des Schalldrucks entspricht einer Erhöhung des Schalldruckpegels um 6 dB, eine Verzehnfachung des Schalldrucks entspricht einer Erhöhung des Schalldruckpegels um 20 dB.

Lautstärke und Isophone: Wie laut ein Ton tatsächlich empfunden wird, hängt aber nicht nur vom objektiv messbaren Schalldruck, sondern auch von der Schallfrequenz ab. Die Frequenz wird subjektiv als Tonhöhe wahrgenommen. Dabei gilt: je höher die Frequenz, desto höher der Ton.

Töne unterschiedlicher Frequenz können trotz gleichen Schalldrucks als unterschiedlich laut empfunden werden: Sehr hohe und sehr tiefe Töne, die außerhalb unseres Hauptsprachbereichs liegen, werden bei gleichem Schalldruck wie ein Vergleichston im Hauptsprachbereich verhältnismäßig leiser empfunden, weil die Empfindlichkeit unseres Hörsinns in diesen Frequenzbereichen schlechter ist. (Fast jeder kennt das Phänomen anhand eines Tongenerators, bei dem man an einem Knopf die Tonhöhe verändern kann: Je höher man die Frequenz dreht, desto höher wird der Ton, gleichzeitig empfindet man ihn aber auch immer leiser. Er wird zu einem hohen leisen Fiepen, bis man ihn schließlich gar nicht mehr hören kann).
Die subjektiv empfundene Lautstärke wird in phon angegeben. Per definitionem entspricht bei 1000 Hz (1 kHz) die phon-Skala der dB-Skala im Hörfeld. Ein Ton der Frequenz 1 kHz von 60 dB hat also auch einen Lautstärkepegel von 60 phon. Töne höherer oder niedriger Frequenz, die genauso laut empfunden werden wie dieser Ton, haben ebenfalls einen Lautstärkepegel von 60 phon. Der Schalldruckpegel kann je nach Frequenz aber dann für diese Lautstärkeempfindung beispielsweise schon bei 50 dB liegen oder erst bei 70 dB erreicht werden.
Das menschliche Ohr ist für Töne im Bereich zwischen 2–5 kHz am empfindlichsten. Das bedeutet, dass hier schon Töne relativ geringen Schalldrucks gehört werden können. Bei niedrigeren oder höheren Frequenzen benötigt man höhere Schalldrücke, um die gleiche Lautstärkeempfindung auszulösen. Die Isophonen, die jeweils alle Töne, die als gleich laut empfunden werden, verbinden, steigen daher im Bereich der niedrigeren und der höheren Frequenzen an.

Unterschiedsschwellen: Damit zwei Töne gleicher Frequenz als unterschiedlich laut wahrgenommen werden können, muss sich ihr Schalldruckpegel um mindestens 1 dB unterscheiden (**Intensitäts-Unterschiedsschwelle**). Die **Frequenz-Unterschiedsschwelle** gibt an, wie stark sich die Frequenz mindestens unterscheiden muss, damit die beiden Töne als unterschiedlich hoch wahrgenommen werden. Sie hängt sehr stark von der Tonfrequenz ab und ist im Bereich von Tönen um 1000 Hz am niedrigsten. In diesem Tonbereich muss der Tonhöhenunterschied mindestens 0,3 % (also ca. 3 Hz) betragen.

ZUSATZTHEMEN FÜR LERNGRUPPEN

Aufbau des Mittel- und Innenohrs
Wanderwellentheorie
Signaltransduktion in den inneren Haarzellen
Hörtests
Lärmschwerhörigkeit

Fall 43 Membranpotenzial

43.1 Nennen Sie die wichtigsten Ionen, die für das Membranpotenzial eine Rolle spielen, und geben Sie deren ungefähre Konzentrationen im Intra- und Extrazellulärraum an!

	Intrazellulär (mmol/l)	Extrazellulär (mmol/l)
Kationen		
Na^+	12	145
K^+	155	5
Ca^{2+}	$10^{-4} – 10^{-8}$	2
Anionen		
Cl^-	4	120
„Große Anionen" (Proteine, Phosphate)	155	–

43.2 Was versteht man unter dem „elektrochemischen Gleichgewicht"?
Sind elektrische und chemische (osmotische) Kräfte, die ein Ion über die Membran bewegen, gleich groß, aber entgegengesetzt gerichtet, findet kein Nettofluss des Ions über die Membran mehr statt (= elektrochemisches Gleichgewicht).

43.3 Wozu dient die Nernst-Gleichung, und wie lautet sie?
Nernst-Gleichung: Berechnung des elektrochemischen Gleichgewichts (Gleichgewichtspotenzials) für einzelne Ionen; sie lautet:

$$E_X = \frac{R \cdot T}{F \cdot z_X} \cdot \ln\left(\frac{c[X]_{außen}}{c[X]_{innen}}\right)$$

E_X = Gleichgewichtspotenzial des Ions X

R = allgemeine Gaskonstante (= $8{,}314\ J \cdot K^{-1} \cdot mol^{-1}$)

T = absolute Temperatur (= 310 K)

F = Faraday-Konstante (Ladung pro mol) (= $9{,}65 \cdot 10^4 A \cdot s \cdot mol^{-1}$)

z_X = Ladungszahl des Ions X (z. B. + 1 für K^+, + 1 für Na^+, + 2 für Ca^{2+}, -1 für Cl^-)

$c[X]_{außen}$ = effektive Konzentration des Ions X extrazellulär

$c[X]_{innen}$ = effektive Konzentration des Ions X intrazellulär

Da die Konstanten R, T und F im Körper unverändert bleiben, lässt sich die Gleichung vereinfachen:

$$E_X = -61\ mV \cdot \frac{1}{z_X} \cdot \ln\left(\frac{c[X]_{außen}}{c[X]_{innen}}\right)$$

(*cave:* Die Wertigkeit der Ionen fließt in die Formel mit ein; d. h. berechnet man das Gleichgewichtspotenzial für mehrwertige Ionen [z.B. Ca^{2+}, $z_X = 2$] oder negativ geladene Ionen [z.B. Cl^-, $z_X = -1$], darf man den Faktor $1/z_X$ nicht vergessen).

43.4 Berechnen Sie das Gleichgewichtspotenzial für K^+, Na^+, Ca^{2+} und Cl^- mit Hilfe der Nernst-Gleichung!

- $E_{K^+} = -61\ mV \cdot \frac{1}{(+1)} \cdot \log\left(\frac{5\ mmol/l}{155\ mmol/l}\right) = -61\ mV \cdot (1{,}49) \approx -90\ mV$

- $E_{Na^+} = -61\ mV \cdot \frac{1}{(+1)} \cdot \log\left(\frac{12\ mmol/l}{145\ mmol/l}\right) = -61\ mV \cdot (-1{,}08) \approx +66\ mV$

- $E_{Ca^{2+}} = -61\ mV \cdot \frac{1}{(+2)} \cdot \log\left(\frac{0{,}00001\ mmol/l}{2\ mmol/l}\right) = -61\ mV \cdot (1/2) \cdot (-5{,}30) \approx +160\ mV$

- $E_{Cl^-} = -61\ mV \cdot \frac{1}{(-1)} \cdot \log\left(\frac{4\ mmol/l}{120\ mmol/l}\right) = -61\ mV \cdot (-1) \cdot (1{,}48) \approx +90\ mV$

43.5 Warum liegt das Ruhemembranpotenzial so nah am K^+-Gleichgewichtspotenzial?
Das Membranpotenzial nähert sich dem Gleichgewichtspotenzial des Ions an, dessen Leitfähigkeit am höchsten ist; die Ionenleitfähigkeit der Membran in Ruhe ist für K^+ am höchsten.

Kommentar

Gleichgewichtspotenzial und Nernst-Gleichung:
Aufgrund ungleicher Ladungsverteilung und Konzentration im Intra- und Extrazellulärraum wirken auf die einzelnen Ionen sowohl elektrische als auch chemische Kräfte ein, die sie in die eine oder andere Richtung über die Membran bewegen können. Wenn die elektrischen und chemischen Kräfte, die auf die Ionen einwirken im Gleichgewicht stehen, d.h. die Kräfte, die die Ionen nach extrazellulär drücken genauso groß sind wie die Kräfte, die sie nach intrazellulär drücken, ist das **elektrochemische Gleichgewicht** erreicht. Solange das Gleichgewichtspotenzial besteht, findet kein Nettofluss mehr statt. Das bedeutet für jedes Ion, das die Zelle verlässt, tritt auch eins in die Zelle ein und umgekehrt. Auch die Richtung, in die Ionen passiv über eine Membran fließen, wird durch den elektrochemischen Gradienten bestimmt: Sie streben eine Verteilung an, die dem elektrochemischen Gleichgewicht entspricht. Diesen Zustand streben aufgrund der natürlichen Neigung zur Entropie alle Ionen an, so dass auch die Richtung, in die Ionen passiv über eine Membran fließen, durch den elektrochemischen Gradienten bestimmt wird und die Zelle durch aktive Transportmechanismen (z.B. Na-K-ATPase) gegensteuern muss. Gleichzeitig kann diese Tendenz der einzelnen Ionen, bestimmte Konzentrations- und Ladungsverhältnisse zu erreichen, auch zur Erregbarkeit von Zellen genutzt werden. Um zu verstehen, was passiert, wenn sich ein Ionenkanal öffnet, muss man wissen, welche Bewegung ein Ion anstrebt. Na^+ hat beispielsweise aufgrund des elektrochemischen Gradienten (extrazellulär sowohl hohe Na^+-Konzentration als auch positive Ladung) eine Tendenz, in die Zellen zu fließen, die Öffnung von Na^+-Kanälen hat demnach einen Na^+-Einstrom in die Zelle zur Folge, durch den die Zelle positiver wird, also depolarisiert.
Mit Hilfe der Nernst-Gleichung lässt sich für einzelne Ionen ihr jeweiliges Gleichgewichtspotenzial berechnen (s. Antwort zur Frage 43.3).

Membranpotenzial und Goldmann-Gleichung:
Alle Zellen des Körpers tragen auf ihrer Zellmembran elektrische Ladungen. In der Regel ist die Zellinnenseite negativ, die Zellaußenseite positiv. Zwischen Extra- und Intrazellulärraum herrscht also eine elektrische Spannung, es liegt eine Potenzialdifferenz der Membran vor, die etwas ungenau als Membranpotenzial bezeichnet wird. Den Wert, den die Zelle bei relativ geringer Zellaktivität einnimmt, wird als **Ruhemembranpotenzial** bezeichnet.
Das Membranpotenzial einer Zelle hängt v.a. von der **Ionenkonzentration im Intra- und Extrazellulärraum** sowie der **Leitfähigkeit der Membran für die einzelnen Ionen** ab. Die Leitfähigkeit bezeichnet die Permeabilität (Durchlässigkeit) für einzelne Ionen und wird durch die Anzahl der geöffneten Ionenkanäle bestimmt. Berechnen lässt sich das Membranpotenzial mit Hilfe der Goldmann-Gleichung. Da in diese Gleichung neben den Ionenkonzentrationen auch die Leitfähigkeit (Permeabilität P) der einzelnen Ionen einfließt, werden die Ionen auf diese Weise „gewichtet": Je größer ihre Leitfähigkeit ist, desto größer ist auch ihr Einfluss auf das Membranpotenzial. Die Goldmann-Gleichung lautet:

$$EM = \frac{R \cdot T}{F} \cdot \log \left(\frac{P_K \cdot c[K^+]_{außen} + P_{Na} \cdot c[Na^+]_{außen} + P_{Cl} \cdot c[Cl^-]_{außen}}{P_K \cdot c[K^+]_{innen} + P_{Na} \cdot c[Na^+]_{innen} + P_{Cl} \cdot c[Cl^-]_{innen}} \right)$$

Eigentlich müsste man genau genommen alle am Membranpotenzial beteiligten Ionen in die Gleichung aufnehmen, zur Vereinfachung beschränkt man sich aber auf diejenigen Ionen, die aufgrund ihrer Konzentration und ihrer Leitfähigkeit nennenswert beteiligt sind, also auf K^+, Na^+ und Cl^-.
Vereinfachend lässt sich sagen, dass sich **das Membranpotenzial der Zelle immer dem Gleichgewichtspotenzial desjenigen Ions annähert, dessen Leitfähigkeit am höchsten ist**. Im Ruhezustand überwiegt mit weitem Abstand die K^+-Leitfähigkeit. Sie hat einen Anteil von etwa 90% an der Gesamtleitfähigkeit der Membran und beruht auf der relativ hohen Offenwahrscheinlichkeit der zahlreichen K^+-Kanäle. Deshalb liegt das **Ruhemembranpotenzial** mit ca. -70–80 mV in der Nähe des K^+-Gleichgewichtspotenzials von ca. -90 mV. Steigt aber die Leitfähigkeit eines anderen Ions mit einem anderen Gleichgewichtspotenzial, beispielsweise für Na^+ plötzlich an (z.B. Öffnen der Na^+-Kanäle bei Eintreffen eines Aktionspotenzials), so übersteigt plötzlich die Na^+-Leitfähigkeit die der anderen Ionen. Das Membranpotenzial verschiebt sich in Richtung des Na^+-Gleichgewichtspotenzial von ca. +60 mV, die Zelle depolarisiert. Umgekehrt führt eine zusätzliche Erhöhung der K^+-Leitfähigkeit durch Öffnen weiterer K^+-Kanäle zu einer noch stärkeren Annäherung des Membranpotenzials an das K^+-Gleichgewichtspotenzial, die Zelle hyperpolarisiert.
Da sowohl der elektrische als auch der chemische Gradient für Na^+ nach innen gerichtet sind, würden das in die Zelle eingeströmte Na^+ die Zelle nicht mehr „freiwillig" verlassen. Langfristig würde das zu einer Verschiebung des Na^+-Gradienten führen. Ähnliches gilt umgekehrt für K^+, was über die Membran gewandert sind. Aus diesem Grund muss die Zelle aktiv versuchen, den Gradienten auch entgegen der Tendenz der Ionen, ihr Gleichgewichtspotenzial anzustreben, aufrechtzuerhalten. Dazu bedient sie sich aktiver, energieverbrauchender Transportsysteme wie der **Na^+-K^+-ATPase**, die jeweils 3 Na^+ nach extrazellulär und 2 K^+ nach intrazellulär transportiert.

Epileptischer Anfall und Epilepsie: Ein epileptischer Anfall kommt durch eine massive spontane synchrone Erregung ganzer Neuronenverbände zustande, die zu einer ausgeprägten Membrandepolarisation führt. Ursache können morphologische Hirnanomalien (z. B. Tumoren, Fehlbildungen), Entzündungen oder metabolische Störungen (z. B. Stoffwechselerkrankungen, Alkohol) sein. Eine Epilepsie liegt dann vor, wenn zwei oder mehr epileptische Anfälle aufgetreten sind, ohne dass sie durch eine unmittelbare Ursache provoziert wurden. Epilepsien gehören zu den häufigsten Erkrankungen des Nervensystems; sie treten bei 0,5 – 1 % der Bevölkerung auf. Pathophysiologisch kommt es zu einem anfallsartigen (paroxysmalen) Depolarisationsshift (PDS), der durch ein Ungleichgewicht zwischen exzitatorischen (EPSP) und inhibitorischen (IPSP) postsynaptischen Potenzialen ausgelöst wird. Diese anfallsartige Depolarisation von Neuronen ist auf eine Aktivierung von Ca^{2+}-Kanälen zurückzuführen: Durch den Ca^{2+}-Einstrom werden unspezifische Kationenkanäle (v. a. Na^+-Kanäle) geöffnet und lösen die Depolarisation aus. Normalerweise wird diese Depolarisation durch die Öffnung Ca^{2+}-abhängiger K^+- und Cl^--Kanäle wieder beendet. Durch die Erhöhung der K^+- und Cl^--Leitfähigkeit verschiebt sich das Membranpotenzial zurück in Richtung -90 mV und die Zelle hyperpolarisiert. Ist dieser Mechanismus gestört und werden genügend benachbarte Neurone gleichzeitig depolarisiert, so kann sich ein epileptischer Anfall entwickeln.

Epileptische Anfälle können lokal begrenzt bleiben (sog. fokale oder Partialanfälle) oder sich über beide Gehirnhälften (sog. generalisierte Anfälle) ausbreiten. Eine Vielzahl von Symptomen ist möglich, z. B. motorische Störungen (Zuckungen einzelner Muskelgruppen bis hin zum gesamten Körper), sensible Störungen (z. B. Missempfindungen) und Bewusstseinsstörungen.

ZUSATZTHEMEN FÜR LERNGRUPPEN
Donnan-Verteilung
Aktive und passive Transportprozesse
Aktionspotenzial

Fall 44 Neuroendokriner Regelkreis

44.1 Was ist ein neuroendokriner Regelkreis? Was bedeutet der Begriff „negative Rückkopplung"?

- **Neuroendokriner Regelkreis:** besteht aus drei hierarchisch hintereinander geschalteten Instanzen (Hypothalamus → Adenohypophyse (= Hypophysenvorderlappen) → effektorische Hormondrüse), die z. T. zum Nervensystem „neuro" (Hypothalamus, Adenohypophyse) und z. T. zum Hormonsystem „endokrin" (effektive Hormondrüse) gehören
- **Negative Rückkopplung:** das von der effektorischen Hormondrüse freigesetzte Effektorhormon hemmt die Freisetzung der hypothalamischen und hypophysären Hormone, die seine Sekretion stimulieren (→ Verhinderung einer übermäßigen Hormonsekretion, wenn genug Effektorhormon vorhanden ist).

44.2 Nennen Sie mindestens 3 Beispiele für Hormone, die nicht über einen neuroendokrinen Regelkreis reguliert werden, und nennen Sie den wichtigsten Freisetzungsreiz!

- Insulin: Anstieg des Blutzuckerspiegels
- ADH: Anstieg der Plasmaosmolarität
- Adrenalin: Sympathikusaktivierung
- Gastrin: Nahrungsaufnahme (Magendehnung, Vagusreizung, Proteine)
- Aldosteron: Aktivierung des Renin-Angiotensin-Aldosteron-Systems.

44.3 Zählen Sie die Hormone auf, die bei einer Hypophysenvorderlappeninsuffizienz ausfallen! Welche Symptome erwarten Sie bei der Patientin?

- Mangel an **FSH** (Follikelstimulierendes Hormon) und **LH** (Luteinisierendes Hormon) → Östrogene ↓, Gestagene ↓: sekundärer Hypogonadismus (sekundäre Amenorrhoe [Ausbleiben der Menstruation], Libido- und Potenzverlust, Verlust der Sekundärbehaarung)
- Mangel an **TSH** (Thyroideastimulierendes Hormon) → T_3 ↓, T_4 ↓: Hypothyreose (z. B. Verlangsamung des Stoffwechsels, Apathie, Müdigkeit, Kälteintoleranz, Gewichtszunahme)
- Mangel an **ACTH** (Adrenocorticotropes Hormon) → Kortisol ↓: sekundäre Nebennierenrindeninsuffizienz (z. B. Adynamie, Gewichtsabnahme, Hypotonie)
- Mangel an **GH** (Growth Hormone = Somatotropin = Wachstumshormon): Fettmasse ↑, Muskelmasse ↓, Adynamie, Hypoglykämie
- Mangel an **MSH** (Melanozytenstimulierendes Hormon): Depigmentation
- Mangel an **Prolaktin:** Agalaktie (fehlende Milchproduktion), s. Fallbeispiel.

Fall 44 Seite 45

Kommentar

Aufbau von Regelkreisen: Man unterscheidet **einfache Regelkreise**, bei denen die Hormonausschüttung direkt durch den zu regelnden Stoffwechselparameter beeinflusst wird (s. Antwort zur Frage 44.2) von **neuroendokrinen Regelkreisen**, an denen Hypothalamus, Hypophyse und eine effektorische Hormondrüse beteiligt sind.

Im Rahmen der neuroendokrinen Regelkreise werden im Hypothalamus Releasing-Hormone (RH) oder Inhibiting-Hormone (IH) freigesetzt, die in der Adenohypophyse die Sekretion adenohyophysärer (glandotroper) Hormone beeinflussen. Die glandotropen Hormone werden nach ihrer Funktion benannt (z. B. TSH = Thyroideastimulierendes Hormon: stimuliert die Schilddrüse [Thyroidea]) und auch als „-tropine" bezeichnet (TSH = Thyreotropin). Für dasselbe Hormon sind also mehrere Bezeichnungen gebräuchlich. Die glandotropen Hormone wirken auf die effektorische Hormondrüse und stimulieren die Freisetzung eines effektorischen Hormons, das direkt den Stoffwechsel oder andere Organfunktionen beeinflusst.

Regelkreise dienen dazu, ständig und „automatisch" für die richtige Hormonmenge zu sorgen. Dazu bedienen sie sich des Prinzips der **„negativen Rückkopplung"**, d.h. das Hormon, das gesteuert werden soll, bremst selbst die Freisetzung seiner eigenen Freisetzungshormone. Auf diese Weise meldet es im Gehirn, dass es in ausreichender Menge vorhanden ist. Die weitere Produktion wird gedrosselt. Sinkt dadurch der Hormonspiegel ab, wird auch die negative Rückkopplung schwächer, es werden wieder mehr Freisetzungshormone produziert. Der Hormonspiegel steigt wieder an.

Auswirkungen hormoneller Veränderungen auf die Regelkreise: Die unkontrollierte Änderung eines Parameters wirkt sich auf den gesamten Regelkreis aus. So führt beispielsweise die unkontrollierte Hormonproduktion durch einen Tumor über die negative Rückkopplung zu einer Verminderung des zugehörigen hypothalamischen Releasing-Hormons und des adenohypophysären Hormons (z. B. bei einem autonomen Adenom der Schilddrüse sind T_3 und T_4 erhöht, TRH und TSH dagegen erniedrigt). Umgekehrt führt ein Hormonmangel durch Ausfall der effektorischen Hormondrüse (z. B. primäre Nebenniereninsuffizienz) zu einem Anstieg des hypothalamischen und hypophysären Hormons (Beispiel: bei Nebennierenrindeninsuffizienz mit Kortisolmangel steigen CRH- und ACTH-Konzentration an).

Sheehan-Syndrom: Beim Sheehan-Syndrom handelt es sich um einen Ausfall des Hypophysenvorderlappens infolge einer postpartalen (nach der Geburt auftretenden) ischämischen (Schädigung aufgrund mangelnder Blutversorgung) Nekrose des Hypophysenlappens nach Geburtskomplikationen, die mit Blutverlust und Schock einhergehen. Klinisch manifestiert sich der Funktionsausfall des Hypophysenvorderlappens meist zunächst durch die fehlende Milchproduktion, im weiteren Verlauf stellen sich dann auch eine Hypothyreose, eine Nebenniereninsuffizienz, eine Ovarialinsuffizienz usw. ein (s. Antwort zur Frage 44.3). Therapeutisch müssen die entsprechenden Hormone substituiert werden.

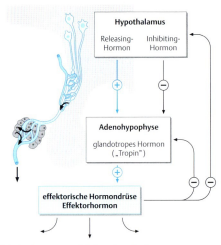

Prinzip des neuroendokrinen Regelkreises

ZUSATZTHEMEN FÜR LERNGRUPPEN

Hormone des Hypothalamus
Hormone des Hypophysenhinterlappens (Neurohypophyse)
Hormone der Nebennierenrinde

Fall 45 Blutgruppen

45.1 Was versteht man unter „Blutgruppen"? Welche Blutgruppensysteme spielen im klinischen Alltag die größte Rolle?
- Auf der Erythrozytenoberfläche befinden sich Glykolipide und -proteine (sog. Blutgruppenantigene), die sich zwischen verschiedenen Individuen aufgrund zahlreicher Polymorphismen unterscheiden; sie sind somit Teil der immunologischen Identität eines Menschen: eigene Blutgruppenantigene werden akzeptiert, gegen fremde Blutgruppenantigene werden Antikörper gebildet
- Am Bedeutsamsten sind: AB0-System, Rhesus-System.

45.2 Wie werden Blutgruppen vererbt?
- Gen für die **AB0-Eigenschaften** liegt in den Allelen A, B und 0 vor; A und B sind kodominant; 0 ist rezessiv gegenüber A und B; Vererbung nach den Mendel'schen Regeln:
  – Blutgruppe A: Genotyp AA oder A0
  – Blutgruppe B: Genotyp BB oder B0
  – Blutgruppe AB: Genotyp AB
  – Blutgruppe 0: Genotyp 00
- **Rhesus-Blutgruppe:** Erythrozyten tragen das Antigen D (= Rhesus-positiv, Rh+) oder tragen kein Antigen D (= Rhesus-negativ, rh-); Rh+ ist dominant gegenüber rh-; die Rhesus-Eigenschaft ist unabhängig von der AB0-Blutgruppe

45.3 Was antworten Sie dem Vater?
AB0-System
- Vater: Blutgruppe B bei Genotyp B0 → er hat ein 0-Allel an das Kind weitergegeben
- Mutter: Blutgruppe A bei Genotyp AA oder A0 → sie hat ein A-Allel an das Kind weitergegeben
- Genotyp des Kindes: A0 → Blutgruppe A

Rhesus-Eigenschaften
- Vater ist rhesus-positiv: Genotyp Rh+/rh- oder Rh+/Rh+ → er hat ein Rh+-Allel an das Kind weitergegeben
- Mutter ist rhesus-negativ: Genotyp rh-/rh- → sie hat ein rh-Allel an das Kind weitergegeben
- Genotyp des Kindes: Rh+/rh- → Rhesus-positiv

Die Blutgruppe A Rh+ des Kindes lässt sich leicht erklären und spricht also nicht gegen die Vaterschaft.

45.4 Warum spielt das AB0-System bzgl. Inkompatibilitäten zwischen Mutter und Kind klinisch nur eine geringe Rolle?
- Antikörper des AB0-Systems sind Immunglobuline der Klasse M (IgM), also Pentamere mit einer Molekülmasse von ca. 900 000 Dalton
- IgM sind so groß, dass sie die Plazentaschranke normalerweise nicht passieren können und daher auch nicht zur Agglutination (Verklumpung) kindlicher Erythrozyten im fetalen Kreislauf führen.

45.5 Wie funktioniert eine Kreuzprobe? Wobei spielt sie eine Rolle?
- Die Kreuzprobe erfolgt vor Durchführung einer Bluttransfusion, um zu prüfen, ob das verwendete Spenderblut mit dem Empfängerblut kompatibel ist (s. Kommentar)
- Man mischt Blutbestandteile von Spender und Empfänger, um zu testen, ob sie miteinander reagieren → wenn keine Agglutination auftritt, ist eine Transfusion möglich
- Major-Test: Mischung von Spendererythrozyten mit Empfängerserum
- Minor-Test (Gegenprobe): Mischung von Empfängererythrozyten mit Spenderserum

Blutprobe	Anti-A	Anti-B	Anti-A+Anti-B	Erythrozyten der Blutgruppe	Erythrozytenantigene	Plasmaantikörper	möglicher Genotyp	Häufigkeit (%)
1.	+	−	+	A	A	Anti-B	AA/A0	44
2.	−	−	−	0	0	Anti-A + Anti-B	00	42
3.	−	+	+	B	B	Anti-A	BB/B0	10
4.	+	+	+	AB	AB	kein Anti-A kein Anti-B	AB	4

Blutgruppenbestimmung im AB0-System mittels Agglutinationsreaktionen, Antigene und Antikörper bei verschiedenen Genotypen, Häufigkeit der AB0-Blutgruppen in Mitteleuropa

Kommentar

AB0-System: Nach bestimmten Erythrozytenmerkmalen, die man A und B nennt, lassen sich im AB0-System vier Blutgruppen unterscheiden. Die Blutgruppe eines Menschen hängt davon ab, welche beiden Allele des AB0-Systems er trägt (s. Antwort zur Frage 45.2). Dabei kodieren die **Allele A** (streng genommen A1 und A2) und **B** jeweils für einen spezifischen Zuckerrest an einem Glykolipidmolekül, der als **Antigen** wirkt. Das **0-Allel** dagegen steht für das Fehlen dieses Zuckerrests. Als Antigen ist es „stumm", ruft also **keine eigene Antikörperreaktion** hervor. Im Serum finden sich **Antikörper gegen das jeweils fehlende Antigen:**
- Menschen mit der Blutgruppe A haben Anti-B-Antikörper
- Menschen mit der Blutgruppe B haben Anti-A-Antikörper
- Menschen mit der Blutgruppe AB haben weder Anti-A- noch Anti-B-Antikörper
- Menschen mit der Blutgruppe 0 haben sowohl Anti-A- als auch Anti-B-Antikörper.

Diese Antikörper heißen auch **Agglutinine**, da sie zur Agglutination (Verklumpung) fremder Erythrozyten führen. Sie sind auch ohne vorherigen Kontakt zu anderen Blutgruppeneigenschaften vorhanden und gehören der Immunglobulinklasse M (IgM) an.

Rhesussystem: Die **Rhesus-Eigenschaft** wird eigentlich **durch mehrere Antigene** (sog. Partialantigene) bestimmt, die als **C, D und E** bezeichnet werden. Ein Großbuchstabe charakterisiert dabei das dominante Allel, ein Kleinbuchstabe das rezessive. Das **D-Antigen** hat die **größte antigene Wirksamkeit**. Daher wird Blut, dessen Erythrozyten das D-Antigen präsentieren, als Rhesus-positiv, Blut, dessen Erythrozyten kein D-Antigen präsentieren, dagegen als Rhesus-negativ bezeichnet – unabhängig von den C- und E-Antigenen. Etwa 85 % der Menschen sind Rhesus-positiv, etwa 15 % Rhesus-negativ. Anti-D-Antikörper werden erst dann gebildet, wenn Rhesus-negatives Blut mit Rhesus-positivem Blut in Kontakt kommt (Sensibilisierung). Bei Anti-D-Antikörpern handelt es sich um Immunglobuline der Klasse G (IgG).

Bluttransfusion: Eine i.v.-Übertragung von Vollblut auf einen anderen Menschen kann nur gelingen, wenn Spender und Empfänger die gleiche Blutgruppe haben. Andernfalls werden die Erythrozyten durch Antikörper agglutiniert und zerstört. Im Notfall, wenn die Blutgruppe des Patienten nicht bekannt ist, aber aufgrund eines lebensbedrohlichen Blutverlusts schnell Erythrozyten oder andere Blutbestandteile transfundiert werden müssen, können **reine Erythrozyten der Blutgruppe 0 rh-** infundiert werden. Diese besitzen keine antigenen Eigenschaften und können somit weder von Anti-A- noch von Anti-B-Antikörpern agglutiniert werden. Auch sollten nur Rhesus-negative Erythrozyten zum Einsatz kommen, um eine Sensibilisierung des Empfängers zu vermeiden. Umgekehrt kann **Plasma von Spendern der Blutgruppe AB** auch bei Patienten mit anderen Blutgruppen eingesetzt werden, weil es weder Anti-A- noch Anti-B-Antikörper enthält. Voraussetzung dabei ist, dass der Spender entweder Rh+ ist oder noch nie mit Rhesus-Faktor in Kontakt gekommen ist, damit er auch keine Rhesus-Antikörper gebildet hat.

Folgen einer Rhesus-Sensibilisierung: Die erste Übertragung Rhesus-positiven Blutes auf einen Rhesus-negativen Empfänger führt in der Regel nicht zu Reaktionen, weil noch keine Antikörper vorhanden sind. Allerdings wird das Immunsystem dadurch sensibilisiert und bildet nun Antikörper (Anti-D-IgG). Diese **Anti-D-IgG** können bei einer erneuten Transfusion zu Transfusionszwischenfällen führen, daher sollte eine Transfusion Rhesus-positiven Blutes auf Rhesus-negative Menschen unbedingt vermieden werden.
Ursache für die Bildung von Rhesus-Antikörpern bei Frauen ist aber in den meisten Fällen nicht eine Bluttransfusion sondern eine Schwangerschaft mit einem Rhesus-positiven Kind. Insbesondere bei der Geburt ist die Wahrscheinlichkeit sehr hoch, dass mütterliches mit kindlichem Blut in Kontakt kommt und eine Sensibilisierungsreaktion ausgelöst wird. Bei Folgeschwangerschaften können die Anti-Rhesus-Antikörper aufgrund ihrer relativ kleinen Molekülmasse die Plazentaschranke passieren. Ist das Kind wie die Mutter Rhesus-negativ, so sind sie für das Kind ohne Bedeutung. Ist das Kind aber Rhesus-positiv, so agglutinieren die Anti-D-IgG die kindlichen Erythrozyten und können zu einer massiven Hämolyse beim Kind führen, die zu einer Sauerstoffmangelversorgung führt und schließlich den Tod des Kindes zur Folge haben kann (Morbus hämolyticum neonatorum). Um die Sensibilisierung bei Rhesus-negativen Frauen zu verhindern, wird eine sog. **Anti-D-Prophylaxe** durchgeführt: Dabei werden der Mutter Anti-D-Immunglobuline gespritzt, die kindliche Erythrozyten abfangen sollen, noch bevor sie eine Immunreaktion bei der Mutter auslösen können. Diese Anti-D-Prophylaxe wird bei Rhesus-negativen Frauen etwa in der 26. Schwangerschaftswoche sowie nach allen Ereignissen, die die Gefahr eines Blutkontakts zwischen Mutter und Kind bergen (z. B. Amniozentese, Sturz) durchgeführt. Ob die Anti-D-Prophylaxe direkt nach der Geburt nochmals erfolgen muss, hängt von der Blutgruppe des Kindes ab: Ist sie wie die Mutter Rhesusnegativ, so kann die Prophylaxe entfallen.

ZUSATZTHEMEN FÜR LERNGRUPPEN
Immunglobuline (Klassen, Bildung)
Bluttransfusion, Bedside-Test, Transfusionszwischenfall

Fall 46 Arbeitsdiagramm des Herzens

46.1 Zeichnen Sie ein Druck-Volumen-Diagramm des linken Ventrikels! Erläutern Sie die Ruhe-Dehnungs-Kurve, und zeichnen Sie sie ein!
- Ruhe-Dehnungs-Kurve (s. Abb. a): zeigt die Änderung von Druck und Volumen bei Füllung des Herzens, d.h. sie spiegelt die passive Dehnbarkeit des Ventrikels in der Diastole („Compliance") wider
- Die Kurve verläuft zunächst sehr flach; erst im Bereich hoher Volumina steigt sie nennenswert an; d.h. die Compliance des entspannten Ventrikels ist sehr hoch, erst wenn der Ventrikel schon sehr stark gefüllt (und damit gedehnt) ist, werden immer höhere Füllungsdrücke benötigt, um noch mehr Volumen einfüllen zu können.

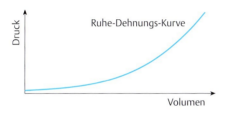

Abb. a – Ruhe-Dehnungs-Kurve des Herzens

46.2 Wie ermittelt man die „Kurve der isovolumetrischen Maxima" und die „Kurve der isobaren Maxima"? Zeichnen Sie sie in das Diagramm ein!
Experimentell kann man für jede beliebige Ventrikelfüllung (also von jedem Punkt der Ruhe-Dehnungs-Kurve aus) das Herz rein isovolumetrisch oder rein isobar kontrahieren lassen und dabei die entsprechenden Maximalwerte in Abhängigkeit von der Ventrikelfüllung ermitteln (s. Abb. b):
- **Kurve der isovolumetrischen Maxima:**
  - Isovolumetrische Kontraktion: bei gleichbleibendem Füllungsvolumen wird die gesamte Kontraktionskraft für die Druckerzeugung verwendet
  - Ermittlung der Kurve der isovolumetrischen Maxima: Ventrikelfüllung und Schluss aller Herzklappen (= Volumen bleibt konstant); Ermittlung des jeweils maximal erreichbaren Drucks für verschiedene Füllungsvolumina
- **Kurve der isobaren Maxima:**
  - Isobare Kontraktion: bei gleichbleibendem Druck wird die gesamte Kontraktionskraft zur Veränderung des Volumens verwendet
  - Ermittlung der Kurve der isobaren Maxima: maximale Herzklappenöffnung → jede Kontraktion führt sofort zum Volumenauswurf ohne Druckanstieg; Ermittlung der jeweils maximal erreichbaren Auswurfvolumina ausgehend von verschiedenen Füllungsvolumina

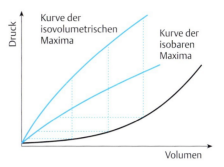

Abb. b – Kurve der isovolumetrischen und isobaren Maxima

46.3 Erläutern Sie die „Kurve der Unterstützungsmaxima"! Zeichnen Sie sie ein!
- Die physiologische Kontraktion des Herzens ist weder rein isovolumetrisch noch rein isobar, sondern eine Kombination: zunächst erfolgt ein Druckanstieg bei geschlossenen Klappen (isovolumetrische Kontraktion), sobald sich die Klappen öffnen, wird aber auch Volumen ausgeworfen, während der Druck noch weiter ansteigt (analog einer auxotonen Kontraktion beim Skelettmuskel)
- Da diese Kontraktion einer Mischung zwischen beiden Extremformen einer Kontraktion entspricht, spricht man in Analogie zum Skelettmuskel von einer „Unterstützungskontraktion"
- Diese Kontraktion stellt eine Mischung zwischen beiden Extremformen einer Kontraktion dar, die Kurve der Unterstützungsmaxima verläuft daher auch als Verbindung zwischen dem jeweiligen isovolumetrischen und isobaren Maximum (daher hat jeder Punkt auf der Ruhe-Dehnungs-Kurve seine „eigene" Kurve der Unterstützungsmaxima [U-Kurve]).

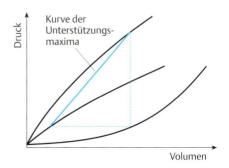

Abb. c – Kurve der Unterstützungsmaxima

46.4 Zeichnen Sie die Druck- und Volumenänderungen während eines Herzzyklus in das Diagramm ein!

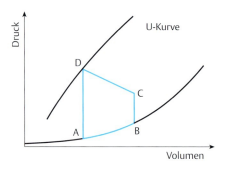

Abb. d – Arbeitsdiagramm des Herzens: Druck- und Volumenänderungen während eines Herzzyklus (A → B = Füllungsphase, B → C = Anspannungsphase, C → D = Austreibungsphase, D → A = Entspannungsphase)

!!! 46.5 Wie erklären Sie sich die Symptomatik des Patienten?

Beim Perikarderguss befindet sich Flüssigkeit im Herzbeutel, so dass der Ventrikel nur gering gefüllt werden kann. Die verrichtete Druck-Volumen-Arbeit ist daher gering (s. Abb.). Verminderte Druck-Volumen-Arbeit → niedriger Blutdruck (90/60 mmHg) → um das Herzminutenvolumen konstant zu halten, wird die Herzfrequenz erhöht (100/min) → trotzdem wird kein ausreichendes Herzminutenvolumen erreicht → Abnahme der Filtration in der Niere → verminderte Urinausscheidung.

!!! 46.6 Wie würde das Arbeitsdiagramm bei dem Patienten mit Perikarderguss aussehen?

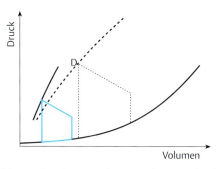

Abb. e – Arbeitsdiagramm des Herzens bei eingeschränkter Ventrikelfüllung

Kommentar

Abhängigkeit der Kontraktionskraft des Herzens von der Ventrikelfüllung: Ähnlich wie beim Skelettmuskel ist die Kontraktionskraft auch beim Herzmuskel von der **Vordehnung** abhängig, also in diesem Fall vom **Füllungszustand**. Im physiologischen Bereich ist die Kontraktionskraft des Herzens um so höher, je stärker der Ventrikel gefüllt ist. Erst wenn das Herz durch sehr hohe Volumina stark überdehnt wird, nimmt die Kontraktionskraft wieder ab. Erklären lässt sich die Abhängigkeit der Kontraktionskraft vom diastolischen Füllungsvolumen durch die Eigenschaften des Myokards: Auf verstärkte Dehnung reagieren die Herzmuskelzellen mit einer Zunahme des zytosolischen Ca^{2+} und einer verstärkten Ansprechbarkeit der kontraktilen Elemente auf Ca^{2+}. Außerdem ist die Überlappung der kontraktilen Elemente bei einer verstärkten Vordehnung günstiger. Erst bei sehr starker Vordehnung weichen die Aktin- und Myosinfilamente so weit auseinander, dass sie nicht mehr optimal interagieren können, und die Kontraktionskraft sinkt.

Druck-Volumen-Veränderungen während eines Herzzyklus: Trägt man die Veränderungen von Druck und Volumen während eines Herzzyklus in ein Druck-Volumen-Diagramm ein, so erhält man das **Arbeitsdiagramm des Herzens**. Anhand des Arbeitsdiagramms lässt sich auch die verrichtete Druck-Volumen-Arbeit ermitteln: Sie entspricht der Fläche, die durch das Arbeitsdiagramm begrenzt wird (Arbeit = Druck · Volumen) Zur Konstruktion des Arbeitsdiagramms werden die Ruhe-Dehnungs-Kurve (s. Antwort zur Frage 46.1) und die Kurve der Unterstützungsmaxima (s. Antwort zur Frage 46.3) benötigt. Die Kurve der Unterstützungsmaxima ergibt sich aus den Kurven der isovolumetrischen und isobaren Maxima (s. Antwort zur Frage 46.2) und gibt alle für dieses Füllungsvolumen möglichen Kombinationen aus Druckerzeugung und Volumenauswurf an. Sie begrenzt die von einem bestimmten Ventrikelvolumen aus möglichen Unterstützungskontraktionen, indem sie alle Möglichkeiten zwischen den beiden Extremen (rein isovolumetrische und rein isobare Kontraktion) abdeckt. Man kann aus ihr das Verhältnis zwischen erzeugtem Druck und ausgeworfenem Volumen ablesen: Soll beispielsweise ein starker Druck aufgebaut werden, so bleibt nur noch relativ wenig Kraft zum Volumenauswurf, umgekehrt kann, wenn nur wenig Druck aufgebaut werden muss, viel Kraft zum Volumenauswurf verwendet werden (s. Abb. f). Jeder Phase des Herzzyklus lässt sich im Arbeitsdiagramm einem Abschnitt zuordnen:

- Während der **Füllungsphase** steigt der Ventrikeldruck entlang der Ruhe-Dehnungs-Kurve leicht an (s. Abb. d: A → B).
- Mit Beginn der Ventrikelsystole steigt der Ventrikeldruck, und die Herzklappen schließen sich; es kommt zu einer rein isovolumetrischen Kontraktion bis der diastolische Aortendruck erreicht ist (**Anspannungsphase**; s. Abb. d: B → C).
- Sobald der intraventrikuläre Druck den Druck in der Aorta übersteigt, öffnet sich die Aortenklappe. Zusätzlich zur Druckerzeugung wirft der Ventrikel jetzt auch Blut in die Aorta aus (**Austreibungsphase**, s. Abb. d: C → D). Während der Druck noch weiter ansteigt, nimmt das Ventrikelvolumen um das Schlagvolumen ab. Welcher Druck dabei aufgebaut und welches Volumen ausgeworfen werden kann, hängt neben der Inotropie vom ursprünglichen Füllungszustand des Herzens ab, durch den die Kurve der Unterstützungsmaxima, vorgegeben wird.
- Nach Erreichen der Kurve der Unterstützungsmaxima und Ende der Systole setzt die Diastole ein. Zu Beginn der **Entspannungsphase** schließt sich die Aortenklappe, weil der Druck im Ventrikel rasch abfällt und den Ausgangspunkt auf der Ruhe-Dehnungs-Kurve zu Beginn der Füllungsphase erreicht. Im Ventrikel befindet sich jetzt nur noch das endsystolische Volumen (s. Abb. d: D → A). Der Druckabfall erfolgt isovolumetrisch, weil alle Klappen geschlossen sind und Blut weder in noch aus dem Herzen fließen kann.

Perikarderguss: Bei einem Perikarderguss befindet sich Flüssigkeit, z.B. Blut, zwischen dem visceralem und parietalem Blatt des Herzbeutels (Perikard). Da das Perikard schlecht dehnbar ist, schränkt die Flüssigkeit im Herzbeutel die Ventrikelfüllung ein: Je mehr Flüssigkeit sich im Herzbeutel um die Ventrikel herum befindet, desto weniger Raum bleibt für Blut in den Ventrikeln. Die Ventrikelfüllung ist also gering und damit auch die Kontraktionskraft sehr schwach. Wenn Ventrikelvolumen und Kontraktionskraft reduziert sind, ist

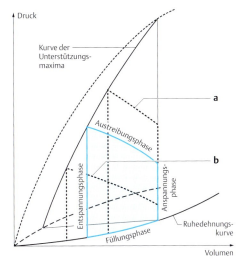

Abb. f – Arbeitsdiagramm des Herzens: Soll beispielsweise ein starker Druck aufgebaut werden, so bleibt nur noch relativ wenig Kraft zum Volumenauswurf (s. Kurve a: Durch den hohen Druckaufbau wird die U-Kurve bereits dann erreicht, wenn erst wenig Volumen ausgeworfen wurde), umgekehrt kann, wenn nur wenig Druck aufgebaut werden muss, viel Kraft zum Volumenauswurf verwendet werden (s. Kurve b: Da nur wenig Druck aufgebaut wird, kann viel Volumen ausgeworfen werden, bis die U-Kurve erreicht wird).

auch das Schlagvolumen gering. Dies kann bedeuten, dass der Organismus nicht mehr ausreichend mit Blut versorgt wird, und es zu einem kardiogenen Schock kommen kann: Der Blutdruck fällt ab, die Herzfrequenz steigt an, die Urinausscheidung ist aufgrund der mangelhaften Nierendurchblutung reduziert (s. Fallbeispiel). Aus diesem Grund muss ein Perikarderguss sofort durch eine Punktion entlastet werden.

ZUSATZTHEMEN FÜR LERNGRUPPEN
Frank-Starling-Mechanismus
Herzzyklus (Systole, Diastole)

Fall 47 Hell-Dunkeladaptation

47.1 Welche Mechanismen tragen dazu bei, das Auge an schwache Lichtverhältnisse anzupassen?
- Weitstellung der Pupille
- Umstellung von Zapfen- auf Stäbchensehen
- Anstieg der Rhodopsinkonzentration
- Vergrößerung der rezeptiven Felder („räumliche Summation")
- Zeitliche Summation durch „längeres Hinschauen".

47.2 Zeichnen Sie den zeitlichen Verlauf der Dunkeladaptation auf, und erläutern Sie ihn!
Kurve der Dunkeladaptation:
- Darstellung der für die Wahrnehmung eines Lichtreizes minimal benötigte Lichtintensität (relative Leuchtdichte) in Abhängigkeit von der Zeit der Dunkeladaptation
- Setzt sich aus Adaptationskurve der Zapfen und der Stäbchen zusammen
- Bei Umstellung von sehr hellen auf schwache Lichtintensitäten zuerst schnelle Adaptation (v. a. durch schnelle Pupillenerweiterung bedingt)

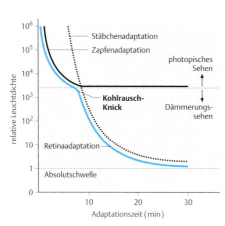

Adaptation von Stäbchen und Zapfen bei unterschiedlichen Lichtverhältnissen

- Bei sehr geringer Lichtintensität wird trotz maximal erweiterter Pupille und Vergrößerung der rezeptiven Felder die minimale Schwelle der Zapfen unterschritten → Umstellung des Auges auf reines Stäbchen-Sehen (sog. Kohlrausch-Knick)
- Im Verlauf der Dunkeladaptation erfolgt die Regeneration von immer mehr Rhodopsin → Steigerung der Lichtempfindlichkeit der Stäbchen → langsame weitere Adaptation.

47.3 Wie lässt sich diese Kurve experimentell ermitteln?
- Zunächst Helladaptation des Probanden (z. B. Sitzen im hellen Sonnenlicht)
- Danach Ermittlung der Dunkeladaptationskurve in einem dunklen Raum:
  - Ausgehend von schwachen Signalen werden immer stärker werdende Lichtreize dem Probanden gezeigt; sobald er einen Lichtreiz wahrnimmt, signalisiert der Proband dies
  - Eintragen der wahrgenommenen Lichtintensität in Abhängigkeit von der Zeit, seit der er im Dunkeln sitzt
  - Mehrfache Wiederholung dieses Procedere in kurzen Zeitabständen, jeweils beginnend mit schwachen Lichtreizen, die immer stärker werden
  - Durch Verbinden der ermittelten Punkte erhält man die Dunkeladaptationskurve.

!!! 47.4 Wie würde die Dunkeladaptationskurve für die Patientin mit Retinitis pigmentosa aussehen?
- Retinitis pigmentosa: Schädigung der Netzhautperipherie mit Stäbchen, intakte Fovea centralis mit Zapfen
- Kurve der Dunkeladaptation bei Ausfall der Stäbchenfunktion: entspricht der reinen Zapfenadaptationskurve (schwarze Linie in der Abbildung) → kein Kohlrausch-Knick, unterhalb einer gewissen Lichtintensität kein Seheindruck mehr möglich.

Kommentar

Adaptation des Auges: Das Auge ist in der Lage, sich an sehr unterschiedliche Lichtintensitäten (Leuchtdichten) anzupassen, so können einerseits schwach leuchtende Sterne andererseits Skifahrer im gleißenden Sonnenschein wahrgenommen werden. Dazu kann die Lichtempfindlichkeit des Auges im Rahmen von etwa 6–7 Zehnerpotenzen variiert werden. Die Adaptation verläuft nicht gleichmäßig (s. Antwort zur Frage 47.2).

Sehschärfe und zeitliches Auflösungsvermögen: Auch Sehschärfe (Visus) und zeitliches Auflösungsvermögen werden vom Grad der Hell- oder Dunkeladaptation des Auges beeinflusst. Generell gilt, dass der **Visus mit steigender Leuchtdichte zunimmt**. Deshalb werden bei Operationen auch sehr helle OP-Lampen eingesetzt, weil die Operateure dadurch schärfer sehen können (allerdings kann bei sehr hoher Leuchtdichte aufgrund von

Blendungsphänomenen die Sehschärfe auch wieder abnehmen). Bei abnehmender Leuchtdichte dagegen werden die Zentren der rezeptiven Felder funktionell größer, und das räumliche Auflösungsvermögen und damit auch der Visus nehmen ab. Auch das **zeitliche Auflösungsvermögen**, d. h. die Fähigkeit kurz hintereinander auftretende Flimmerreize als getrennte Reize wahrnehmen zu können, sinkt mit abnehmender Leuchtdichte. Wird das zeitliche Auflösungsvermögen überschritten, so verschmelzen die Einzelbilder. Dieses Phänomen wird z. B. im Kino benutzt, indem man einzelne, nur wenig voneinander abweichende Bilder zu einem Film verschmelzen lässt. Bei sehr hohen Leuchtdichten kann eine Bildfrequenz von bis zu 60 Bilder/Sekunde als Einzelbilder aufgelöst werden, bei schwachen Leuchtdichten dagegen sinkt die Verschmelzungsfrequenz auf nur etwa 20 Bilder/Sekunde.

Nachbilder: Bei partieller Belichtung der Retina kommt es auch zur partiellen Adaptation. Dies führt zum Auftreten von Nachbildern. Hierbei handelt es sich um optische Eindrücke, die noch eine gewisse Zeit weiter bestehen, obwohl der optische Reiz schon vorüber ist. Man unterscheidet zwischen negativen und farbigen Nachbildern.

Bei einem **negativem Nachbild** erfolgt die Helladaptation nicht nur im Auge insgesamt sondern zusätzlich auch lokal in den betroffenen Netzhautarealen, d. h. ein Retinaabschnitt, auf den sehr helles Licht trifft, ist zunächst kurzzeitig lichtunempfindlicher als ein danebenliegender Abschnitt, der nicht beleuchtet wurde. Wird eine helle Lichtquelle längere Zeit fixiert, so adaptiert der entsprechende Netzhautbezirk und wird unempfindlicher. Blickt man danach auf eine gleichmäßig helle homogene Fläche, so erscheint der Bezirk, in dem vorher die Lichtquelle wahrgenommen wurde, dunkler als die Umgebung.

Ein ähnliches Phänomen tritt auch bei der Farbwahrnehmung auf (**farbige Nachbilder**), hier erscheinen die Nachbilder in der Komplementärfarbe (sog. farbiger Sukzessivkontrast). Blickt man beispielsweise längere Zeit auf eine helle grüne Fläche, so wird vermehrt der Sehfarbstoff der grünempfindlichen Zapfen verbraucht. Betrachtet man anschließend eine weiße Fläche, so ist die Reizschwelle für Grün-Sehen höher, und man sieht ein blassrotes Nachbild.

Retinitis pigmentosa: Bei der Retinitis pigmentosa handelt es sich um eine fortschreitende Degeneration der Stäbchenzellen, die in 80–85 % der Fälle auf einen autosomal-rezessiv erblichen Gendefekt zurückzuführen ist. Durch die Degeneration der Stäbchen nimmt das Gesichtsfeld immer mehr ab, bis schließlich nur noch die Zapfen in der Fovea centralis übrig bleiben. Obwohl die zentrale Sehschärfe und das Farbensehen durch die Zapfen erhalten bleiben, gelten die Patienten als erblindet, weil ihnen nur noch ein Gesichtsfeld von weniger als 5° bleibt (sog. Flintenrohrgesichtsfeld), mit dem eine Raumorientierung nicht mehr möglich ist.

 ZUSATZTHEMEN FÜR LERNGRUPPEN
Sehschärfe (Visus)
Pupillenreaktionen
Aufbau der Retina, Stäbchen und Zapfen
Nachtblindheit

Fall 48 Tiefensensibilität, Reflexe

48.1 Erklären Sie den Begriff „Tiefensensibilität"! Welche Informationen spielen hierbei eine Rolle?
- Tiefensensibilität (Syn. Propriozeption): Wahrnehmung von Stellung und Bewegung des Körpers im Raum
- Integration von Informationen aus
  - Muskelspindeln, Golgi-Sehnenorganen und Gelenksensoren über Muskelspannung, Muskellänge, Gelenkstellung, Gelenkbewegung
  - Vestibularsystem (s. Fall 28)
  - Mechanorezeptoren der Haut (s. Fall 34).

48.2 Was ist der Unterschied zwischen Eigen- und Fremdreflexen? Nennen Sie jeweils mindestens 2 Beispiele für Eigen- und Fremdreflexe!
- **Eigenreflex** (Muskeldehnungsreflex): Sensor und Effektor liegen im selben „Organ"; zwischen afferenter sensibler und efferenter motorischer Nervenfaser besteht nur eine einzige synaptische Verschaltung (daher auch monosynaptischer Reflex genannt), Sensor: Muskelspindel im entsprechenden Muskel → Ia-Faser → α-Motoneuron → Aα-Faser → Effektor: Muskel; Beispiele: Patellarsehnenreflex, Achillessehnenreflex, Bizepssehnenreflex
- **Fremdreflex**: Sensor und Effektor liegen nicht im selben „Organ"; Beteiligung mehrerer Sy-

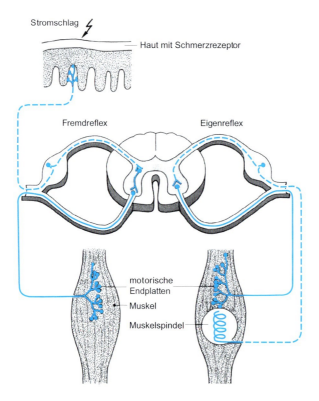

Eigen- und Fremdreflex

- - - - - - - sensibles Neuron mit Rezeptor
——————— motorisches Neuron mit Erfolgsorgan
——•>—— Synapse

napsen an der Verschaltung (daher auch polysynaptischer Reflex genannt); Beispiele: Bauchhautreflex (Sensor: Haut, Effektor: Bauchmuskel), Pupillenreflex (Sensor: Netzhaut, Effektor: M. constrictor pupillae), Würgereflex (komplexer Reflex).

48.3 Was passiert, wenn man einen sensomotorischen Nerv elektrisch reizt?

Die Reizantwort eines elektrisch gereizten sensomotorischen Nerven ist abhängig von der Reizstärke, da die verschiedenen Fasertypen unterschiedlich stark auf die Reizung ansprechen:

- **Niedrige Stromreize** (< 50 V): am sensibelsten reagieren Ia-Fasern, die aus Muskelspindeln stammen und auf α-Motoneurone verschalten, so dass diese dann Aktionspotenziale über Aα-Fasern zum Muskel schicken; ausgelöste Reflexantwort wird als **H-Welle** (Syn. H-Reflex) bezeichnet
- **Höhere Stromreize** (> 50 V):
  - Einerseits direkte Erregung motorischer Aα-Fasern und direkte Auslösung einer Muskelzuckung ohne Verschaltung im Rückenmark → Antwortzeit ist kürzer, man bezeichnet sie als **M-Welle**

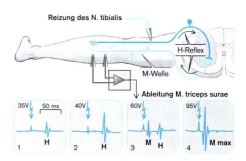

Auslösung von H- und M-Welle bei zunehmender elektrischer Reizstärke

  - Andererseits zusätzliche Erregung der Ia-Fasern, die im Anschluss daran ebenfalls eine **H-Welle** auslöst
  - → im Elektromyogramm (EMG) erscheint zuerst M-Welle, zeitverzögert die H-Welle
- **Bei noch höheren Stromreizen** (> 90 V): nimmt die Amplitude der M-Welle zu, die Amplitude der H-Welle dagegen ab; Ursache: bei steigender Reizstärke kommt es auch zu einer

retrograden Erregungsleitung über die Aα-Fasern zu den α-Motoneuronen im Rückenmark → das Signal der Ia-Fasern trifft schließlich nur noch auf bereits refraktäre Motoneurone.

48.4 Erläutern Sie Aufgaben und Aufbau von Muskelspindeln!

- Muskelspindeln liefern Informationen über Länge und Längenänderung der Muskulatur
- Muskelspindeln (Kernkettenfasern und Kernsackfasern) sind spezielle Muskelfasern („intrafusale Muskelfasern"), sie liegen im Muskel parallel zu den Muskelfasern der Arbeitsmuskulatur („extrafusale Muskelfasern")
  - Afferente Innervation durch spiralförmige Umwicklung der Muskelfasern von Nervenfasern Typ Ia („anulospirale Endigung") und z. T. Typ II (v. a. Kernkettenfasern);
  - Efferente Innervation der kontraktilen Enden der Muskelfasern durch γ-Motoneurone (sog. Fusimotoneurone) zur Einstellung der „Ziellänge" und Dehnungsempfindlichkeit.

48.5 Was versteht man unter der Renshaw-Hemmung?

Prinzip der negativen Rückkopplung: Verschaltung von α-Motoneuronen auf Interneurone (Renshaw-Zellen) im Rückenmark, die die α-Motoneuron hemmen (rekurrente oder autogene Hemmung); Feinregulation der Motorik und Schutz vor Überaktivität.

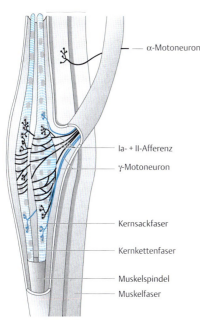

Schematischer Aufbau einer Muskelspindel und ihre Innervation

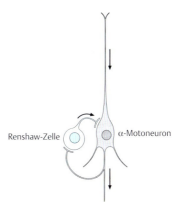

Renshaw-Hemmung

Kommentar

Tiefensensibilität: Die Tiefensensibilität (Syn. Propriozeption) dient der **Wahrnehmung des Körpers im Raum** und ermöglicht so eine sinnvolle Bewegungskoordination. Durch verschiedene Propriozeptoren (v. a. Muskelspindeln, Golgi-Sehnenorgane, Gelenksensoren) werden sowohl geplante als auch ungeplante Bewegungen (z. B. Stolpern) registriert und ggf. durch reflektorische Kompensationsbewegungen ausgeglichen. Die Propriozeption läuft unterbewusst ab und umfasst die Sinnesqualitäten

- **Stellungssinn:** liefert Informationen über die Gelenkstellung
- **Bewegungssinn:** liefert Informationen über Geschwindigkeit und Richtung einer Stellungsänderung
- **Kraftsinn:** liefert Informationen über die eingesetzte Muskelkraft.

Bei den afferenten Fasern der Propriozeptoren handelt es sich v. a. um schnellleitende Nervenfasern Typ I und Typ II (s. Fall 65). Die Weiterleitung dieser Informationen zur Großhirnrinde erfolgt über das **Hinterstrangsystem** (s. Fall 9).

Motoneurone: Als Motoneurone bezeichnet man Nervenzellen, deren **Axone zu den Skelettmuskeln ziehen und diese innervieren**. Ihre **Zellkörper liegen im Vorderhorn des Rückenmarks**. Man unterscheidet zwischen α- und γ-Motoneuronen. α-**Motoneurone** innervieren die Arbeitsmuskulatur („extrafusale Muskulatur"). Sie stellen die Endstrecke der Motorik dar, d. h. auf sie konvergieren alle Bewegungsimpulse, die zentral (z.B. Kortex) oder peripher (z.B. Reflexbögen) entstanden sind. Die aus ihnen stammenden Aktionspotenziale lösen letztendlich die Muskelkontraktion aus. Die efferenten Fasern der α-Motoneurone sind Aα-Fasern, d.h. dicke, markhaltige und damit sehr schnellleitende Fasern. γ-**Motoneurone** innervieren die intrafusale Muskulatur der Muskelspindeln. Die efferenten Fasern der γ-Motoneurone sind Aγ-Fasern, die dünner sind und damit langsamleitend. Sie haben die Aufgabe, die Muskelspindeln auf den jeweiligen Sollwert der Muskellänge einzustellen und somit eine adäquate Reaktion der Muskelspindeln zu gewährleisten.

Reflexe: Ein Reflex ist eine stereotype Antwort eines Organismus auf einen Reiz. Ein **Reflexbogen** beschreibt die **Verschaltung von der Reizaufnahme bis zur Reflexantwort**. Die **Reizaufnahme** erfolgt durch einen **Sensor** (Rezeptor), der Reiz wird über einen **afferenten Schenkel** in das zentrale Nervensystem weitergeleitet und dort **auf ein zentrales Neuron umgeschaltet**. Dieses löst dann die Reflexantwort über einen **efferenten Schenkel** im **Effektororgan** aus. Afferente Schenkel sind in der Regel sensible Nervenfasern (ausgehend z.B. von Muskelspindeln), efferente Schenkel Axone von α-Motoneuronen. Die Zeit zwischen Reizbeginn und Reflexantwort wird als Reflexzeit bezeichnet. Man unterscheidet zwischen Eigen- und Fremdreflexen (s. Antwort zur Frage 48.2).

Mit Hilfe der **Eigenreflexe** sollen ungewollte Längenänderungen eines Muskels möglichst rasch ausgeglichen werden. Dadurch wird eine stabile Körperkontrolle im Raum ermöglicht. Die Eigenreflexe werden auf Rückenmarkebene verschaltet, so dass die Reflexzeit sehr kurz ist (ca. 30 ms). Um eine optimale Reflexantwort zu gewährleisten, müssen die Rezeptoren ständig an den aktuellen Sollwert angepasst werden: Daher werden bei Aktivierung der α-Motoneurone und damit Auslösung einer Muskelkontraktion gleichzeitig auch die γ-Motoneurone aktiviert und die Muskelspindeln so auf die neue Solllänge eingestellt. Man spricht daher von der α-γ-**Koaktivierung**.

Bei den **Fremdreflexen** handelt es sich häufig um Schutzreflexe, z.B. das Zurückziehen der Hand bei Griff auf eine heiße Herdplatte. Da hier mehrere „Organe" beteiligt sind (z.B. Warmrezeptoren der Haut, hemmende Interneurone im Rückenmark, α-Motoneurone, verschiedene Muskeln) ist die Verschaltung komplexer und die Reflexzeit länger.

Elektromyogramm: Bei einem Elektromyogramm (EMG) werden elektrische Potenziale eines Muskels aufgezeichnet, die bei einer Erregung der Muskelzellen entstehen. Dazu werden entweder Nadelelektroden in den Muskel eingestochen oder Oberflächenelektroden über dem zu reizenden Muskel angebracht, und der sensomotorische Nerv wird mit verschiedenen Stromstärken gereizt. Dies hat die Erregung sensibler (afferenter) und motorischer (efferenter) Nervenfasern zur Folge. Im EMG kann man die daraus resultierende Muskelantwort als zwei getrennte Antworten differenzieren (s. auch Antwort zur Frage 48.3):
- **M-Welle:** direkte Erregung des Muskels durch Erregung der motorischen Aα-Fasern
- **H-Welle:** Reflexantwort nach Erregung der sensiblen Ia-Fasern. Die H-Welle (Hoffmann-Reflex) entspricht also einer Eigenreflexantwort, bei der die sensible Faser nicht durch die Muskelspindel sondern durch einen elektrischen Reiz erregt wird.

Tabes dorsalis: Tabes dorsalis ist eine Manifestation der Syphilis (Syn. Lues), die etwa 8–20 Jahre nach einer Infektion mit Treponema pallidum, dem Erreger der Syphilis, auftritt. Es kommt zu einer **Degeneration v.a. des Hinterstrangsystems** im Rückenmark. Dies bedingt die Symptome: gestörte Tiefensensibilität, Ataxie (Koordinationsstörung) und Gangunsicherheit. Auch die Reflexe werden immer schwächer bis hin zur völligen Areflexie (Reflexlosigkeit). Die fehlende Tiefensensibilität lässt sich in der Regel teilweise durch Informationen anderer Sinnesorgane ausgleichen, so kann die Gangunsicherheit durch visuelle Kontrolle teilweise kompensiert werden. Wenn der Patient jedoch die Augen schließt – die optische Information also fehlt – macht sich der Ausfall der Propriozeption besonders stark bemerkbar (s. Fallbeispiel).

ZUSATZTHEMEN FÜR LERNGRUPPEN
Nervenfasertypen
Erregungsleitung in myelinisierten und marklosen Nervenfasern
Sensible ZNS-Bahnsysteme (z.B. Hinterstrangsystem)
Klinisch wichtige Muskeldehnungsreflexe (Reflex, Auslösung, Reflexantwort)

Fall 49 Magen

49.1 Erläutern Sie die Salzsäuresekretion im Magen!
- Salzsäureproduktion/-sekretion erfolgt durch Belegzellen
- Salzsäure (HCl) besteht aus H^+ und Cl^- → getrennte Sekretion von H^+ und Cl^- ins Magenlumen
- H^+ entstammt der durch die Carboanhydrase katalysierten Reaktion $H_2O + CO_2 \leftrightarrow H_2CO_3 \leftrightarrow H^+ + HCO_3^-$
- H^+ wird über die H^+-K^+-ATPase durch primär-aktiven Transport im Austausch gegen K^+ ins Magenlumen gepumpt
- K^+ wandert durch einen K^+-Kanal entlang seines elektrochemischen Gradienten passiv wieder ins Magenlumen
- Auf der basolateralen Seite Austausch von HCO_3^- gegen Cl^-
- Cl^- wandert durch die Zelle und gelangt durch einen Cl^--Kanal über die luminale Membran entlang des elektrischen Gradienten ins Magenlumen.

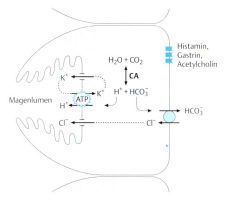

Salzsäureproduktion und -sekretion durch die Belegzellen im Magen (CA = Carboanhydrase)

49.2 Wie wird die Salzsäuresekretion im Magen gesteuert?
Anstieg der Salzsäuresekretion bei Stimulation der Belegzellen durch:
- **Gastrin:** gesteigerte Freisetzung durch Peptide im Magen, Magendehnung, Vagusreiz, Alkohol, Koffein
- **Histamin:** erhöht bei Vagusreiz
- **Acetylcholin** (als Transmitter des N. vagus): Aktivierung durch sensible Reize (z.B. Geruch, Geschmack)

Hemmung der Salzsäuresekretion durch:
- Cholecystokinin (CCK)
- Sekretin
- Gastroinhibitorisches Peptid (GIP)
- Somatostatin.

49.3 Was ist der „Intrinsic Factor", wozu wird er benötigt?
Intrinsic factor ist ein Glykoprotein, das von den Belegzellen des Magens gebildet wird und im Magenlumen einen Komplex mit Vitamin B_{12} (Cobalamin) bildet; erst durch diese Komplexbildung wird die Resorption von Vitamin B_{12} im terminalen Ileum möglich.

!!! 49.4 Warum erhöhen Prostaglandinsynthesehemmer wie Diclofenac oder ASS das Risiko, ein Magengeschwür zu bekommen?
- Die Magenschleimhaut wird durch eine Schleimschicht, deren Hauptbestandteile Muzine und Wasser sind, vor der Magensäure geschützt
- Die Bildung der Muzine erfolgt durch die Nebenzellen des Magens unter Einfluss von Prostaglandin E (PGE)
- Prostaglandine (u.a. PGE) werden mit Hilfe der Cyclooxygenase aus Arachidonsäure gebildet
- Prostaglandinsynthesehemmer hemmen die Cyclooxygenase → verminderte Synthese von Prostaglandinen (also auch PGE) aus Arachidonsäure → verminderte Stimulation der Nebenzellen → verminderte Bildung des schützenden Schleims
- Zudem Enthemmung der Salzsäureproduktion und Einschränkung der Durchblutungsregulation der Schleimhaut bei Prostaglandinmangel → Einnahme von Prostaglandinsynthesehemmern (Syn. nichtsteroidale Antirheumatika = NSAR, z.B. Dicolfenac, ASS) führt zu Reduktion der schleimhautschützenden Faktoren (PGE-Synthese, Durchblutung) bei gleichzeitiger Erhöhung des schleimhautschädigenden Faktors (Salzsäureproduktion) → erhöhtes Risiko für ein Magengeschwür.

!!! 49.5 Um was für eine Anämie handelt es sich bei der Patientin? Was vermuten Sie als Ursache für die Anämie?
- **Diagnose:** mikrozytäre hypochrome Anämie; Begründung: MCV ↓, MCH ↓
- **Ursache:** Eisenmangel aufgrund einer gastrointestinalen Blutung bei Magengeschwür.

Kommentar

Magen: Hauptaufgaben des Magens sind **Speicherung, Durchmischung, Vorverdauung und Weitertransport der Nahrung**. Funktionell lässt sich der Magen in zwei Abschnitte gliedern:
- **proximaler Magen** (Kardia, Fundus, oberes Drittel des Korpus): Speicherung der Nahrung
- **distaler Magen** (untere zwei Drittel des Korpus, Antrum): Weitertransport der Nahrung ins Duodenum.

Nach der Verteilung der Zellen der Magenschleimhaut lassen sich drei Regionen unterscheiden (s. Tab.).

Salzsäuresekretion: s. Antworten zu den Fragen 49.1 und 49.2. Maximal angeregt wird die Salzsäuresekretion, wenn die **Belegzellen gleichzeitig durch Histamin, Acetylcholin und Gastrin stimuliert** werden. Fällt nur einer dieser Stimuli weg, so nimmt die Salzsäuresekretion stark ab. Auf diese Weise kann die Salzsäuresekretion beispielsweise durch Antagonisten am Histaminrezeptor medikamentös gedrosselt werden, auch wenn die Gastrin- und Acetylcholinmenge gleich bleiben.

Schutz der Magenschleimhaut: Damit die Magenschleimhaut nicht durch Salzsäure und Pepsin angegriffen wird, produzieren Zellen des Kardia- und Antrumbereichs sowie die Nebenzellen **alkalischen Schleim**. Dieser Schleim enthält u. a. HCO_3^-, der die Salzsäure direkt an der Magenwand neutralisiert. So liegt hier der pH-Wert im neutralen Bereich (pH = 7) im Gegensatz zum Magenlumen mit einem pH-Wert von 1–2. Die Schleimschicht wird unter Einfluss von Prostaglandinen (v. a. PGE) ständig erneuert.

Magengeschwür: Ein Magengeschwür (Syn. Magenulkus) entsteht, wenn sich das Gleichgewicht zwischen aggressiven und protektiven Faktoren der Magenschleimhaut verschiebt, so dass die Magenschleimhaut durch den salzsäure- und pepsinhaltigen Magensaft angegriffen wird. Die häufigsten Ursachen sind eine bakterielle Besiedlung des Magens mit dem Bakterium Helicobacter pylori, die Einnahme von Prostaglandinsynthesehemmern (s. Antwort zur Frage 49.4), Rauchen und Durchblutungsstörungen. Insbesondere, wenn mehrere solcher Risikofaktoren zusammen kommen, können sich Ulzera im Magen oder auch im Duodenum entwickeln. Neben Schmerzen können Ulzera auch zu gastrointestinalen Blutungen führen, die sich durch Hämatemesis (Bluterbrechen) oder Meläna (schwarzes Blut im Stuhl) bemerkbar machen können. Durch den Kontakt des Hämoglobins mit saurem Mageninhalt, verfärbt sich das Blut durch die Bildung von Hämatin dunkel. Daher sind nach Blutungen im Magen bei intakter Magensäureproduktion der Stuhl („Teerstuhl") oder Erbrochene („Kaffeesatzerbrechen") schwarz. Da solche Blutungen häufig lange Zeit unbemerkt bleiben, kann sich durch sie eine Eisenmangelanämie entwickeln (s. Antwort zur Frage 49.5).

Zellen der Magenschleimhaut (Lokalisation, Sekret, Aufgabe)

Magenregion	Zellen	Sekret	Aufgabe
Kardia	Schleimdrüsen	Alkalischer Schleim	Schleimhautschutz
Fundus/Korpus	Belegzellen	Salzsäure	Denaturierung der Proteine, Einstellung des pH-Optimums für Pepsin, Abtötung von Bakterien, Anregung der Pankreassaftsekretion
		Intrinsic Factor	Komplexbildung mit Vitamin B_{12}
	Nebenzellen	Alkalischer Schleim	Schleimhautschutz
	Hauptzellen	Pepsinogen	Spaltung der Proteine
Antrum	Schleimdrüsen	Alkalischer Schleim	Schleimhautschutz
	G-Zellen (endokrine Zellen)	Gastrin	Förderung der Salzsäuresekretion

Therapeutisch wird bei Helicobacter-pylori-Infektion eine Antibiotikatherapie durchgeführt. Außerdem wird die Salzsäureproduktion zeitweise gehemmt, um der Magenschleimhaut Gelegenheit zur Regeneration zu geben. Die wirksamste Methode, die Magensäureproduktion medikamentös zu hemmen, ist der Einsatz sog. Protonenpumpenhemmer. Diese blockieren die H^+-K^+-ATPase und heben damit die Salzsäureproduktion vollständig auf. Auch Histaminrezeptorantagonisten können die Salzsäuresekretion hemmen, erreichen aber nur eine Reduktion, keine vollständige Aufhebung der Magensaftsekretion (s.o.).

ZUSATZTHEMEN FÜR LERNGRUPPEN
Anatomie des Magens
Verdauung und Resorption von Nahrungsbestandteilen
Erbrechen (Ursachen, Ablauf)
Magenmotorik

Fall 50 Niederdrucksystem

50.1 Was antworten Sie dem Famulanten?
- Auch der zentralvenöse Druck („zentraler Venendruck") unterliegt puls- und atmungsabhängigen Schwankungen
- Diese Druckschwankungen liegen normalerweise im Bereich zwischen 3 – 5 mmHg und sind v.a. vom Füllungszustand des Kreislaufsystems und der Pumpleistung des Herzens abhängig
- Bei Herzgesunden sieht man diese Schwankungen nicht; staut sich das Blut aber vor dem Herzen bis in die Halsvenen (s. Fallbeispiel), so können diese Druckschwankungen bei genauem Hinsehen von außen sichtbar sein.

50.2 Welche Teile des Kreislaufsystems gehören zum Niederdrucksystem?
Kapillaren, gesamtes venöse Gefäßsystem, rechtes Herz, Lungenstrombahn, linker Vorhof, linker Ventrikel in der Diastole.

50.3 Wovon hängt der Druck im Niederdrucksystem ab?
- **Füllungszustand des Kreislaufsystems:** je geringer das Blutvolumen, desto niedriger der Druck
- **Körperhaltung:**
  - In aufrechter Körperhaltung wirkt sich die Schwerkraft deutlich stärker aus als im Liegen: im Stehen beträgt der venöse Druck in den Füßen ca. 90 mmHg, in den Hirnvenen dagegen entsteht durch die Schwerkraft sogar ein Unterdruck (Druck im Sinus sagittalis ca. -10 mmHg)
  - Im Liegen sind die hydrostatischen Druckdifferenzen dagegen vernachlässigbar klein.

50.4 Zeichnen Sie den Verlauf der Venenpulskurve auf, und erläutern Sie, wodurch die einzelnen Schwankungen zustande kommen!
Der zentrale Venendruck (ZVD) wird kurz vor oder im rechten Vorhof gemessen. Die einzelnen Schwankungen lassen sich einzelnen Phasen des Herzzyklus (Systole, Diastole) zuordnen:
- **c-Welle:** in der **Anspannungsphase** kontrahiert sich das Herzens bei noch geschlossenen Klappen; das Blut drückt von innen gegen die AV-Klappe, deren Segel sich in den Vorhof wölben, so dass der Druck dort etwas ansteigt
- **Druckabfall von c nach x:** in der **Austreibungsphase** verschiebt sich durch die Kontraktion die Ventilebene in Richtung Zwerchfell, dadurch entsteht ein Sog auf das in den herznahen Venen befindliche Blut („Ventilebenenmechanismus"), der ZVD sinkt
- **Druckanstieg von x nach v:** in der **Entspannungsphase** sind die Klappen noch geschlossen, das Blut „staut" sich vor dem Ventrikel an
- **Druckabfall von v nach y:** zu Beginn der **Füllungsphase** öffnen sich die AV-Klappen, das Blut kann in die Ventrikel strömen, dadurch sinkt der ZVD kurzfristig wieder
- **Druckanstieg nach y:** mit zunehmender Füllung des Ventrikels steigt auch der ZVD an
- **a-Welle:** durch die Vorhofkontraktion am Ende der Füllungsphase wird noch mehr Blut in den Ventrikel gepresst, gleichzeitig steigt auch der ZVD.

Fall 50 Seite 51

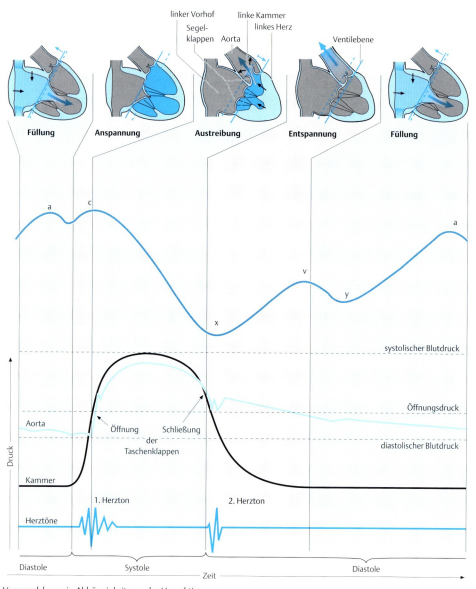

Venenpulskurve in Abhängigkeit von der Herzaktion

50.5 Welche Mechanismen sind am venösen Rückstrom beteiligt?
- Venenklappen
- Muskelpumpe
- Sogeffekte der Atmung
- Ventilebenenmechanismus.

Kommentar

Niederdrucksystem: Das Niederdrucksystem umfasst alle Bereiche des Kreislaufsystems, in denen im Liegen ein **relativ niedriger mittlerer Blutdruck** (< 20 mmHg) herrscht (s. Antwort zur Frage 50.2). Die Definition des Niederdrucksystems orientiert sich also weniger an anatomischen sondern vielmehr an **funktionellen** Gesichtspunkten. Das erklärt auch, warum der linke Ventrikel in der Diastole dem Niederdrucksystem und in der Systole dem Hochdrucksystem angehört. Während der Blutdruck im Hochdrucksystem in erster Linie durch die Pumpleistung des Herzens (hydrodynamisch erzeugter Druck) bedingt wird, spielt diese für den Druck im Niederdrucksystem eine wesentlich geringere Rolle. Der Druck im Niederdrucksystem ergibt sich in erster Linie aus dem **Füllungszustand des Kreislaufsystems** und der **Schwerkraft** (hydrostatischer Druck). Da aber die Schwerkraft auf das Hoch- und Niederdrucksystem gleichermaßen wirkt, bleibt die für den Blutfluss entscheidende **arteriovenöse Druckdifferenz** (Differenz zwischen Druck im arteriellen und venösen System, die die Vorraussetzung für den Blutfluss ist) von ihr unbeeinflusst. Umgekehrt kann man sich das Wissen, dass der Druck im Niederdrucksystem vom Füllungszustand des Kreislaufsystems abhängt, zunutze machen, um eine Intensivtherapie besser zu überwachen: Durch Überwachen des ZVD kann eine Kreislaufüberlastung, z.B. durch übermäßige Infusionen, rechtzeitig erkannt werden.

Im Bereich des Niederdrucksystems befinden sich 85% des gesamten Blutvolumens. Daher werden die Gefäße des Niederdrucksystems häufig auch als **Kapazitätsgefäße** bezeichnet. Grund dafür ist die ca. 200-fach höhere Compliance (elastische Volumendehnbarkeit) der venösen Gefäße im Vergleich zu den arteriellen. Das bedeutet, dass Veränderungen des Blutvolumens sich nahezu ausschließlich auf das Volumen im Niederdrucksystem auswirken (Verteilung 1:200). Wenn man beispielsweise 0,5 l isotoner Kochsalzlösung infundiert, steigt das arterielle Volumen nur um 2,5 ml an, 497,5 ml dagegen gelangen ins Niederdrucksystem.

Pumpleistung des Herzens und statischer Blutdruck: Die **Höhe des zentralen Venendrucks** hängt neben dem **Füllungszustand des Kreislaufsystems** auch von der **Pumpleistung des Herzens** ab. Hört das Herz auf zu pumpen, so gleicht sich der Blutdruck in allen Gefäßen gemäß der Schwerkraft an und ergibt einen sog. **statischen Blutdruck** von ca. **6–7 mmHg**. Bei schlagendem Herzen liegt der mittlere zentrale Venendruck (ZVD) dagegen nur etwa bei 3–5 mmHg, weil mit jedem Herzschlag Blut aus dem Nieder- in das Hochdrucksystem gepumpt wird. Während der Blutdruck im arteriellen Schenkel dadurch deutlich erhöht wird, sinkt er umgekehrt im venösen Teil ab.

Einfluss der Schwerkraft und hydrostatische Indifferenzebene: Während im Liegen die vertikalen Differenzen im Gefäßsystem relativ klein und damit praktisch vernachlässigbar sind, spielt die Schwerkraft beim stehenden Menschen eine bedeutende Rolle für den in den Gefäßen herrschenden Druck. Die Ebene des Gefäßsystems, in der sich der Druck im Gefäßsystem beim Wechsel zwischen Liegen und Stehen nicht verändert, wird als **hydrostatische Indifferenzebene** bezeichnet. Sie liegt etwa 5–10 cm unterhalb des Zwerchfells. In allen Bereichen oberhalb der Indifferenzebene herrscht im Stehen eine niedrigerer Druck als im Liegen, in allen Bereichen unterhalb der Indifferenzebene ein höherer Druck.

Venöser Rückstrom: Die **arteriovenöse Druckdifferenz** allein reicht zur Überwindung der Schwerkraft nicht aus, es sind daher noch weitere Mechanismen am venösen Rückstrom beteiligt (s. Antwort zur Frage 50.5). Durch die ventilartigen **Venenklappen**, die ein Zurückfließen des venösen Blutes in distalere Abschnitte verhindern, werden insbesondere die Beinvenen segmental unterteilt. Dadurch ist einerseits der resultierende hydrostatische Druck deutlich geringer, als es der Gesamthöhe eigentlich entspräche, andererseits kann Blut, das durch die Kontraktion der umliegenden Muskulatur in einen Abschnitt gepresst wurde, nur in Richtung Herz weitergedrückt werden (sog. **Muskelpumpe**). In den herznahen Venen wird Blut während der Inspiration durch den negativen intrathorakalen Druck angesaugt (**Sogeffekt der Atmung**). Auch hier wird ein Rückfließen während der Exspiration durch Venenklappen verhindert. Auch der **Ventilebenenmechanismus** fördert durch eine gewisse Sogwirkung im herznahen Bereich den venösen Rückstrom.

ZUSATZTHEMEN FÜR LERNGRUPPEN
Hochdrucksystem
Orthostatische Regulation

Fall 51 Regulation des Blutglukosespiegels

51.1 Nennen Sie mindestens 4 Hormone, die direkten Einfluss auf den Blutglukosespiegel haben!
- Erhöhung des Blutglukosespiegels: Glukagon, Kortisol, Adrenalin, Somatotropin
- Senkung des Blutglukosespiegels: Insulin.

51.2 Welches sind die wichtigsten Wirkungen von Insulin?
- Senkung des Blutglukosespiegels (v. a. durch gesteigerte Aufnahme von Glukose in Leber-, Fett- und Muskelzellen)
- Steigerung der Glykogensynthese bei gleichzeitiger Hemmung der Glukoneogenese und des Glykogen-Abbaus
- Speicherung von energiereichen Substraten (Glykogen, Fette, Proteine)
- Steigerung der Liponeogenese und Hemmung der Lipolyse
- Steigerung der Proteinbiosynthese
- Gesteigerte K^+-Aufnahme in den Intrazellulärraum durch Stimulation der Na^+-K^+-ATPase.

51.3 Was müssen Sie bei der Insulintherapie unbedingt beachten?
Durch die Gabe von Insulin wird auch vermehrt K^+ in die Zellen aufgenommen, dadurch besteht die Gefahr einer Hypokaliämie. Daher muss der Kaliumspiegel regelmäßig kontrolliert und ggf. K^+ substituiert werden.

51.4 Welche Einflüsse fördern bzw. hemmen die Insulinsekretion?
- **Förderung der Insulinsekretion:**
  - Hohe Blutglukosespiegel
  - Hohe Spiegel von Fettsäuren, Aminosäuren, Ketonkörpern
  - Verschiedene gastrointestinale Hormone (z. B. GIP, Gastrin, CCK, Sekretin)
  - Aktivierung des N. vagus (Transmitter Acetylcholin)
- **Hemmung der Insulinsekretion:**
  - Somatostatin
  - Adrenalin, Noradrenalin.

!!! 51.5 Wie erklären Sie sich die vertiefte Atmung und den auffälligen Geruch?
- Bei Insulinmangel werden vermehrt Fette abgebaut und über Acetyl-CoA in Ketonkörper (Hydroxybutyrat, Acetoacetat, Aceton) umgewandelt
- Da Ketonkörper Säuren sind, führt eine hohe Ketonkörperkonzentration zu einer metabolischen Azidose → metabolische Störungen des Säure-Base-Haushaltes werden respiratorisch kompensiert (s. Fall 29) → Azidoseausgleich durch verstärkte Abatmung von CO_2 (die vertiefte Atmung bei Ketoazidose wird auch als Kussmaul-Atmung bezeichnet)
- Der auffällige süßliche Geruch (Geruch nach Nagellackentferner) stammt von Aceton, das bei der Ketonkörperbildung anfällt.

Kommentar

Synthese von Insulin: Insulin ist ein Peptidhormon aus 51 Aminosäuren. Es besteht aus einer A- und einer B-Kette, die über zwei Disulfidbrücken miteinander verbunden sind. Die Insulinsynthese erfolgt über Vorläuferpeptide in den β-Zellen der Langerhans-Inseln im Pankreas. Im rauen endoplasmatischen Retikulum wird das einkettige unverzweigte Polypeptid Präproinsulin gebildet. Aus diesem geht nach Abspaltung von 23 Aminosäuren das Proinsulin hervor. Das Proinsulin ist immer noch einkettig, d. h. die A- und B-Kette sind immer noch miteinander über ein sog. C-Peptid verbunden. Proinsulin gelangt über den Golgi-Apparat in Sekretgranula und wird dort proteolytisch gespalten: Die Spaltprodukte sind Insulin und das C-Peptid. Da **Insulin** und **C-Peptid** in äquimolaren Konzentrationen gebildet werden, ist das stabilere C-Peptid ein guter Indikator für die endogene Insulinproduktion.

Steuerung der Insulinsekretion: s. Antwort zur Frage 51.4. Die Insulinsekretion wird **direkt durch den Blutglukosespiegel** beeinflusst: Je höher der Blutglukosespiegel ist, desto mehr Glukose gelangt in die β-Zellen und desto mehr ATP wird synthetisiert. Die erhöhte ATP-Konzentration hemmt spezielle ATP-abhängige K^+-Kanäle, so dass der Kaliumstrom gehemmt wird und die Zelle depolarisiert. Diese Depolarisation wiederum aktiviert spannungsgesteuerte Ca^{2+}-Kanäle und führt zu einem Anstieg der intrazellulären Ca^{2+}-Konzentration, wodurch die Exozytose von Insulin getriggert wird. Die Insulinsekretion kann durch verschiedene humorale und nervale Reize zusätzlich gefördert werden: Verschiedene gastrointestinale und hypophysäre Hormone sensibilisieren die β-Zellen für den Einfluss von Glukose und fördern so die Insulinsekretion. Bei niedrigen Blutglukosewerten sind sie jedoch unwirksam. Auch Acetylcholin, bestimmte Aminosäuren oder freie Fettsäuren fördern die Insulinfreisetzung. Durch die Kopplung der Insulinausschüttung an die Nahrungsaufnah-

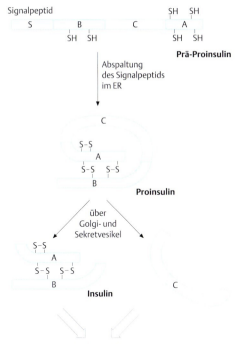

Synthese des Insulins (B = B-Kette, C = C-Peptid, A = A-Kette)

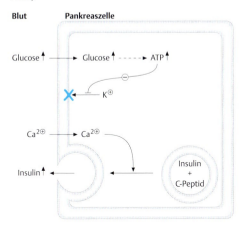

Steuerung der Insulinsekretion durch hohen Blutglukosespiegel

me werden hohe Blutglukosespitzen nach den Mahlzeiten vermieden.

Wirkungen des Insulins: s. Antwort zur Frage 51.2.

Glukagon: Glukagon wird in den α-Zellen des Pankreas gebildet und ist der direkte Antagonist des Insulins. Glukagon wird v. a. bei **Absinken der Blutglukosekonzentration** freigesetzt. Die Wirkungen von Glukagon sind weitgehend entgegengesetzt den Wirkungen des Insulins: So wird unter dem Einfluss von Glukagon die Glykogenolyse gesteigert und die Glukoneogenese gefördert. Die Lipolyse und die β-Oxidation der Fettsäuren nimmt ebenso wie die Proteolyse zu.

Insulinmangel (Diabetes mellitus): Ein absoluter oder relativer Insulinmangel führt zum Krankheitsbild des Diabetes mellitus, d. h. insulinabhängige Zellen können keine Glukose mehr aufnehmen, der **Blutglukosespiegel** steigt auf Werte > **180 mg/dl**. Unmittelbare Folgen des Insulinmangels und hohen Blutglukosespiegels sind:
- Glukosemangel der insulinabhängigen Zellen (z. B. Muskel- und Fettzellen)
- Proteolyse mit Muskelschwund (körperliche Leistungsschwäche)
- Überschreitung der Rückresorptionsschwelle von Glukose in der Niere: Es kommt zur Glukoseausscheidung mit dem Urin (Glukosurie). Die osmotische Wirkung von Glukose führt zu einer verstärkten Diurese (Polyurie), dies führt wiederum zu verstärktem Durst. Der Patient trinkt vermehrt (Polydipsie). Die verstärkte Diurese führt zur Hypovolämie, evtl. auch zur Dehydratation (hypertone Dehydratation).
- Verstärkter Fettabbau, Entstehung von Acetyl-CoA und Umbau zu Ketonkörpern (Entwicklung einer metabolischen Azidose).

Nach der Ätiologie unterscheidet man zwei Typen des Diabetes mellitus: Typ I und Typ II. Der **Diabetes mellitus Typ I** tritt meist im Kindesalter vor dem 20. Lebensjahr auf (sog. juveniler Diabetes mellitus) und beruht auf einer autoimmun vermittelten Zerstörung der β-Zellen. Insulin wird folglich überhaupt nicht mehr gebildet; die Patienten sind daher insulinpflichtig (Insulin-dependent diabetes mellitus [IDDM]). Die meisten Diabetiker leiden jedoch am **Diabetes mellitus Typ II**, der häufig in späteren Lebensjahren auftritt (sog. Altersdiabetes). Bei ihnen ist die Konzentration von Insulin im Blut meist normal oder sogar leicht erhöht. Die Zellen dieser Patienten sind Insulin aber gegenüber relativ unempfindlich und reagieren daher nicht adäquat auf Insulin (periphere Insulinresistenz). Der Typ-II-Diabetes ist primär nicht insulinabhängig, sondern kann häufig durch Ernährungsumstellung, Gewichtsreduktion und Medikamente behandelt werden. Er wird daher auch als non-insulin-dependent diabetes mellitus (NIDDM) bezeichnet.

ZUSATZTHEMEN FÜR LERNGRUPPEN
Langzeitfolgen des Diabetes mellitus
Hypoglykämie
Gastrointestinale Hormone (z. B. GIP, Gastrin, CCK, Sekretin)

Fall 52 Umstellungsvorgänge des Körpers bei körperlicher Leistung

52.1 Definieren Sie die Begriffe „Arbeit" und „Leistung" physikalisch! Wie lassen sie sich berechnen?
- Arbeit [J] = Kraft [N] · Weg [m]
- Leistung [W] = Arbeit [J]/Zeit [s].

52.2 Welche Formen von Arbeit unterscheidet man in der Physiologie?
In der Physiologie gilt alles, was einen erhöhten Energieumsatz im Muskel bedingt, als Arbeit. Man unterscheidet:
- **Dynamische Arbeit**, die mit einer Längenänderung des Muskels einhergeht
  - Positive dynamische Arbeit: die Muskulatur verkürzt sich
  - Negative dynamische Arbeit: „Bremsarbeit", der Muskel wird gedehnt
- **Statische Arbeit**, bei der die Muskellänge konstant bleibt („Haltearbeit"), die im physikalischen Sinne keine Arbeit darstellt, da das Produkt aus Kraft · Weg = 0 ist.

52.3 Führt statische Haltearbeit oder rhythmisch-dynamische Arbeit schneller zu Ermüdung? Erläutern Sie!
Bei reiner Haltearbeit werden die Blutgefäße im Muskel durch die Muskelkontraktion komprimiert und so eine optimale Durchblutung behindert. Dadurch ermüdet der Muskel schneller.

52.4 Welche Sportarten sind aus medizinischer Sicht empfehlenswert? Warum?
- Laufen, Schwimmen, Radfahren
- Begründung: bei diesen Sportarten kommt es zu einem rhythmischen Wechsel von Kontraktion und Entspannung → dadurch wird eine optimale Muskeldurchblutung gewährleistet.

52.5 Welche Anpassungsreaktion des Herz-Kreislaufsystems und des respiratorischen Systems müssen im Körper ablaufen, um ihn an eine erhöhte körperliche Leistung anzupassen?
Anpassungsreaktionen des Herz-Kreislaufsystems: Sympathikusaktivierung →
- Steigerung von Herzfrequenz, Kontraktilität, Schlagvolumen → Erhöhung des Herzminutenvolumens
- Umverteilung des Blutvolumens aus Splanchnikusgebiet und Haut zugunsten der Muskulatur
- Konstriktion der Venen → Erhöhung des venösen Rückstroms zum Herzen

Anpassungsreaktion des respiratorischen Systems:
- Steigerung der Atemfrequenz + vertiefte Atemzüge → Erhöhung des Atemminutenvolumens
- Erhöhtes Atemminutenvolumen + erhöhtes Herzminutenvolumen (→ erhöhte Lungendurchblutung) → Steigerung der Sauerstoffaufnahme
- Gesteigerte Sauerstoffausschöpfung aus dem Blut.

!!! 52.6 Was antworten Sie ihm?
- Erythropoetin ist ein aus der Niere stammendes Glykoprotein-Hormon, dass im Knochenmark die Bildung von Erythrozyten anregt
- Stimulation der Erythropoese → Hämoglobingehalt ↑ und Hämatokrit ↑ → Anstieg der Sauerstofftransportkapazität pro Volumeneinheit Blut → bei gleichem Herzminutenvolumen bessere O_2-Versorgung
- Bei Kraftsportarten (Weitsprung, Kugelstoßen) erfolgt die Energiegewinnung anaerob, eine bessere O_2-Versorgung nutzt also nur bei Ausdauersportarten (z. B. Radsport).

Kommentar

Soll eine körperliche Leistung erbracht werden, so müssen dem Körper ausreichend **Sauerstoff** und **Energieträger** (z. B. ATP, Glukose) bereitgestellt werden.

Sauerstoffversorgung des Körpers bei körperlicher Leistung: Die Sauerstoffversorgung erfolgt durch das **Herz-Kreislaufsystem** und das **respiratorische System** und ist somit abhängig von deren Leistungsfähigkeit bzw. Steigerungsfähigkeit. Um den Sauerstoffbedarf bei körperlicher Leistung zu decken, erhöhen sich Atemminutenvolumen, Herzminutenvolumen und Sauerstoffausschöpfung des Blutes. Das **Atemminutenvolumen** lässt sich von 5–6 l/min in Ruhe bis auf das 20–30fache bei Leistung steigern (120 l/min). Das **Herzminutenvolumen** (Produkt aus Herzfrequenz und Schlagvolumen) lässt sich normalerweise nur um das 3–4-fache steigern, also von etwa von 5–6 l/min in Ruhe bis auf 20–25 l/min bei Untrainierten bzw. bis auf 30–40 l/min bei Hochleistungssportlern. Diese Steigerung kommt in erster Linie durch die Steigerung der Herzfrequenz bis auf 180–200 Schläge/min zustande. Da durch die erhöhte Herzfrequenz die Diastolendauer und damit die Füllungsphase des Ventrikels abnimmt, kann das Schlagvolumen aber – wenn überhaupt – nur geringfügig gesteigert werden. Durch das erhöhte Atemminutenvolumen und Herzzeitvolumen steigt die Sauerstoffaufnahme von 0,25 l O_2/min in

Ruhe bis auf 5 l O_2/min bei Leistung. Die arterielle Sauerstoffsättigung liegt schon in Ruhe normalerweise bei 100 %, so dass diese nicht gesteigert werden kann. Stattdessen erhöht sich die **Sauerstoffausschöpfung des Blutes** bis auf etwa das 3-fache (von ca. 40 ml O_2/l Blut auf 150 ml O_2/l Blut).

Kann nicht ausreichend Sauerstoff zur Verfügung gestellt werden, kann der Körper kurzfristig eine Sauerstoffschuld eingehen und seinen Energiebedarf über anaerobe Glykolyse decken (s. Fall 30).

ZUSATZTHEMEN FÜR LERNGRUPPEN
Training
Berechnung des Energieumsatzes
Kalorimetrie

Fall 53 Tubulärer Transport

53.1 Wie werden Aminosäuren in der Niere normalerweise rückresorbiert? Warum ist nicht nur der Transport von Zystin sondern auch von anderen Aminosäuren gestört?
- Im proximalen Tubulus erfolgt die Aminosäure-Rückresorption mittels sekundär-aktiver Na^+-Symporter
- Dabei hat nicht jede Aminosäure ein eigenes Transportmolekül, sondern die Transporter können verschiedene strukturell verwandte Aminosäuren transportieren
- Der Zystin-Transporter transportiert demnach auch andere basische Aminosäuren (Ornithin, Lysin, Arginin), ist er defekt werden auch diese Aminosäuren nicht mehr rückresorbiert.

53.2 Benennen Sie die einzelnen Abschnitte eines Nephrons, und geben Sie ihre Hauptfunktion an!
- Glomerulus: Filtration
- Proximaler Tubulus: Rückresorption von ca. $2/3$ des Filtrats
- Henle-Schleife: Aufbau eines Konzentrationsgradienten (Voraussetzung für Harnkonzentrierung)
- Distaler Tubulus: Feinabstimmung der Harnzusammensetzung
- Sammelrohr: Harnkonzentrierung.

53.3 Erläutern Sie kurz die Resorption von Na^+, Ca^{2+} und Glukose aus dem Tubulus!
- **Na^+-Resorption:** 99 % des filtrierten Na^+ wird rückresorbiert
  - Im proximalen Tubulus: $1/3$ über sekundär-aktive Kotransporte (z. B. Na^+-Glukose-Symport), sonst über parazelluläre Shunts und Solvent drag
  - Im distalen Tubulus und Sammelrohr: Feinabstimmung der Na^+-Ausscheidung durch Aldosteron und ANF (s. Fall 66)

- **Ca^{2+}-Resorption:**
  - Im proximalen Tubulus und Henle-Schleife: $2/3$, v.a. durch passiven Transport
  - Im dicken aufsteigenden Teil der Henle-Schleife und frühdistalen Tubulus: $1/3$, Regulation durch Parathormon und Kalzitriol
- **Glukose:** im proximalen Tubulus fast vollständige Resorption über sekundär-aktiven Na^+-Symport; Transporter sind relativ spezifisch für strukturell verwandte Monosaccharide (vgl. Aminosäure-Rückresorption), die sich in ihrem Transport dann gegenseitig kompetitiv hemmen.

53.4 Welche tubulären Sekretionsvorgänge beeinflussen direkt den Säure-Base-Haushalt und den pH-Wert des Urins?
- **Phosphat-Puffer-System:**
  - pH-neutrale H^+-Ausscheidung in Form von titrierbarer Säure
  - Phosphat kann in Abhängigkeit vom pH-Wert unterschiedlich stark dissoziieren und dabei H^+ binden:
    pH ↑ = $PO_4^{3-} + 3\ H^+ \rightarrow HPO_4^{2-} + 2\ H^+$
    $\rightarrow H_2PO_4^- + 1\ H^+ \rightarrow H_3PO_4$ – pH ↓
- **Ammoniak-Mechanismus:**
  - Ausscheidung von H^+ in Form von nicht-titrierbarer Säure als NH_4^+ (Ammoniak)
  - NH_4^+ stammt aus dem Aminosäureabbau (Glutamin ↔ Glutamat + NH_4^+ bzw. Glutamat ↔ 2-Oxoglutarat + NH_4^+) → in der Leber Umwandlung in ungiftigen Harnstoff oder Ausscheidung über die Niere
  - In der Niere direkte Ausschleusung von NH_4^+ durch Na^+-NH_4^+-Antiport aus der Zelle oder Dissoziation zu gut membrangängigen NH_3: $NH_4^+ \rightarrow NH_3 + H^+$; im Tubuluslumen umgekehrte Reaktion: $NH_3 + H^+ \rightarrow NH_4^+$
  - Harnstoffsynthese in der Leber verbraucht HCO_3^-, durch Ausscheidung von NH_4^+ über

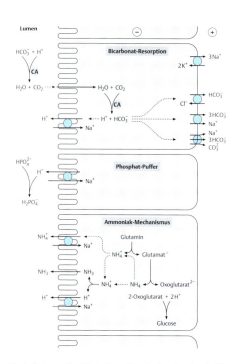

die Niere wird HCO_3^- eingespart und so einer Azidose entgegengewirkt
- **Bikarbonat-Resorption:**
  - HCO_3^- reagiert mit H^+, das mit Hilfe eines Na^+-H^+-Antiporters aus der Zelle geschleust wird, zu H_2O und CO_2, die in die Zelle diffundieren können
  - In der Zelle dissoziieren sie wieder zu HCO_3^- und H^+
  - H^+ kann im Austausch gegen Na^+ aus der Zelle gepumpt werden
  - HCO_3^- verlässt die Zelle auf der basolateralen Seite über Na^+-HCO_3^--Symport, HCO_3^--CO_3^{2-}-Na^+-Symport oder HCO_3^--Cl^--Antiport
  - Bei Alkalosen kann die HCO_3^--Resorption stark gedrosselt werden, so dass statt dessen der Harn alkalischer wird.

Beeinflussung des Säure-Base-Haushaltes durch tubuläre Sekretionsvorgänge

Kommentar

Tubuläre Resorption und Sekretion: Der allergrößte Teil des filtrierten Primärharns (ca. 99 %) muss im Tubulussystem wieder resorbiert werden. Das geschieht vor allem **im proximalen Tubulus**, in dem etwa ²/₃ **des Wassers und der Elektrolyte sowie fast alle Aminosäuren und Glukose** resorbiert werden. Die Resorption dieser niedermolekularen Substanzen erfolgt über **spezifische Transportmechanismen**, meist in Form eines sekundär-aktiven Na^+-Substrat-Symports (s. Antworten zu den Fragen 53.1 und 53.3). Größere Peptide und Proteine können auch über Endozytose in die Tubuluszellen aufgenommen und erst in den endozytotischen Vesikeln durch lysosomale Enzyme weiter zerlegt werden.

Neben Resorption findet durch die Tubuluszellen auch eine **Sekretion** statt: Auf diese Weise können auch Stoffe ausgeschieden werden, die nicht oder nur in geringem Maße filtriert werden. Dies spielt v. a. für organische Säuren (z. B. Harnsäure, Paraamminohippursäure, Penicillin) eine bedeutende Rolle.

Aufbau eines Konzentrationsgradienten: In der **Henle-Schleife** erfolgt die Resorption v. a. mit dem Ziel, einen Konzentrationsgradienten aufzubauen, mit dessen Hilfe der Urin im Sammelrohr später konzentriert werden kann. Neben Elektrolyten

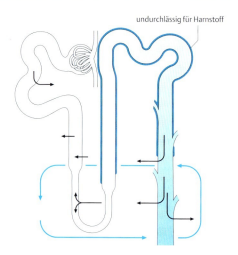

Verhalten des Harnstoffs in der Niere

spielt v. a. **Harnstoff**, der im Nierenmark rezirkuliert, eine große Rolle für den Aufbau des Konzentrationsgradienten. Diese Rezirkulation beruht auf der unterschiedlichen Durchlässigkeit der verschiedenen Tubulusabschnitte für Harnstoff: Während der proximale Tubulus und das distale Sammelrohr gut für Harnstoff durchlässig sind, ist der Tubulus vom dicken aufsteigenden Teil der Henle-Schleife bis zum distalen Sammelrohr undurchlässig für Harnstoff. Während der Passage durch diesen Abschnitt steigt aufgrund der Wasserresorption die relative Harnstoffkonzentration. Am Ende des Sammelrohrs, wenn es wieder harnstoffdurchlässig wird, wandert der Harnstoff daher entlang seines Konzentrationsgradienten ins Interstitium und von dort wieder in den dünnen Teil der Henle-Schleife. Dieses Zirkulieren des Harnstoffs ist für etwa die Hälfte der Osmolarität des Konzentrationsgradienten verantwortlich.

ZUSATZTHEMEN FÜR LERNGRUPPEN
Diuretika
Harnsäureausscheidung
Kalium- und Phosphatresorption
Kalziumhaushalt
Säure-Base-Haushalt

Fall 54 Nozizeption und Schmerz

54.1 Erläutern Sie die Unterschiede zwischen übertragenem und projiziertem Schmerz! Handelt es sich bei der Schmerzausstrahlung bei Herzinfarkt um übertragenen oder um projizierten Schmerz?
- **Übertragener Schmerz:** Schmerzreize aus den inneren Organen führen zu Schmerzempfindungen im Bereich bestimmter Hautareale (Head-Zone, s. Antwort zur Frage 54.2); Ursache: nozizeptive Afferenzen aus den Organen konvergieren mit denen der Haut auf ein gemeinsames Interneuron im Tractus spinothalamicus; das Gehirn kann nicht differenzieren, von welcher Afferenz das Interneuron ursprünglich erregt wurde; da Schmerzen häufiger „von außen" kommen, wird der Schmerz vom ZNS als von der Haut kommend interpretiert
- **Projizierter Schmerz:** Informationen der Schmerzafferenzen, die im ZNS eintreffen, werden vom Gehirn als Schmerzempfindung im Ursprungsgebiet des entsprechenden Nerven empfunden, auch wenn sie erst im Verlauf des Nerven entstanden sind; z.B. Reizung des N. ulnaris durch Anschlagen des Ellenbogens → Schmerzempfindung im Bereich der ulnaren Handseite (Klein- und Ringfinger).
- **Schmerzausstrahlung bei Herzinfarkt:** übertragener Schmerz (Schmerzempfindung in der Head-Zone des Herzens).

54.2 Was versteht man unter „Head-Zonen"? Nennen Sie mindestens 2 weitere Beispiele!
Head-Zone: bestimmtes Hautareal, in denen bei Erkrankungen innerer Organe Schmerzen empfunden werden, weil die nozizeptiven Afferenzen dieses Organs auf die gleichen Interneurone verschaltet wie die Nozizeptoren dieses Hautareals (s. Antwort zur Frage 54.1); verschiedene Hautareale lassen sich ganz bestimmten Organen zuordnen und sich daher in der Diagnostik verwenden, z.B.:
- Herz: linker Arm
- Gallenblase: rechte Schulter
- Dünndarm: paraumbilikal (um den Bauchnabel herum)
- Niere und Hoden: Leistengegend
- Speiseröhre: Xiphoid.

54.3 Was versteht man unter Adaptation? Wie adaptieren Nozizeptoren?
- Adaptation: Abnahme der Erregung bei weiterhin bestehendem Reiz, d.h. „Gewöhnung" an einen Dauerreiz
- Nozizeptoren: sind tonische Proportional-Rezeptoren, d.h. sie **adaptieren** praktisch **nicht**.

54.4 Wie unterscheiden sich Oberflächenschmerz, Tiefenschmerz und viszeraler Schmerz?
- **Oberflächenschmerz:** entsteht durch Reizung von Nozizeptoren der Haut; Qualitäten:
  - Früher heller, gut lokalisierbarer Schmerz: Afferenz über markhaltige Klasse Aδ-Fasern
  - Späterer dumpfer, schlecht lokalisierbarer Schmerz: Afferenz über marklose C-Fasern
- **Tiefenschmerz:** entsteht durch Reizung von Nozizeptoren im Bewegungsapparat (z.B. Muskeln, Gelenke) oder der Hirnhäute; Qualität: dumpf, schlecht lokalisierbar, Ausstrahlung in weit entfernte Körperregionen
- **Viszeraler Schmerz:** entsteht durch Reizung von Nozizeptoren in den Kapseln der parenchymatösen Organe, serösen Häuten oder Wänden von Blutgefäßen (z.B. durch Ischämie, Dehnung, Entzündung, Kompression); häufig autonome Begleitreaktionen (z.B. Übelkeit, Blutdruckschwankungen); Qualität: dumpf,

schlecht lokalisierbar, Ausstrahlung in die Umgebung.

!!! 54.5 Beschreiben Sie die Bahnsysteme des nozizeptiven und des antinozizeptiven Systems!
- **Nozizeptives System:** Aufnahme der Reize über **freie Nervenendigungen** (Nozizeptoren) und Leitung über Aδ- oder C-Fasern → Eintritt über Hinterwurzel → Umschaltung im Hinterhorn in der Substantia gelatinosa (Transmitter: Substanz P) → Kreuzung auf Rückenmarkebene zur Gegenseite → Tractus spinothalamicus lateralis (Vorderseitenstrang) → Thalamus → Gyrus postcentralis und Formatio reticularis (zentrales Höhlengrau)
- **Antinozizeptives System:** absteigende, antinozizeptive Bahnen entspringen im Hypothalamus und zentralen Höhlengrau → Umschaltung in den Raphe-Kernen der Pons (Transmitter: Enkephaline) → ziehen als Tractus reticulospinalis zu den Hinterhörnern → Umschaltung auf inhibitorische Interneurone (Transmitter: Serotonin) → Hemmung der übertragenen Schmerzimpulse (Transmitter: Enkephaline).

54.6 Wie nennt man dieses Phänomen? Nennen Sie ein weiteres Beispiel!
- **Allodynie:** Reize, die normalerweise nicht schmerzhaft sind, lösen eine Schmerzempfindung aus; Ursache ist eine Steigerung der Erregbarkeit nozizeptiver Neurone durch lang anhaltende, starke Reizung
- **Beispiel:** Bestreichen der Haut ist als Berührungsreiz normalerweise nicht schmerzhaft, bei Sonnenbrand kann dies Schmerzen auslösen.

Kommentar

Schmerz: Schmerz ist eine **subjektiv empfundene unangenehme Empfindung**, welche mit einer **tatsächlichen oder möglichen Gewebeschädigung** verknüpft wird. Die Schmerzempfindung dient sozusagen als **Warnsystem, das den Körper vor Schädigungen schützen soll**. Der empfundene Schmerz hängt nicht nur vom Ausmaß einer Gewebeschädigung sondern v. a. auch von zentralen Verarbeitungsmechanismen ab. Dabei spielen affektive, vegetative, motorische, sensible oder kognitive Komponenten eine große Rolle. So ist die Schmerzempfindlichkeit beispielsweise bei Angst erhöht, bei Wut dagegen herabgesetzt.

Nozizeption: Unter Nozizeption versteht man die Reizaufnahme durch Nozizeptoren, die nervale Weiterleitung und die zentrale Verarbeitung von Schmerzreizen.
Nozizeptoren sind **polymodal**, d. h. sie reagieren nicht nur auf einen einzelnen, genau charakterisierten Reiz sondern auf verschiedene mechanische (z. B. Schnitt, Druck), thermische (z. B. Kälte, Hitze) oder chemische (z. B. Säuren, Bienengift) Reize, die tatsächlich oder potenziell gewebeschädigend sind. Verschiedene körpereigene Signalstoffe (z. B. Prostaglandine, H^+, Substanz P) können die Empfindlichkeit der Nozizeptoren erhöhen oder selbst zu einer Schmerzempfindung führen. Informationen der Nozizeptoren werden über den **Vorderseitenstrang** (Tractus spinothalamicus lateralis) zum Thalamus und Gyrus postcentralis geleitet (s. Antwort zur Frage 54.4). Im Thalamus erfolgt die Auslösung vegetativer Reaktionen (z. B. Anstieg von Herzfrequenz und Blutdruck), im Gyrus postcentralis die Bewusstwerdung der Schmerzen.

Modulation der Schmerzempfindung: Eine Einflussnahme auf die Schmerzempfindung kann auf verschiedenen Ebenen erfolgen:
- Die **Entstehung von Schmerzimpulsen** in den Nozizeptoren lässt sich verhindern, in dem man die Empfindlichkeit der Nozizeptoren reduziert (z. B. durch Prostaglandinsynthesehemmer).
- Die **Impulsleitung** kann durch Lokalanästhetika aufgehoben werden oder durch die körpereigenen absteigenden Neurone des antinozizeptiven Systems gebremst werden.
- Schließlich hängt die **Bewusstwerdung** des Schmerzes von der Stimmungslage des Betroffenen ab; jene kann beispielsweise zentral durch Opioide gehemmt werden.

Störungen der Schmerzempfindung: Sowohl ein krankhaft gesteigertes Schmerzempfinden (**Hyperalgesie**) als auch eine verminderte Schmerzempfindlichkeit (**Hypalgesie**) können zu einer schwerwiegenden Beeinträchtigung des Betroffenen führen. Als **Analgesie** bezeichnet man die vollständig aufgehobene Schmerzempfindung. Dies kann bei Verletzungen von Nerven oder des ZNS auftreten oder selten auch angeboren sein (kongenitale Analgesie). Hyp- und Analgesie können zu schweren Verletzungen führen, da die warnenden Schmerzreize nicht wahrgenommen werden können.

Adaptation: Adaptation beschreibt das Phänomen, dass auch bei anhaltender Reizstärke, die Erregung und damit die Wahrnehmung eines Reizes abnimmt. Neben den Sinnesrezeptoren sind daran auch zentralnervöse Vorgänge beteiligt. Man unterscheidet zwischen tonischer Adaptation und phasischer Adaptation: Die **tonische Adaptation**

erfolgt sehr langsam (SA-„slow-adapting"-Sensoren), wie es beispielsweise für die Schmerzwahrnehmung typisch ist (an Zahnschmerzen gewöhnt man sich praktisch nicht). Die **phasische Adaptati**on läuft dagegen sehr schnell ab (FA-„fast-adapting"-Sensoren), eine schnelle Adaptation zeigen typischerweise Geruchsrezeptoren.

ZUSATZTHEMEN FÜR LERNGRUPPEN
Sensible Bahnsysteme des ZNS
Qualitäten der Oberflächensensibilität
Geruch

Fall 55 Atemmechanik, Atemapparat

55.1 Welche Drücke herrschen normalerweise in Lunge und Pleuraspalt in Ruhe?
- Lunge: intrapulmonaler Druck (p_{pul}) ist abhängig vom umgebenden Luftdruck und Thoraxbewegungen; in Ruhelage: intrapulmonaler Druck = atmosphärischer Druck
- Pleuraspalt: intrapleuraler Druck (p_{pleu}) ist subatmosphärisch.

!!! **55.2** Was ist ein Pneumothorax? Erläutern Sie den Unterschied zwischen einem offenen und einem Spannungspneumothorax! Welche Druckverhältnisse erwarten Sie bei diesen beiden Formen des Pneumothorax?
- **Pneumothorax:** Ansammlung von Luft im Pleuraspalt mit Aufhebung des intrapleuralen Drucks; führt zu teilweisem oder komplettem Kollaps der Lunge
- **Offener Pneumothorax:**
  - Verbindung des Pleuraspalts mit der Außenluft z. B. durch Verletzung der Thoraxwand
  - Es herrschen im Pleuraspalt gleiche Druckverhältnisse wie in der Umgebungsluft, also atmosphärische Drücke
- **Spannungspneumothorax:**
  - Sonderform des Pneumothorax, bei dem durch einen Ventilmechanismus während der Inspiration Luft in den Pleuraspalt gelangt, die bei der Exspiration nicht mehr entweichen kann
  - Der Druck ist höher als in der Umgebungsluft.

55.3 Wie verhalten sich Druck und Volumen im Verlauf eines Atemzyklus in Lunge und Pleuraspalt?
Inspiration:
- Lunge: durch Thoraxexkursion passive Weitung der Lunge → Abnahme des intrapulmonalen Drucks → Einstrom von Luft in die Lunge → Anstieg des intrapulmonalen Drucks bis atmospärischer Druck wieder erreicht ist

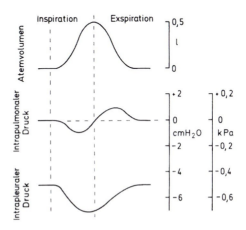

Veränderungen des intrapulmonalen und intrapleuralen Drucks im Verlauf eines Atemzyklus

- Pleuraspalt: durch Thoraxexkursion wird die Thoraxwand von der Lunge „weggezogen" → Druck im Pleuraspalt nimmt weiter ab (p_{pleu} wird noch negativer)

Exspiration:
- Lunge: Zusammenziehen des Thorax → Kompression der Lunge → Anstieg des intrapulmonalen Drucks → Ausstrom von Luft aus der Lunge → Abnahme des intrapulmonalen Drucks bis atmosphärischer Druck wieder erreicht ist
- Pleuraspalt: Kontraktion des Thorax um die luftgefüllte Lunge → Anstieg des Drucks im Pleuraspalt.

55.4 Welche Atemwiderstände muss der Körper bei der Atmung überwinden? Wovon hängen sie ab?
- **Elastische Atemwiderstände:** Eigenelastizität der Lunge (Lunge hat das Bestreben sich zusammenzuziehen); bedingt durch die Oberflächenspannung der Alveolen ($^2/_3$) und elastischen Fasern des Lungengewebes ($^1/_3$)

Fall 55 Seite 56

- **Viskose Atemwiderstände:** Reibung (z.B. bei Thoraxbewegungen) und Strömungswiderstand der Luft.

55.5 Erläutern Sie die Ruhe-Dehnungs-Kurve des Atemapparats! Welche Aussagen lassen sich damit über den Gesamtatemapparat sowie die Einzelkomponenten Lunge und Thorax machen?
Ruhe-Dehnungs-Kurve des Atemapparates:
- Graphische Darstellung der Compliance (Dehnbarkeit de Atemapparates) für die Einzelkomponenten (Lunge, Thorax) und den Gesamtapparat
- Ergibt sich, indem man die Lunge jeweils mit einem bestimmten Luftvolumen füllt und dann die intrapulmonalen und intrapleuralen Drücke bei vollständig entspannter Atemmuskulatur bestimmt
- Ruhe-Dehnungs-Kurve des Gesamtatemapparates: S-förmiger Verlauf; im Bereich der Atemruhelage steilster Verlauf, d.h. kleine Druckschwankungen gehen mit relativ großen Volumenschwankungen einher, die Compliance ist hier also am größten
- Ruhe-Dehnungs-Kurve der Einzelkomponenten:
  - Compliance der Lunge ist umso größer, je weniger Luft in ihr enthalten ist; Begründung: je geringer die Vordehnung ist, desto dehnbarer sind noch die elastischen Elemente der Lunge (vgl. mit einem Fahrradreifen, der sich zunächst leicht aufpumpen lässt, je weiter er aber schon aufgepumpt ist, desto schwieriger wird es, noch mehr Luft hineinzupumpen)
  - Compliance des Thorax ist um so größer, je größer das Volumen ist; Begründung: der Thorax hat aus anatomischen Gründen die Tendenz, sich zu weiten
  - Der Druck in der Lunge allein (p_{pul}) kann nie negativ werden, weil sich die Lunge selbst nicht aktiv weiten kann.

!!! 55.6 Wie erklären Sie sich diese rasche Verschlechterung? Was können Sie tun, um den Zustand des Patienten rasch zu stabilisieren?
- Der Patient hat einen Spannungspneumothorax → Druck im rechten Thorax steigt → linke Lunge wird immer weiter nach links gedrückt → Kompression der linken Lunge → auch links keine ausreichende Lungenfüllung mehr möglich
- Therapie: sofortige Entlastung des Spannungspneumothorax durch Punktion im 2. Interkostalraum in der Medioklavikularlinie mit einer großlumigen Kanüle.

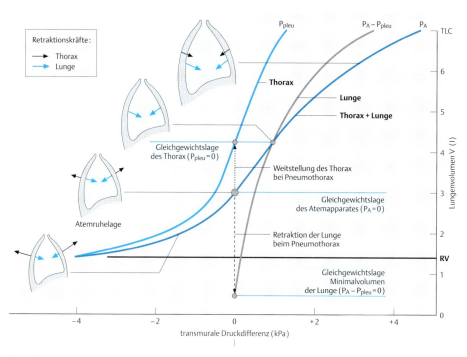

Ruhe-Dehnungs-Kurve des Atemapparates (p_A = Alveolardruck, p_{Pleu} = intrapleuraler Druck, RV = Residualvolumen, TLC = Totalkapazität)

Kommentar

Atemmechanik, intrapulmonale und intrapleurale Drücke: Die Belüftung der Lunge erfolgt durch **rhythmische Thoraxbewegungen**. Diese werden **durch das Atemzentrum in der Medulla oblongata gesteuert** und von der Atemmuskulatur ausgeführt. Die **Einatmung** erfolgt durch **Zwerchfellkontraktion** (abdominelle Atmung) und **Rippenhebung** (thorakale Atmung). Die **Ausatmung** erfolgt v. a. durch das Zusammenziehen der Lunge aufgrund ihrer **Eigenelastizität**. Die Atembewegungen führen zu Druckveränderungen in der Lunge. Es entsteht ein Druckgradient zwischen Umgebungsluft und Lunge, der durch Ein- und Ausstrom von Luft in die Lunge wieder ausgeglichen wird (s. Antwort zur Frage 55.3). Der Druck in der Lunge (intrapulmonaler Druck) kann dabei nie negativ werden, da sich die Lunge nicht aktiv weiten kann und damit keinen Sog aufbauen kann. Die Lunge ist über den Pleuraspalt zwischen den beiden Pleurablättern mit der Thoraxwand beweglich verbunden. Aufgrund ihrer Eigenelastizität hat die Lunge das Bestreben, sich zusammenzuziehen. Dadurch entsteht ein leichter Unterdruck im Pleuraspalt gegenüber der Umgebung, der bei ca. 0,5 kPa liegt. Dieser Unterdruck wirkt sich auf den gesamten Raum zwischen Thoraxwand und Lungenoberfläche aus und wird daher auch als intrathorakaler Druck bezeichnet.

Ruhe-Dehnungs-Kurve des Atemapparates: s. Antwort zur Frage 55.5. Mit der Ruhe-Dehnungs-Kurve des Atemapparates lässt sich die Compliance graphisch darstellen. Um sie abzuleiten, werden bei vollständig entspannter Atemmuskulatur die Luftvolumina und die entsprechenden intrapulmonalen und intrapleuralen Drücke bestimmt.
In Atemruhelage ist die Lunge leicht gedehnt, der Thorax dagegen leicht zusammengezogen. Welches Volumen sie enthalten würden, wenn sie jeweils – unabhängig vom restlichen System – ihre Gleichgewichtslage einnehmen könnten, lässt sich daran ablesen, bei welchem Volumen die transmurale Druckdifferenz „0" betragen würde (Thorax ca. 4,5 l; Lunge ca. 0,7 l). Die Tendenz des Thorax, sich auszuweiten, und der Lunge, sich zusammenzuziehen, hält sich in Atemruhelage die Waage. Das Verhalten des Gesamtapparates ergibt sich also aus dem Zusammenspiel der einzelnen Komponenten. Die Ruhe-Dehnungs-Kurve des Gesamtatemapparates verläuft S-förmig: Im Bereich der Atemruhelage verläuft sie am steilsten, d.h. schon kleine Druckschwankungen gehen mit verhältnismäßig großen Volumenschwankungen einher, die Compliance ist hier also am größten.

Elastische und viskose Atemwegswiderstände: s. Antwort zur Frage 55.4. Die Oberflächenspannung der Alveolen wird durch den **Surfactant-Factor** auf nur noch ca. 10% des Ursprungswertes reduziert. Dieser wird von Alveolarepithelzellen Typ II produziert und wirkt ähnlich wie Seife. Fehlt Surfactant-Factor, so steigt der elastische Atemwegswiderstand stark an, und die Lunge kann zusammenfallen.
Der viskose Atemwegswiderstand hängt v. a. von den **Strömungswiderständen in der Trachea und den großen Bronchien** ab. Der Widerstand in den tieferen Atemwegen liefert nur einen geringen Beitrag, weil der Gesamtquerschnitt in diesem Bereich stark zunimmt.

Pneumothorax: Der Luftaustausch in der Lunge beruht darauf, dass die Lunge durch die Thoraxbewegung im Wechsel geweitet und wieder komprimiert wird. Dazu ist die Lunge aber nicht mit der Thoraxwand verwachsen, sondern an ihr über den Pleuraspalt angeheftet. Man kann das mit zwei Glasplatten vergleichen, zwischen denen sich ein dünner Flüssigkeitsfilm befindet: Die beiden Glasplatten lassen sich zwar leicht gegeneinander verschieben, aber nur schlecht voneinander abheben. Wird dieser Widerstand, der dem Abheben entgegensteht, jedoch einmal überwunden, z. B. indem Luft zwischen die beiden Scheiben gelangt, können sie problemlos voneinander getrennt werden. Ähnlich ist es auch im Pleuraspalt: Der enge Kontakt zwischen Lunge und Pleura parietalis der Thoraxwand hält sie aneinander. Dringt auch nur ein wenig Luft (z. B. von außen bei einer penetrierenden Thoraxverletzung oder durch Riss einer Emphysemblase [übermäßige Erweiterung der Alveolen]) in den Pleuraspalt ein, so ist die Verbindung aufgehoben; und die ganze Lunge löst sich von der Thoraxwand. Infolge ihrer Eigenelastizität zieht sie sich dabei zusammen, sie kollabiert. Da die Lunge sich nicht selbst aktiv bewegen kann, kann sie ohne Kontakt zur Thoraxwand nicht mehr an der Atembewegung teilnehmen, sie ist also ruhiggestellt. Es findet kein wesentlicher Luftaustausch mit der Außenluft mehr statt, damit trägt sie nicht mehr zum Gasaustausch bei. Typische Symptome sind Atemnot, Brustschmerz und Husten.

Offener Pneumothorax: Bei einem sog. offenen Pneumothorax kann die Luft in den Pleuraraum hinaus- und hineinströmen. Dadurch wird die Atmung nicht nur auf der Seite behindert, auf die Lunge kollabiert ist, sondern auch auf der unverletzten Seite. Es kommt zu einem sog. Mediastinalflattern: Bei der Inspiration wird das Mediastinum durch den inspiratorisch sinkenden Pleuradruck auf die gesunde Seite verzogen, bei der Exspiration dagegen in Richtung der kollabierten Lunge gedrückt, dadurch ist die Atemexkursion des gesunden Lungenflügels eingeschränkt.

Spannungspneumothorax: Gerade bei kleineren Löchern kann sich ein sog. Spannungspneumothorax ausbilden. Dabei wirkt das Loch als Ventil: Luft kann nur noch in den Pleuraraum ein- nicht aber

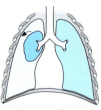
Inspiration

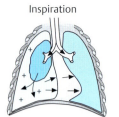
Exspiration

Pneumothorax

Spannungspneumothorax
(Ventilpneumothorax)

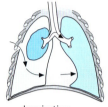
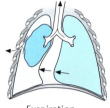
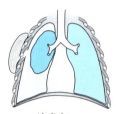

Inspiration
Pendelatmung

Exspiration
Pendelatmung

Abdichtung

offene Thoraxverletzung

Formen des Pneumothorax; Spannungspneumothorax und Pendelatmung bei Mediastinalflattern

ausströmen. Grund dafür ist, dass das Loch bei der Inspiration gedehnt und damit geöffnet wird, bei der Exspiration legen sich Gewebeteile vor die Öffnung, so dass die Luft nicht mehr entweichen kann. Dadurch nimmt das intrapleurale Gasvolumen mit jedem Atemzug zu. Durch die zunehmende Luftansammlung wird das Mediastinum immer weiter auf die gesunde Seite verschoben, bis sich auch die gesunde Seite kaum mehr bewegen kann. Außerdem steigt der intrathorakale Druck immer weiter an und behindert so den venösen Rückstrom zum Herzen. Bei einem Spannungspneumothorax muss notfallmäßig eine Entlastungspunktion erfolgen, durch die der Spannungspneumothorax in einen offenen Pneumothorax umgewandelt wird (s. Antwort zur Frage 55.6).

 ZUSATZTHEMEN FÜR LERNGRUPPEN
Atemgrößen
Compliance und Resistance
Künstliche Beatmung

Fall 56 Stimme und Sprechen

56.1 Wie erklären Sie sich die Symptomatik der Patientin?
Wahrscheinlich sind bei der Schilddrüsen-Operationen die Nn. laryngei recurrentes geschädigt worden, so dass die Innervation aller innerer Kehlkopfmuskeln ausfällt. Dadurch können die Stimmlippen nicht mehr geöffnet werden, sie engen den Atemstrom ein, und es kommt zu Atemnot.

56.2 Welche Funktionen erfüllt der Kehlkopf? Erläutern Sie!
- **Stimmbildung:** durch Zusammentreten der Stimmlippen (Phonationsstellung) kann mit Hilfe der aus der Lunge ausströmenden Luft ein Ton erzeugt werden
- **Atmung:** bei Auseinanderweichen der Stimmlippen (Respirationsstellung) wird die engste Stelle des Kehlkopfes auf Höhe der Glottis geöffnet, dadurch kann die Luft ungehindert ein- und ausströmen

Fall 56 Seite 57

- **Aspirationsschutz:** um das Eindringen von Speisen oder Flüssigkeit in die tieferen Luftwege zu verhindern, steigt der Kehlkopf beim Schlucken nach oben, so dass sich die Epiglottis vor den Kehlkopfeingang legt und ihn verschließt; gleichzeitig legen sich die Stimmlippen aneinander und verschließen die Glottis
- **Hustenreflex:** gelangt ein Fremdkörper in den Kehlkopf oder in die Trachea, wird der Hustenreflex als Schutzreflex ausgelöst.

56.3 Wovon hängt die Höhe eines Tones ab?
- Tonhöhe ist abhängig von der **Frequenz der Stimmlippenschwingung**, die wiederum von der **anatomischen Beschaffenheit** und **Spannung der Stimmlippen** sowie von der **Geschwindigkeit und dem Druck des Atemstroms** abhängt
- Je höher die Frequenz der Stimmlippenschwingung ist, umso höher ist der erzeugte Ton
- Hohe Frequenzen der Stimmlippenschwingung entstehen z.B. bei hoher Spannung der Stimmlippen oder kurzen Stimmlippen (Frauen).

56.4 Was versteht man unter Artikulation? Wie funktioniert sie?
- Artikulation: Bildung der verschiedenen Sprachlaute (Vokale, Konsonanten) aus einem im Kehlkopf erzeugten Ton durch Veränderungen des Ansatzrohres (Resonanzraum)
- Ansatzrohr besteht aus Rachen, Mundhöhle, Nase, Nasennebenhöhlen, supraglottischem Raum
- Formung des Ansatzrohrs durch Bewegung der „Sprechmuskulatur" in Lippe, Zunge, Kiefer, Gaumensegel
- Vokale werden bei offenem Ansatzrohr gebildet
- Konsonanten entstehen durch Verengung (Reibelaute, z.B. „w", „f", „s") oder Verschluss (Sprenglaute, z.B. „b", „t", „k") an einer der drei Artikulationszonen Lippe, Zungenspitze und vorderer Gaumen oder Zungenrücken und Gaumen.

56.5 Was versteht man unter „Bernoulli-Schwingungen"?
- Zur Tonerzeugung (Phonation) wird die Glottis fast verschlossen
- An dieser Engstelle ist die Strömungsgeschwindigkeit der Luft deutlich höher als in der Trachea oder dem darüber liegenden Mund- und Pharynxbereich
- Mit zunehmender Strömungsgeschwindigkeit steigt die kinetische Energie der strömenden Luft bei gleichzeitiger Druckabnahme
- Durch den Druckabfall im Glottisbereich wird der Spalt zwischen den Stimmlippen noch enger und die Strömungsgeschwindigkeit noch höher bis sich die Stimmlippen schließlich ganz aneinanderlegen und den Spalt vollständig verschließen
- Dadurch wird der Luftstrom unterbrochen bis der subglottische Druck die Stimmlippen wieder auseinanderpresst
- Die durch diesen wechselnden Luftstrom entstehenden Stimmlippenschwingungen folgen den Bernoulli-Gesetzen (vgl. Physik) und werden daher auch als Bernoulli-Schwingungen bezeichnet.

Kommentar

Bau des Kehlkopfes: Der Kehlkopf (Larynx) besteht aus Knorpel und verbindet die Trachea mit dem unteren Rachenraum (Hypopharynx). Er besteht aus dem Ringknorpel (Cartilago cricoidea) auf dem der Schildknorpel (Cartilago thyroidea) sitzt. Die Stimmlippen (Stimmbänder) spannen sich zwischen Schildknorpel und den Processus vocales der beiden Stellknorpel (Cartilagines arytenoidea). Der Spalt zwischen den Stimmlippen wird Glottis (Stimmritze) genannt. Während der normalen In- und Exspiration ist die Glottis geöffnet, weil die Mm. cricoarytenoidei posteriores (Mm. postici, „Posticus") die Stellknorpel nach außen drehen. Um Schall zu erzeugen, werden die Stimmlippen durch den M. vocalis (M. thryroarytaenoideus) und die Mm. arytenoidei transversi und Mm. cricoarytenoidei laterales fast verschlossen. Der M. cricothyroideus kann die Stimmbänder zusätzlich spannen, indem er den Schildknorpel visierartig gegen den Ringknorpel abkippt (vgl. Anatomie).

Innervation der Kehlkopfmuskulatur: Alle **inneren Kehlkopfmuskeln** werden vom **N. laryngeus recurrens** innerviert, nur der M. cricothyroideus als äußerer Kehlkopfmuskel wird durch den N. laryngeus superior innerviert. Bei Schädigung des N. laryngeus recurrens, z.B. nach einer Schilddrüsen-Operation, lassen sich die Stimmbänder nicht mehr anspannen, es resultiert eine Aphonie (Stimmlosigkeit). Bei beidseitigem Ausfall des N. laryngeus recurrens kann die Glottis durch Lähmung der Mm. cricoarytenoidei posteriores nicht mehr willkürlich geöffnet werden. Es kommt zu einer starken Atemnot, die eine Tracheotomie (Luftröhrenschnitt) notwendig machen kann. Dabei kann schon allein die Manipulation zur Darstellung der Nn. recurrentes bei der Operation zu einem reversiblen Ausfall des N. laryngeus recurrens mit Heiserkeit und Atemnot führen. Hält die Nervenschädigung an, so muss ggf. eine operative Lateralisierung der Stimmbänder (Verlegung der Stimmbänder zur Seite, um die Atemwege freizuhalten) oder eine Tracheotomie erwogen werden.

Phonation: Unter Phonation versteht man die **Erzeugung von Schall im Kehlkopf**. Dazu werden die beiden Stimmlippen (Stimmbänder) durch den exspiratorischen Luftstrom in oszillierende Schwingungen versetzt und erzeugen eine rhythmische Unterbrechung des Luftstroms (s. Antwort zur Frage 56.5). Der **wechselnde Luftstrom erzeugt ein hörbares Klanggemisch**, welches reich an Obertönen ist. Die **Lautstärke** des erzeugten Klanges ist **vom Exspirationsdruck abhängig**. Die **Grundstimme** ist **vom Bau des Kehlkopfes, v.a. von der Stimmlippenlänge, abhängig**. In der Pubertät wächst der Kehlkopf, und die Stimmlippen werden länger, so dass die Stimme tiefer wird. Bei Jungen nimmt die Länge der Stimmlippen stärker zu, deshalb sinkt ihre Stimme in der Pubertät um etwa eine Oktave, die von Mädchen nur um eine Terz ab. Die Höhe des Klanges kann aber durch die **wechselnde Spannung der Stimmbänder** willkürlich verändert werden (s. Antwort zur Frage 56.3).

Artikulation: Die Konfiguration des Ansatzrohres erzeugt **bestimmte Resonanzfrequenzen**, die man als **Formanten** bezeichnet. Diese komplexen Schallwellen eines Sprachlauts lassen sich physikalisch charakterisieren und sind **für jeden Vokal spezifisch**. Ein „E" ist beispielsweise durch die Formantfrequenzen von ca. 500, 1800 und 2400 Hz charakterisiert. Bei **Konsonanten** handelt es sich dagegen physikalisch gesehen um **Geräusche**. Sie sind von der Phonation unabhängig und entstehen durch Veränderungen des Ansatzrohres, z.B. Verengung der Lippen (Reibelaute, z.B. „w") oder plötzliches Öffnen eines Verschlusses (Sprenglaute, z.B. „p"). Beim Flüstern schwingen die Stimmbänder nicht mit, sondern das Ansatzrohr wird durch den Atemstrom zur Resonanz angeregt.

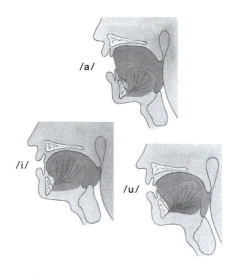

Artikulationsstellungen im Ansatzrohr (Durch verschiedene Stellungen der Zunge entstehen unterschiedliche Räume mit verschiedenen Resonanzfrequenzen. Abgebildet sind die Zungenstellungen für die Bildung der Formanten der Vokale /a/, /i/ und /u/.)

ZUSATZTHEMEN FÜR LERNGRUPPEN
Sprachverarbeitung
Aphasie

Fall 57 Glatte Muskulatur

57.1 Wie kommt eine Erektion zustande?
Sexuelle Erregung → parasympathische Impulse aus dem Sakralmark (über die Nn. erigentes) → Freisetzung von NO (Stickstoffmonoxid) → Vasodilatation der Arteriolen, die zu den Schwellkörpern führen → Zunahme des Blutvolumens in den Kavernen der Schwellkörper → Druckanstieg → Drosselung des venösen Abstroms → Erektion.

57.2 Wo im Körper findet man glatte Muskulatur? Nennen Sie mindestens 3 Beispiele!
Bronchien, Blutgefäße, Gastrointestinaltrakt, ableitende Harnwege, Auge, Uterus.

57.3 Nennen Sie mindestens 4 Unterschiede zwischen Skelettmuskulatur und glatter Muskulatur!

	Skelettmuskulatur	**Glatte Muskulatur**
Aufbau und Größe der Muskelfasern	vielkernige Riesenzelle, Durchmesser bis 80 µm, Länge bis zu mehreren cm	einkernige, deutlich kleinere Zellen, Länge bis zu 200 µm
Verhältnis Aktin : Myosin	2 : 1	15 : 1
Anordnung der Aktin- und Myosinfilamente	sehr regelmäßig (lichtmikroskopisch als Querstreifung sichtbar)	unregelmäßige Anordnung
Innervation	α-Motoneuron über motorische Endplatte, Transmitter Acetylcholin	sehr variabel: gap junctions, Schrittmacherzellen, nerval, verschiedene Transmitter (z. B. Noradrenalin, Acetylcholin, NO)
Auslösung der Kontraktion durch	Bindung von Ca^{2+} an Troponin C	Bindung von Ca^{2+} an Calmodulin
Dauerkontraktion	durch dauerhaft erhöhte Aktionspotenzialfrequenz, führt zur Ermüdung	durch erhöhte Transmitterkonzentration, keine Ermüdung

57.4 Beschreiben Sie den Kontraktionszyklus einer glatten Muskelzelle!
Anstieg der intrazellulären Ca^{2+}-Konzentration → Bindung von Ca^{2+} an Calmodulin → Ca^{2+}-Calmodulin-Komplex aktiviert die Phosphokinase Myosin-Leichtketten-Kinase (MLCK) → Phosphorylisierung der leichten Ketten der Myosinköpfe → Bindung der phosphorylisierten Myosinköpfe an Aktin → Querbrückenmechanismus → Kontraktion → Dephosphorylisierung der Leichtketten der Myosinköpfe durch Phosphatase → keine Interaktion zwischen Aktin und Myosin mehr möglich → Erschlaffung.

!!! 57.5 Wie wird durch den cGMP-Spiegel die Kontraktilität der Muskelfasern beeinflusst?
- cGMP stimuliert eine Proteinkinase, die die Myosin-Leichtketten-Kinase (MLCK) phosphoryliert
- Im phosporylierten Zustand kann die MLCK aber nicht durch den Ca^{2+}-Calmodulin-Komplex aktiviert werden → keine Kontraktion → Gefäß erschlafft (Vasodilatation).

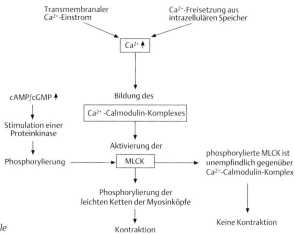

Kontraktionszyklus einer glatten Muskelzelle

Kommentar

Glatte Muskulatur: Nach dem Kontraktionsverhalten lässt sich glatte Muskulatur in solche mit **anhaltend-tonischer** (z.B. in Gefäßen) und solche mit **phasisch-rhythmischer Aktivität** (z.B. im Gastrointestinaltrakt) einteilen. Die Steuerung der Kontraktion variiert zwischen den einzelnen glatten Muskelfasern sehr stark: Neben der **Innervation** durch das **vegetative Nervensystem** findet man **spontane Eigenaktivität** oder **humorale Steuerungsmechanismen**.

Vergleich des Kontraktionsablaufs zwischen Skelett- und glatter Muskulatur: Die Grundprozesse der Kontraktion sind in Skelett- und glatter Muskulatur ähnlich: Durch Anstieg der Ca^{2+}-Konzentration kommt es zur Interaktion von Aktin- und Myosinfilamenten, die sich gegeneinander verschieben (Gleitfilamentmechanismus) und so zu einer Verkürzung der Muskelzelle führen (s. Antwort 57.3 und Fall 10). Es gibt jedoch auch etliche Unterschiede bei Kontraktionssteuerung und -ablauf zwischen Skelett- und glatter Muskulatur, aber auch zwischen den verschiedenen Unterformen der glatten Muskulatur selbst. Daher lassen sich keine allgemeingültigen Gesetze für die Kontraktion glatter Muskulatur benennen und der Vergleich zwischen Skelett- und glatter Muskulatur bleibt im Folgenden recht allgemein: Sowohl in der glatten Muskulatur als auch im Skelettmuskel wird die Kontraktion über **Kalzium** gesteuert. Während der **Skelettmuskel** aber **große intrazelluläre Ca^{2+}-Speicher** (sakroplasmatisches Retikulum) besitzt, sind die Ca^{2+}-Speicher in der glatten Muskulatur nur relativ schwach ausgebildet. Der Ca^{2+}-Einstrom in die glatten Muskelzellen erfolgt über spannungsabhängige oder ligandenabhängige Ca^{2+}-Kanäle. Die Regulation der Kontraktion erfolgt beim **Skelettmuskel** in erster Linie über **Aktinfilamente**: In Ruhe wird die Myosinbindungsstelle des Aktinmoleküls von Tropomyosin blockiert. Erst wenn Ca^{2+} an Troponin C bindet, wird die Bindungsstelle frei, und der Querbrückenzyklus kann einsetzen. Im **glatten Muskel** dagegen erfolgt die Kontraktionsregulation in erster Linie über die **Myosinköpfe**: Glatte Muskeln enthalten kein Troponin C sondern Calmodulin, ein zytoplasmatisches Protein, das mit Ca^{2+} einen Ca^{2+}-Calmodulin-Komplex bildet, durch den die Myosin-Leichtketten-Kinase (MLCK) aktiviert wird. Dadurch wird wiederum Myosin phosphoryliert und kann mit Aktin interagieren. Die MLCK kann allerdings nur dann durch den Ca^{2+}-Calmodulin-Komplex aktiviert werden, wenn sie nicht selbst phosphoryliert ist. Eine solche Phosphorylierung der MLCK kommt durch eine Proteinkinase zustande, die durch cAMP oder cGMP gesteuert wird (s. Antwort zur Frage 57.5). So wirkt NO beispielsweise deshalb vasodilatatorisch, weil es eine Guanylatzyklase aktiviert. Durch diese wird vermehrt cGMP gebildet, das die Proteinkinase zur Phoshorylierung der MLCK anregt. Einen ähnlichen Effekt hat man, wenn man den Abbau des second messengers cGMP durch Hemmung der Phosphodiesterase hemmt, z.B. durch den Phoshodiesterase-Hemmstoff Sildenafil (s. Fallbeispiel).

ZUSATZTHEMEN FÜR LERNGRUPPEN
Skelettmuskulatur (Aufbau, Kontraktionsmechanismus)
Herzmuskulatur (Aufbau, Kontraktionsmechanismus)
Signaltransduktion zwischen Zellen

Fall 58 Hämostase und Fibrinolyse

58.1 Erläutern Sie kurz den Ablauf der Blutstillung!
- **Primäre Hämostase:** Blutungsstillstand innerhalb von Sekunden bis Minuten durch Vasokonstriktion und Thrombozytenaggregation mit Bildung eines weißen Thrombus
- **Sekundäre Hämostase:** dauerhafter Verschluss der Blutungsquelle durch plasmatische Gerinnung mit Bildung von Fibrin und daraus eines dauerhaften roten Thrombus, der neben Fibrin auch Erythrozyten enthält (s. Antwort zur Frage 58.2).

58.2 Erläutern Sie kurz die Gerinnungskaskade!
Die Gerinnungskaskade kann über zwei verschiedene Aktivierungswege in Gang setzen werden:
- **Exogene Aktivierung (extrinsisches System):** schneller Aktivierungsweg, v.a. bei Gewebeverletzung mit Zellzerstörung (Freisetzung von Gewebethromboplastin [Faktor III] aus dem verletzten Gewebe → Aktivierung von Faktor VII)
- **Endogene Aktivierung (intrinsisches System):** langsamer Aktivierungsweg, v.a. bei reinen Endothelverletzungen (Aktivierung von Faktor XII bei Kontakt mit Kollagenfasern → XIIa aktiviert Faktor XI → XIa aktiviert Faktor IX → IXa aktiviert Faktor VIII)

Fall 58 Seite 59

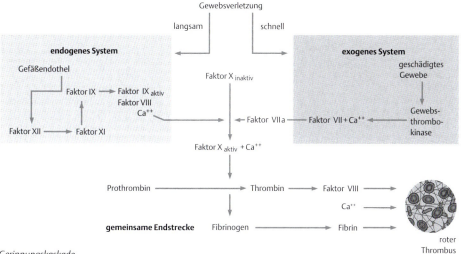

Gerinnungskaskade

Die Endstrecke mit Fibrinbildung ist in beiden Fällen dieselbe:
- **Gemeinsame Endstrecke:** Aktivierung von Faktor X durch extrinsisches System (VIIa, Ca^{2+}, Plättchenfaktor 3) oder intrinsisches System (VIIIa, IXa, Ca^{2+}, Plättchenfaktor 3) → Bildung des Prothrombin-Aktivator-Komplexes (Xa, Va, Phospholipiden, Ca^{2+}) → Umwandlung von Prothrombin (Faktor II) in Thrombin (IIa) → Thrombin spaltet Fibrinogen zu Fibrin → Vernetzung der einzelnen Fibrinmonomere → Bildung eines festen Fibrinthrombus.

58.3 Zählen Sie mindestens 3 verschiedene Tests auf, mit denen die verschiedenen an der Blutgerinnung beteiligten Systeme getestet werden können! Erläutern Sie diese!
- **Thrombozytenzahl:** Maß für die Anzahl funktionstüchtiger Thrombozyten (Norm 150 000 – 450 000/µl)
- **Blutungszeit:** globales Maß für die primäre Hämostase (Norm 2 – 3 min); Vorgehen: Setzen einer kleinen Hautläsion (z. B. Schnitt ins Ohrläppchen) → Messung der Zeit bis zum Stillstand der Blutung (Blut dabei regelmäßig abtupfen)
- **Quick-Test (Thromboplastinzeit):** Testung des extrinsischen System (Norm > 70 %; zur besseren Vergleichbarkeit gibt man die Thromboplastinzeit zunehmend als standardisierte INR [international normalized ratio] an, Norm 1,0); Vorgehen: Zugabe von Gewebethromboplastin und Ca^{2+} zu Zitratblut → Messung der Zeit bis zum Einsetzen der Gerinnung und Vergleich der Gerinnungszeit mit der normalen Blutes
- **PTT (Partielle Thromboplastinzeit):** Testung des intrinsischen Systems (Norm 40 s); Vorgehen: Zugabe von Plättchenfaktor 3 und Ca^{2+} zu Zitratblut → Messung der Zeit bis zum Einsetzen der Gerinnung
- **Thrombinzeit:** Testung der thrombininduzierten Fibrinbildung (Norm 10 – 20 s); Vorgehen: Zugabe von Thrombin zu Zitratblut → Messung der Zeit bis zum Einsetzen der Gerinnung.

58.4 Welche Ergebnisse sind für Thrombozytenzahl, Blutungszeit, Quick und PTT zu erwarten?
- Thrombozytenzahl: normal, Quick-Wert: normal, Blutungszeit: normal, PTT: verlängert.
- Begründung: Faktor VIII gehört dem intrinsischen System an → Testung des intrinsischen Systems mittels PTT → PTT verlängert.

58.5 Wie läuft die Fibrinolyse ab?
Aktivierung von Plasminogen zu Plasmin durch verschiedene Faktoren in Blut oder Gewebe (z. B. Urokinase, t-PA) → Plasmin spaltet Fibrin in lösliche Bruchstücke, die gleichzeitig die weitere Bildung von Fibrin hemmen → Auflösung des Thrombus.

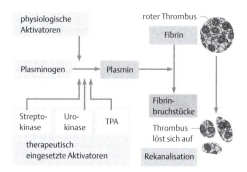

Fibrinolyse

Kommentar

Primäre und sekundäre Hämostase: Durch die **primäre Hämostase** wird die Blutung zunächst zum Stillstand gebracht, indem die Gefäßwand sich zusammenzieht (**Vasokonstriktion**) und die Thrombozyten nach Kontakt mit bestimmten Signalstoffen (z. B. von-Willebrand-Faktor) aggregieren (**Thrombozytenaggregation**). Bei Nachlassen der Vasokonstriktion würde die Wunde wieder zu bluten beginnen, daher wird in einem zweiten Schritt die Wunde dauerhaft mit Fibrin verschlossen (**sekundäre Hämostase**, Syn. Blutgerinnung, plasmatische Gerinnung). An diesem Prozess sind eine Vielzahl verschiedener Proteine beteiligt, die sich kaskadenartig aktivieren (s. Antwort zur Frage 58.2).

Regulation der Hämostase: Gerinnungsfördernde Faktoren (z. B. Gewebethrombokinase, Gerinnungsfaktoren) und gerinnungshemmende Faktoren (z. B. Antithrombin III, Protein C, Protein S) im Blut stehen normalerweise in einem Gleichgewicht. Einerseits soll dadurch der Körper durch einen raschen Wundverschluss vor größeren Blutverlusten geschützt werden, andererseits soll eine überschießende Gerinnung mit Bildung von gefäßverstopfenden Thromben verhindert werden. Auch innerhalb einer intakten Gefäßbahn wird daher ständig in kleinsten Mengen Fibrin gebildet und durch Fibrinolyse wieder aufgelöst.

Pharmakologische Hemmung der Hämostase: Um die Blutgerinnung in vivo zu hemmen (z. B. bei erhöhter Thrombosegefahr, nach Herzklappenersatz), können sog. **Antikoagulanzien** wie Heparin und Vitamin-K-Antagonisten eingesetzt werden. Das Glukosaminoglykan **Heparin**, welches auch im Körper (v. a. in Gewebemastzellen) vorkommt, beschleunigt in Anwesenheit von Antithrombin III die **Inaktivierung von Thrombin und anderen aktivierten Gerinnungsfaktoren** (IXa, Xa, XIa, XIIa). In hohen Dosen hemmt Heparin auch die Thrombozytenaggregation und -adhäsion. Heparin muss parenteral zugeführt, also gespritzt oder als Infusion verabreicht werden. Für eine dauerhafte Antikoagulation (Gerinnungshemmung) über Jahre ist es daher in der Praxis nicht so gut geeignet. Statt dessen greift man häufig auf **Vitamin-K-Antagonisten** (sog. **Kumarine**), die als Tabletten verabreicht werden können, zurück. Diese verhindern die **Carboxylierung Vitamin-K-abhängiger Gerinnungsfaktoren** (II, VII, IX, X) und damit die Bildung funktionstüchtiger Gerinnungsfaktoren in der Leber. Die gerinnungshemmende Wirkung der Kumarine setzt daher nur in vivo und auch erst nach einigen Tagen ein, wenn die bereits carboxylierten Gerinnungsfaktoren weitgehend verbraucht sind.

Fibrinolyse: Durch die Fibrinolyse mittels Plasmin werden Thromben wieder aufgelöst, so dass ein Verstopfen der Blutbahn verhindert wird. Plasmin kann das Fibrinnetz in wasserlösliche Bruchstücke zerlegen und Fibrinogen sowie die Faktoren V, VIII, IX, XI und XII abbauen. Plasmin löst daher nicht nur Blutgerinsel auf, sondern reduziert insgesamt die Gerinnungsfähigkeit des Bluts. Plasmin entsteht analog zu den an der Blutgerinnung beteiligten Faktoren aus einer Vorstufe, dem Plasminogen. Unter Einfluss von körpereigenen Aktivatoren wie t-PA (tissue-type Plasminogen-Aktivator) oder Urokinase (u-PA) wird Plasminogen in aktives Plasmin umgewandelt. Auch verschiedene körperfremde Substanzen (z. B. Streptokinase) können Plasminogen aktivieren. Sie werden therapeutisch zur Auflösung von Thromben (Lysetherapie), z. B. bei Schlaganfall oder Herzinfarkt, eingesetzt. Gehemmt werden kann die Plasminwirkung durch α_2-**Antiplasmin** aus dem Plasma, das Plasmin im strömenden Blut ständig inaktiviert. In Thromben dagegen ist die Plasminkonzentration hoch, weil α_2-Antiplasmin nur langsam in den Thrombus diffundieren kann. So entfaltet Plasmin seine fibrinolytische Wirkung in erster Linie dort, wo auch tatsächlich Thromben sind.

Gerinnungsdiagnostik: In der Klinik gehört die Gerinnungsdiagnostik mit zu den am häufigsten durchgeführten diagnostischen Maßnahmen. So sollte z. B. **vor jeder Operation** der Gerinnungsstatus überprüft werden, um Komplikationen (z. B. langdauernde Blutungen) zu vermeiden. Außerdem können **Gerinnungsstörungen** diagnostiziert oder der **therapeutische Einsatz von Antikoagulanzien** überprüft werden. Verschiedene Tests stehen zur Verfügung, um die unterschiedlichen Phasen der Hämostase zu erfassen (s. Antwort zur Frage 58.3).

Störungen der Hämostase: Eine Abnahme der Thrombozyten $< 50000/\mu l$ (**Thrombozytopenie**) oder Störung der Funktionsfähigkeit der Thrombozyten (**Thrombozytopathie**) führt zu einer Störung der primären Hämostase. Typischerweise treten punktförmige (petechiale) Haut- und Schleimhautblutungen auf.
Fehlen gerinnungshemmende Faktoren (z. B. Antithrombin III, Protein C, Protein S), kommt es zu einer überschießenden Blutgerinnung mit Bildung von Thromben (**Thrombophilie**).
Hämophilien (Bluterkrankheit) werden X-chromosomal rezessiv vererbt und gehen mit einem Mangel an Faktor VIII (Hämophilie A) oder Faktor IX (Hämophilie B) einher. Betroffen sind aufgrund des Erbganges fast nur Männer. Typischerweise treten langdauernde Blutungen, großflächige Hämatome und Gelenkeinblutungen auf. Die Thrombozytenfunktion ist intakt, und die primäre Hämostase somit ungestört. Dieser provisorische Verschluss kann aber nicht durch Fibrinbildung gesi-

chert werden. Typisch für die Hämophilie ist daher eine normale Blutungszeit und ein Wiedereinsetzen der Blutung nach einigen Minuten mit prolongierter Nachblutung.

ZUSATZTHEMEN FÜR LERNGRUPPEN
Weitere zelluläre und nichtzelluläre Blutbestandteile
Blutströmung im Kreislauf

Fall 59 Durchblutung des Herzens

59.1 Was versteht man unter der „Koronarreserve"? Wie schätzen Sie diese bei Ihrem Opa ein?
- **Koronarreserve:** Differenz zwischen der Koronardurchblutung in Ruhe und der maximal möglichen Koronardurchblutung; beträgt beim Herzgesunden etwa das 4–6fache der Ruhedurchblutung.
- Bei Patienten mit Angina pectoris ist die Koronarreserve eingeschränkt, im Extremfall kann die Herzdurchblutung gar nicht mehr gesteigert werden → ein erhöhter Bedarf bei körperlicher Arbeit kann nicht gedeckt werden → Mangeldurchblutung (Ischämie) → ischämiebedingte Herzschmerzen bei Belastung.

59.2 Wie deckt das Herz seinen erhöhten Sauerstoffbedarf bei körperlicher Belastung?
- Da die Sauerstoffausschöpfung aus dem Blut ist bereits in Ruhe sehr hoch (ca. 70%) ist, kann ein gesteigerter O_2-Bedarf daher nur über eine **gesteigerte Koronardurchblutung** gedeckt werden, die proportional zur Zunahme des O_2-Bedarfs ansteigen muss
- Die Zunahme der Koronardurchblutung erfolgt v.a. durch lokal wirksame Faktoren (z.B. Adenosin, H^+, K^+), die eine **Vasodilatation** auslösen.

59.3 Wie wirkt sich eine Verdopplung der Herzfrequenz von 60 auf 120 Schlägen/min auf die Herzdurchblutung aus?
- Während der Systole werden die herzversorgenden Kapillaren aufgrund des Druckanstiegs komprimiert, so dass der Blutfluss sistiert → der Herzmuskel kann nur während der Diastole durchblutet werden → die Herzdurchblutung ist also u.a. von der Diastolendauer abhängig.
- In Ruhe beträgt das Verhältnis der Systole zur Diastole etwa 1:2, demnach dauert bei einer Herzfrequenz von 60 Schlägen/min die Systole ca. 330 ms, die Diastole ca. 660 ms; bei Zunahme der Herzfrequenz bleibt die Dauer der Systole weitgehend unverändert, die Frequenzzunahme geschieht v.a. auf Kosten der Diastolendauer.
- Bei einer Herzfrequenz von 120 Schlägen/min dauert ein Herzzyklus insgesamt 0,5 s. Die Dauer der Systole nimmt nur geringfügig ab: sie dauert ca. 300 ms, demnach bleiben für die Diastole nur noch 200 ms
- → Die Zeit, in der das Herz durchblutet wird, ist also auf weniger als ein Drittel des Ausgangswertes abgesunken.

Kommentar

Koronardurchblutung: Etwa **5% des Herzminutenvolumens** werden für die Versorgung des Herzens benötigt. In Ruhe beträgt die Koronardurchblutung etwa **250 ml/min**, entsprechend einer spezifischen Durchblutung von etwa 60–80 ml/min pro 100 g Gewebe.
Da die **Sauerstoffausschöpfung bereits in Ruhe** im Vergleich zu anderen Organen **sehr hoch** ist, kann sie kaum weiter gesteigert werden. Ein erhöhter Sauerstoffbedarf kann daher nur über eine **gesteigerte Durchblutung** gedeckt werden, die über eine **Vasodilatation der Koronargefäße** erreicht wird (s. Antwort zur Frage 59.2). Die Differenz zwischen der Durchblutung in Ruhe und der maximal möglichen Durchblutung wird als **Koronarreserve** bezeichnet. Sie kennzeichnet gleichzeitig die Differenz zwischen dem O_2-Verbrauch in Ruhe und dem maximal möglichen O_2-Verbrauch.

Während der **Systole** werden die herzversorgenden Kapillaren so stark komprimiert, dass der **Blutfluss sistiert**. Gleichzeitig wird das venöse Blut in die Koronarsinus abgepresst. In der **Diastole** dagegen sinkt der Druck, die Kapillaren öffnen sich, und das **Herz wird wieder durchblutet** (s. Antwort zur Frage 59.3). Da der systolische Druck in den endokardnahen Schichten (Innenwand) am höchsten ist, werden diese Bereiche am kürzesten durchblutet. Daher reagieren sie auf eine Einschränkung der Durchblutung (Ischämie) auch am empfindlichsten, und eine Myokardischämie manifestiert sich meist als erstes in den subendokardialen Myokardschichten.

Koronare Herzkrankheit: Bei der koronaren Herzkrankheit (KHK) manifestiert sich die **Arteriosklerose an den Koronararterien**. Durch die Arteriosklerose verengt sich das Lumen der Koronararterien, so dass die **Durchblutung des Herzmuskels unzureichend** wird. In Ruhe reicht die Koronardurchblutung häufig noch aus. Bei Belastung kann die Durchblutung aber nicht mehr so weit gesteigert werden, dass der erhöhte O_2-Bedarf gedeckt wird: Es entsteht ein Missverhältnis zwischen O_2-Bedarf und O_2-Angebot, welches sich durch **Schmerzen in der Brust** (Angina pectoris) bemerkbar macht. Eine wichtige Therapiemaßnahme bei Angina pectoris ist die **Senkung der Herzfrequenz** (z. B. medikamentös durch β-Blocker). Einerseits wird dadurch der O_2-Bedarf gesenkt, andererseits nimmt die Diastolendauer und damit die Zeit, in der das Herz durchblutet wird, zu.

ZUSATZTHEMEN FÜR LERNGRUPPEN
Gefäßversorgung des Herzens (Anatomie)
Steuerung der Herztätigkeit
Herzzyklus

Fall 60 Dioptrischer Apparat

60.1 Wie setzt sich der optische Apparat des Auges zusammen?
Kornea, Linse, Glaskörper, Kammerwasser.

60.2 Was ist das Problem bei der Kurzsichtigkeit? Mit welchen Hilfsmitteln kann man sie ausgleichen?
- Der Augapfel ist im Verhältnis zur Brechkraft zu lang → relativ zu starke Brechung der Lichtstrahlen:
  - Bei nah gelegenen Gegenständen bereitet das keine Probleme, da sowieso eine relativ hohe Brechkraft benötigt wird
  - Bei weiter entfernt liegenden Gegenständen liegt die Bildebene aber auch bei maximaler Abflachung der Linse noch vor der Netzhaut; von dort divergieren die Lichtstrahlen wieder; ein Punkt des betrachteten Objekts wird daher auf der Netzhaut nicht als Punkt sondern als Fläche abgebildet; daher entsteht beim Fern-Sehen kein scharfes Bild
- Ausgleich: Reduktion der Brechkraft des optischen Apparates mittels vorgeschalteter **Zerstreuungslinse** (bikonkave Linse, „Minus-Gläser").

!!! 60.3 Was für eine Brille müssen Sie dem Mädchen verordnen?
- Das Mädchen hat eine Myopie von
$$\frac{1}{Fernpunkt} = \frac{1}{0,4\,m} = 2,5\,dpt$$
- Um sie auszugleichen, werden Zerstreuungslinsen der Stärke -2,5 dpt benötigt.

60.4 Was versteht man unter einem Astigmatismus?
Astigmatismus (Hornhautverkrümmung): Fehlsichtigkeit, die durch eine unregelmäßige Wölbung der Kornea hervorgerufen wird; häufig ist die Hornhaut nicht wie bei einer idealen Linse in alle Richtungen ganz gleichmäßig gewölbt, sondern leicht zylindrisch geformt, so dass Lichtstrahlen nicht in einem Punkt gebündelt werden, sondern in einer Achse linienförmig verzogen sind (ein Punkt wird dann nicht mehr punktförmig sondern als kurzer Strich abgebildet).

!!! 60.5 Wird eine Kurzsichtigkeit durch eine Alterweitsichtigkeit korrigiert? Was würden Sie der Mutter antworten?

Die Pathomechanismen von Kurz- und Altersweitsichtigkeit unterscheiden sich grundsätzlich, deshalb können sich beide nicht gegenseitig ausgleichen:
- Bei der Kurzsichtigkeit ist die Brechkraft im Verhältnis zur Bulbuslänge zu hoch (s. Antwort zur Frage 60.2)
- Bei reiner Altersweitsichtigkeit ist die Akkomodationsbreite aufgrund der abnehmenden Elastizität der Linse eingeschränkt, d. h. die Linse kann nicht mehr so stark kugelig verformt werden, wie es zum Nah-Sehen benötigt werden würde → Objekte in der Nähe können nicht mehr scharf abgebildet werden, der Nahpunkt rückt in immer weitere Ferne; der Fernpunkt bleibt unverändert
- Ein Kurzsichtiger wird also, auch wenn er altersweitsichtig wird, nicht besser Fern-Sehen können, weil bei Altersweitsichtigkeit nicht die Ursachen der Kurzsichtigkeit behoben werden, also weder die Bulbuslänge zunimmt, noch die minimale Brechkraft der Linse abnimmt

Fall 60 Seite 61

Ein Kurzsichtiger kann aufgrund der relativ erhöhten Brechkraft aber die Abnahme der Akkommodationsbreite beim Lesen länger kompensieren, so dass er erst später eine Lesebrille benötigt als ein Emmetroper. Wenn die Akkommodationsbreite so weit eingeschränkt ist, dass er auch zum Lesen eine Brille benötigt, so bieten sich sog. Gleitsichtgläser an, die im oberen Teil aus einer Zerstreuungslinse (zum Fern-Sehen), im unteren Bereich aus einer Sammellinse (zum Nah-Sehen) bestehen.

Kommentar

Dioptrischer Apparat: Um ein Objekt scharf wahrnehmen zu können, müssen die von einem Punkt ausgehenden Lichtstrahlen auch auf der Netzhaut wieder in einem Punkt zusammentreffen. Dazu müssen die Lichtstrahlen im dioptrischen Apparat des Auges, der aus Kornea (Hornhaut), Linse, Glaskörper und Kammerwasser besteht, gebrochen werden. Die Gesamtbrechkraft liegt bei etwa 59–73 dpt und setzt sich aus der Brechkraft der Einzelkomponenten zusammen. Je stärker sich die Brechungsindices (optische Dichte) von zwei Medien unterscheiden, desto stärker werden Lichtstrahlen an der Grenzfläche zwischen beiden gebrochen. Da die Kornea die Grenze zwischen Luft und flüssigen Medien darstellt, trägt sie am stärksten zur Gesamtbrechkraft des Auges bei (ca. 43 dpt). Die Linse kann ihre Form verändern, dadurch verändert sie ihre Brechkraft, die zwischen 19 (Fernakkommodation) und 34 dpt (Nahakkommodation) schwankt. Glaskörper und Kammerwasser haben eine ähnliche optische Dichte wie Kornea und Linse, durch sie vermindert sich die Brechkraft um ca. 3 dpt. Der dioptrische Apparat funktioniert insgesamt wie eine Sammellinse, so dass ein Objekt auf der Retina verkleinert und auf dem Kopf stehend abgebildet wird.

Akkommodation: Wie stark die Lichtstrahlen gebrochen werden müssen, hängt von der Entfernung des betrachteten Objekts ab: **Je weiter es entfernt ist**, desto paralleler verlaufen die Lichtstrahlen und **desto geringer muss die Brechkraft sein. Je näher es ist, desto stärker müssen die Lichtstrahlen gebrochen werden.** Die Brechkraft des Auges kann verändert werden, indem die Linse abgeflacht oder abgekugelt wird.
Soll ein nah gelegener Gegenstand betrachtet werden, so kontrahiert sich der M. ciliaris. Dadurch entspannen sich die Zonulafasern, und die Linsenkrümmung und damit die Brechkraft nehmen zu (**Nahakkommodation**). Soll ein weit entferntes Objekt betrachtet werden, so muss die Brechkraft abnehmen (**Fernakkommodation**). Das geschieht, indem der M. ciliaris erschlafft und die Sklera durch den Augeninnendruck gespannt werden kann. Diese Spannung überträgt sich über die Zonulafasern auf die Linse und zieht diese flach, so dass die Brechkraft abnimmt.
Der Bereich, in dem das Auge seine Brechkraft ändern kann, bezeichnet man als **Akkommodationsbreite**. Bei maximaler Nahakkommodation liegt die Brechkraft junger Erwachsener bei ca. 73 dpt,

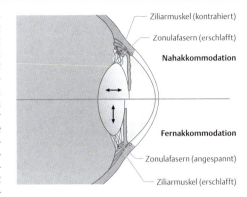

Nah- und Fernakkommodation

bei maximaler Fernakkommodation (Blickpunkt im Unendlichen) bei ca. 59 dpt; die Akkomadationsbreite beträgt folglich 14 dpt. Sie nimmt aber mit dem Alter immer weiter ab. Die Akkommodationsbreite lässt sich mit Hilfe folgender Formel berechnen, wenn Nah- und Fernpunkt bekannt sind:

$$\text{Akkommodationsbreite [dpt]} = \frac{1}{\text{Nahpunkt[m]}} - \frac{1}{\text{Fernpunkt[m]}}$$

Der Fernpunkt bei Normalsichtigen (Emmetropen) liegt im Unendlichen. Der Nahpunkt liegt bei Kindern ca. 5–7 cm vom Auge entfernt. Aufgrund der abnehmenden Elastizität der Linse nimmt die Akkommodationsbreite im Alter ab. Eine Akkommodationsbreite von etwa 10 dpt gilt für Erwachsene als normal, sie entspricht beim Normalsichtigen einer Entfernung des Nahpunkts vom Auge von 10 cm.

Refraktionsanomalien: Refraktionsanomalien ist der Oberbegriff für die verschiedenen **Brechungsfehler des Auges**. Hierzu zählen: Weitsichtigkeit (**Hypermetropie**), Kurzsichtigkeit (**Myopie**) und **Astigmatismus**. Ihnen gemeinsam ist, dass sie keine genaue punktförmige Abbildung auf der Netzhaut erfolgt und damit kein scharfes Bild entsteht. Bei **Weit- und Kurzsichtigkeit** besteht ein **Missverhältnis zwischen Bulbuslänge und Brechkraft des dioptrischen Apparates des Auges**. Bei der **Weitsichtigkeit ist der Bulbus im Verhältnis zur Brechkraft zu kurz**. Beim Betrachten nah gelegener Objekte liegt die Bildebene hinter der Netzhaut, d.h. die von einem Punkt ausgehenden Lichtstrahlen treffen sich nicht in einem Punkt auf der

Netzhaut, sondern treffen vorher schon auf sie, so dass statt eines Punktes eine Fläche abgebildet wird. Entfernte Gegenstände können dagegen scharf gesehen werden, weil dazu nur eine geringere Brechkraft benötigt wird. Um eine Weitsichtigkeit auszugleichen, benötigt man **bikonvexe Sammellinsen** („Plus-Gläser"), die die Brechkraft des optischen Apparates erhöhen. Bei der Kurzsichtigkeit ist das Verhältnis Bulbuslänge zu Brechkraft genau umgekehrt (s. Antwort zur Frage 60.3).

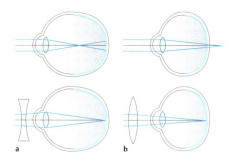

Strahlengang und Korrektur bei Myopie (a) und bei Hypermetropie (b)

Presbyopie (Alterssweitsichtigkeit): Mit zunehmendem Alter verliert die Linse an Elastizität, weil immer mehr Linsenfasern in den Linsenkern eingelagert werden und durch die Linsenkapsel nicht abgestoßen werden können. Dadurch nehmen die Verformbarkeit der Linse und damit die Akkomodationsbreite immer weiter ab. Der Nahpunkt rückt immer weiter weg, so dass nahe Objekte nicht mehr scharf erkannt werden können. Da das Auge allein nicht mehr in der Lage ist, die notwendige Brechkraft zu erzeugen, muss die Nahakkomodation durch eine zusätzliche Sammellinse unterstützt werden, um ein Nah-Sehen (z. B. beim Lesen) wieder zu ermöglichen. Durch die Sammellinse steigt die Brechkraft des optischen Gesamtsystems, und der Nahpunkt rückt wieder in Reichweite.

Astigmatismus: Beim **regulären** Astigmatismus haben die einzelnen Meridiane der Hornhautoberfläche unterschiedliche, aber in sich regelmäßige Krümmungen mit jeweils definierter Brennweite. Normalerweise ist die vertikale Krümmung der Hornhaut stärker ausgeprägt als die horizontale. Weichen die Brechwerte der Achsen nicht mehr als 0,5 dpt voneinander ab, so spricht man von einem physiologischen Astigmatismus, der keiner Korrektur bedarf. Bei höheren Werten kann der reguläre Astigmatismus durch **zylindrische Korrekturlinsen** ausgeglichen werden.
Beim **irregulären** Astigmatismus ist die Korneaoberfläche unregelmäßig gekrümmt. Ursache dafür sind meist Vernarbungen oder Verletzungen. Hier kann nur mit Hilfe eine Kontaktlinse wieder eine gleichmäßige optische Oberfläche hergestellt werden.

 ZUSATZTHEMEN FÜR LERNGRUPPEN
Chromatische und sphärische Aberration
Pupille (Funktion, Lichtreaktion, Miosis, Mydriasis)
Aufbau des Auges
Signalverarbeitung an der Retina
Visus
Strabismus

Fall 61 Kalziumhaushalt

61.1 Warum ist die Aufrechterhaltung eines konstanten Kalziumspiegels so wichtig?
Kalzium spielt in vielen verschiedenen Bereichen eine wichtige Rolle, z.B.
- Muskelkontraktion
- Knochenbestandteil
- Intrazellulärer Transmitter („second messenger")
- Stabilisierende Wirkung auf Membranen (→ Verminderung der neuromuskulären Erregbarkeit)
- Kofaktor bei der Blutgerinnung.

Kalzium hat dabei oft die Funktion eines Signalstoffes. Schon eine leichte Zu- oder Abnahme der Kalziumkonzentration würde verschiedene Signalkaskaden stark beeinflussen, daher wären bei einem stark wechselnden Kalziumspiegel keine geordneten Körperfunktionen möglich.

Fall 61 Seite 62

61.2 In welcher Form liegt Kalzium im Körper vor?
- Im Knochen (> 99 %): Hydroxylapatit ($Ca_{10}[PO_4]_6[OH]_2$)
- Im Plasma (< 1 %):
  - in freier Form (ca. 50 %)
  - an Plasmaproteine, v. a. Albumin, gebunden (ca. 38 %)
  - als lösliche Komplexe mit anorganischen Anionen (z. B. Phosphat, Sulfat, Zitrat) (ca. 12 %).

61.3 Welche Hormone sind an der Aufrechterhaltung eines konstanten Kalziumspiegels im Blut beteiligt? Nennen Sie jeweils ihre wichtigsten Funktionen!

Hormon	Synthese(-ort)	Funktion
Parathormon	Epithelkörperchen der Nebenschilddrüsen	Aktivierung der Osteoklasten → Kalziummobilisation aus Knochen Förderung der Kalziumresorption und der Phosphatausscheidung in Niere Förderung der Kalzitriolsynthese → Serumkalziumspiegel ↑
Vitamin-D-Hormon (= Kalzitriol = 1,25(OH)$_2$-Cholecalciferol)	Hydroxylierung von Vitamin D$_3$ in Leber und Niere	Förderung des Kalzium- und Phosphateinbaus in Knochen Förderung der Kalzium- und Phosphatresorption im Dünndarm Reduktion der Kalziumausscheidung in der Niere → Serumkalziumspiegel ↓
Kalzitonin	C-Zellen der Schilddrüse	Förderung des Kalzium- und Phosphateinbaus in Knochen Förderung der Kalzium- und Phosphatresorption im Dünndarm Förderung der Kalzium- und Phosphatausscheidung in der Niere → Serumkalziumspiegel ↓

!!! 61.4 Welche Rolle spielt Phosphat im Zusammenhang mit dem Kalziumspiegel?
- HPO_4^{2-} (Phosphat) und Ca^{2+} bilden schwerlösliche Kalziumphosphatsalze, d. h. das Produkt der Ionenkonzentrationen von Ca^{2+} und HPO_4^{2-}, das gerade noch eine volle Löslichkeit des Salzes erlaubt (Löslichkeitsprodukt), ist relativ gering; wenn es überschritten wird, fallen Kalziumphosphatkristalle aus
- Wird das Löslichkeitsprodukt nur leicht überschritten, so lagern sich die Hydroxylapatitkristalle im Knochen ab und sorgen dort für dessen Festigkeit
- Wird der Ca^{2+}-Spiegel im Serum stärker erhöht, so muss der HPO_4^{2-}-Spiegel im Serum gesenkt werden (und umgekehrt), sonst
  - wird Ca^{2+} durch Bildung von Salzkomplexen gebunden und dadurch biologisch inaktiv
  - kommt es zum Ausfallen von Kalziumphosphatkristallen im Gewebe (z. B. Niere), die zu einer Entzündungsreaktion und Schädigung des Gewebes führen können.

!!! 61.5 Wieso findet man beim primären Hyperparathyreoidismus gehäuft Nierensteine?
Parathormon steigert die Kalziummobilisation und die Phosphatausscheidung über die Niere → aufgrund der hohen Ca^{2+}-Spiegel wird vermehrt Ca^{2+} filtriert und z. T. auch ausgeschieden, dabei trifft es auf eine hohe Phosphatkonzentration (wegen der gesteigerten Phosphatausscheidung) → Löslichkeitsprodukt wird überschritten → Kalziumphosphat fällt aus und führt zur Bildung von Nierensteinen.

Kommentar

Kalziumbestand im Körper: s. Antwort zur Frage 61.2. Der menschliche Körper enthält insgesamt ca. 1 kg Kalzium (ca. 25 mol), von dem sich über 99 % als sog. Hydroxylapatit ($Ca_{10}[PO_4]_6[OH]_2$) im Knochen befinden. Der Knochen dient gleichzeitig als Speicher, aus dem Kalzium bei Bedarf schnell mobilisiert oder in den Kalzium eingelagert werden kann. Auf diese Weise kann der Blutkalziumspiegel in engen Grenzen zwischen 2,2 und 2,6 mmol/l konstant gehalten werden.

Regulation des Kalziumhaushalts: Kalzium ist an vielen Zellfunktionen beteiligt (s. Antwort zur Frage 61.1). Schwankungen des Serumkalziumspiegels können somit schwerwiegende Folgen haben, so dass der Serumkalziumspiegel unbedingt konstant gehalten werden muss. An der Regulation des Serumkalziumspiegels sind Parathormon, Vitamin-D-Hormon (= Kalzitriol) und Kalzitonin beteiligt, die sich auch gegenseitig beeinflussen (s. auch Antwort zur Frage 61.3).

Parathormon hebt den Kalziumspiegel kurzfristig schnell an, allerdings erfolgt dies auf Kosten der Knochenmasse. Um eine langfristige Demineralisation des Knochens zu verhindern, stimuliert Parathormon gleichzeitig die Synthese von Kalzitriol. **Kalzitriol** bewirkt eine erneute Mineralisation des Knochens, indem es die Kalziumabsorption aus dem Dünndarm fördert. Der daraus resultierende Anstieg der Kalziumkonzentration im Blut führt zu einer Unterdrückung der Parathormonsekretion. Dadurch verschiebt sich das Gleichgewicht zwischen Osteoklasten- und Osteoblastenaktivität zugunsten der Osteoblasten, und es wird Kalzium in Form von Hydroxylapatit in den Knochen eingelagert. Da für den Knochenaufbau auch Phosphat benötigt wird, stimuliert Kalzitriol gleichzeitig auch die Phosphatresorption im Darm. In der Niere steigert Kalzitriol zusätzlich die Kalzium- und Phosphatresorption.

Kalzitonin senkt den Kalziumspiegel. Dies geschieht in erster Linie durch eine verstärkte Einlagerung von Kalziumphosphat in den Knochen („Kalziumkonservierung"). Für diese verstärkte Mineralisierung wird auch die enterale Kalzium- und Phosphatresorption gesteigert. Dazu wird die Verdauung verzögert, um Kalziumspitzen durch eine zu schnelle Resorption zu verhindern. In der Niere dagegen wird die Kalzium- und Phosphatresorption gehemmt.

Hyperparathyreoidismus: Bei einer Überfunktion der Epithelkörperchen der Nebenschilddrüsen wird zu viel Parathormon gebildet. Dies führt zu einer übermäßigen Osteoklastentätigkeit. Dadurch wird zu viel Kalzium und Phosphat freigesetzt und das Löslichkeitsprodukt der beiden Ionen überschritten, so dass Kalziumphosphatsalze im Gewebe ausfallen (s. Antwort zur Frage 61.4). In der Folge treten verschiedene Störungen auf: Verkalkung der Niere (Nephrokalzinose), Nierensteine (s. Antwort zur Frage 61.5), gastrointestinale Beschwerden (z. B. Magenschmerzen, Übelkeit), neuromuskuläre Symptome (z. B. Muskelschwäche). Durch den gesteigerten Knochenabbau leiden die Patienten häufig auch unter Knochenschmerzen, durch die Osteopenie (Mangel an Knochenmasse) ist die Stabilität des Skelettsystems gefährdet.

Von einem **primären Hyperparathyreoidismus** spricht man, wenn die Ursache für den Hyperparathyreoidismus in den Nebenschilddrüsen selbst liegt (z. B. Adenom, Hyperplasie).

Bei einem **sekundären Hyperparathyreoidismus** reagieren die Nebenschilddrüsen mit einer übermäßigen Produktion von Parathormon auf Erkrankungen, die mit Kalziummangel einhergehen (z. B. fehlende Hydroxylierung von Vitamin D_3 bei Niereninsuffizienz).

Um einen **tertiären Hyperparathyreoidismus** handelt es sich, wenn sich ein sekundärer Hyperparathyreoidismus schließlich verselbständigt, so dass sich im Verlauf aufgrund des erhöhten Parathormonspiegels eine Hyperkalzämie entwickelt.

Wirkungen von Parathormon (blau) und Kalzitriol (schwarz) auf den Blutkalziumspiegel

ZUSATZTHEMEN FÜR LERNGRUPPEN
Säure-Base-Haushalt und Serumkalziumspiegel
Vitamin D_3 (Synthese, Symptome bei Mangel)

Fall 62 Funktionelle Gliederung des Kreislaufsystems, Organdurchblutung

62.1 Vergleichen Sie den Gesamtquerschnitt, den Querschnitt der einzelnen Gefäße und die Strömungsgeschwindigkeit in der Aorta, den großen Arterien, den Kapillaren und den Venen!

- Querschnitt der Aorta: ca. 5 cm^2
- Danach werden die Einzelgefäße zwar immer enger, aufgrund der zunehmenden Verzweigung nimmt aber der Gesamtquerschnitt immer weiter zu
- Kapillaren weisen einen Gesamtquerschnitt von 5000 cm^2 auf, obwohl der Querschnitt einer einzelnen Kapillare nur ca. $5 \cdot 10^{-7}$ cm^2 beträgt
- Entsprechend dem Kontinuitätsgesetz (s. Fall 72) nimmt die Strömungsgeschwindigkeit daher immer weiter ab und erreicht im Bereich der Kapillaren ihr Minimum
- Wenn sich im venösen Gefäßbett immer mehr Gefäße wieder zusammenschließen, sinkt der Gesamtquerschnitt wieder ab und die Strömungsgeschwindigkeit steigt.

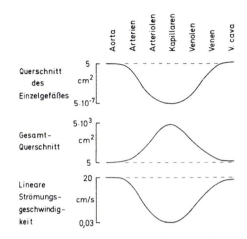

Querschnitt und Strömungsgeschwindigkeit im Blutgefäßsystem

62.2 Zeichnen Sie schematisch die Druckverhältnisse in den verschiedenen Kreislaufabschnitten auf!

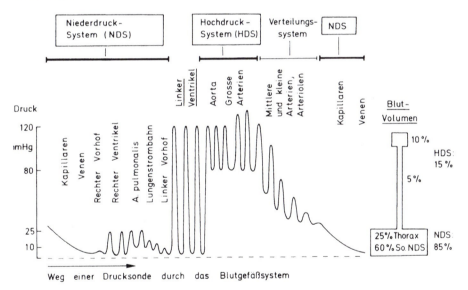

Druckverhältnisse in den verschiedenen Abschnitten des Kreislaufsystems (Erläuterungen s. Kommentar)

62.3 Vergleichen Sie die Durchblutung von Niere, Herz, Gehirn, Skelettmuskulatur und Haut!

	Niere	Herz	Gehirn	Skelett-muskulatur	Haut
Anteil vom Herzminutenvolumen in Ruhe (%)	20	5	15	20	5–10
Spezifische Durchblutung in Ruhe (ml/min pro 100 g)	400	80–90	50–60	2–3	1–10
Gesamtdurchblutung in Ruhe (l/min)	1,2	1	750	1	0,3–0,6
Maximale Durchblutungssteigerung (Faktor)	konstant	4–5	konstant	20–30	100

!!! **62.4** Wie erklären Sie sich die Ultraschallbefunde?
Durch die Verbindung mit dem arteriellen System steigt der Druck innerhalb der Vene stark an (normaler arterieller Mitteldruck in der A. radialis ca. 90 mmHg, normaler Venendruck in der V. radialis ca. 5 mmHg) und „beult" sie sozusagen aus; auf die Dilatation reagiert das Gewebe aber mit einer Zunahme der Wanddicke, um die Wandspannung an den erhöhten Innendruck anzupassen.

Kommentar

Druckverhältnisse im Kreislaufsystem: Das Kreislaufsystem lässt sich funktionell einteilen in:
- **Hochdrucksystem**, in dem der mittlere Blutdruck um **100 mmHg** liegt und
- **Niederdrucksystem**, in dem der mittlere Blutdruck < **20 mmHg** liegt.

Zum Hochdrucksystem gehören Aorta und große Arterien, zum Niederdrucksystem Kapillaren, das gesamte venöse Gefäßsystem, rechtes Herz, Lungenstrombahn und linker Vorhof. Im linken Ventrikel finden sich die größten Druckschwankungen, hier liegt der Druck zwischen 120 mmHg in der Systole und < 10 mmHg in der Diastole. Daher gehört der linke Ventrikel in der Systole dem Hochdrucksystem, in der Diastole dem Niederdrucksystem an. Die **höchsten Druckwerte** lassen sich in den **großen Arterien** messen. Ursache hierfür ist, dass die Arterien zur Peripherie hin enger und weniger elastisch werden. Dadurch werden die Pulswellen partiell reflektiert, und es kommt zu einer Überhöhung der systolischen Druckspitzen zur Peripherie hin, durch die sich die Druckamplitude nahezu verdoppeln kann. Der **stärkste Druckabfall** findet in den **kleinen Arterien und Arteriolen** statt, die daher auch als Widerstandsgefäße bezeichnet werden. Der Blutdruck im rechten Ventrikel schwankt zwischen nahezu 0 und 25 mmHg. In der A. pulmonalis sinkt er diastolisch nur bis ca. 10 mmHg ab.

Organdurchblutung: Die Durchblutung verschiedener Organe ist jeweils dem Bedarf angepasst und lässt sich anhand verschiedener Kriterien vergleichen (s. Tab.):
- **Anteil am Herzminutenvolumen:** In Ruhe entfällt ein großer Teil der Gesamtdurchblutung auf die Durchblutung der Nieren (20% des Herzminutenvolumens) und des Gehirns (15% des Herzminutenvolumens). Da die Durchblutung von Niere und Gehirn konstant gehalten wird, nimmt der relative Anteil an der Gesamtdurchblutung unter Belastung ab. Das Herz dagegen, dessen Durchblutung entsprechend der körperlichen Arbeit gesteigert werden muss, erhält ständig etwa 5% des Herzminutenvolumens.
- **Spezifische Durchblutung:** gibt die Menge Blut, die 100 g Gewebe pro Minute erhalten; am höchsten ist sie in den Nieren.
- **Gesamtdurchblutung:** hängt neben der spezifischen Durchblutung vom Gesamtorgangewicht ab: Obwohl beispielsweise die spezifische Durchblutung des Skelettmuskels in Ruhe sehr

gering ist (2–3 ml/min pro 100 g Gewebe), liegt die Gesamtdurchblutung aufgrund des großen Anteils der Muskulatur an der Körpermasse in Ruhe bei 1 l. Dies entspricht etwa 20 % des Herzminutenvolumens, bei Belastung kann dieser Wert aber stark ansteigen.

- **Maximal mögliche Durchblutung:** Während die Durchblutung von Niere und Gehirn konstant gehalten wird, hängt die Durchblutung in den meisten Organen vom Aktivitätszustand des Organs ab: Die Muskeldurchblutung kann beispielsweise auf das 30-fache gesteigert werden.

ZUSATZTHEMEN FÜR LERNGRUPPEN
Pulswelle
Kapillarsystem (Aufbau, Stoffaustausch)
Ödeme (Definition, Entstehung)
Physikalische Grundlagen des Kreislaufs (z. B. Kontinuitätsgesetz)

Fall 63 Exokriner Pankreas

63.1 Welche Aufgaben hat das Pankreas?
- **Endokrines Pankreas:** Sekretion von Insulin und Glukagon zur Regulation des Blutglukosespiegels (s. Fall 51)
- **Exokrines Pankreas:** Sekretion von Bauchspeichel
  - Neutralisation des sauren Chymus durch HCO_3^-
  - Aufspaltung der Nährstoffe mit Hilfe von Enzymen (Proteasen, Lipasen, kohlenhydratspaltenden Enzymen, Nukleasen).

63.2 Welche einzelnen histologisch-anatomischen Strukturen können Sie im Pankreas unterscheiden?
- **Endokrines Pankreas:** Langerhans-Inseln mit α-Zellen (Glukagon), β-Zellen (Insulin), δ-Zellen (Somatostatin), PP-Zellen (Pankreatisches Polypeptid)
- **Exokrines Pankreas:** Drüsengewebe bestehend aus Azini (v. a. Sekretion von Verdauungsenzymen) und Ausführungsgängen (Sekretion von HCO_3^-).

63.3 Nennen Sie Beispiele und erläutern Sie, warum das bei einigen der Fall ist, bei anderen dagegen nicht!

Vorstufe	Enzym
Trypsinogen	Trypsin
Chymotrypsinogen	Chymotrypsinogen
Proelastase	Elastase
Proaminopeptidase	Aminopeptidase
Prophospholipase A	Phospholipase A

- Proteasen und Phospholipase A können nicht zwischen körperfremden und körpereigenen Proteinen unterscheiden. Um das Pankreas vor Selbstandauung zu schützen, werden diese Enzyme daher als inaktive Vorstufen sezerniert und erst im Duodenum durch limitierte Proteolyse mittels Enteropeptidasen aktiviert.
- Die Lipase ist auf Kofaktoren aus der Galle angewiesen, ohne die sie nicht wirken kann, daher stellt die Sekretion des aktiven Enzyms keine Gefahr dar. Da der menschliche Körper selbst keine Stärke bildet, stellt auch das stärkespaltende Enzym Amylase keine Gefahr für den Körper dar.

63.4 Wie wird die Pankreassekretion gesteuert?
- **Stimulation der Pankreassekretion:**
  - **Parasympathikus** (über N. vagus)
  - **Sekretin** (wirkt v. a. auf die Ausführungsgänge und regt die Sekretion eines besonders bikarbonatreichen Sekrets an)
  - **Cholecystokinin** (wirkt v. a. auf die Azini und erhöht den Anteil der Proenzyme und Enzyme)
  - Substanz P
- **Hemmung der Pankreassekretion:** Sympathikus (über Nn. splanchnici), Somatostatin, Glukagon, pankreatisches Polypeptid.

Kommentar

Zusammensetzung des Pankreassafts: Die wesentlichen Bestandteile des Pankreassafts sind **Verdauungsenzyme** und **Bikarbonat (HCO_3^-)**.

Verdauungsenzyme: Proteolytische Enzyme (z.B. Trypsin, Chymotrypsin, Elastase) machen den größten Teil der Verdauungsenzyme im Pankreassaft aus. Sie werden alle als **inaktive Vorstufen** sezerniert, um das Pankreas vor Selbstandauung zu schützen (s. Antwort zur Frage 63.3). Als zusätzlichen Schutz enthält der Pankreassaft auch **Trypsininhibitor**, der die Umwandlung von Trypsinogen in Trypsin verhindert. Trypsin wirkt autokatalytisch und würde auch die anderen Proteasen aktivieren und so zu einer Selbstandauung des Pankreas führen. Normalerweise erfolgt die Aktivierung dieser Vorstufen erst im Darmlumen durch die sog. **Enterokinase**, eine Endopeptidase der Duodenalschleimhaut, und durch Trypsin.
Lipase, Amylase, Maltase, Ribo- und Desoxyribonuklease werden dagegen bereits in aktiver Form sezerniert.

Bikarbonat: HCO_3^- wird zur Neutralisation des sauren Chymus benötigt und stellt im Dünndarm einen **alkalischen** pH-Wert ein. Dieser wird benötigt, damit die im Dünndarm wirkenden Enzyme aktiviert werden. Unter Einfluss von **Sekretin** nimmt die Konzentration von HCO_3^- deutlich zu. Dabei bleibt der Pankreassaft unabhängig von der Sekretionsrate plasmaisoton, d.h. das Verhältnis der wichtigsten Elektrolyte Na^+, K^+, Cl^- und HCO_3^- wird zugunsten des HCO_3^- verändert, während die Gesamtosmolarität gleich bleibt. Dazu wird an der basolateralen Membran ein H^+-Na^+-Austauscher aktiviert, der wiederum einen luminalen Cl^--HCO_3^--Antiport antreibt.

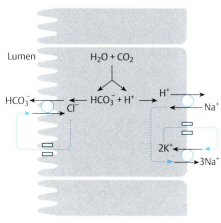

Bikarbonatsekretion durch die Pankreaszellen

Pankreassaftsekretion: Die Menge des sezernierten Pankreassafts variiert in Abhängigkeit von der Verdauungsphase sehr stark:
- Die **Basalsekretion** („Verdauungsruhe") beträgt nur etwa 5 ml/h, kann aber etwa um das 100-fache bis auf 500 ml/h (ca. 8 ml/min) gesteigert werden.
- In der **kephalen Phase** führen der bloße Geruch und Geschmack des Essens oder die bloße Vorstellung an das Essen über eine Vagusaktivierung zu einem Anstieg der Bikarbonatsekretion um 10–15% und der Enzymsekretion um 20–30%.
- In der **gastralen Phase**, wenn die Nahrung den Magen erreicht hat, wird die Pankreassekretion durch die Dehnung der Magenwand, vagovagale Reflexe und vermutlich auch durch die erhöhte Gastrinsekretion weiter gesteigert.
- In der **intestinalen Phase** erreicht die Pankreassekretion ihren Maximalwert.

Die genaue Zusammensetzung des Pankreassafts hängt v.a. von den gastrointestinalen Hormonen Sekretin und Cholecystokinin (CCK) ab. **Sekretin** wird **bei Abfall des pH-Wertes freigesetzt** und wirkt in erster Linie auf die Zellen der Pankreasgänge, die daraufhin besonders viel HCO_3^- sezernieren. Die Freisetzung von **CCK** wird durch **Peptide, Aminosäuren, Fette und Ca^{2+} stimuliert**. CCK stimuliert die Azinuszellen zur vermehrten Sekretion von **Verdauungsenzymen**.

Pankreatitis: Unter einer **akuten Pankreatitis** versteht man eine Entzündung des Pankreas. Die häufigsten Ursachen sind Verlegungen der Papille durch Gallensteine mit Rückstau von Galle und Pankreassaft sowie Alkoholmissbrauch. Es kommt zu einer vorzeitigen Aktivierung der Proteasen im Pankreas; das Pankreas „verdaut sich selbst" (sog. Autodigestion). Dies führt zum klinischen Bild der akuten Pankreatitis mit heftigsten Oberbauchschmerzen, vegetativen Begleitsymptomen (Übelkeit, Erbrechen) und Fieber. Es kann sich ein lebensbedrohlicher Schockzustand entwickeln.
Fortdauernde oder wiederholte Entzündungen des Pankreas können das Pankreas zerstören und somit eine Organinsuffizienz bedingen. Man spricht dann von einer **chronischen Pankreatitis**. Die häufigste Ursache ist ein langjähriger Alkoholmissbrauch, aber auch genetische Störungen (z.B. Mukoviszidose) können zu einer chronischen Pankreatitis führen. Durch die Einschränkung der exkretorischen Pankreasleistung werden zu wenig Pankreasenzyme produziert, und es kommt zu Maldigestion (Störung der Verdauung von Nahrungsbestandteilen und der Emulgierung der Fette). Die Patienten haben Fettstühle und nehmen

Gewicht ab. Sind 90% des Pankreasgewebes untergegangen, kann sich durch die Zerstörung der Langerhans-Inseln ein Diabetes mellitus manifestieren.

ZUSATZTHEMEN FÜR LERNGRUPPEN
Endokriner Pankreas (Insulin, Glukagon)
Verdauung von Proteinen, Kohlenhydraten, Fetten
Anatomie von Pankreas, Leber, Duodenum
Gastrointestinale Hormone und Peptide

Fall 64 Aufbau und Funktion des Innenohrs

64.1 Beschreiben Sie den Aufbau des Innenohrs!

Das Innenohr liegt im Felsenbein, das als knöchernes Labyrinth das häutige Labyrinth umgibt; in ihm liegen das **Gleichgewichtsorgan** (s. Fall 28) und die **Cochlea**, ein schneckenförmig aufgerolltes System mit drei flüssigkeitsgefüllten Räumen:
- **Scala vestibuli und Scala tympani:** enthalten Perilymphe, Scala vestibuli beginnt am ovalen Fenster und geht am Helicotrema (Schneckenspitze) in die Scala tympani über, diese endet am runden Fenster
- **Scala media** (Ductus cochlearis):
  – Liegt zwischen Scala vestibuli und Scala tympani, wird nach oben zur Scala vestibuli durch die Reissner-Membran und nach unten zur Scala tympani durch die Basilarmembran begrenzt; lateral liegt die Stria vascularis (blutgefäßreiche Wandschicht)
  – Enthält Endolymphe, endet blind
  – Enthält das auf der Basilarmembran aufsitzende Corti-Organ mit den Sinneszellen (äußere/innere Haarzellen, deren Zilien in den Endolymphraum ragen, über sie ragt die Tektorialmembran); die Breite des Corti-Organs nimmt von der Schneckenbasis zur Schneckenspitze zu.

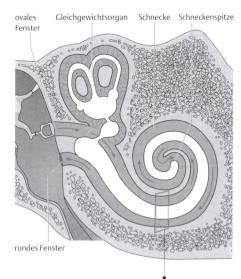

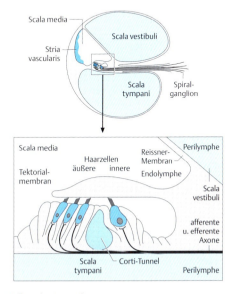

Aufbau des Innenohrs

Fall 64 *Seite 65*

64.2 Erläutern Sie den Unterschied zwischen Endolymphe und Perilymphe!
- **Endolymphe:** wird in der Stria vascularis gebildet und füllt die Scala media aus; ihre Elektrolytzusammensetzung mit hohen K^+-Gehalt (ca. 140 mmol/l) ähnelt stark der des Intrazellulärraums
- **Perilymphe:** wird aus Liquor cerebrospinalis und Plasma gebildet und füllt Scala vestibuli und Scala tympani aus; ihre Elektrolytzusammensetzung entspricht in etwa der des Plasmas, sie ist also K^+-arm und Na^+-reich.

64.3 Was passiert normalerweise im Innenohr bei der Übersetzung von Schallwellen in elektrische Signale?
Schallwellen bringen die Basilarmembran zum Schwingen → die auf der Basilarmembran befindlichen inneren Haarzellen werden abgelenkt → durch sog. Tip-Links (Proteine) werden K^+-Kanäle in der Membran der inneren Haarzellen geöffnet → K^+-Einstrom in die inneren Haarzellen (entlang der Potenzialdifferenz von der Endolymphe ca. +80 mV ins Zellinnere ca. -70 mV) → Depolarisation der inneren Haarzellen → Ca^{2+}-Einstrom in die Zelle → Glutamatfreisetzung an der basalen Synapse der inneren Haarzelle → Entstehung eines EPSP (exzitatorisches postsynaptisches Potenzial) an der subsynaptischen Membran der afferenten Nervenfaser → Auslösung eines Aktionspotenzials an der Nervenfaser.

64.4 Wie unterscheiden sich innere und äußere Haarzellen?
- **Innere Haarzellen:** eigentliche **Sinneszellen**, die die Schallwellen in Aktionspotenziale übersetzen (s. Antwort zur Frage 64.3); Weiterleitung der akustischen Information von den inneren Haarzellen zum Gehirn
- **Äußeren Haarzellen:** keine direkte Beteiligung an der Sinneswahrnehmung, sondern wirken als **kochleärer Verstärker**, d. h. sie sorgen dafür, dass auch sehr schwache akustische Reize noch wahrgenommen werden können, indem sie die Amplitude der Wanderwelle im entsprechenden Bereich verstärken und benachbarte Basilarmembranabschnitte dämpfen (s. Kommentar); sie werden efferent innerviert, d. h. sie erhalten Informationen vom Gehirn.

64.5 Wie können im Innenohr hohe von niedrigen Frequenzen unterschieden werden?
- Die Bewegung des Steigbügels versetzt die Perilymphe in Bewegung und bringt dadurch die Basilarmembran zum Schwingen
- Diese Schwingung pflanzt sich in Richtung Helicotrema fort (Wanderwelle), dabei nimmt die Amplitude zu, bis sie an einer bestimmten Stelle ihr Maximum erreicht und dann relativ rasch in sich zusammenbricht
- An welcher Stelle das Amplitudenmaximum erreicht wird, hängt von der Frequenz des Tones ab: Schwingungen mit hoher Frequenz erreichen ihr Maximum schon nahe an der Schneckenbasis, solche mit tiefen Frequenzen erst nahe am Helicotrema
- Auf diese Weise wird eine räumliche Trennung nach Frequenzen erreicht (Frequenz-Ort-Transformation)
- An der Stelle mit der stärksten Auslenkung der Basilarmembran entsteht durch das Abscheren der Zilien ein elektrisches Signal.

Kommentar

Schallverstärkung durch äußere Haarzellen: Die Zilien der äußeren Haarzellen sind an der Spitze mit der Tektorialmembran verbunden. Wenn die Basilarmembran in Schwingung versetzt und dadurch die Zilien abgeschert werden, führt dies zu wechselndem Öffnen und Schließen der dehnungsempfindlichen K^+-Kanäle. Dies hat eine wechselnde De- und Hyperpolarisation der äußeren Haarzellen zur Folge, wobei eine Verkürzung eine Depolarisation, eine Verlängerung eine Hyperpolarisation bewirkt („elektromechanische Transduktion"). Durch diese aktive oszillierende Längenänderung wird eine etwa 100-fache Signalverstärkung erreicht.

Wanderwellentheorie: Mit Hilfe der Wanderwellentheorie lässt sich erklären, wie das Innenohr verschiedene Frequenzen unterscheidet: Trifft eine Schallwelle auf den Steigbügel, so wird dieser bewegt. Dies führt zu einer Volumenverschiebung der angrenzenden Perilymphe, die im Bereich des elastischen Verschlusses des runden Fensters ausweichen kann. Durch die Volumenverschiebung wird die Basilarmembran und damit auch die Scala media in Schwingung versetzt. Diese Schwingung breitet sich in Form einer Wanderwelle mit unterschiedlicher Geschwindigkeit und Reichweite in Richtung Helicotrema aus. Die Wanderwelle verändert sich dabei: Ihre Ausbreitungsgeschwindigkeit nimmt ab, die Wellenlänge wird kürzer, und die Amplitude wird größer, bis sie ein Maximum erreicht und danach rasch abebbt. Grund dafür ist, dass die Basilarmembran zum Helicotrema hin breiter und dünner wird und ihre Steifheit abnimmt. Auf diese Weise gibt es für jede Frequenz genau einen Ort, an dem Frequenz und Breite optimal zusammenpassen und das Schwingungsmaximum erreicht wird. Anhand der Stelle, an der die Basilarmembran maximal schwingt und die Haar-

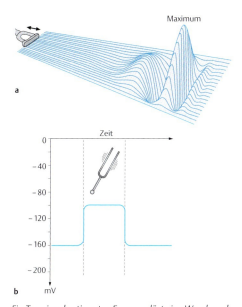

zellen so maximal erregt werden, kann das Gehirn die Höhe des gehörten Tones bestimmen.

Morbus Ménière: Normalerweise sind Endolymphe und Perilymphe streng voneinander getrennt. Die Durchmischung der beiden, entweder durch Ruptur des Endolymphschlauchs oder infolge einer Permeabilitätsstörung der Perilymph-Endolymph-Schranke, ist der Auslöser für einen Morbus-Ménière-Anfall. Da im Innenohr sowohl das Hör- als auch das Gleichgewichtsorgan liegen, gehen Störungen des Innenohrs häufig sowohl mit Hör- als auch mit Gleichgewichtsstörungen einher. Deswegen treten beim Morbus Ménière nicht nur Tinnitus und Schwerhörigkeit, sondern auch Schwindel mit Übelkeit und Erbrechen auf.

Ein Ton einer bestimmten Frequenz löst eine Wanderwelle aus, welche die Basilarmembran an einer bestimmten Stelle maximal auslenkt (a). Dort werden die inneren Haarzellen erregt, sie depolarisieren (b).

ZUSATZTHEMEN FÜR LERNGRUPPEN
Hörbahn
Richtungs- und Entfernungshören
Testung der Hörfunktion

Fall 65   Erregungsentstehung und Erregungsleitung in Nervenzellen

65.1 Wie funktioniert normalerweise die Erregungsleitung in Nervenfasern?
Erreichen des Schwellenpotenzials durch Depolarisation der Axonmembran → Öffnung schneller spannungsabhängiger Na^+-Kanäle → Na^+-Einstrom → schnelle, starke Depolarisation der Membran → elektrotonische Ausbreitung (wie in einem Stromkabel) des Potenzials in alle Richtungen → Erreichen weiterer spannungsabhängiger Na^+-Kanäle → Depolarisation dieser Kanäle durch die Spannungsänderung → Öffnung schneller spannungsabhängiger Na^+-Kanäle (Auslösung des nächsten Aktionspotenzials).

65.2 Wie unterscheidet sich die Erregungsleitung zwischen marklosen und markhaltigen Nervenfasern?
- In **marklosen Nervenfasern** gehen die Membranabschnitte, in denen die Depolarisation stattfindet, nahtlos ineinander über, d. h. die

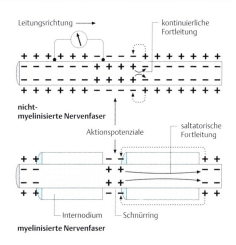

Weiterleitung von Aktionspotenzialen in marklosen und markhaltigen Nervenfasern

Fall 65   Seite 66

Erregungsausbreitung erfolgt kontinuierlich in jedem Membranabschnitt gleich.
- In **markhaltigen** (**myelinisierten**) **Nervenfasern** entstehen Aktionspotenziale nur im Bereich der Ranvier-Schnürringe (myelinfreie Abschnitte). Im Bereich der Internodien (myelinisierte Abschnitte) wird die Erregung dagegen elektrotonisch weitergeleitet. Die Weiterleitung im Bereich der Internodien ist so schnell, dass die Erregung von einem zum nächsten Schnürring zu springen scheint, man spricht daher auch von saltatorischer Erregungsleitung.

65.3 Wovon hängt die Leitungsgeschwindigkeit einer Nervenfaser ab?

- **Membranwiderstand**: die Myelinschicht isoliert das Axon, d.h.: je dicker die Myelinschicht, desto besser ist das Axon isoliert und desto höher ist der Membranwiderstand → die Erregung wird in der Nervenfaser „festgehalten" und geht nicht über die Membran verloren;
→ je höher der Membranwiderstand, desto besser die Erregungsleitung
- **Längswiderstand**: den Widerstand, den die Nervenfaser selbst der Erregungsausbreitung entgegensetzt, bezeichnet man als (Innen-) Längswiderstand; er ist abhängig von der Dicke der Nervenfaser und nimmt mit dem Quadrat des Durchmessers ab;
→ es gilt also: je geringer der Längswiderstand, desto schneller die Erregungsausbreitung
- **Membrankapazität**: ähnlich wie ein Kondensator nimmt die Membran eine bestimmte Ladungsmenge auf, die dann nicht mehr für die elektrotonische Weiterleitung zur Verfügung steht → eine hohe Membrankapazität verschlechtert die Erregungsleitung;
→ je geringer die Membrankapazität, desto besser die Erregungsleitung
- Die Membrankapazität nimmt zwar mit der Dicke der Nervenfaser und der Membranfläche zu, die Abnahme des Längswiderstandes und die meist stärkere Myelinisierung dicker Nervenfasern gleichen das aber aus.

Zusammenfassung: **dicke, stark myelinisierte Nervenfasern leiten am besten**.

65.4 Definieren Sie die Begriffe „Rheobase" und „Chronaxie"!

Soll ein elektrischer Reiz in einer Nervenfaser ein Aktionspotenzial auslösen, muss der elektrische Reiz das Membranpotenzial über das Schwellenpotenzial verschieben. Ob das Schwellenpotenzial erreicht wird, ist abhängig von Reizstärke und Reizdauer:
- **Rheobase**: minimale Reizstärke, die ein Reiz haben muss, damit bei unendlich langer Reizdauer grade noch ein Aktionspotenzial ausgelöst wird

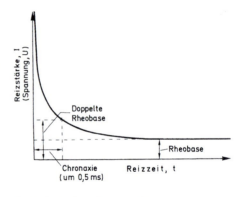

Reizstärke-Reizdauer-Kurve eines Nerven

- **Chronaxie**: minimale Reizdauer, mit der ein Strom von doppelter Rheobasenstärke einwirken muss, um ein Aktionspotenzial auszulösen.

!!! 65.5 Warum werden Rheobase und Chronaxie für die Untersuchung der Nervenleitgeschwindigkeit benötigt?

- Wie stark ein Reiz sein muss, um eine ausreichende Erregung des Nerven auszulösen, kann sehr unterschiedlich sein und hängt u.a. von der Leitfähigkeit der Haut und der Menge an Unterhautfettgewebe ab → die Rheobasenstärke zwischen zwei Menschen kann sehr unterschiedlich sein → um die Werte für die Erregungsleitgeschwindigkeit objektiv vergleichen zu können, muss man daher für jeden Patienten seinen individuellen „Minimalreiz" bestimmen
- Die Chronaxie dagegen ist objektiver vergleichbar, weil diese Unterschiede durch den individuellen Rheobasenwert ausgeglichen worden sind
- Interpolation dieser Werte ermöglicht einen objektiven Vergleich der bestimmten Leitungsgeschwindigkeitswerte mit den Normwerten

65.6 Erläutern Sie das Phänomen der Refraktärzeit!

Die für das Aktionspotenzial verantwortlichen schnellen Na^+-Kanäle können in drei Zuständen vorliegen:
- In Ruhe befinden sich die Na^+-Kanäle im **geschlossen, aktivierbaren** Zustand
- Durch einen überschwelligen Reiz werden sie **geöffnet** und gehen danach immer in den
- **geschlossen, nicht aktivierbaren** Zustand über, von dem aus sie nach ca. 2 ms wieder in den geschlossen aktivierbaren Zustand wechseln. Na^+-Kanäle die sich im geschlossen, nicht aktivierbaren Zustand befinden, können auch durch starke Reize nicht geöffnet werden, es kann also kein neues Aktionspotenzial entste-

hen → die Erregbarkeit einer Zelle hängt vom Funktionszustand der Na^+-Kanäle ab:
- **Absolute Refraktärzeit:** alle Na^+-Kanäle sind geschlossen, nicht aktivierbar → Auslösung eines Aktionspotenzials nicht möglich
- **Relative Refraktärzeit:** ein Teil der Na^+-Kanäle befindet sich noch im geschlossen, nicht aktivierbaren Zustand, ein Teil dagegen im geschlossen, aktivierbaren Zustand; ein überschwelliger Reiz kann nur die Na^+-Kanäle öffnen, die bereits wieder aktivierbar sind, dazu muss der Reiz aber deutlich stärker sein als außerhalb der Refraktärzeit und die Amplitude des resultierenden Aktionspotenzials ist trotzdem geringer.

Kommentar

Erregungsentstehung: Ein Aktionspotenzial entsteht normalerweise dadurch, dass die Membran im Bereich des Axonhügels so stark depolarisiert wird, dass der Schwellenwert spannungsabhängiger Na^+-Kanäle überschritten wird und sie sich öffnen. Ist ein Reiz also so stark, dass er die spannungsabhängigen Na^+-Kanäle öffnet und ein Aktionspotenzial auslöst, spricht man von einem **überschwelligen Reiz**. Es kommt zum Einstrom von Na^+ und zu einer weiteren Depolarisation dieses Membranabschnittes, die sich elekrotonisch ausbreitet und so in den weiter distalen Membranabschnitten ebenfalls Aktionspotenziale auslöst.

Erregungsleitung: Wird die Membran einer Nervenzelle erregt, so breitet sich diese Erregung in alle Richtungen aus. Je weiter sie dabei von der ursprünglich erregten Stelle entfernt ist, desto schwächer wird sie. Diese „passive" Erregungsleitung bezeichnet man als **elektrotonische Erregungsleitung**. Vergleichbar ist dieses Phänomen mit den konzentrischen Wellen die ein Stein hervorruft, wenn man ihn ins Wasser wirft: Die Wellen werden immer schwächer, je weiter sie vom Zentrum entfernt sind. Um die Weiterleitung der Erregung zu gewährleisten, muss jeweils ein neues Aktionspotenzial hervorgerufen werden, bevor die Erregung so stark abgeflacht ist, dass sie das Schwellenpotenzial nicht mehr erreicht (s. Antwort zur Frage 65.1).

Beeinflussung der Erregungsleitung: s. Antwort zur Frage 65.2. Ein **Maß für die elektrotonische Leitfähigkeit einer Nervenfaser** ist die **Membranlängskonstante λ**. Sie gibt an, in welcher Entfernung vom Reizort die Potenzialänderung auf 1/e (entspricht ca. 37%) des Ursprungswertes abgefallen ist. Die Leitfähigkeit einer Nervenfaser ist also um so höher, je größer die Membranlängskonstante ist. Sie hängt in erster Linie von der Isolierung, d.h. von der Dicke der Myelinschicht ab.

Markhaltige Nervenfasern: Markhaltige (myelinisierte) Nervenfasern besitzen Myelinscheiden aus Schwannzellen (im peripheren Nervensystem) bzw. Oligodendrozyten (im ZNS), zwischen denen kurze myelinfreie Stellen, die sog. **Ranvier-Schnürringe**, liegen. Im Bereich der Ranvier-Schnürringe finden sich die für das Aktionspotenzial notwendigen spannungsabhängigen Ionenkanäle. Die myelinisierten Abschnitte zwischen den Ranvier-Schnürringen werden als **Internodien** bezeichnet, hier ist das Axon sehr gut gegen den Extrazellulärraum isoliert, und es finden sich kaum Ionenkanäle. Die Erregungsleitung im Bereich der Internodien erfolgt elektronisch und damit sehr schnell, ist aber mit einem Amplitudenverlust verbunden. Die Länge der Internodien darf also nur so lang sein, dass das Potenzial, wenn es den nächsten Schnürring erreicht, noch überschwellig ist, um dort die nächsten Na^+-Kanäle öffnen zu können (ca. 300–2000 μm). Je dicker die Myelinschicht ist, desto besser ist die Isolierung. Daher können die Internodien in dick myelinisierten Fasern relativ lang sein, und es wird trotzdem im Bereich der Ranvier-Schnürringe noch das Schwellenpotenzial erreicht.

Nervenfasertypen: Anhand ihres Myelinisierungsgrades, ihrer Dicke und damit ihrer Leitungsgeschwindigkeit kann man Nervenfasern in verschiedene Klassen einteilen (s. Tab.).

Multiple Sklerose: Bei der multiplen Sklerose (Syn. Enzephalomyelitis disseminata) werden die **Myelinscheiden im ZNS zerstört**. Die Ursache dafür ist noch nicht vollständig geklärt, am wahrscheinlichsten scheint es sich um einen viral getriggerten Autoimmunprozess zu handeln. Durch den Zerfall der Myelinscheiden nimmt die Isolierung der Axone gegen den Extrazellulärraum ab, und ein größerer Teil der Erregung geht über die Membran verloren. Dadurch schwächt sich die Erregung in den Internodien während der elektrotonischen Weiterleitung so stark ab, dass im Bereich der Schnürringe das Schwellenpotenzial nicht mehr erreicht wird. Je nach Ausmaß der Demyelinisierung wird die Erregungsleitung verzögert oder fällt ganz aus. Die Multiple Sklerose kann prinzipiell jede Region des ZNS befallen und dadurch zu unterschiedlichsten Symptomen führen, z. B. Störungen im Bereich der Augen (Visusverschlechterung, Augenmuskellähmungen), Sensibilitätsstörungen (Missempfindungen), motorische Störungen (fehlende Reflexe, spastischer Muskeltonus), zerebelläre Symptome (Ataxie, Intentionstremor), Blasenstörungen (Harnverhalt). Häufig verläuft die multiple Sklero-

Überblick über die Einteilung der Nervenfasern nach der Myelinisierung (nach Erlanger u. Gasser[1] sowie Lloyd u. Hunt[2])

Faserklasse[1] (afferent u. efferent)	Faserklasse[2] (afferent)	markhaltig	Durchmesser (μm)	Leitungsgeschwindigkeit (m/s)	Vorkommen
Aα	I	++	15	70–120	efferent: α-Motoneurone afferent: Muskelspindelafferenzen
Aβ	II	+	5–10	40–70	afferent: Mechanoafferenzen der Haut
Aγ		+	5–10	30–40	efferent: Muskelspindelefferenzen
Aδ	III	(+)	3	10–30	afferent: Thermoafferenzen, nozizeptive Afferenzen („heller Sofortschmerz")
B		(+)	1–3	5–20	efferent: präganglionäre vegetative Fasern
C	IV	–	1	0,5–2	efferent: postganglionäre vegetative Fasern afferent: nozizeptive Afferenzen („dumpfer Spätschmerz")

se in Schüben, wobei sich die klinischen Symptome zu Beginn der Erkrankung häufig noch weitgehend zurückbilden, in späteren Phasen aber zunehmend Restsymptome hinterlassen. Die Symptomatik kann sich aber auch ohne eindeutige Schübe verschlechtern.

ZUSATZTHEMEN FÜR LERNGRUPPEN
Aufbau von Nervenzellen
Erregungsweiterleitung zwischen Zellen (Synapsen)
Signalverarbeitung an der Synapse (z. B. Bahnung, Summation, Hemmung)

Fall 66 Steuerung der Harnzusammensetzung durch Hormone

66.1 Nennen Sie die 3 wichtigsten Hormone für die Steuerung der Nierenfunktion und ihre Funktion in Stichworten!
- **Aldosteron:** Steigerung der Na^+-Retention sowie K^+- und H^+-Sekretion, dadurch Anstieg des Plasmavolumens und Blutdrucksteigerung
- **ADH:** vermehrte Wasserretention
- **ANF:** Steigerung der Na^+-Ausscheidung, dadurch Abnahme des Plasmavolumens und Blutdrucksenkung.

66.2 Erläutern Sie, wie die ADH-Freisetzung gesteuert wird! Welche Werte wären für ADH unter diesen Umständen normalerweise zu erwarten?
- Steigerung der ADH-Freisetzung bei: Anstieg der Plasmaosmolalität, Abnahme des Blutvolumens
- Hemmung der ADH-Freisetzung bei: Abfall der Plamaosmolalität, ANF, Alkohol

Bei erniedrigter Plasmaosmolalität müsste bei intaktem Regelkreis auch der ADH-Spiegel erniedrigt sein. Die dennoch erhöhten ADH-Werte sprechen für eine unkontrollierte autonome Hormonproduktion

66.3 Wo wird ADH normalerweise gebildet und gespeichert? Wie wirkt es?
- ADH (Antidiuretisches Hormon = Adiuretin = Vasopressin) wird im Hypothalamus in den Ncll. paraventricualris et supraoticus gebildet; gelangt über axonalen Transport in den Hypophysenhinterlappen (Neurohypophyse) und wird dort gespeichert

Fall 66 Seite 67

- Wirkungen:
  - **Verstärkte Wasserrückresorption** durch Stimulation (über V_2-Rezeptoren) des Einbaus von Wasserkanälchen, sog. Aquaporinen (AQP2), in die Sammelrohrwand: durch diese kann Wasser entlang des osmotischen Gradienten ins Interstitium fließen und so rückresorbiert werden; bei maximaler Wasserrückresorption kann der Urin dabei bis auf die im Interstitium herrschende Osmolarität konzentriert werden
  - Vasokonstriktion
  - Blutdrucksteigerung.

66.4 Wie äußert sich ein ADH-Mangel?
- Krankheitsbild: Diabetes insipidus
- Pathophysiologie: verminderter Einbau von Aquaporinen in die Sammelrohrwand → unzureichende Wasserresorption in den Sammelrohren → starke Wasserverluste über die Niere → große Urinmenge (Polyurie von 5–25 l/d) trotz gleichzeitig erhöhter Plasmaosmolalität → Ausgleich durch vermehrtes Trinken (Polydipsie) (s. auch Fall 8).

66.5 Nennen Sie Sekretionsreiz und Wirkungen des ANF!
- ANF (Atrialer natriuretischer Faktor; Syn. ANP = Atriales natriuretisches Peptid) wird in den Herzvorhöfen („Atrial") gebildet
- Sekretionsreiz: Zunahme der Wandspannung der Herzvorhöfe infolge eines erhöhten Füllungsvolumens
- Wirkungen:
  - **Förderung der Natriumausscheidung:** durch Erhöhung der glomerulären Durchblutung und Nierenmarkdurchblutung bei gleichzeitiger Hemmung der Na^+-Resorption im Sammelrohr
  - Hemmung der Reninsekretion
  - Im Gehirn: Verminderung von Durst und Salzappetit, Hemmung der Sympathikusaktivität, Hemmung der ADH-Freisetzung, Blutdrucksenkung.

Kommentar

Steuerung der Harnzusammensetzung durch Hormone: Im proximalen Tubulus wird der größte Teil des Primärharns rückresorbiert (s. Fall 53). Im distalen Tubulus und Sammelrohr erfolgt die Feinabstimmung der Harnzusammensetzung über Hormone (Aldosteron, ADH, ANF). Dies erfolgt an die Bedürfnisse des Körpers angepasst, um größere Volumen- und Elektrolytschwankungen extra- und intrazellulär mit weitreichenden Konsequenzen zu vermeiden (z. B. Blutdruckanstieg oder -abfall, Veränderung des Membranpotenzials). Bei **Volumenmangel** werden in Abhängigkeit von der Osmolalität **Aldosteron** und **ADH** ausgeschüttet, die über unterschiedliche Mechanismen das Flüssigkeitsvolumen im Körper erhöhen:
- Bei **erniedrigter Plasmaosmolalität** wird v. a. **Aldosteron** freigesetzt. Primär führt dies zu einer verstärkten Salzretention, konsekutiv wird auch vermehrt Wasser zurückgehalten.
- Bei **erhöhter Plasmaosmolalität** wird v. a. **ADH** freigesetzt, durch das reines Wasser rückresorbiert wird.

Aldosteron bewirkt eine Na^+-Retention und eine K^+- und H^+-Sekretion. Dabei folgt der Natriumresorption die Aufnahme von Wasser, und das Volumen nimmt zu. Aldosteron ist ein Mineralokortikoid und wird in der Nebennierenrinde in der Zona glomerulosa produziert. Stimulierend auf die Aldosteronfreisetzung wirken: Blutdruckabfall, Hypovolämie, Hyponatriämie, Hyperkaliämie oder Azidose, durch die das Renin-Angiotension-Aldosteron-System (s. Fall 32) aktiviert wird. **ADH** (Antidiuretisches Hormon, Syn. Adiuretin, Vasopressin) dagegen fördert direkt die **Rückresorption von Wasser**, dadurch sinkt die Osmolalität (s. auch Antwort zur Frage 66.3). Antagonistisch zu diesen beiden Hormonen wirkt **ANF** (Atrialer natriuretischer Faktor, Syn. ANP = Atriales natriuretisches Peptid; Atriopeptin), durch das das Flüssigkeitsvolumen abnimmt. Dies geschieht zum einen direkt über seine natriuretische (die Na^+-Ausscheidung begünstigende) Wirkung, zum anderen über die Hemmung der ADH-Sekretion und die Abnahme der Aldosteronsekretion durch Hemmung der Reninfreisetzung (s. Antwort zur Frage 66.5).

Syndrom der inadäquaten ADH-Sekretion (SIADH): Beim SIADH werden große Mengen ADH freigesetzt, ohne dass noch eine physiologische Kontrolle der ADH-Sekretion erkennbar wäre. Das heißt, trotz einer erniedrigten Plasmaosmolalität finden sich erhöhte Plasma-ADH-Spiegel. Weil kaum noch Wasser ausgeschieden wird, ist die Urinosmolalität abnorm hoch. Da die übrigen volumenregulierenden Systeme (Renin-Angiotensin-Aldosteron-System, ANF) intakt sind, findet sich dennoch ein weitgehend normales Extrazellulärvolumen. Gleichzeitig gehen aber durch die reaktiv verminderte Aldosteronsekretion noch weiter Elektrolyte über die Nieren verloren. Ein SIADH kann bei verschiedenen Erkrankungen auftreten. Besonders typisch ist es bei Erkrankungen des ZNS oder bei kleinzelligem Bronchialkarzinom, bei dem eine unkontrollierte ektope (außerhalb des normalen Bildungsortes) paraneoplastische (als Nebeneffekt einer Tumorerkrankung) ADH-Bildung auftreten kann.

ZUSATZTHEMEN FÜR LERNGRUPPEN
Renin-Angiotensin-Aldosteron-System
Parathormon
Hormone, die von der Niere gebildet werden
Wasser- und Elektrolythaushalt des Körpers

Fall 67 Interzelluläre und intrazelluläre Signaltransduktion

67.1 Erläutern Sie das Funktionsprinzip der Signaltransduktion über G-Protein-gekoppelte Rezeptoren!

- G-Protein-gekoppelte Rezeptoren sind transmembranäre Proteine, die eine Bindungsstelle extrazellulär für den Signalstoff und eine Bindungsstelle intrazellulär für die Aktivierung des entsprechenden G-Proteins besitzen; bindet der entsprechende Botenstoff an den Rezeptor, so ändert dieser seine Konformation und aktiviert das G-Protein
- G-Proteine (guanylnukleotidbindende Proteine) bestehen aus drei Untereinheiten:
  - Die sog. α-Untereinheit hat im Ruhezustand GDP (Guanyldiphosphat) gebunden
  - Wird das G-Protein aktiviert, so wird das GDP durch energiereicheres GTP (Guanyltriphosphat) ersetzt
- Dadurch ist die α-Untereinheit aktiviert, sie dissoziiert von der sog. βγ-Untereinheit ab und diffundiert entlang der Zellmembran
- Dabei trifft sie auf bestimmte Effektorproteine, deren Funktionszustand sie verändern kann
- Die Effektorproteine synthetisieren z. B. second messenger oder haben Einfluss auf das Membranpotenzial
- Aufgrund der GTPase-Aktivität der α-Untereinheit wird GTP wieder zu GDP hydrolysiert → α-Untereinheit wird wieder inaktiviert und bindet an eine βγ-Untereinheit → das G-Protein befindet sich wieder im Ruhezustand, bis es erneut durch einen Rezeptor aktiviert wird.

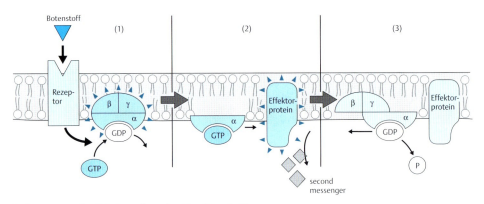

Funktionsprinzip der G-Protein-gekoppelten Signaltransduktion

67.2 Wie funktioniert die Signalübermittlung über die Adenylatzyklase A und die Phospholipase C?

- Aktivierung der **Adenylatzyklase A** durch ein G-Protein → Synthese von cAMP (Abspaltung von zwei Phosphatgruppen aus einem Molekül ATP und Zyklisierung des restlichen Moleküls) → cAMP aktiviert die Proteinkinase A → Phosphorylierung von Funktionsproteinen → Veränderung des Funktionszustands der Zelle

- Aktivierung der **Phospholipase C** durch G-Proteine → Spaltung von Phospholipiden der Zellmembran in die beiden second messenger
  - Diacylglycerin (DAG) → Aktivierung der Proteinkinase C → Phosphorylierung von Funktionsproteinen → Veränderung des Funktionszustands der Zelle
  - Inositoltrisphosphat (IP_3) → Ca^{2+}-Freisetzung aus intrazellulären Speichern.

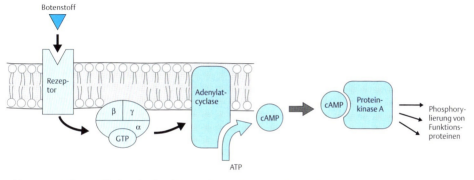

Bildung von cAMP mit Hilfe der Adenylatzyklase und seine Wirkungen als second messenger

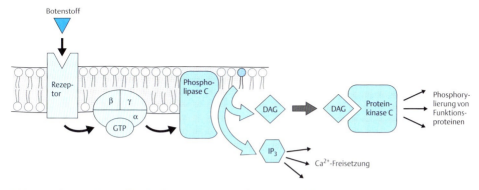

Bildung von IP$_3$ und DAG mit Hilfe der Phospholipase C und die Wirkungen als second messenger

67.3 Was ist ein „second messenger"? Nennen Sie mindestens 2 weitere Beispiele!

Second messenger sind intrazelluläre Signalstoffe (z. B. cAMP, IP$_3$, DAG, Ca^{2+}), die von den Zellen selbst gebildet oder freigesetzt werden, nachdem ein erstes Signal (z. B. Hormone, Transmitter, Zytokine) von außen auf die Zelle getroffen ist; dadurch wird eine Signalkaskade in Gang gesetzt, durch die die Zellfunktion entsprechend verändert wird.

67.4 Wie können Zellen untereinander kommunizieren? Nennen Sie mindestens 2 Beispiele!

Die Kommunikation zwischen Zellen oder Zellverbänden kann entweder durch direkten Kontakt oder über die Abgabe von Signalstoffen erfolgen:

- **Elektrische Synapsen:** direkte Übertragung von Potenzialänderung einer Zelle auf eine angrenzende Zelle über Ionenkanäle, z. B. Erregungsausbreitung im Herzmuskel
- **Chemische Synapsen:** freigesetzte Transmitter aus einer Zelle binden an Rezeptoren einer nachgeschalteten Zelle und führen so zu einer Änderung ihres Funktionsmusters, z. B. Kontraktionsauslösung an der motorischen Endplatte
- **Humorales System:** die von einer Zelle ausgeschütteten Stoffe erreichen durch Diffusion oder Transport über das Kreislaufsystem andere Zellen und ändern deren Funktion, z. B. Hormone
- **Rezeptorinteraktion:** durch direkten Kontakt der Rezeptoren von zwei Zellen aktivieren oder hemmen diese sich gegenseitig, z. B. Interaktion zwischen Lymphozyten.

Kommentar

Interzelluläre Signaltransduktion: Damit die einzelnen Zellen und die verschiedenen Organe optimal zusammenarbeiten können, müssen sie ihre Funktionen aufeinander abstimmen. Ermöglicht wird dies durch verschiedene Kommunikationsmöglichkeiten zwischen einzelnen Zellen bzw.

Zellverbänden (s. Antwort zur Frage 67.4). Je nachdem, wie schnell eine Reaktion erfolgen muss oder wie lange der Effekt anhalten soll, kommt jeweils eine andere Methode der Signaltransduktion zum Einsatz. Herzmuskelzellen müssen z. B. schnell reagieren, so dass sie direkt über gap junctions miteinander verbunden sind. So wird eine schnelle Ausbreitung einer Potenzialänderung von einer Zelle auf eine andere ermöglicht. Besteht kein unmittelbarer Kontakt zwischen den Zellen, so kommen Signalstoffe (Transmitter, Hormone) zum Einsatz. Ist der Rezeptor für den Signalstoff gleichzeitig auch ein Ionenkanal, wie die nikotinergen ACh-Rezeptoren (ligandengesteuerter Ionenkanal), so kann durch die Ausschüttung von Transmitter eine schnelle Potenzialänderung in der nachgeschalteten Zelle ausgelöst werden (z. B. motorische Endplatte). Ein solches Signal wird sehr schnell umgesetzt, hält aber auch nur so lange an, wie der Signalstoff an den Rezeptor gebunden ist.

Intrazelluläre Signaltransduktion: Um eine Funktionsänderung der Zelle, eine längere Wirkung oder eine Signalverstärkung zu erzielen, wird das von außen auf die Zelle eintreffende Signal zunächst in ein intrazelluläres Signal umgesetzt. Die Bindung eines Signalstoffes an **ein Rezeptormolekül** kann zur Aktivierung mehrerer **G-Proteine** führen, die jeweils mehrere **Effektorproteine** aktivieren und so die Bildung zahlreicher Moleküle des entsprechenden second **messengers** induzieren. Man spricht daher von einer **Signalkaskade**, bei der das ursprüngliche Signal um ein vielfaches verstärkt wird. Aufgrund dieses Verstärkungsmechanismus reichen beispielsweise schon sehr geringe Mengen eines Hormons aus, um auch größere Wirkungen zu entfalten.

G-Proteine und Effektorproteine: Es gibt viele verschiedene G-Proteine, die sich durch unterschiedliche Rezeptoren aktivieren lassen und in deren Signalkaskade unterschiedliche Effektorproteine (z. B. Ionenkanäle, Gunanylatzyklasen, Phospholipasen) eine Rolle spielen. Ein aktiviertes G-Protein kann wiederum eine Aktivierung, aber auch eine Hemmung eines entsprechenden Effektorproteins zur Folge haben. Je nach Wirkung spricht man daher von **stimulierenden** (G_s) oder **inhibierenden** (G_i) **G-Proteinen**. So können z. B. Katecholamine über β-Rezeptoren und das entsprechende G_s-Protein die Adenylatzyklase stimulieren, über $α_2$-Rezeptoren und das entsprechende G_i-Protein dagegen die Adenylatzyklase hemmen. Auf diese Weise kann die Konzentration eines Signalstoffes (z. B. cAMP) in beide Richtungen reguliert werden und so entweder eine Stimulation oder eine Hemmung der betreffenden Zellfunktion erreicht werden. Beendet wird die Wirkung durch den ständigen Abbau der second messenger (z. B. durch Phosphodiesterasen) oder die Regeneration desselben, wenn das Effektorprotein nicht länger gehemmt wird. Sobald die Synthese der second messenger nicht mehr durch den Rezeptor beeinflusst wird, pendelt sich seine Konzentration wieder auf Höhe des Ausgangswerts ein.

Cholera: Cholera wird durch eine orale Aufnahme von Choleravibrionen ausgelöst. Voraussetzung für die Ausbreitung von Cholera sind schlechte hygienische Bedingungen. Das Infektionsrisiko ist für Touristen in Endemiegebieten sehr klein, weil Cholera vorzugsweise bei unterernährten, vorerkrankten Menschen auftritt (Armutskrankheit). Die Choleravibrionen bleiben nur auf der Lumenseite der Enterozyten haften und dringen nicht in das Gewebe ein. Sie erzeugen also auch keine Entzündung oder Nekrose der Epithelien, sondern das Krankheitsbild wird durch das Choleratoxin hervorgerufen (Intoxikation). Bei der klassischen Cholera kommt es durch das Toxin zu massiven „reiswasserähnlichen" Durchfällen und Erbrechen von wässrigem Mageninhalt mit Blut- und Gallebeimengungen. Der starke Elektrolyt- und Wasserverlust kann insbesondere bei Kleinkindern schnell verheerende Folgen haben. Unbehandelt beträgt die Letalität 50 %, die Todesursache ist meist eine Kreislaufinsuffizienz oder ein Koma.

ZUSATZTHEMEN FÜR LERNGRUPPEN
Wirkungsmechanismen von lipidlöslichen Hormonen
Stickstoffmonoxid (NO) als Botenstoff

Fall 68 Herzaktion und Herzrhythmus

68.1 Was ist der Unterschied zwischen Herztönen und Herzgeräuschen?
- **Herztöne:** kurze Schallphänomene am Herzen, die physiologischerweise bei der normalen Herzfunktion durch Bewegungen des Klappenapparates und durch Muskelanspannung entstehen (s. Antwort zur Frage 68.2)
- **Herzgeräusche:** Schallphänomene, die durch Turbulenzen der Blutströmung infolge pathologischer Veränderungen (v. a. der Herzklappen) hervorgerufen werden.

68.2 Erläutern Sie die Herztöne!
- **1. Herzton:** entsteht zu Beginn der Systole (Anspannungsphase) durch Anspannung der Ventrikelmuskulatur um den inkompressiblen Inhalt bei geschlossenen Herzklappen
- **2. Herzton:** entsteht am Ende der Systole (Ende der Austreibungsphase) durch Schluss der Taschenklappen
- **3. Herzton:** wird durch den frühdiastolischen Bluteinstrom hervorgerufen
- **4. Herzton:** entsteht durch die Vorhofkontraktion.

1. und 2. Herzton finden sich physiologischerweise bei allen Menschen, ein 3. und ggf. 4. Herzton manchmal bei Kindern und Jugendlichen oder aber bei Störungen der Herzfunktion.

68.3 Warum unterscheiden sich Vorhof- und Kammerfrequenz?
Die Kammern sind durch ein **bindegewebiges Septum** von den Vorhöfen getrennt. Eine Überleitung auf die Kammern ist nur am **AV-Knoten**, an dem die Erregungsleitung gleichzeitig stark verzögert wird, möglich. Da die Zellen im AV-Knoten eine relativ lange Refraktärzeit haben, kann nicht jede der rasch hintereinander einfallenden Vorhoferregungen zu einer Erregung der Kammer führen, sondern immer erst eine Erregung, bei deren Eintreffen die Refraktärzeit vorbei ist (sog. **Frequenzsieb**). Daher ist die Kammerfrequenz deutlich geringer als die des Vorhofs.

68.4 Welchen Sinn hat die Verzögerung der Erregungsleitung im AV-Knoten?
- **Zeitliche Trennung von Vorhof- und Ventrikelkontraktion:** die Vorhofkontraktion soll noch zur Ventrikelfüllung beitragen und muss daher zeitlich in genügend großem Abstand erfolgen → durch die lange Überleitungszeit im AV-Knoten sind Vorhof- und Kammersystole eindeutig zeitlich voneinander getrennt
- **Frequenzsiebung:** nach jeder weitergeleiteten Erregung ist der AV-Knoten erst einmal refraktär, dadurch wird eine zu schnelle erneute Ventrikelerregung verhindert.

68.5 Nennen Sie weitere Herzrhythmusstörungen! Wie lassen sie sich im EKG erkennen?
- **Extrasystolen:** entstehen ektop (also nicht in den normalen Schrittmacherzellen) ohne Beziehung zum normalen Rhythmus
  - **Supraventrikuläre Extrasystolen (SVES):** entstehen im Vorhof und werden über den AV-Knoten wie eine regelhafte Erregung weitergeleitet; im EKG erkennt man einen normalen QRS-Komplex, dem keine normale P-Welle vorausgeht und der zeitlich nicht in den Rhythmus passt
  - **Ventrikuläre Extrasystolen (VES):** entstehen in den Kammern und breiten sich von dort über das restliche Herz aus; im EKG zeigt sich dementsprechend ein deformierter QRS-Komplex, dessen Form vom Entstehungsort der VES abhängt, der keinen zeitlichen Zusammenhang mit dem Herzrhythmus aufweist und dem keine P-Welle vorausgeht

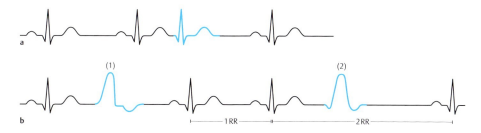

Extrasystolen (a – supraventrikuläre Extrasystolen, b – interponierte ventrikuläre Extrasystole [1] und ventrikuläre Extrasystole mit kompensatorischer Pause [2])

- **AV-Block:** gestörte Überleitung der Erregung vom Vorhof auf die Kammern
  - **AV-Block Grad I:** zu lange Überleitungszeit, im EKG ist das PQ-Intervall (Zeit zwischen Beginn der P-Welle und dem Beginn des QRS-Komplexes) > 200 ms
  - **AV-Block Grad II:** einzelne Erregungen werden nicht weitergeleitet und fallen komplett aus; zwei Typen (Mobitz I = Wenckebach: von Schlag zu Schlag nimmt die Überleitungszeit zu, bis eine Erregung ganz ausfällt; Mobitz II: Erregungen werden in einem festen Verhältnis übergeleitet, also z.B. nur jede 2. Erregung); im EKG sieht man P-Wellen, denen kein QRS-Komplex folgt
  - **AV-Block Grad III:** kompletter Ausfall der Erregungsüberleitung; Vorhöfe und Kammern schlagen regelmäßig, aber völlig unabhängig voneinander; die Ventrikelfrequenz ist aufgrund des langsameren Eigenrhythmus des eingesprungenen sekundären Schrittmachers verlangsamt; im EKG sieht man regelmäßig P-Wellen und regelmäßig QRS-Komplexe, die allerdings in keinem zeitlichen Zusammenhang zueinander stehen; der Abstand zwischen den QRS-Komlexen ist länger als der zwischen den P-Wellen

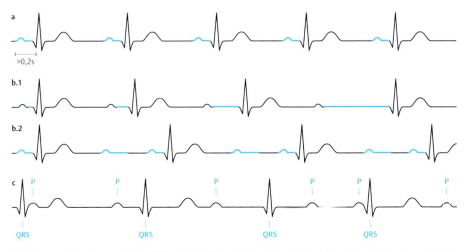

AV-Blöcke (a – AV-Block Grad I, b.1 – AV-Block Grad II Typ Mobitz I, b.2 – AV-Block Grad II Typ Mobitz II, c – AV-Block Grad III)

- **Störungen der Herzfrequenz:**
  - **Vorhofflimmern** (> 350/min): Teile des Vorhofs sind ständig erregt, sobald der AV-Knoten nicht mehr refraktär ist, wird die Erregung auf die Kammern übergeleitet; im EKG sieht man statt P-Wellen eine ständig wechselnde Vorhoferregung in Form kleiner Wellen, in die QRS-Komplexe eingestreut sind
  - **Kammerflimmern** (> 320/min): Teile der Kammern sind ständig erregt und gehen anschließend wieder in die Refraktärphase über, die Erregung kreist also zwischen erregten und unerregten Myokardteilen („Re-Entry"); dadurch ist keine Füllung des Herzens oder eine geordnete Kontraktion mehr möglich, es resultiert ein funktioneller Herzstillstand; im EKG sieht man unregelmäßige sägezahnartige Wellen.

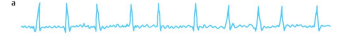

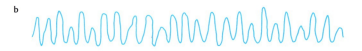

a – Vorhofflimmern, b – Kammerflimmern

Fall 68 Seite 69

68.6 Welche Rolle spielt das Nervensystem für die Erregungsentstehung und -ausbreitung im Herzen?

- Die Erregungsausbreitung erfolgt über spezialisierte Herzmuskelfasern unabhängig vom Nervensystem; das Herz würde also auch bei vollständiger Durchtrennung aller Nervenfasern regelmäßig weiterschlagen
- Das (vegetative) Nervensystem hat lediglich die Aufgabe, die Herzfrequenz in Abhängigkeit von den Bedürfnissen des restlichen Körpers zu modifizieren.

Kommentar

Zeitlicher Ablauf der Herzaktion: Die Herzaktion unterteilt sich in Systole und Diastole. Während der **Systole** unterscheidet man:
- **Anspannungsphase:** Hier kontrahiert sich der Ventrikel isovolumetrisch bis zum Überschreiten des Aortendrucks.
- **Austreibungsphase:** Bei Überschreiten des Aortendrucks öffnen sich die Taschenklappen und das Ventrikelvolumen von 140 ml wird um das Schlagvolumen von ca. 90 ml verringert. Lässt der Ventrikeldruck nach und sinkt der Ventrikeldruck unter den Aortendruck, schließen sich die Taschenklappen wieder.

Es beginnt die **Diastole** mit der
- **Entspannungsphase:** Hier sind alle vier Herzklappen geschlossen, der Ventrikeldruck sinkt isovolumetrisch fast bis 0 mmHg; sobald er unter den Vorhofdruck fällt öffnen sich die AV-Klappen, und es beginnt die
- **Füllungsphase:** Hier strömen passiv ca. 90 ml Blut in die Ventrikel bis das enddiastolische Ventrikelvolumen erreicht ist. Zum Schluss der Diastole erfolgt die Vorhofkontraktion, die etwa 10% zum Ventrikelvolumen beiträgt. Erreicht die Erregung der Vorhöfe den Ventrikel, beginnt der Herzzyklus erneut mit der Systole.

Herztöne und Herzgeräusche: s. Antworten zu Fragen 68.1 und 68.2. Die Auskultation des Herzens gehört mit zu den häufigsten Untersuchungsmethoden. Dabei gibt es typische Auskultationspunkte am Herzen, wo die einzelnen Herzklappen am besten gehört werden können (s. Abb.). Lassen sich Herzgeräusche feststellen, so kann man sie einordnen nach
- der Phase der Herzaktion, in der sie auftreten, in systolische und diastolische Herzgeräusche
- Punctum maximum (Stelle, an der sie am lautesten hörbar sind)
- der Lautstärke von nur mit Mühe auskultierbar (1/6) bis hörbar ohne Stethoskop (6/6)
- der Frequenz
- Art des Geräusches in Decrescendo-, Spindel-, Band-, Crescendoform.

Hieraus lassen sich dann Verdachtsdiagnosen stellen, welche pathologischen Veränderungen am Herzen vorliegen könnten. So finden sich beispielsweise systolische Geräusche bei Stenosen der Taschenklappen oder Insuffizienzen der AV-Klappen; diastolische Geräusche bei Insuffizienzen der Taschenklappen und Stenosen der AV-Klappen.

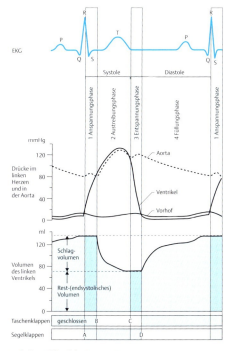

Zeitlicher Ablauf der Herzaktion

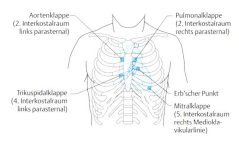

Auskultationsstellen der Herzklappen

Beeinflussung der Herzaktion durch das vegetative Nervensystem: Der Sympathikus hat insgesamt einen fördernden, der Parasympathikus einen hemmenden Einfluss auf die Herztätigkeit. Der **Sympathikus** erreicht alle Bereiche des Herzens und wirkt

- positiv inotrop (Steigerung der Kontraktionskraft)
- positiv chronotrop (Zunahme der Frequenz)
- positiv bathmotrop (Erhöhung der Erregbarkeit)
- positiv dromotrop (Beschleunigung der Überleitungszeit im AV-Knoten).

Da der **Parasympathikus** nur die Vorhöfe, den Sinus- und den AV-Knoten nicht dagegen die Ventrikel erreicht, hat er keinen direkten Einfluss auf die Inotropie. Er wirkt
- negativ chronotrop
- negativ bathmotrop
- negativ dromotrop.

Vorhofflimmern: Beim Vorhofflimmern (Syn. Arrhythmia absoluta) werden die Vorhöfe ständig erregt, die Impulsfrequenz liegt bei > 350 min. Hämodynamisch stellt das Vorhofflimmern kein allzu großes Problem dar, weil die Vorhofkontraktion nur etwa 10 % zur Ventrikelfüllung beiträgt und somit für eine effektive Pumpleistung nicht unbedingt notwendig ist. Ein viel größeres Problem ist die Gefahr der **Thrombenbildung:** Da die Frequenz der Vorhöfe so hoch ist, dass keine effektiven Vorhofkontraktionen mehr stattfinden, „steht" das Blut in den Vorhöfen, und es können sich Gerinnsel (Thromben) bilden. Insbesondere wenn der Herzrhythmus wieder in einen normalen Sinusrhythmus umspringt, ist die Gefahr groß, dass ein solcher Thrombus dann über den linken Ventrikel und die Aorta z. B. ins Gehirn embolisiert und dort einen Schlaganfall auslöst. Aus diesem Grund werden Patienten mit chronischem Vorhofflimmern dauerhaft antikoaguliert, d. h. sie erhalten gerinnungshemmende Medikamente, z. B. Marcumar, einen Vitamin-K-Antagonisten. Die Diagnose „Vorhofflimmern" lässt sich am einfachsten mit dem EKG stellen. Die QRS-Komplexe erscheinen auf den ersten Blick häufig relativ regelmäßig, man muss also genau hinschauen, und am besten die Abstände zwischen den einzelnen QRS-Komplexen nachmessen, und darauf achten, ob man P-Wellen sieht oder nicht. Die Kammererregung selbst und damit auch die QRS-Komplexe sind normal, weil die Erregung auch beim Vorhofflimmern im AV-Knoten auf die Kammern übergeleitet wird. Allerdings besteht insgesamt ein etwas erhöhtes Risiko, dass das Vorhofflimmern auch mal in Kammerflimmern – das anders als Vorhofflimmern mit dem Leben nicht vereinbar ist – übergehen kann.

Therapeutisch wird versucht, den Herzrhythmus wieder in einen Sinusrhythmus umzuwandeln (Kardioversion). Das ist um so erfolgversprechender, je früher das Vorhofflimmern therapiert wird. Bei Patienten, die schon jahrelang ein Vorhofflimmern haben, sind die Erfolgsaussichten dagegen eher gering. Bei der elektrischen Kardioversion wird dem Herz ein Stromstoß versetzt, damit alle Herzmuskelzellen gleichzeitig erregt werden und anschließend alle gleichzeitig wieder unerregt sind, so soll die im Vorhof kreisende Erregung unterbrochen werden. Wenn die Kardioversion erfolgreich ist, setzt danach wieder ein geordneter Sinusrhythmus ein. Auch mit bestimmten Medikamenten kann eine Kardioversion versucht werden. Um zu verhindern, dass eine Kardioversion in den Sinusrhythmus zu einer Embolie führt, muss vorher per Ultraschall ein Thrombus ausgeschlossen werden.

ZUSATZTHEMEN FÜR LERNGRUPPEN
Anatomie des Herzens (z. B. Herzklappen, große Gefäße)
Druck- und Volumenänderungen während eines Herzzyklus (Arbeitsdiagramm des Herzens)
Ventilebenenmechanismus
Ablauf der Gerinnung und pharmakologische Hemmung der Gerinnungs

---

Fall 69 Spezifische zelluläre Abwehr (T-Lymphozyten)

69.1 Was versteht man unter einem MHC?
MHC (major histocompatibility complex, Syn. HLA = human leucocyte antigen) sind membranassoziierte Glykoproteine, die eine zentrale Rolle in der T-zell-vermittelten Immunantwort spielen; sie dienen der Identifizierung von intakten körpereigenen Zellen und der Identifizierung von körpereigenen Zellen, die ein fremdes Antigen auf ihrer Oberfläche tragen. Man unterscheidet:

- **MHC I:** kommen auf fast allen kernhaltigen Körperzellen vor; wichtig für die Vernichtung virusinfizierter Zellen durch zytotoxische T-Zellen
- **MHC II:** finden sich auf lymphatischen Zellen; Voraussetzung für die Zusammenarbeit zwischen T-Helferzellen und B-Zellen.

69.2 Welche verschiedenen T-Effektorzellen kennen Sie? Wie lassen Sie sich unterscheiden, und was ist ihre Funktion?

- **Zytotoxische T-Lymphozyten (CD8⁺-T-Zellen):** tragen auf ihrer Oberfläche CD8-Moleküle, die als Rezeptoren fungieren; sie erkennen fremde Antigene, die auf MHC-I-Komplexen präsentiert werden (z. B. nach Virusinfektion einer Körperzelle) und bilden zytotoxische Substanzen (z. B. Perforine), durch die diese Zellen zerstört werden
- **T-Helfer-Lymphozyten (CD4⁺-T-Zellen):** tragen auf ihrer Oberfläche CD4-Rezeptoren; sie werden aktiviert, wenn sie auf eine antigenpräsentierende Zelle (z. B. Makrophagen, B-Lymphozyten) treffen, die das für sie spezifische Antigen zusammen mit einem MHC-II-Molekül präsentiert; sie lassen sich unterteilen in:
    - T_{H1}-**Zellen:** Freisetzung von Interferon γ, Interleukin-2, TNFα/β → Aktivierung von Makrophagen,
    - T_{H2}-**Zellen:** B-Zell-Aktivierung, Freisetzung von Interleukin-4, Interleukin-5, Interleukin-13.

!!! 69.3 Warum sind serologische Tests (Antikörper-Nachweis) zur Diagnose einer Infektion bei dem Patienten nicht aussagekräftig?

- Bei AIDS (Acquired Immuno Deficiency Syndrome) werden die CD4⁺-T-Zellen durch HIV (Human Immunodeficiency Virus) zerstört
- CD4⁺-T-Zellen sind sowohl an der zellulären als auch an der humoralen Abwehr beteiligt, indem sie verschiedene Komponenten des Immunsystems stimulieren (s. Antwort zur Frage 69.2)
- Die Antikörperproduktion der B-Zellen kommt nur dann richtig in Gang, wenn sie von passenden T-Helferzellen stimuliert werden
- Fehlt dieser Stimulus, so bleibt die klonale Vermehrung und Differenzierung in antikörperproduzierende Plasmazellen aus; es wird keine ausreichende Immunantwort erzielt
- Der fehlende Nachweis spezifischer Antikörper schließt somit eine Infektion nicht aus, sondern ist wahrscheinlich Folge der AIDS-Erkrankung.

69.4 Wo lernen T-Zellen zwischen Selbst und Fremd zu unterscheiden?

Um zwischen Selbst und Fremd unterscheiden zu können, unterliegen T-Zellen im Thymus einer positiven und einer negativen Selektion; nur die T-Zellen, die beide „Tests" bestehen, können sich weiterentwickeln:

- **Positive Selektion:** nur Prä-T-Lymphoblasten, die die individuellen körpereigenen MHC-Proteine positiv erkennen, können sich weiterentwickeln, die anderen gehen durch Apoptose (programmierter Zelltod) zugrunde
- **Negative Selektion:** Prä-T-Lymphoblasten, deren Rezeptoren MHC-Proteine mit körpereigenen Strukturen („Selbst-Antigenen") erkennen, gehen durch Apoptose zugrunde; versagt dieser Selektionsmechanismus, so kann es zu Autoimmunerkrankungen kommen.

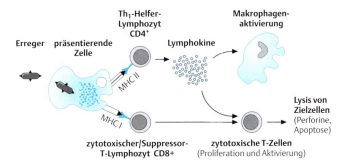

Spezifische zelluläre Abwehr

Kommentar

Spezifische zelluläre Abwehr: T-Lymphozyten sind für die spezifische zelluläre Abwehr verantwortlich. Sie spielen aber auch eine wichtige Rolle bei der B-Zell-Aktivierung (spezifische humorale Abwehr, s. Fall 35). T-Lymphozyten werden im **Thymus geprägt** (s. Antwort zur Frage 69.4) und zirkulieren dann zwischen Blut und Lymphe und den sekundären lymphatischen Organen (z. B. Lymphknoten, Milz). T-Lymphozyten können Antigene nur dann erkennen, wenn diese an MHC-Moleküle gebunden sind (s. Antwort zur Frage 69.1).

Zytotoxische T-Lymphozyten: Wurde eine Zelle beispielsweise durch einen Virus infiziert, so werden von den MHC-I-Molekülen virale Antigene präsentiert. Diese Komplexe aus MHC I und körperfremdem viralen Antigen werden von zytotoxischen CD8⁺-T-Zellen erkannt. Diese stimulieren die Freisetzung zytotoxischer Substanzen (z. B. Perforine), durch die die virusinfizierte Zelle zerstört wird.

T-Helferzellen: Hat eine antigenpräsentierende Zelle (APC), z. B. ein B-Lymphozyt, ein spezifisches körperfremdes Antigen gebunden und präsentiert es einer entsprechenden CD4⁺-Helferzelle zusammen mit dem MHC-II-Molekül, so beginnt diese, Interleukine (v. a. IL-4) zu sezernieren. Das IL-4 wiederum stimuliert den B-Lymphozyten zur klonalen Selektion und weiteren Differenzierung in antikörperproduzierende Plasmazellen.

AIDS (Acquired Immunodeficiency Syndrome): Die erworbene Immunschwäche AIDS wird durch die Retroviren HIV (Human Immunodeficiency Virus) verursacht. HIV befällt spezifisch Zellen, die CD4-Rezeptoren besitzen. Dazu gehören neben den CD4⁺-Lymphozyten auch antigenpräsentierende Zellen wie Monozyten/Makrophagen und Mikrogliazellen. Durch Zerstörung der CD4⁺-T-Zellen werden nicht mehr genug Zytokine produziert, um die Immunabwehr ausreichend zu stimulieren. Daher funktionieren alle Prozesse, die auf die Stimulation durch T-Helferzellen angewiesen sind, nicht mehr richtig (z. B. Antikörperbildung). Die Folge sind **opportunistische Infektionen**, d. h. Infektionen mit Erregern, die bei intaktem Immunsystem unterdrückt werden können und nur bei Abwehrschwäche zu einer Erkrankung führen. Hierzu zählen Infektionen mit Erregern wie Pneumocystis carinii, Candida, Zytomegalievirus. Eine Infektion mit Zytomegalievirus (CMV) kann bei abwehrgeschwächten Menschen zu Pneumonie, Retinitis und Enzephalitis führen (s. Fallbeispiel). Außerdem treten spezifische Tumorerkrankungen (z. B. Kaposi-Syndrom, B-Zell-Lymphome) gehäuft auf.

ZUSATZTHEMEN FÜR LERNGRUPPEN
Antigenprozessierung und Antigenpräsentation
Spezifische humorale Abwehr (B-Lymphozyten)
Unspezifische Abwehr
Kompatibilität bei Organtransplantationen

Fall 70 Gasaustausch in der Lunge

70.1 Was versteht man in der Atmungsphysiologie unter „Totraum"?
Teil des Respirationstrakts, der zwar ventiliert wird, aber nicht am Gasaustausch teilnimmt.

70.2 Erläutern Sie die Unterschiede! Vergrößert sich bei einer Lungenembolie der anatomische oder der funktionelle Totraum?
- **Anatomischer Totraum:** Teil des Respirationstrakts, der nicht am Gasaustausch teilnimmt, weil er aufgrund seiner Anatomie nicht dazu geeignet ist (z. B. Trachea, große Bronchien)
- **Funktioneller Totraum:** alle Anteile des Respirationstrakts, die nicht am Gasaustausch teilnehmen, unabhängig davon, ob der Grund dafür in der Anatomie oder in einer funktionellen Störung liegt; (Beispiel: nicht belüftete Alveolarbezirke zählen zum funktionellen Totraum, nicht aber zum anatomischen, weil sie aufgrund ihrer Anatomie eigentlich zum Gasaustausch in der Lage wären).

Bei lungengesunden Menschen entspricht der funktionelle Totraum weitgehend dem anatomischen. Bei Störungen der Lungenfunktion kann der funktionelle Totraum aber deutlich größer werden als der anatomische: Bei einer **Lungenembolie** vergrößert sich der **funktionelle Totraum**, weil in den Lungengebieten, in die kein Blut mehr fließt, kein Gasaustausch stattfindet.

70.3 Woraus setzt sich die Luft zusammen? Wie unterscheiden sich Alveolarluft und Raumluft?
- **Luft:** Gemisch aus verschiedenen Gasen (z. B. Stickstoff [N_2], Sauerstoff [O_2], Edelgase, Kohlendioxid [CO_2])
- **Raumluft** (Richtwerte): N_2 78 %, O_2 21 %, CO_2 0,03 %, Wasserdampfgehalt variabel
- **Alveolarluft:**
  – Vollständig mit Wasserdampf gesättigt
  – CO_2-Anteil ist deutlich höher als in Raumluft, weil es im Stoffwechsel ständig anfällt
  – O_2-Anteil ist geringer als in Raumluft, da es im Stoffwechsel verbraucht wird
  – → Richtwerte: N_2 75 %, O_2 13 %, CO_2 5 %, H_2O 6 %.

70.4 Was versteht man unter den Begriffen „Partialdruck" und „fraktioneller Anteil"? Erhält man unterschiedliche Partialdrücke wenn man auf Meereshöhe und auf einem Berg in 4000 m Höhe misst? Begründen Sie!
- **Partialdruck:**
  – der Druck, der von einem bestimmten Gas in einem Gasgemisch ausgeübt wird
  – der Anteil des Partialdrucks dieses Gases am Gesamtdruck entspricht dem Volumenanteil des Gases am Gesamtvolumen (Dalton-Gesetz); Beispiel: 20 % eines Gasgemisches sei-

en Sauerstoff → bei einem Gesamtluftdruck von 100 kPa beträgt der O$_2$-Partialdruck 20 kPa, bei einem Gesamtluftdruck von 50 kPa beträgt der O$_2$-Partialdruck 10 kPa)
- die einzelnen Partialdrücke der verschiedenen Gase des Gasgemisches addieren sich zum Gesamtdruck;
- → der Partialdruck eines Gases hängt vom Anteil dieses Gases am Gesamtgasvolumen und vom Gesamtluftdruck ab
- **Fraktioneller Anteil:** Volumenanteil eines Gases am Gesamtvolumen; die fraktionellen Anteile der verschiedenen Gase bleiben in der Erdatmosphäre bis zu einer Höhe von etwa 100 km nahezu unverändert
- Die fraktionellen Anteile von Stickstoff und Sauerstoff auf Meereshöhe entsprechen zwar in etwa denen in 4000 m Höhe, der Luftdruck ist jedoch deutlich niedriger (auf Meereshöhe ca. 101 kPa, auf 4000 m Höhe ca. 61 kPa), dementsprechend betragen die Partialdrücke der einzelnen Gase in Höhe auch nur etwa 60% im Vergleich zur Meereshöhe.

70.5 Unter welchen verschiedenen standardisierten Bedingungen lassen sich Gasvolumina messen?
- **STPD** (standard temperature pressure dry): „Standardbedingungen", T = 0 °C = 273 K, p = 101 kPa, trockene Luft (pH$_2$O = 0 kPa)
- **BTPS** (body temperature pressure saturated): „Körperbedingungen", T = 37 °C = 310 K, p = Umgebungsluftdruck, mit Wasserdampf gesättigte Luft (pH$_2$O = ca. 6,3 kPa)
- **ATPS** (ambient temperature pressure saturated): „Spirometerbedingungen", T = Raumtemperatur, p = Umgebungsluftdruck, pH$_2$O = mit Wasserdampf gesättigte Luft.

70.6 Erläutern Sie das 1. Fick-Diffusionsgesetz!
1. Fick-Diffusionsgesetz beschreibt die Diffusion der Atemgase in Abhängigkeit von der Austauschfläche, der Differenz zwischen dem alveolärem und intravasalem Partialdruck des entsprechenden Gases und der Diffusionsstrecke. Es lautet:

$$\dot{V} = \frac{F \cdot K}{d} \cdot \Delta p$$

$\dot{V}$ = pro Zeiteinheit diffundierende Stoffmenge

F = Austauschfläche

K = Diffusionskoeffizient (Krogh-Diffusionskoeffizient, charakteristisch für jedes Gas und Diffusionsmedium)

d = Diffusionsstrecke

Δp = Partialdruckdifferenz

Kommentar

Gasaustausch: Beim Gasaustausch in der Lunge wird Sauerstoff aus der Luft ins Blut aufgenommen und Kohlendioxid aus dem Blut in die Luft abgegeben. An diesem Vorgang sind verschiedene Prozesse beteiligt:
- **Ventilation:** Belüftung der Lunge über die Atemwege
- **Diffusion:** Atemgasaustausch zwischen Alveolar- und Kapillarraum
- **Perfusion:** Durchblutung der Lunge (s. Fall 22).

Ventilation: Ein wichtiges Maß für die Ventilation ist das **Atemminutenvolumen**. Es ist das Produkt aus Atemfrequenz/min und Atemzugvolumen. Für Erwachsene ergibt sich in Ruhe (Atemfrequenz 15/min, Atemzugvolumen 0,5 l) ein Atemminutenvolumen von 7,5 l/min. Da erst ab den **Bronchioli respiratorii** der Gasaustausch stattfindet, steht nicht das gesamte Atemminutenvolumen dem Gasaustausch zur Verfügung. Die ventilierten Abschnitte, die nicht am Gasaustausch teilnehmen, bezeichnet man als **Totraum** (s. Antworten zu Fragen 70.1 und 70.2). Aufgabe des Totraums ist die Weiterleitung, Anfeuchtung, Erwärmung der Atemluft und die Stimmbildung.

Das Totraumvolumen beträgt beim Gesunden ca. 150 ml. Bei Ruheatmung mit einem Atemzugvolumen von 500 ml entspricht damit der relative Anteil der Totraumventilation an der Gesamtventilation etwa 30%, bei sehr flacher Atmung mit einem Atemzugvolumen von 300 ml liegt dagegen der relative Anteil der Totraumventilation an der Gesamtventilation schon bei 50%. Je flacher also die Atmung ist, desto ineffektiver wird sie auch, weil schließlich fast nur noch Luft im Totraum hin und her geschoben wird.
Pro Atemzug gelangen somit ca. 350 ml Atemluft in die Alveolen, die sich dort mit den 3 l Gas der Residualkapazität vermischen. Pro Atemzug werden also nur 10% der Alveolarluft ausgetauscht, so dass die Zusammensetzung der Gase und damit die Partialdrücke in den Alveolen relativ konstant sind (pO$_2$ = 13,3 kPa [100 mmHg], pCO$_2$ = 5,3 kPa [40 mmHg]).

Diffusion: Der Gasaustausch zwischen Alveolen und Blut der Lungenkapillaren erfolgt durch Diffusion durch die Membranwände. Die treibende Kraft sind die **Partialdruckdifferenzen der Gase zwischen Alveolarraum und Kapillarblut:** pO$_2$ $_{Alveolarluft}$ 100 mmHg und pO$_2$ $_{Kapillarblut}$ 40 mmHg sowie pCO$_2$ $_{Alveolarluft}$ 40 mmHg und pCO$_2$ $_{Kapillarblut}$

46 mmHg. Die Gesetzmäßigkeiten der Diffusion werden durch das Fick-Diffusionsgesetz beschrieben (s. Antwort zur Frage 70.6).

Messbedingungen für Gasvolumina: Das Volumen eines Gases bzw. Gasgemisches wie der Luft ändert sich in Abhängigkeit vom herrschenden Druck p und der Temperatur T (allgemeine Gasgleichung). Ein Druckanstieg vermindert das Volumen, ein Temperaturanstieg erhöht es. Aus diesem Grund sollte korrekterweise bei der Angabe von Gasvolumina immer mit angegeben werden, unter welchen Bedingungen sie ermittelt wurden. Gebräuchlich sind die Messbedingungen BTPS, ATPS oder STPD (s. Antwort zur Frage 70.5). Als Richtwert kann man sich merken, dass die unter BTPS-Bedingungen gemessenen Volumina etwa 10 % höher, die unter STPD-Bedingungen gemessenen Volumina etwa 10 % niedriger sind, als die spirometrisch unter ATPS-Bedingungen gemessenen.

Lungenembolie: Als Lungenembolie bezeichnet man den **Verschluss einer Lungenarterie durch einen Embolus**. Hierbei handelt es sich meist um einen abgelösten Thrombus (Blutgerinnsel) von einer tiefen Venenthrombose der Bein- oder Beckenvenen. Eine solche Thrombose kann z. B. nach langem Sitzen ohne Bewegung entstehen, besonders häufig nach langen Flügen („economy-class-Thrombose"). Durch den Verschluss einer Lungenarterie werden bestimmte Alveolarbezirke nicht mehr durchblutet und können daher – obwohl sie normal belüftet werden – nicht mehr am Gasaustausch teilnehmen. Sie werden also zum funktionellen Totraum. Je nach Größe des verschlossenen Gefäßes reicht die Symptomatik von leichten Brustschmerzen, über schwere Atemnot bis hin zum plötzlichem Herzversagen. Therapeutisch kann versucht werden, den Embolus aufzulösen (Fibrinolyse) oder operativ zu entfernen.

ZUSATZTHEMEN FÜR LERNGRUPPEN
Allgemeine Gasgleichung
Berechnung des Totraumvolumens (Bohr-Formel)
Höhenatmung
Tauchen

Fall 71 Schilddrüsenhormone

71.1 Erläutern Sie den Regelkreis, über den Schilddrüsenhormone reguliert werden!
- TRH (Thyreotropin-Releasing-Hormon, Thyreoliberin) aus dem Hypothalamus stimuliert in der Hypophyse die Sekretion von TSH (Thyroideastimulierendes Hormon = Thyreotropin)

- TSH stimuliert in der Schilddrüse die Freisetzung von T_3 (Trijodthyronin) und T_4 (Thyroxin, Tetraiodthyronin)
- T_3 und T_4 bremsen wiederum die TRH- und TSH-Freisetzung (negative Rückkopplung).

71.2 Wie werden dadurch die Hormone, die am Regelkreis beteiligt sind, beeinflusst?
- Durch die Stimulation mit den TSH-Antikörpern setzt die Schilddrüse vermehrt Schilddrüsenhormone frei →T_3 und T_4 erhöht
- T_3 und T_4 wirken negativ rückkoppelnd auf Hypothalamus und Hypophyse →TRH und TSH erniedrigt.

71.3 Welche Laborergebnisse erwarten Sie bei einem manifesten Jodmangel? Welche Hormone sind erhöht, welche erniedrigt?
- Ohne Jod können keine Schilddrüsenhormone gebildet werden →T_3 und T_4 erniedrigt
- Der Körper versucht dem durch eine vermehrte Sekretion der Freisetzungshormone (TRH, TSH) gegenzusteuern, außerdem fehlt die negative Rückkopplung →TRH und TSH erhöht.

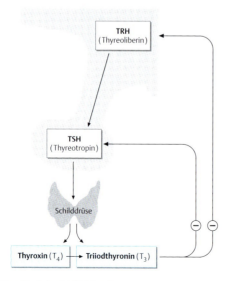

Regelkreis der Schilddrüsenhormone

71.4 Nennen Sie die wichtigsten Wirkungen der Schilddrüsenhormone!
- Reifung und Entwicklung des Nervensystems
- Erhöhung des Grundumsatzes
- Erhöhung der Körpertemperatur
- Beeinflussung des Kohlenhydrat- und Fettstoffwechsels (Förderung von Glykogenolyse, Glukoneogenese und Lipolyse)
- Verstärkung der Katecholaminwirkung (v.a. am Herzen steigern Schilddrüsenhormone die Empfindlichkeit durch Erhöhung der Anzahl der Katecholaminrezeptoren)
- Förderung des Knochenwachstums (zusammen mit Somatotropin).

Thyroxin, Levothyroxin, T_4

Trijodthyronin, T_3

reverses T_3

71.5 Erläutern Sie die Unterschiede zwischen T_4, T_3 und rT_3!
- T_4: Hauptprodukt der Schilddrüse; nur schwache biologische Wirkung; peripher wird es durch Dejodierung in T_3 oder rT_3 umgewandelt
- T_3: entsteht zum größten Teil extrathyreoidal durch Dejodierung von T_4 an der Position 5'; ca. 5-mal stärkere biologische Wirkung als T_4
- rT_3 (**reverses T_3**): entsteht peripher durch Dejodierung von T_4 an der Position 5; keine biologische Wirkung.

Kommentar

Bildung, Transport und Abbau der Schilddrüsenhormone: Die Biosynthese der Schilddrüsenhormone erfolgt in der Schilddrüse aus **Jod** und **Tyrosylverbindungen** (Monojodtyrosin, Dijodtyrosin). Jodid wird über einen membranständigen Na^+-Jodid-Kotransporter in die Follikelepithelzellen transportiert. Dort wird es durch eine Peroxidase zu Jod oxidiert und in die Tyrosylreste des Thyreoglobulins eingebaut. **Thyreoglobulin** ist ein großes Glykoprotein, das als Seitenketten zahlreiche Tyrosylreste besitzt und als Kolloid im Follikellumen gespeichert wird. Jeweils zwei jodierte Tyrosinmoleküle zusammen bilden ein Schilddrüsenhormon (meist Thyroxin). Soll Thyroxin freigesetzt werden, so wird ein Teil des Kolloids über Endozytose in die Zellen aufgenommen und Thyroxin durch lysosomale Enzyme proteolytisch vom Thyreoglobulin abgespalten. Das Verhältnis des von der Schilddrüse abgegebenen T_3 und T_4 beträgt etwa 1:10. Im Plasma wird Thyroxin zu **über 99% an Plasmaproteine** (TBG = Thyroxinbindendes Globulin, Transthyretin, Albumin) gebunden transportiert. Nur **freie** Schilddrüsenhormone sind **biologisch aktiv**, die gebundene Form stellt also auch eine Art „Speicherform" da.
Die Inaktivierung der Schilddrüsenhormone erfolgt durch weitere Dejodierung und die Kopplung an Glukuron- oder Schwefelsäure. Anschließend können sie über den Urin ausgeschieden werden.

T_4, T_3 und rT_3: Das nur sehr schwach wirksame T_4 stellt mit einer relativ langen Halbwertszeit von etwa 7 Tagen und einer Plasmaproteinbindung von über 99% den peripheren „Schilddrüsenhormonvorrat" dar. Bei Bedarf kann T_4 durch Dejodierung am 5'-Atom eines Phenolrings mit Hilfe von Dejodasen in das biologisch etwa 5-mal aktivere T_3 umgewandelt werden. Wird statt dessen das 5-Atom des anderen Phenolrings dejodiert entsteht biologisch inaktives rT_3. Die einzelnen Organe können die Aktivität der verschiedenen Isoenzyme der Dejodasen regulieren. Je nachdem, welche Dejodase vorrangig aktiv ist, ändert sich das Verhältnis von T_3 zu unwirksamen T_3 (rT_3). Die Zelle ist so in der Lage, die benötigte Menge an Schilddrüsenhormonen selbst zu titrieren. Bei schweren Erkrankungen oder Erschöpfungszustand verschiebt sich das Verhältnis rT_3 : T_3 zu Gunsten des biologisch inaktiven rT_3. Dadurch wird der Grundumsatz gesenkt und so die limitierten Energiereserven des Körpers geschont.

Schilddrüsenerkrankungen: Schilddrüsenerkrankungen zählen neben dem Diabetes mellitus zu den häufigsten endokrinen Erkrankungen.
Eine Unterproduktion von Schilddrüsenhormonen wird als **Hypothyreose** bezeichnet. Neben Erkrankungen oder Fehlentwicklungen der Schilddrüse ist die häufigste Ursache für eine Hypothyreose ein Jodmangel. Besonders schwer wirkt sich eine Hypothyreose bei Neugeborenen aus: Ohne Schild-

drüsenhormone kann sich das Kind und insbesondere sein Nervensystem nicht richtig entwickeln. Ohne Hormonsubstitution führt die Hypothyreose zum Krankheitsbild Kretinismus, der durch Kleinwuchs und geistige Behinderung gekennzeichnet ist. Bei Erwachsenen, bei denen die ZNS-Entwicklung schon abgeschlossen ist, verlaufen die Stoffwechselvorgänge langsamer, der Grundumsatz und die Körpertemperatur sinken, die Patienten leiden unter Antriebslosigkeit, Kältegefühl und Gewichtszunahme. Eine Schilddrüsenunterfunktion kann erfolgreich durch die Substitution mit Thyroxin behandelt werden, das im Körper dann zu aktivem T_3 dejodiert wird.

Eine **Hyperthyreose** (Überproduktion von Schilddrüsenhormonen) kann Folge einer autonomen Schilddrüsenhormonproduktion (z.B. autonomes Adenom, Karzinom) oder einer Autoimmunerkrankung (z.B. Morbus Basedow) sein. Durch die Hyperthyreose sind die Stoffwechselvorgänge und der Grundumsatz erhöht, die Patienten leiden unter Unruhe und Nervosität, Gewichtsverlust, erhöhter Körpertemperatur und Tachykardie. Therapeutisch kommen eine operative Therapie oder Thyreostatika (Medikamente, die die Produktion oder die Abgabe von Schilddrüsenhormonen hemmen) zum Einsatz.

Beim Morbus Basedow handelt es sich um eine Autoimmunerkrankung, bei der Antikörper gegen TSH-Rezeptoren gebildet werden, die die Schilddrüse zur Überproduktion von Schilddrüsenhormonen stimulieren (s. Antwort zur Frage 71.2). Die gleichzeitig vorliegenden hervorstehenden Augäpfel (endokrine Orbitopathie) und Myxödeme (teigige Schwellung durch Einlagerung von Mukopolysacchariden im Interzellulärraum) im Bereich der Prätibialregion, Hände und Füße sind nicht auf die Wirkung von Schilddrüsenhormonen zurückzuführen, sondern kommen dadurch zustande, dass auch das Gewebe in der Orbita oder anderen Körperteilen von den Autoantikörpern angegriffen wird. Die daraus resultierende Entzündungsreaktion hat eine Schwellung zur Folge.

 ZUSATZTHEMEN FÜR LERNGRUPPEN
Signaltransduktion der Schilddrüsenhormone
Weitere Hormone, die den Stoffwechsel beeinflussen

Fall 72 Physikalische Grundlagen des Kreislaufs

72.1 Nennen Sie die Formeln für das Ohm-Gesetz und das Hagen-Poiseuille-Gesetz, und erläutern Sie ihre Bedeutung!
- Das Ohm-Gesetz beschreibt die Abhängigkeit der Stromstärke Q von der Druckdifferenz Δp und dem Strömungswiderstand R:

$$Q\,[l/min] = \frac{\Delta p\,[mmHg]}{R\,[mmHg \cdot min/l]}$$

- Das Hagen-Poiseuille-Gesetz beschreibt die Stromstärke Q in Abhängigkeit von Gefäßradius r, Viskosität η, Gefäßlänge l und Druckdifferenz Δp:

$$Q = \frac{\pi \cdot r^4}{8 \cdot \eta \cdot l} \cdot \Delta p$$

- Kombiniert man die beiden Formeln, so erhält man:

$$R = \frac{8 \cdot \eta \cdot l}{\pi \cdot r^4}$$

Das bedeutet, dass der Strömungswiderstand umgekehrt proportional zur 4. Potenz des Gefäßradius ist ($R \sim 1/r^4$). Schon eine geringe Einschränkung des Gefäßlumens hat also eine relativ starke Erhöhung des Gefäßwiderstandes zur Folge.

72.2 Wie ändert sich die Stromstärke, wenn der Gefäßradius durch Arteriosklerose um die Hälfte abnimmt?
- Eine arteriosklerotisch bedingte Einengung des Gefäßlumens mit einer Abnahme des Radius um die Hälfte führt zu einer Erhöhung des Gefäßwiderstandes auf das 16-fache. ($[R \sim 1/r^4] \to 1/[½\,r]^4 = 1/[1/16\,r^4] \sim 16\,R$)
- Demnach würde bei gleichbleibender Druckdifferenz die Stromstärke auf $0{,}5^4 = 0{,}0625 = 6{,}25\,\%$ des Ursprungswertes absinken.

72.3 Nennen und erläutern Sie die beiden Kirchhoff-Gesetze!
- **1. Kirchhoff-Gesetz:**
  $R_{gesamt} = R_1 + R_2 + R_3 + \ldots + R_n$
  Die Einzelwiderstände von **in Reihe geschalteten Gefäßen** addieren sich. Deshalb ist der Gesamtwiderstand in einem Gefäßsystem umso höher, je mehr Gefäßabschnitte hintereinander folgen (bzw. je länger das Gefäß ist).

- **2. Kirchhoff-Gesetz:**
  $1/R_{gesamt} = 1/R_1 + 1/R_2 + 1/R_3 + \ldots + 1/R_n$
  In **parallel geschalteten Gefäßen** entspricht der Kehrwert des Gesamtwiderstandes der Summe der Kehrwerte der Einzelwiderstände, d. h. der Gesamtwiderstand ist umso geringer, je mehr Gefäße parallel geschaltet sind, wobei der Gesamtwiderstand außerdem kleiner ist, als der Widerstand in den einzelnen Gefäßen.

72.4 Wie unterscheiden sich turbulente und laminare Strömungen? Erläutern Sie in diesem Zusammenhang auch die Reynolds-Zahl!
- Bei einer **laminaren** Strömung strömt das Blut in konzentrischen Schichten, wobei der Axialstrom (also die „innerste Schicht") am schnellsten strömt, die äußerste Blutschicht direkt an der Gefäßwand am langsamsten. Grund dafür ist die Reibung zwischen Gefäßwand und Blutbestandteilen oder zwischen den einzelnen konzentrischen Blutschichten.
- Bei Unregelmäßigkeiten im Gefäßbett, sehr niedriger Blutviskosität oder hohen Strömungsgeschwindigkeiten kann es zu Verwirbelungen der Blutbestandteile kommen, die Blutströmung wird **turbulent**. Dabei fließen die Blutbestandteile nicht mehr nur parallel zur Längsachse des Gefäßes, sondern kreuz und quer, und der Reibungswiderstand steigt stark an.
- Die sog. **Reynolds-Zahl**, in die der Gefäßradius r, die Strömungsgeschwindigkeit v, die Dichte φ und die Viskosität der Flüssigkeit η eingehen, liefert Hinweise darauf, ob die Strömung laminar oder turbulent ist: Bis zu Werten von etwa 2000–2200 ist die Strömung laminar, bei höheren Werten geht sie in eine turbulente Strömung über. Die Reynolds-Zahl Re lässt sich folgendermaßen berechnen:

$$Re = \frac{2 \cdot r \cdot v \cdot \varphi}{\pi}$$

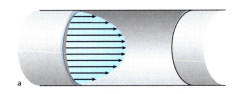

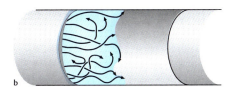

Laminare (a) und turbulente (b) Strömung

72.5 Wie wirkt sich das auf die Stromstärke aus?
Die Stromstärke nimmt um den Faktor $4^4 = 256$ zu.

Kommentar

Grundlage für das Verständnis der Kreislaufphysiologie ist eine Vielzahl physikalischer Formeln, die in mündlichen Prüfungen auch gerne abgefragt werden. Dabei sollte man darauf achten, nicht nur die Formel auswendig zu lernen, sondern sich jeweils zu fragen, welche Bedeutung sich daraus jeweils für den Kreislauf ergibt.

Kontinuitätsgesetz: Die Stromstärke $\dot{Q}$ hängt vom Gefäßquerschnitt D und der mittleren Strömungsgeschwindigkeit $\bar{v}$ ab: $\dot{Q} = D \cdot \bar{v}$. Sind mehrere Abschnitte hintereinander geschaltet, wie das im Gefäßsystem der Fall ist, bleibt die Stromstärke in jedem Abschnitt konstant:
$\dot{Q} = D_1 \cdot \bar{v}_1 = D_2 \cdot \bar{v}_2 = \ldots = D_n \cdot \bar{v}_n$

Das bedeutet, dass eine Zunahme des Gesamtgefäßquerschnittes in einem Abschnitt mit einer Verlangsamung der Strömungsgeschwindigkeit einhergeht. Besonders deutlich wird dieser Zusammenhang, wenn man die Blutströmung in der Aorta und den Kapillaren vergleicht. Der Querschnitt der Aorta ist im Vergleich zum Gesamtquerschnitt der Kapillaren relativ klein, so dass dort eine hohe Strömungsgeschwindigkeit herrscht. Der Querschnitt des gesamten Kapillarsystems ist dagegen sehr groß, so dass das Blut dort sehr langsam strömt.

Periphere arterielle Verschlusskrankheit (pAVK): Unter einer peripheren arteriellen Verschlusskrankheit (pAVK) versteht man eine chronische Einengung des Gefäßquerschnitts peripherer Arterien. Meist sind die Beinarterien betroffen. Häufigste Ursache ist eine Arteriosklerose, bei der durch Ablagerung von Plaques in den Gefäßen der Gefäßquerschnitt vermindert wird. Normalerweise werden die Gefäßweite und damit die Durchblutung an den Sauerstoffbedarf der Gewebe angepasst. Dies geschieht indem der Strömungswiderstand durch Dilatation der Gefäße gesenkt wird. Gemäß dem Ohm-Gesetz ($Q = \Delta p/R$) steigt die Stromstärke im nachfolgenden Gebiet dadurch an. Bei der pAVK wird durch die arteriosklerotischen Plaques das Gefäßlumen eingeengt. Dadurch nimmt der Strömungswiderstand im betroffenen Gefäßabschnitt stark zu (Hagen-Poiseuille-Gesetz $1/R \sim r^4$). Entsprechend dem Ohm-Gesetz hat das wiederum eine Abnahme der Stromstärke zur Folge, das betroffene Gebiet wird also schlechter durchblutet. In Ruhe reicht die Durchblutung häufig noch aus. Eine Steigerung der Durchblutung, wie sie unter Belastung notwendig wäre, ist allerdings nicht mehr möglich, weil das Gefäß schon in Ruhe seinen maximalen Durchmesser erreicht hat. Außerdem ist die Elastizität der Gefäßwand durch die Plaques meist auch so stark eingeschränkt, dass gar keine Lumenanpassung mehr möglich wäre. Der bei Belastung erhöhte Sauerstoffbedarf kann also nicht durch eine gesteigerte Durchblutung gedeckt werden. Diese Ischämie (zu geringe Durchblutung) hat eine Hypoxie (zu geringe Sauerstoffversorgung) zur Folge, die sich als Schmerzen bemerkbar macht. Hieraus resultiert das typische Symptom bei pAVK: der belastungsabhängige Schmerz (Claudicatio intermittens). Da die Betroffenen nach einer kurzen Gehstrecke wegen der Schmerzen stehen bleiben müssen, bis die Schmerzen nachlassen (und dabei häufig zur „Tarnung" Schaufenster betrachten), spricht man auch von der „Schaufensterkrankheit". Nimmt die Verengung der Gefäße immer weiter zu, so können auch Ruheschmerzen auftreten, und letztendlich kann das Gewebe absterben. Therapeutisch kann man versuchen, den Gefäßverschluss aufzudehnen oder einen Bypass zu legen (Umgehung einer Gefäßverengung mittels Gefäßprothese).

ZUSATZTHEMEN FÜR LERNGRUPPEN
Fließeigenschaften des Blutes
Bayliss-Effekt
Blutdruckregulation

Fall 73 Laktation

73.1 Warum ist es trotzdem sinnvoll, das Kind direkt nach der Geburt anzulegen?
Durch das Saugen des Kindes an der Brustwarze wird die Prolaktin- und Oxytozinfreisetzung stimuliert, also der Regelkreis angeregt, der zur Milchproduktion führt

!!! 73.2 Wieso wird vor der Geburt noch keine Milch gebildet?
- Hohe Östrogenspiegel durch Hormonproduktion in der Plazenta
- Östrogene wirken in den Milchdrüsen prolaktinantagonistisch → Verhindern die Milchproduktion
- Nach der Geburt Absinken der Östrogenspiegel → Prolaktin kann in der Brustdrüse wirksam werden → Einsetzen der Laktogenese (Milchproduktion).

73.3 Erläutern Sie den Regelkreis, durch den die Laktation gesteuert wird!
- Anregung der Milchproduktion (Galaktopoese) durch Prolaktin
- Normalerweise wird die Prolaktinsekretion durch Dopamin gehemmt, durch TRH (Thyreoliberin) gefördert
- Bei stillenden Frauen kommt es durch das Saugen des Kindes an der Brustwarze zu Nervenimpulsen in inhibitorischen Interneuronen, die daraufhin die dopaminproduzierenden Neurone im Hypothalamus hemmen → Dopamin ↓ → Prolaktin ↑ → Milchproduktion

- Außerdem führt das Saugen an der Brustwarze zur Aktivierung der oxytozinproduzierenden Zellen → Oxytozin ↑ → Milchejektion.

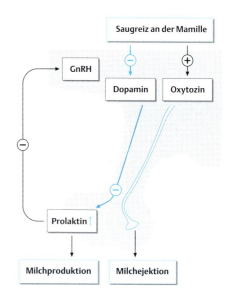

Steuerung der Laktation über einen neurohormonalen Reflex; Prinzip der doppelten Hemmung: Die Hemmung des Hemmstoffs Dopamin führt zu einer verstärkten Prolaktinfreisetzung. Außerhalb der Stillperiode wird die Prolaktinsekretion durch einen inhibitorischen Regelkreis blockiert (gestrichelter Kasten).

Fall 73 Seite 74

73.4 Was antworten Sie ihr?
- Prolaktin hemmt die GnRH-Freisetzung → kein FSH und LH → keine Reifung von Eizellen → „Stillamenorrhoe"
- Allerdings: obwohl das in der Theorie gut klappt, kann man sich darauf nicht verlassen, man sollte also trotzdem verhüten, wenn man nicht schwanger werden will.

Kommentar

Laktation: Während der Schwangerschaft reift das Drüsengewebe der Brust unter dem Einfluss von Östrogenen, Progesteron, Prolaktin und HPL, um die Voraussetzung für die Laktation zu schaffen. Vor der Geburt wird die Milchproduktion aber noch durch die hohen Östrogenspiegel gehemmt (s. Antwort zur Frage 73.2). Erst wenn nach der Geburt auch die plazentare Hormonproduktion zum Erliegen kommt, kann die Milchbildung einsetzen. Die Laktation wird durch einen neurohormonalen Reflex, der durch das Saugen des Kindes an der Brustwarze ausgelöst wird, aufrechterhalten (s. Antwort zur Frage 73.3). Stillt die Frau nicht, so fehlt dieser Reiz, und die Prolaktinsekretion und damit die Milchbildung kommen zum Erliegen. Um die Milchproduktion anzuregen, sollte daher direkt nach der Geburt dieser neurohormonale Stimulus durch Anlegen des Kindes gesetzt werden (das Kind saugt aufgrund seines Saugreflexes auch dann an der Brustwarze, wenn noch keine Milch kommt). Es dauert meist etwa 2–4 Tage, bis die Milchbildung richtig in Gang kommt („Milcheinschuss"). Zunächst wird ein fettarmes Sekret, das viel Eiweiß und Immunglobuline enthält („Kolostrum"), gebildet. Dieses verändert sich langsam, bis nach etwa zwei Wochen reife Frauenmilch gebildet wird.

Das Saugen des Kindes führt gleichzeitig auch durch nervale Verschaltung auf die oxytozinproduzierenden Zellen zu einer verstärkten Oxytozinfreisetzung. Oxytozin bewirkt eine Kontraktion der myoepithelialen Zellen in der Brustdrüse und damit die Milchejektion (Abpressen der Milch in die Ausführungsgänge). Durch die gleichzeitige Wirkung auf die Uterusmuskulatur zieht diese sich zusammen („Stillwehen"), wodurch die Uterusrückbildung begünstigt wird.

Abstillen: Wenn schnell abgestillt werden soll, z. B. wegen einer Mastitis (Entzündung der Brustdrüse), kann durch Dopaminagonisten (z. B. Bromocriptin) die Prolaktinsekretion und damit die Milchbildung gehemmt werden. Wenn die Frau primär abstillen will (z. B. wegen einer Totgeburt oder einer HIV-Infektion), ist dies am einfachsten, wenn man den Regelkreis gar nicht erst in Gang bringt oder gleich am Anfang durch Dopaminagonisten hemmt.

Zusatzthemen für Lerngruppen
Weiblicher Zyklus
Schwangerschaft

Fall 74 Pharmakologische Beeinflussung des vegetativen Nervensystems

74.1 Welche Rezeptortypen findet man im Bereich des vegetativen Nervensystems? Zählen Sie sie auf, und erläutern Sie kurz, wo sie vorkommen!
- **Nikotinerge Acetylcholin-Rezeptoren:** 1. Neuron von Sympathikus und Parasympathikus
- **Muskarinerge Acetylcholin-Rezeptoren:** 2. Neuron des Parasympathikus, Schweißdrüsen
- **α$_1$-Adrenozeptoren:** 2. Neuron des Sympathikus, z. B. glatte Muskulatur von Gefäßen oder Bronchien (→ Konstriktion)
- **α$_2$-Adrenozeptoren:** 2. Neuron des Sympathikus, präsynaptische Membran
- **β$_1$-Adrenozeptoren:** 2. Neuron des Sympathikus am Herzen
- **β$_2$-Adrenozeptoren:** 2. Neuron des Sympathikus, z. B. glatte Muskulatur von Gefäßen oder Bronchien (→ Dilatation), Uterusmuskulatur (→ Relaxation)
- **β$_3$-Adrenozeptoren:** 2. Neuron des Sympathikus im Fettgewebe.

74.2 Was für ein Medikament haben Sie der Patientin zur Wehenhemmung gegeben?
β$_2$-Sympathomimetikum; Begründung: unter Sympathikuseinfluss erfolgt eine uterusrelaxierende Wirkung (Wehenhemmung) über β$_2$-Rezeptoren, daher gibt man ein Medikament, dass diese Sympathikuswirkung imitiert.

74.3 Wie erklären Sie sich den Herzfrequenzanstieg bei der Patientin?
- Das β2-Sympathomimetikum imitiert an allen β2-Rezeptoren (also auch an den β2-Rezeptoren der Gefäße) die Sympathikuswirkung, dadurch kommt es neben der Wehenhemmung auch zu einer Vasodilatation (→ Blutdruckabfall); um den Blutdruck stabil zu halten, steigt reaktiv die Herzfrequenz an.
- Außerdem sind auch β2-Sympathomimetika in der Regel nicht 100%ig selektiv, sondern haben auch eine Partialwirkung auf die β1-Rezeptoren am Herzen, über die direkt eine Herzfrequenzzunahme erzielt wird (chronotrope Wirkung des Sympathikus).

74.4 Erläutern Sie das Wirkprinzip von Sympatholytika, Sympathomimetika, Parasympatholytika und Parasympathomimetika!
- **Sympatholytika:** hemmen die Sympathikuswirkung, dadurch kommt es zu einem relativen Überwiegen des Parasympathikus, die Effekte sind ähnlich wie bei einer Parasympathikusaktivierung
- **Sympathomimetika:** imitieren die Sympathikuswirkung
- **Parasympatholytika:** hemmen die Parasympathikuswirkung, dadurch kommt es zu einem relativen Überwiegen des Sympathikus, die Effekte sind ähnlich wie bei einer Sympathikusaktivierung
- **Parasympathomimetika:** imitieren die Parasympathikuswirkung.

74.5 Zählen Sie für jeden dieser Wirkstoffe einen möglichen Einsatzbereich auf!
- Sympatholytika: Bluthochdruck, Herzrhythmusstörungen, Glaukom
- Sympathomimetika: Asthma bronchiale, Wehenhemmung (Tokolyse), Schleimhautabschwellung
- Parasympatholytika: Drang-Inkontinenz, Spasmen glatter Muskulatur, Asthma bronchiale, bradykarde Herzrhythmusstörungen
- Parasympathomimetika: postoperative Blasen- oder Darmatonie, Glaukom, Myasthenia gravis

Kommentar

Pharmakologische Beeinflussung von Sympathikus und Parasympathikus: Da Sympathikus und Parasympathikus weitgehend antagonistische Effekte haben und es bei Hemmung des einen Systems zum relativen Überwiegen des anderen Systems kommt, haben Sympatholytika ähnliche Effekte wie Parasympathomimetika und Sympathomimetika ähnliche Effekte wie Parasympatholytika.

Man kann zwischen direkten und indirekten Sympathomimetika oder Parasympathomimetika unterscheiden:
- **Direkte Sympathomimetika** wirken direkt an den adrenergen Rezeptoren als Agonisten (z.B. Naphzolin an α-Rezeptoren, Salbutamol an β-Rezeptoren).
- **Indirekte Sympathomimetika** erhöhen dagegen die Noradrenalin-Konzentration im synaptischen Spalt, indem sie die Noradrenalin-Freisetzung steigern oder die Wiederaufnahme in das freisetzende Neuron hemmen. Da β2-Rezeptoren nur eine äußerst geringe Noradrenalin-Affinität haben (β2-Rezeptoren reagieren auf Adrenalin), werden sie durch indirekte Sympathomimetika praktisch nicht beeinflusst.
- **Direkte Parasympathomimetika** wirken direkt auf Acetylcholin-Rezeptoren als Agonisten (z.B. Nikotin an nikotinergen ACh-Rezeptoren; Muskarin, Carbachol oder Pilocarpin an muskarinergen ACh-Rezeptoren).
- **Indirekte Parasympathomimetika** erhöhen die Acetylcholin-Konzentration im synaptischen Spalt, indem sie den Abbau von Acetylcholin durch Hemmung der Acetylcholinesterase hemmen. Man kann dabei zwischen reversiblen Acetylcholinesterasehemmern (z.B. Neostigmin, Physostigmin), die in der Pharmakotherapie zum Einsatz kommen, von irreversiblen Acetylcholinesterasehemmern, die beispielsweise als Insektizide eingesetzt werden, unterscheiden.

ZUSATZTHEMEN FÜR LERNGRUPPEN
Vegetatives Nervensystem (Anatomie, Einfluss auf die verschiedenen Organe)

Fall 75 Motorisches System, Kleinhirn

75.1 Nennen Sie mindestens 3 typische Funktionsstörungen, die bei Ausfall des Kleinhirns zu erwarten sind!
Bei Kleinhirnausfällen finden sich keine isolierten Lähmungen einzelner Muskelpartien, sondern Störungen in der Präzision von Bewegungsabläufen oder des Gleichgewichts:
- Zerebelläre Ataxie (Gang- und Standunsicherheit)
- Dysmetrie (Bewegungen geraten zu kurz oder zu lang)
- Intentionstremor (bei zielgerichteten Bewegungen treten zitternde Hin- und Herbewegungen auf)
- Dysdiadochokinese (schnelle Aktivierung von Agonisten und Antagonisten ist gestört)
- Dysarthrie (verwaschene Sprache)
- Gleichgewichtsstörungen
- Muskelhypotonie ipsilateral.

75.2 Welche Potenziale lassen sich im Zusammenhang mit einer Willkürbewegung ableiten? Wo lassen sich diese Potenziale lokalisieren?
- Ca. 1 s vor der Bewegung lässt sich ein **Bereitschaftspotenzial** ableiten:
  – Zunächst in subkortikalen Strukturen (z. B. im limbischen System)
  – Danach verlagert es sich in den Assoziationskortex, in dem der Bewegungsentwurf entsteht (motorische Schleifen über Basalganglien und Kleinhirn)
- Dem Bereitschaftspotenzial folgt ein **Motorpotenzial** über dem Projektionsfeld des zu bewegenden Muskels im Gyrus praecentralis (primär-motorischer Kortex), als Korrelat der Pyramidenbahnaktivierung.

75.3 Wie unterscheiden sich der primär- und der sekundär-motorische Kortex?
- Im **primär-motorischen Kortex** liegen die motorischen Projektionsfelder der gesamten Muskulatur, von denen die Signale zur Kontraktion ausgehen. Eine punktuelle Reizung führt zur Kontraktion eines ganz bestimmten Muskels
- Der **sekundär-motorische Kortex** ist für die Koordination von elementaren Bewegungen und die Planung von Bewegungsabläufen verantwortlich. Eine punktuelle Reizung des sekundär-motorischen Kortex führt zu komplexeren Bewegungen.

75.4 Was versteht man unter der Pyramidenbahn?
- Über die Pyramidenbahn (Tractus corticospinalis) werden die Befehle der Willkürmotorik zur Muskulatur geleitet.
- Der größte Teil der Pyramidenbahn-Axone entspringt in den motorischen Rindenfeldern und kreuzt in der Pyramide auf die Gegenseite; die Fasern der Pyramidenbahn ziehen vom Kortex ohne synaptische Umschaltungen zu den Motoneuronen im Rückenmark und geben unterwegs Kollateralen an den Thalamus, die Basalganglien und das Kleinhirn ab.

75.5 Skizzieren Sie kurz die Aufgaben der Basalganglien und des Kleinhirns!
- **Basalganglien:** Kontrolle des Gleichgewichts von phasischen und tonischen Komponenten und damit verschiedener Aspekte (z. B. Geschwindigkeit, Amplitude) eines motorischen Programms; ermöglichen die Zusammensetzung mehrerer motorischer Programme zu komplexeren Bewegungen und Bewegungsfolgen
- **Kleinhirn:** Feinkoordination der Muskelkontraktionen (v. a. Feinabstimmung zwischen Agonisten und Antagonisten) und Erhalt des Gleichgewichts durch Integration sensorischer, visueller und vestibulärer Informationen.

KOMMENTAR

Motorischer Kortex und Pyramidenbahn: s. Antwort zur Frage 75.3. Der primär-motorische Kortex befindet sich im Gyrus präcentralis, der sekundär-motorische Kortex liegt in unmittelbarer Nachbarschaft rostral. Sowohl der primär- als auch der sekundär-motorische Kortex sind **somatotop** gegliedert, d. h., jeder Muskel lässt sich einem genauen Hirnareal zuordnen, das seine Kontraktion steuert, wobei die Rindenfelder benachbarter Muskeln auch nebeneinander liegen. Die Größe der Rindenfelder ist davon abhängig, wie genau die motorische Steuerung erfolgen muss: So nehmen beispielsweise die Rindenfelder der Hand einen wesentlich größeren Teil ein als die der Oberschenkelmuskulatur, weil die Handmuskulatur diffiziler gesteuert wird als die Beinbewegung. Zeichnet man die repräsentierten Körperteile über dem Kortex auf, so erhält man einen sog. **motorischen Homunkulus**.
Über die Pyramidenbahn werden die Befehle der Willkürmotorik aus dem motorischen Kortex zur Muskulatur geleitet (s. Antwort zur Frage 75.4).

Kleinhirn: Das Kleinhirn koordiniert und kontrolliert die motorischen Funktionen und „glättet" Bewegungsabläufe. Dazu erhält es umfassende Informationen von den sensorischen Systemen (Affe-

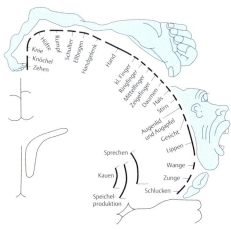

Repräsentation der Körpermuskulatur im primär-motorischen Kortex (motorischer Homunkulus)

renzkopien) und motorischen Erregungen (Efferenzkopien). Die Kleinhirnrinde ist dreischichtig organisiert, von außen nach innen findet man:
- Molekularschicht mit Korb- und Sternzellen
- Purkinje-Zellschicht mit Purkinje-Zellen
- Körnerzellschicht mit Körner- und Golgizellen.

Die einzigen **exzitatorisch wirkenden** Zellen der Kleinhirnrinde sind die **Körnerzellen**, die Glutamat als Neurotransmitter einsetzen. Die Purkinje-, Golgi-, Stern- und Korbzellen sind inhibitorisch wirkende Zellen, die GABA als Neurotransmitter nutzen. Die **Purkinje-Zellen** sind die **einzigen Efferenzen** aus der Kleinhirnrinde und projizieren in die Kleinhirnkerne, bei allen anderen Zellen der Kleinhirnrinde handelt es sich um Interneurone. Das Kleinhirn kann anatomisch und funktionell unterteilt werden in:
- **Vestibulozerebellum:** Okulomotorik, Kontrolle der Stellung von Körperstamm, Kopf und Hals und damit Gleichgewichtskontrolle
- **Spinozerebellum:** Kontrolle der Bewegungsdurchführung unter enger Kopplung mit dem Hirnstamm und dem spinalen System
- **Kortiko- oder Pontozerebellum:** Planung der Zielmotorik in Kooperation mit den motorischen Rindenfeldern.

Entwicklungsgeschichtlich kann man das Kleinhirn einteilen in die älteren Bestandteile
- **Palaeocerebellum** (Lobus anterior cerebelli): (aufrechte) Körperhaltung
- **Archaeocerebellum** (Lobus flocculonodularis): Gleichgewicht

und das jüngere
- **Neocerebellum** (v. a. Lobus posteroir cerebelli): Feinabstimmung der Willkürmotorik.

Störungen des Kleinhirns zeigen sich nicht in Form von Ausfällen der Sensibilität oder motorischen Lähmungen, sondern in Störung der Feinabstimmung motorischer Abläufe und Gleichgewichtsstörungen (s. Antwort zur Frage 75.1).

Astrozytom: ZNS-Tumoren stellen die zweithäufigste Tumorart im Kindesalter, in der Hälfte der Fälle handelt es sich dabei um Astrozytome. Die Symptomatik wird neben allgemeinen Hirndrucksymptomen (Erbrechen, Kopfschmerzen, Wesensänderung) v. a. durch die Lokalisation des Tumors bestimmt.

 ZUSATZTHEMEN FÜR LERNGRUPPEN
Sensorischer Kortex
Motorische Funktionen des Hirnstamms
Reflexe

Anhang

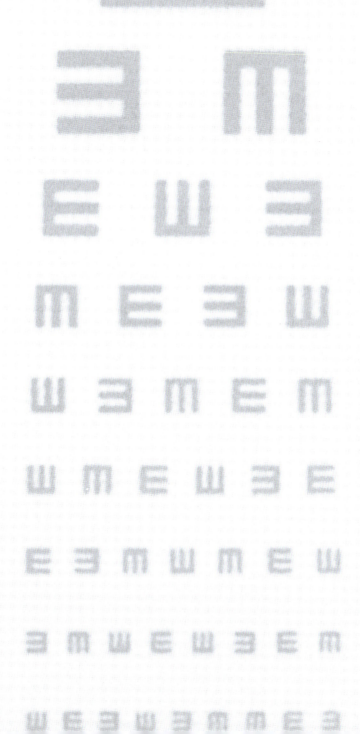

Quellenverzeichnis der Abbildungen

Abdolvahab-Emminger, H. (Hrsg.), Physikum Exakt, 3. Auflage, Georg Thieme Verlag, Stuttgart, New York, 2003 Fall 3 (modifiziert),
Fall 5, Fall 45, Fall 55

Biesalski, H. K., Grimm P., Taschenatlas der Ernährung, 3. Auflage, Georg Thieme Verlag, Stuttgart, New York, 2004
Fall 7 (2 × modifiziert)

Bischoff, C. et al., RRN EMG/NLG, Georg Thieme Verlag, Stuttgart, New York, 2003
Fall 10

Faller, A., Der Körper des Menschen, 13. Auflage, Georg Thieme Verlag, Stuttgart, New York, 1999
Fall 14

Gerlach, R., Bickel, A., Fallbuch Neurologie, Georg Thieme Verlag, Stuttgart, New York, 2005
Fall 12 (2 ×), Fall 26

Golenhofen, K., Schwarze Reihe Physiologie, 18. Auflage, Georg Thieme Verlag, Stuttgart, New York, 2005
Fall 30, Fall 39, Fall 55, Fall 62 (2 ×), Fall 65

Hamm, C. W., Willems, S., Checkliste EKG, Georg Thieme Verlag, Stuttgart, New York, 1998
Fall 16, Fall 69

Hof, H., Dörris, R., Duale Reihe Mikrobiologie, 2. Auflage, Georg Thieme Verlag, Stuttgart, New York, 2002
Fall 35 (2 ×), Fall 69

Horacek, T., Der EKG-Trainer, Georg Thieme Verlag, Stuttgart, New York, 1998
Fall 16

Horn, F. et al., Biochemie des Menschen, 2. Auflage, Georg Thieme Verlag, Stuttgart, New York, 2003
Fall 40

Huppelsberg, J., Walter, K., Kurzlehrbuch Physiologie, 2. Auflage, Georg Thieme Verlag, Stuttgart, New York, 2005
Fall 1 (2 ×), Fall 5, Fall 6 (2 ×), Fall 11 (3 ×), Fall 14, Fall 16 (2 ×), Fall 17, Fall 26, Fall 27, Fall 32, Fall 33 (3 ×), Fall 36, Fall 37, Fall 38, Fall 39, Fall 44, Fall 46, Fall 47, Fall 53 (2 ×), Fall 60, Fall 61, Fall 64, Fall 65, Fall 67 (3 ×), Fall 68 (3 ×), Fall 69 (5 ×), Fall 71, Fall 72, Fall 73

Klinke, R., Silbernagl, S. (Hrsg.), Lehrbuch der Physiologie, 4. Auflage, Georg Thieme Verlag, Stuttgart, New York, 2003
Fall 6, Fall 10, Fall 20, Fall 23, Fall 24, Fall 28 (2 ×), Fall 35, Fall 48, Fall 55, Fall 56, Fall 65

Krug, K. B. (Hrsg.), RRR Thoraxdiagnostik, Georg Thieme Verlag, Stuttgart, New York, 2004
Fall 3

Königshoff, M., Brandenburger, T., Kurzlehrbuch Biochemie, Georg Thieme Verlag, Stuttgart, New York, 2004
Fall 51 (2 ×)

Lang, G. K., Augenheilkunde, 2. Auflage, Georg Thieme Verlag, Stuttgart, New York, 2000
Fall 6

Möller, H.-J. et al., Duale Reihe Psychiatrie, 2. Auflage, Georg Thieme Verlag, Stuttgart, New York, 2001
Fall 5, Fall 12 (modifiziert)

Mumenthaler, M., Mattle, H., Neurologie, 11. Auflage, Georg Thieme Verlag, Stuttgart, New York, 2002
Fall 12

Niessen, K.-H., Pädiatrie, 6. Auflage, Georg Thieme Verlag, Stuttgart, New York, 2001
Fall 18

Pfleiderer, A. et al. (Hrsg.), Gynäkologie und Geburtshilfe, 3. Auflage, Georg Thieme Verlag, Stuttgart, New York, 2000
Fall 38

Regli, F., Mumenthaler, M., Basiswissen Neurologie, Georg Thieme Verlag, Stuttgart, New York, 1996
Fall 9, Fall 75

Schwegler, J. S., Der Mensch -- Anatomie und Physiologie, 2. Auflage, Georg Thieme Verlag, Stuttgart, New York, 1998
Fall 6, Fall 18 (2 ×), Fall 19 (modifiziert), Fall 50 (modifiziert), Fall 58 (2 ×), Fall 60, Fall 64 (2 ×)

Siegenthaler, W., Differentialdiagnose innerer Krankheiten, 18. Auflage, Georg Thieme Verlag, Stuttgart, New York, 2000
Fall 53

Silbernagl, S., Despopoulos, A., Taschenatlas der Physiologie, 6. Auflage, Georg Thieme Verlag, Stuttgart, New York, 2003
Fall 10, Fall 37, Fall 42, Fall 47 (2 ×)

So, C. S., Praktische Elektrokardiographie, 7. Auflage, Georg Thieme Verlag, Stuttgart, New York, 1996
Fall 16

Stephan, K. E., Physiologie für MTA, 2. Auflage, Georg Thieme Verlag, Stuttgart, New York, 1984
Fall 47

Thiemes Innere Medizin (TIM), Georg Thieme Verlag, Stuttgart, New York, 1999
Fall 26

Normwerte und Referenzbereiche

Herz-Kreislaufsystem

Blutdruck systolisch < 140mm Hg, diastolisch < 90 mmHg
(Ruhe-)Herzfrequenz (Puls) 60–80/min

Blut und Immunsystem

	Konventionell	SI-Einheiten
Blutbild		
• Leukozyten		$3{,}8 - 10{,}5 \cdot 10^9/l$
• Erythrozyten		♀: $3{,}9 - 5{,}3 \cdot 10^{12}/l$ ♂: $3{,}9 - 5{,}7 \cdot 10^{12}/l$
• Hämatokrit	♀: 37–48% ♂: 40–52%	♀: 0,37–0,48 ♂: 0,40–0,52
• Hämoglobin (Hb)	♀: 12–16 g/dl ♂: 13,5–17 g/dl	♀: 7,4–9,9 mmol/l ♂: 8,3–10,5 mmol/l
• Thrombozyten		$140 - 345 \cdot 10^9/l$
• MCV	80–100 fl	
• MCH	28–34 pg Hb	
• MCHC	31–37 g/dl	
Blutgerinnung		
• Aktivierte Partielle Thromboplastinzeit (aPTT)		15–35 s
• Quick	70–120%	
• INR		0,9–1,2
Blutgasanalyse		
• $paCO_2$	32–46 mmHg	4,3–6,2 kPa
• paO_2	75–110 mmHg	9,8–14,5 kPa
• COHb	bis 2% des Gesamt-Hb	
• MetHb	bis 1% des Gesamt-Hb	
• pH		7,35–7,45
• BE (Base-Exzess)		-2,5–2,5 mmol/l
• Standardbikarbonat		21–28 mmol/l
Elektrolyte		
• Chlorid		97–112 mol/l
• Kalium		3,5–5,0 mmol/l
• Kalzium (gesamt)		2,2–2,6 mmol/l
• Natrium		135–145 mmol/l
Sonstige		
• Blutglukose (nüchtern)	70–110 mg/dl	3,9–6,1 mmol/l
• Plasmaosmolalität		280–300 mosmol/kg
• Urinosmolalität		800–1400 osmol/kg

Sachverzeichnis

A

Abwehr
– spezifische 133, 157, 234
– unspezifische 133
ACE = Angiotensin Converting Enzyme 152
Acetylcholinesterasehemmer 102, 105, 140
Acetylcholinrezeptor 103
ACTH = Adrenocorticotropes Hormon 120
Adaptation 199
Addison, Morbus 121
Adenylatzyklase 68, 228
ADH = Antidiuretisches Hormon 98, 227
Adiuretin 98, 227
Adrenalin 105
AEP = Akustisch Evozierte Potenziale 126
Afterload 78
AIDS 235
Akkommodation 213
Akkommodationsbreite 213
Akromegalie 137
Aktinfilament 101
Aktionspotenzial 93, 225
– Herz 152
Akustisch Evozierte Potenziale 126
Aldosteron 121, 227
Alkalose
– metabolische 144
– respiratorische 144
Alles-oder-Nichts-Regel, Aktionspotenzial 140
Allodynie 200
Alpha-Gamma-Koaktivierung 188
Alpha(α)-Welle 108
Altersweitsichtigkeit 212
Ammoniak-Mechanismus, Niere 197
Anämie 86
Analgesie 200

Androgen 121, 165
ANF = Atrialer natriuretischer Faktor 227
Angina pectoris 212
Angiotensin Converting Enzyme, ACE 152
Angiotensin I 152
Angiotensin II 152
Anomaloskop 133
Anorexia nervosa 90
Anosmie 116
ANP = Atriales natriuretisches Peptid 227
Antidiuretisches Hormon 227
Antikoagulanz 210
Antikörper 157
Antinozizeption 200
Antiport 129
Aphasie 161
ARAS = Aszendierendes Retikuläres Aktivierendes System 100
Arbeit 196
Arbeitsdiagramm, Herz 181
Artikulation 205
Asthma bronchiale 84
Astigmatismus 214
Atemapparat 201
Atemgastransport 168
Atemgrenzwert 83
Atemgröße
– dynamische 82
– statische 82
Atemmechanik 82, 201
Atemwiderstand 201
Atemzeitvolumen 82
Atemzugvolumen 82
Atmung, in der Höhe 131
ATPS = ambient temperature pressure saturated 237
Atrialer natriuretischer Faktor 227
Atriopeptin 227
Atropin 105
Audiogramm 127

Auflösungsvermögen, räumliches 156
Auge
– dioptrischer Apparat 212
– Hell-Dunkeladaptation 184
Ausdauertraining 146
AV-Block 231
Azidose
– metabolische 144
– respiratorische 144

B

Bahnung
– räumliche 141
– zeitliche 141
Basalganglien 124
Basedow, Morbus 240
Bayliss-Effekt 151
Bernoulli-Schwingung 205
Berührungsempfinden 156
Beta(β)-Welle 108
Bewusstsein 107
Bikarbonat-Puffer 145
Bikarbonat-Resorption, Niere 198
Bilirubin 94
Blutdruck 162
Blutdruckmessung 162
Blutdruckregulation 136
Blutgerinnung 210
– Hemmung 210
Blutglukose 194
Blutgruppe 180
Blutkreislauf, fetaler 113
Blutstillung 210
Bluttransfusion 180
Blutungszeit 209
Blutzucker 194
B-Lymphozyten 159
Bodymass-Index 111
Bohr-Effekt 170
Botulinumtoxin 140
Brennwert 112
Broca-Aphasie 161

Broca-Region 160
Brown-Séquard-Syndrom 101
BTPS = body temperature pressure saturated 237

C

CCK = Cholecystokinin 220
Chiasma opticum 138
Cholecystokinin 220
Cholera 230
Cholezystolithiasis 96
Chorea Huntington 125
Chronaxie 224
Clearance 171
Cochlea 221
Compliance 83
Corpus geniculatum laterale 139
Corpus luteum 89
Corticoliberin 120
Corti-Organ 221
CRH = Corticotropin Releasing Hormon 120
Curare 140
Cushing-Syndrom 121

D

Dauerleistungsgrenze 147
Dehydratation 98
Delta(δ)-Welle 108
Deuteranopie 132
Diabetes insipidus 98, 227
Diabetes mellitus 195
Diastole 233
Differenzial-Rezeptor 155
Diffusion 128
– Atemgasaustausch 237
– einfache 128
– erleichterte 128
Diffusionsgesetz, nach Fick 128, 237
Dioptrischer Apparat 212
Druck
– kolloidosmotischer 128
– onkotischer 128
– osmotischer 128
Druckempfinden 156
Druckpuls 163

Druck-Volumen-Arbeit, Herz 78
Ductus arteriosus Botalli 113
– persistierender 114
Ductus venosus Arantii 113
Dunkeladaptation, Auge 184
Durchblutung
– Organ- 217
– spezifische 218

E

EEG = Elektroenzephalogramm 108
Effektorhormon 177
Eigenreflex 185
Einsekundenkapazität 83
Einthoven-Ableitung 117
Einzelzuckung 166
Eisenmangelanämie 86 F
EKG = Elektrokardiogramm 117
EKG-Kurve 117
Electric Response Audiometry 126
Elektroenzephalogramm, EEG 108
Elektrokardiogramm, EKG 117
Elektrolythaushalt 97
Elektromyogramm 188
EMG = Elektromyogramm 188
Empfindungsschwelle 156
Empfindungsstörung, dissoziierte 101
Endolymphe 222
Energiehaushalt 111
Energieumsatz 111
Enterohepatischer Kreislauf 94
Epilepsie 109, 177
EPSP = exzitatorisches postsynaptisches Potenzial 140
ERA = Electric Response Audiometry 126
Erregungsentstehung, Nerv 223
Erregungsleitung, Nerven 223
Erschöpfung 147
Erythropoese 86
Erythropoetin 196
Erythrozyt 85
Erythrozytenbildung 86

Erythrozytenzahl 85
Euler-Liljestrand-Mechanismus 130
Evaporation 80
Extrasystole 231
Extremitätenableitung 117

F

Färbekoeffizient 85
Farbenblindheit 133
Farbenschwäche 133
Farbensehen 132
– trichromatisches 133
Farbmischung
– additive 132
– subtraktive 132
Farbwahrnehmung 133
Fernakkomodation 213
Fett, Verdauung 149
FEV_1 83
Fibrinolyse 210
Fick-Diffusionsgesetz 128, 237
Fieber 81
fight-and-flight-reaction 104
Filtration, glomeruläre 122
Follikelphase 87
Follikelstimulierendes Hormon 87, 165
Folsäuremangel 86 F
Formant 206
Fraktioneller Anteil 237
Frank-Starling-Mechanismus 78
Fremdreflex 185
FSH = Follikelstimulierendes Hormon 87, 165

G

Galaktopoese 242
Galle 94
Gallensäure 94
Gallensäurenverlustsyndrom 150
Gallenstein 94
Gasaustausch, Lunge 236
Gasvolumen, Messbedingungen 238
Gegenfarbentheorie 133
Gelbkörperphase 89

Gerinnungsdiagnostik 210
Gerinnungskaskade 208
Geruch 115
Geruchqualität 116
Gesichtsfeld 92, 139
Gesichtsfeldausfall 138
Gestagen 87
Glasgow Coma Scale 108
Glaukom 93
Gleichgewichtsorgan 142
Gleichgewichtspotenzial 175
Gleitfilamentmechanismus 102
Globus pallidus 124
Glukokortikoid 120
GnRH = Gonadotropin-Releasing-Hormon 87, 165
Goldberger-Ableitung 117
Goldmann-Gleichung 176
Gonadotropin 89
Gonadotropin-Releasing-Hormon 87, 165
G-Protein 228
Granulozyten
– basophile 135
– eosinophile 135
– neutrophile 135
Growth Hormone, STH 138
Grundumsatz 112

H

Haarzelle, Ohr 222
Hämatokrit 85
Häm-Molekül 85
Hämoglobin 85
Hämoglobinkonzentration 85
Hämophilie 210
Hämostase 210
Hagen-Poiseuille-Gesetz 240
Haldane-Effekt 169
Hamburger-Shift 170
Harnkonzentrierung, über Hormone 227
Harnstoff, Niere 198
Hautsensoren 155
hCG = humanes Choriongonadotropin 89
Head-Zone 199
Hell-Dunkeladaptation, Auge 184

Hemianopsie
– bitemporale 138
– homonyme 138
Henry-Dalton-Gesetz 169
Heparin 210
Herz
– Aktionspotenzial 154
– Arbeitsdiagramm 181
– Druck-Volumen-Arbeit 78
– Durchblutung 211
– EKG 117
– Erregungsbildung 154
– Erregungsleitung 154
– Frank-Starling-Mechanismus 78
Herzachse 119
Herzaktion 231
Herzgeräusch 231
Herzrhythmus 231
Herzton 231
Hinterstrangsystem 100
Hirntod 109
HLA = human leucocyte antigen 234
Hochdrucksystem 218
Höhenlungenödem 131
Hörfeld 173
Hörphysik 173
Hörschwelle 127
Hörschwellenkurve 126
Hörtest 125
Hoffmann-Reflex 188
Hormon, glandotropes 178
Hormonentzugsblutung 89
H-Reflex 188
H-Welle 188
Hypalgesie 200
Hyperalgesie 200
Hyperhydratation 98
Hyperkortisolismus 121
Hypermetropie 213
Hyperparathyreoidismus 215
Hyperthyreose 240
Hyperventilationstetanie 146
Hypokortisolismus 121
Hypophysenhormone 177
Hypothyreose 239

I

IGF = Insulin-like Growth Factor 138
Ikterus 95
Immunglobulin 157
Immunisierung
– aktive 158
– passive 158
Immunsystem 135, 157
– spezifisches 234
Impedanzänderungsmessung 126
Impfen 158
Indifferenztemperatur 80
Indikatorverdünnungsverfahren 97
Inhibin 165
Inhibiting-Hormon 178
Innenohr 221
Innenohrschwerhörigkeit 125
Insulin 194
Insulin-like Growth Factor 138
Intrinsic Factor 189
IPSP = inhibitorisches postsynaptisches Potenzial 140
Isihara-Farbtafeln 133
Isophone 173

J

Jodmangel 238

K

Kalium 98
Kalorimetrie 111
Kalorisches Äquivalent 111
Kalzitonin 215
Kalzitriol 215
Kalzium 98
Kalziumhaushalt 215
Kammerflimmern 154, 232
Kapazitätsgefäß 193
Kehlkopf 204
KHK = Koronare Herzkrankheit 211
Kirchhoff-Gesetz 240
Kleinhirn 245
Knochenleitung 125

Kohlendioxid, Transport im Blut 169
Kohlenhydrat, Verdauung 148
Kohlenmonoxidvergiftung 170
Kohlrausch-Knick 184
Koma 107
Komplementsystem 134
Konduktion 80
Kontinuitätsgesetz 241
Kontraktionsformen, Skelettmuskel 166
Kontraktionskraft, Skelettmuskulatur 167
Kontrazeption 89
Konvektion 80
Konzentrationsgradient, Niere 198
Kooperativer Effekt, Hämoglobin 168
Koronardurchblutung 211
Koronare Herzkrankheit 211
Koronarreserve 211
Korotkow-Geräusch 162
Kortisol 120
Kotransmitter 141
Krafttraining 146
Kreatinin-Clearance 172
Kreislaufregulation, bei Orthostase 135
Kreislaufsystem 217
– Physikalische Grundlagen 240
Kretinismus 240
Kreuzprobe 179
Kumarin 210
Kurzsichtigkeit 212

L

Lagetyp, EKG 118
Lagetypveränderungen, EKG 119
Laktation 242
Lautstärke 173
Leber 94
Lecithin 94
Leistung 196
Leistungsphysiologie 196
Leitungsgeschwindigkeit, Nervenfaser 224
Leukozyten 135
Lewis-Reaktion 80
LH = Luteinisierendes Hormon 87, 165
L-Tubuli 101
Lues, Tabes dorsalis 188
Luftleitung 126
Luftzusammensetzung 236
Lunge
– Atemmechanik 82
– Druckverhältnisse 201
– Gasaustausch 236
– Perfusion 130
– Ruhe-Dehnungs-Kurve 201
– Ventilation 130
Lungenembolie 238
Lutealphase 89
Luteinisierendes Hormon 87, 165
Lysozym 135

M

Magengeschwür 190
Magensaft 189
Magenulkus 190
Magnesium 98
Major-Test 179
MCH = mean corpuscular hemoglobin 85
MCHC = mean corpuscular hemoglobin concentration 85
MCV = mean corpuscular volume 85
Meissner-Körperchen 155
Membranpotenzial 175
Ménière, Morbus 223
Menstruationszyklus 87
Merkel-Zellen 155
Methämoglobin 170
Mineralokortikoid 121
Minor-Test 179
Mitralklappenstenose 119
Mittelohrschwerhörigkeit 125
Monozyten 135
Motoneuron 187 F
Motorische Einheit 103, 166
Motorische Endplatte, Signaltransduktion 101
Motorischer Kortex 245
Motorisches System 245
MSH 120
Mukoviszidose 129
Multiple Sklerose 225
Muskelkontraktion 101
Muskelpumpe 193
Muskelspindel 187
Muskulatur,
– quergestreifte 101
– glatte 206
M-Welle 188
Myasthenia gravis 103
Myopie 213
Myosinfilament 101

N

Nachbild
– farbiges 185
– negatives 185
Nachlast 78
Nahakkomodation 213
Nahrung, Verdauung 148
Natrium 98
Nebenniereninsuffizienz 120
Nebennierenrindenhormon 121
Nephron 197
Nernst-Gleichung 175
Nerv
– Erregungsentstehung 223
– Erregungsleitung 223
– Leitungsgeschwindigkeit 224
Nervenfaser
– markhaltige (myelinisierte) 224
– marklose 223
Nervensystem, vegetatives 104
Nestschutz 160
Netzhaut 90
Neuroendokriner Regelkreis 177
Neurophysiologie 223
Niederdrucksystem 192, 218
Niere
– Durchblutung 151
– Filtration 123
– Resorptions- und Sekretionsmechanismen 197
Nierenfunktion, Beurteilung 172
Noradrenalin 105
Nozizeption 199

Nucleus
– caudatus 124
– subthalamicus 124
Nystagmus 143

O

OAE = otoakustische Emissionen 126
Oberflächensensibilität 155
– Afferenz 99
Ödem 123
Östrogen 87
Off-Zentrum-Neuron 93
Ohm-Gesetz 240
Ohr 221
On-Off-Neuron 93
On-Zentrum-Neuron 93
Opsonierung 134
Optischer Apparat 212
Organdurchblutung 217
Orthostase 135
Orthostatischer Kollaps 136
Osmolalität 128
Osmolarität 128
Osmose 128
Otoakustische Emissionen, OAE 126
Ovulation 87

P

Pacini-Körperchen 156
Pankreas 219
Pankreassaft 220
Pankreatitis 220
Parasympathikus 105
Parasympatholytikum 105, 244
Parasympathomimetikum 244
Parathormon 215
Parkinson, Morbus 125
Partialdruck 236
Peak-flow 83
Perikarderguss 183
Perilymphe 222
Perimeter 139
Perimetrie 92
Perspiratio
– insensibilis 81, 98

– sensibilis 81, 97
Phonation 205
Phosphathaushalt 215
Phosphat-Puffer 145
Phosphat-Puffer-System, Niere 197
Phospholipase 68, 228
Photochemische Reaktion 93
Photorezeptor 90
– Signaltransduktion 91
pH-Wert, Blut 145
Pneumothorax 203
POMC = Proopiomelanocortin 120
PQ-Zeit 117
Preload 78
Presbyopie 214
Progesteron 81, 87
Prolaktin 242
Proopiomelanocortin 120
Proportional-Differenzial-Rezeptor 155
Proportional-Rezeptor 155
Propriozeption 185
Protanopie 132
Protein, Verdauung 148
Proteinurie 123
Puffersystem, Blut 145
Puls 162
Pulswelle 163
Putamen 124
P-Welle 117
Pyramidenbahn 245

Q

QRS-Komplex 117
Quadrantenausfall 138
Quick-Test 209

R

RAAS = Renin-Angiotensin-Aldosteron-System 151
Radiatio optica 139
Reflex 188
Reflexaudiometrie 127
Reflexbogen 188
Refraktärzeit 154
– absolute 225
– relative 225

Refraktionsanomalie 213
Regelkreis
– einfacher 178
– neuroendokriner 177
Reizschwelle 157
Releasing-Hormon 178
REM-Schlaf 108
Renaler Hypertonus 152
Renin-Angiotensin-Aldosteron-System, RAAS 151
Renshaw-Hemmung 168, 187
Reservevolumen
– exspiratorisches 82
– inspiratorisches 82
Residualkapazität, funktionelle 82
Residualvolumen 82
Resistance 83
Resorption
– Nahrungsbestandteile 149
– Niere 197
Respiratorischer Quotient 111
Retikulozyt 86
Retina 90
Retinitis pigmentosa 185
Reynolds-Zahl 241
Rezeptives Feld 93
Rezeptor
– adrenerger 105
– ionotroper 139
– metabotroper 139
– muskarinerger 105
– nikotinerger 105
Rezeptorpotenzial 93
Rheobase 224
Rhesusinkompatibilität 180
Rhesussystem 180
Riechbahn 116
Riechhirn 116
Riechschleimhaut 115
Riechsinneszelle 115
Rinne-Versuch 126
Riva-Rocci, Blutdruckmessung 162
Röteln 160
Rückkopplung, negative 177
Ruffini-Körperchen 155
Ruhe-Dehnungs-Kurve
– Herz 181
– Lunge 202
Ruhemembranpotenzial 176

S

Säure-Base-Haushalt 144
– Niere 197
Sarkomer 101
Sauerstoff, Transport im Blut 168
Sauerstoffbindungskurve 168
Sauerstoffschuld 146
Schädel-Hirn-Trauma 109
Schalldruck 173
Schalldruckpegel 173
Schallempfindungsschwerhörigkeit 125
Schallleitungsschwerhörigkeit 125
Schilddrüsenhormon 238
Schlaf 110
Schlafstadien 108
Schmerz 199
Schrittmacherzelle, Herz 153
Schwellenreiz 157
Schwerhörigkeit 125
Second messenger 229
Sehbahn 137
Sehrinde 139
Sekretin 220
Selektion, T-Lymphozyten 235
Sensibilität 156
– epikritische 99
– protopathische 99
Septische Granulomatose 135
Sexualhormon, männliches 165
SIADH = Syndrom der inadäquaten ADH-Sekretion 227
Signaltransduktion
– Glukokortikoid 120
– interzelluläre 229
– intrazelluläre 228
– motorische Endplatte 101
– Photorezeptor 91
– Riechsinneszelle 115
– Sinneszelle 93
– Synapse 139
SIH = Somatotropin Inhibiting Hormon 137
Sinneszelle
– primäre 115
– sekundäre 115
Skelettmuskulatur 101
– Kontraktionsform 166
– Kontraktionskraft 167

– rote 146
– weiße 146
Skotom 93
Somatoliberin 137
Somatostatin 137
Somatotope Gliederung 99
Somatotropin 137
Somatotropin Releasing Hormon, SRH 137
Somnolenz 107
Sopor 107
Spirometer 82
Sprachaudiometrie 126
Sprachverarbeitung 160
Sprechen 204
SRH = Somatotropin Releasing Hormon 137
Stäbchen 90
Stapediusreflex-Audiometrie 126 F
Steroiddiabetes 121
Steroidhormon 121
STH = Somatotropin 137
Stimme 204
Stimmgabeltest, Hörvermögen 125
STPD = standard temperature pressure dry 237
Strahlung 80
Striatum 124
Strompuls 163
ST-Strecke 117
Substantia nigra 124
Summation
– räumliche 141
– zeitliche 141
Surfactant-Factor 203
Sympathikus 104 F
Sympatholytikum 244
Sympathomimetikum 244
Symport 129
Synapse 229
– chemische 139
– elektrische 139
Syndrom der inadäquaten ADH-Sekretion (SIADH) 227
Syphilis, Tabes dorsalis 188
Systole 233

T

T3 = Trijodthyronin 238
T4 = Thyroxin 238
Tabes dorsalis 188
Tastsinn 156
Testikuläre Feminisierung 166
Testosteron 165
Tetanus 168
Tetanustoxin 140
Thalamus 101
T-Helferzellen 236
Thermische Neutralzone 80
Thermoregulation 79
Thermorezeptoren 156
Theta(θ)-Welle 108
Thoraxableitung 117
Thrombinzeit 209
Thromboplastinzeit 209
– partielle 209
Thyreotropin-Releasing-Hormon 238
Thyroideastimulierendes Hormon 238
Thyroxin 238
Thyroxinbindendes Globulin 239
Tiefensensibilität 185
– Afferenz 99
Tiffenau-Test 83
Titer 160
T-Lymphozyten 234
Tonaudiogramm 127
Tonschwellenaudiometrie 126
Totalkapazität 82
Totraum 236
Training 146
Transduktion, Sinneszelle 93
Transfusion, Blut 180
Transmitter 140
Transport
– aktiver 128
– elektrogener 129
– elektroneutraler 129
– passiver 128
TRH = Thyreotropin-Releasing-Hormon 238
Trijodthyronin 238
Tritanopie 132
Tropomyosin 103
Troponin 103
TSH = Thyroideastimulierendes Hormon 238

T-Tubuli 101
T-Welle 117

U

Unterschiedsschwelle 156
Urobilinogen 96

V

Vasopressin 98, 227
Vegetatives Nervensystem 104
– pharmakologische Beeinflussung 243
Vena-cava-Kompressionssyndrom 79
Venenpulskurve 191
Venöser Rückstrom 193
Ventilation 237
Ventilations-Perfusions-Verhältnis, Lunge 130
Ventilebenenmechanismus 191
Verbrennung 157
Verdauung 149
Verdunstung 80
Verhütung 89
Verschlusskrankheit, periphere arterielle 241
Vestibuläres System 142
Vibrationsemfinden 156
Vitalkapazität 82
Vitamin-B_{12}-Mangel 86 F, 148
Vitamin-D-Hormon 215
Vitamin-K-Antagonist 210
Vorderseitenstrangsystem 101
Vorhofflimmern 119, 234
Vorlast 78

W

Wachheit 107
Wärmeabgabe 81
Wärmebildung 81
Wärmehaushalt 79
Wanderwellentheorie 222
Wasserbilanz 97
Wasserhaushalt 97
Weber-Fechner-Gesetz 157
Weber-Quotient 157
Weber-Versuch 125
Wernicke-Aphasie 161
Wernicke-Region 160
Wilson-Ableitung 117
Windkesselgefäß 163

Z

Zapfen 91
Zystische Fibrose 129